Hefte zur Zeitschrift „Der Unfallchirurg"

Herausgegeben von:
L. Schweiberer und H. Tscherne

282

Springer

Berlin
Heidelberg
New York
Barcelona
Hongkong
London
Mailand
Paris
Singapur
Tokio

64. Jahrestagung

der Deutschen Gesellschaft
für Unfallchirurgie e.V.

10.–13. September 2000, Hannover
Abstracts

Herausgegeben von
N. P. Haas K. M. Stürmer

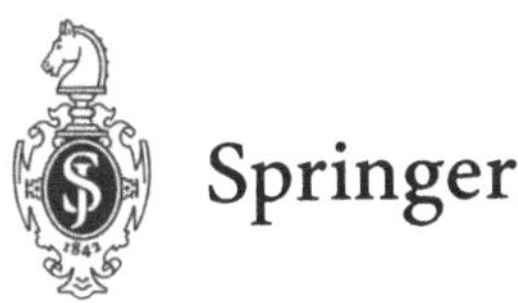

Springer

Bandherausgeber

Professor Dr. med. N. P. Haas
Direktor der Klinik für Unfall- und Wiederherstellungschirurgie
Charité – Campus Virchow Klinikum
Humboldt Universität Berlin
Augustenburger Platz 1

13353 Berlin

Professor Dr. med. K. M. Stürmer
Direktor der Klinik für Unfall-, Plastische- und Wiederherstellungschirurgie
Universitätsklinikum Göttingen
Robert-Koch Straße 40

37075 Göttingen

Reihenherausgeber

Professor Dr. med. Leonhard Schweiberer
Direktor a. D. der Chirurgischen Universitätsklinik München Innenstadt
Nußbaumstraße 20, D-80336 München

Professor Dr. med. Harald Tscherne
Direktor der Klinik für Unfall- und Wiederherstellungschirurgie,
Medizinische Hochschule Hannover, Carl-Neuberg-Straße 1, D-30625 Hannover

ISSN 0945-1382
ISBN-13: 978-3-540-67734-5 e-ISBN-13: 978-3-642-59798-5
DOI: 10.1007/978-3-642-59798-5

Die Deutsche Bibliothek – CIP-Einheitsaufnahme
[Der Unfallchirurg / Hefte] Hefte zur Zeitschrift „Der Unfallchirurg". – 227 –. – Berlin; Heidelberg; New York; Barcelona; Budapest; Hongkong; London; Mailand; Paris; Santa Clara; Singapur; Tokio: Springer, 1993 Erscheint unregelmäßig. – Bibliographische Deskription nach 282 (2000) Reihe Hefte zu: Der Unfallchirurg Früher u.d.T.: Hefte zur Unfallheilkunde
ISSN 0945-1382

Deutsche Gesellschaft für Unfallchrirugie: ... Jahrestagung der Deutschen Gesellschaft für Unfallchirurgie e.V.. –56–. – Berlin; Heidelberg; New York; Barcelona; Hong Kong; London; Mailand; Paris; Singapur; Tokio: Springer, 1993
(Hefte zur Zeitschrift „Der Unfallchirurg"; ...) Erscheint jährl. – Bibliographische Deskription nach 64 (2000) Früher u.d.T.: Deutsche Gesellschaft für Unfallheilkunde:... Jahrestagung der Deutschen Gesellschaft für Unfallheilkunde e.V.
ISSN 0947-5869
64. 10. – 13. September 2000, Hannover: Abstracts - 2000 (Hefte zur Zeitschrift „ Der Unfallchirurg"; 282)
ISBN-13:978-3-540-67734-5

Springer-Verlag Berlin Heidelberg New York
ein Unternehmen der Bertelsmann Springer Science+Business Media GmbH

Satz und Herstellung: Goldener Schnitt, 76547 Sinzheim
Umschlaggestaltung: design & production

Gedruckt auf säurefreiem Papier SPIN: 10774156 24/3130 – 5 4 3 2 1 0 –

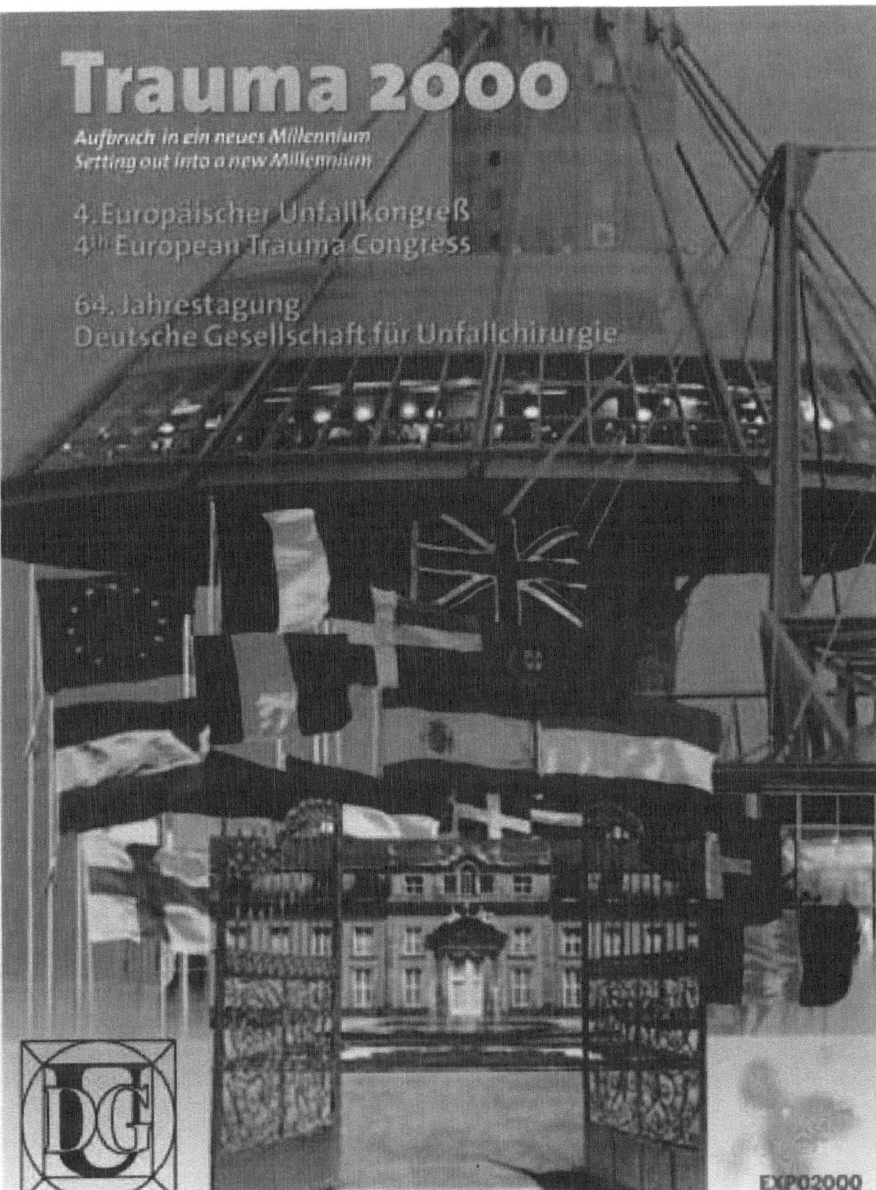
Trauma 2000
Aufbruch in ein neues Millennium
Setting out into a new Millennium
4. Europäischer Unfallkongreß
4th European Trauma Congress
64. Jahrestagung
Deutsche Gesellschaft für Unfallchirurgie
DGU
10.–13. September 2000
HANNOVER
CONGRESS CENTER
EXPO2000
HANNOVER

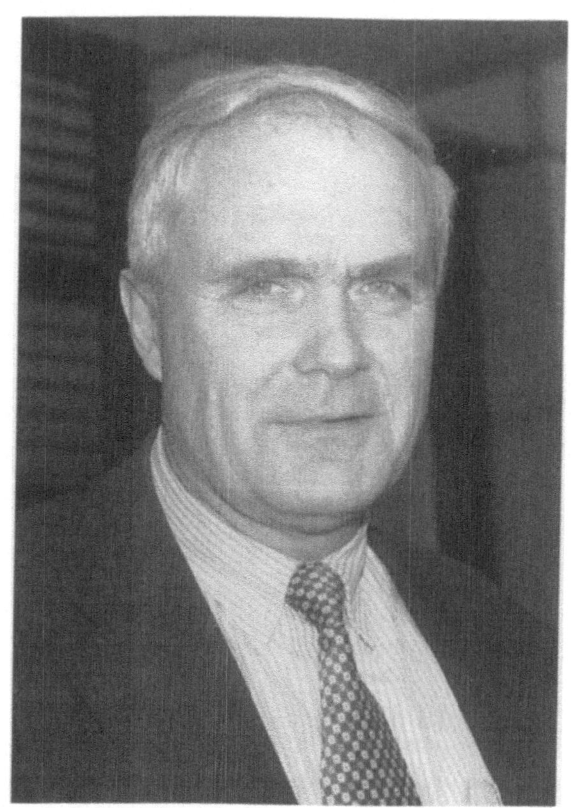

Prof. Dr. med. N. P. Haas

Liebe Kolleginnen und Kollegen,

unter dem Motto „Trauma 2000, Aufbruch in ein neues Millennium" tagt vom 10. bis 13. September 2000 die 64. Jahrestagung der Deutschen Gesellschaft für Unfallchirurgie zusammen mit dem 4. Europäischen Unfallkongreß.

Auf Grund der zeitgleich in Hannover stattfindenden EXPO haben wir unsere Jahrestagung diesmal von Berlin nach Hannover verlegt. Die 64. Jahrestagung der DGU steht gänzlich unter dem Motto „Die Unfallchirurgie im nächsten Jahrtausend".

Neben speziellen unfallchirurgischen Themen stehen die Aus- und Weiterbildung von jungen Medizinern, Berufsperspektiven, die europäische Integration, Standespolitik, Qualitätsmanagement und andere zukunftsorientierte Themen im Mittelpunkt dieser Jahrestagung.

In diesem Abstractband sind alle von den Gutachtern bewerteten wissenschaftlichen Vorträge der DGU sowie die Poster und experimentellen Arbeiten, die gemeinsamen mit dem Europäischen Unfallkongreß veranstaltet werden, enthalten.

Jedes Abstract wurde in diesem Jahr von fünf Gutachtern anonym bewertet. Die Annahmequote lag bei 44% der eingegangenen Anmeldungen. Allen Gutachtern sei an dieser Stelle für Ihre wertvolle Arbeit gedankt.

Der Abstractband ist durch seine ISBN-Nummer zitierbar.

Die Vorträge sind dem Programm des Kongreßes entsprechend nach Kongreßtag, Vortragsraum und Zeit geordnet. Auch alle angenommenen Posterbeiträge sind in einem eigenen Kapitel abgedruckt.

Der Abstractband bietet Ihnen als Kongreßteilnehmer die Möglichkeit, sich inhaltlich auf die Diskussion der Beiträge vorzubereiten und ist ein bleibendes Dokument der 64. Jahrestagung unserer Gesellschaft.

Als Präsident der Deutschen Gesellschaft für Unfallchirurgie im Jahr 2000, bedanke ich mich für Ihr Interesse und Ihre Beteiligung an den Aktivitäten unserer Gesellschaft.

Berlin, September 2000 — Norbert Peter Haas

Inhaltsverzeichnis

Sonntag, 10. September 2000

Experimentelle Unfallchirurgie I
Wachstumsfaktoren – Grundlagen 1

Verbleibende Problemfrakturen I – Untere Extremität 19

Minimal-invasive Unfallchirurgie I 36

Junges Forum I – Preisträgersitzung 51

Video I 71

Montag, 11. September 2000

Minimal-invasive Unfallchirurgie II 77

Experimentelle Unfallchirurgie II 87

Unfallchirurgie im neuen Jahrtausend II 100

Innovation I
Die am besten beurteilten Innovationsbeiträge 108

Resorbierbare Implantate I 120

Alterstraumatologie I
Proximales Femur I 132

Experimentelle Unfallchirurgie III – Preisträgersitzung 144

„Worst Case" Szenario – Salvage-Verfahren I 158

Minimal-invasive Unfallchirurgie III 166

Innovation II 179

Alterstraumatologie II – Proximales Femur II 191

Experimentelle Unfallchirurgie IV
Knorpel – Tissue Engineering 201

Verbleibende Problemfrakturen II – Wirbelsäule – Becken 215

Physiotherapie
Indikationen und Grenzen 226

Junges Forum II 236

Dienstag, 12. September 2000

Prävention von Verletzungen 250
Experimentelle Unfallchirurgie V 258
Alterstraumatologie III 272
Resorbierbare Implantate II 284
Innovation III 296
Video II 309

Mittwoch, 13. September 2000

Frakturheilung - Callusmodulation I - Standortbestimmung 314
Experimentelle Unfallchirurgie VI 317
„Worst Case" Szenario - Salvage-Verfahren II 331
Qualitätsmanagement I 340
Alterstraumatologie IV 341
Verbleibende Problemfrakturen III - Obere Extremität 350
Experimentelle Unfallchirurgie VII 359
Neue Kommunikationstechnologien 373
Frakturheilung - Callusmodulation II 379
Qualitätsmanagement II 391

Postersession I - V 400

Postersession VI - X 473

Wissenschaftliches Hauptprogramm

Wissenschaftliches Hauptprogramm

Sonntag, 10. September 2000

Zeitplan, Raumverteilung

Zeit	Kuppelsaal	Kleine Eilenriedehalle	Glashalle	Beethoven Saal	Roter Saal	Blauer Saal	Bonatz Saal	Neuer Saal	Runder Saal	Niedersachsenhalle	Eilenriedehalle
08:00 09:00											
10:00 11:00 12:00	Registrierung / Registration										

Zeit											
13:00	**Kurs I** Trauma-kurs obere Extremität	**Kurs II** Hand-verletz-ungen	**Kurs IV** Hüftallo-arthro-plastik	**Course III** Foot Injuries	**Course V** Posterior Knee Instability	**Kurs VI** Forschung				Industrieausstellung	Industrieausstellung
14:00	Industrieausstellung / Catering										
15:00 – 16:00	Unfall-chirurgie im neuen Jahr-tausend I	ETS Plenary Session I	Experimen-telle Unfall-chirurgie Experimen-tal Session I Wachstums-faktoren - Grundlagen	Verblei-bende Problem-frakturen I Untere Extremität	ETS Free Paper Session I	Minimal-invasive Unfall-chirurgie I	Junges Forum I	Video I			
17:00	Industrieausstellung / Catering										
18:00	Eröffnungsveranstaltung / Opening Ceremony (Kuppelsaal)										
19:00 – 24:00	Get-Together Party										

Wissenschaftliches Hauptprogramm

Montag, 11. September 2000

Zeitplan, Raumverteilung

Zeit	Kuppel-saal	Kleine Eilen-riedehalle	Glashalle	Beet-hoven Saal	Roter Saal	Blauer Saal	Bonatz Saal	Neuer Saal	Runder Saal	Nieder-sachsen-halle	Eilen-riede-halle
08:00	Frühstück / Breakfast										
09:00	**Kurs I** Trauma-kurs obere Extremität	**Kurs II** Hand-verletz-ungen	**Kurs IV** Hüft-alloarthro plastik	**Course III** Foot Injuries	**Course V** Posterior Knee Instability	**Kurs VI** Forschung				Industrieausstellung	Industrieausstellung
10:00	Industrieausstellung / Catering								Pflegesymposium		
11:00	Minimal-invasive Unfall-chirurgie II	ETS Plenary Session II	Experi-mentelle Unfall-chirurgie Experi-mental Session II	Unfall-chirurgie im neuen Jahr-tausend II	ETS Free Paper Session II	Innova-tion I	Resorbier-bare Implantate I				
12:00											
	Vorlesung / Lecture: Helfet D. (NewYork, NY – USA) "Acetabular Fractures in the Elderly: Is Open Reduction and Internal Fixation Justified?"										

Zeit											
13:00	ETS General Assembly Mitgliederversammlung ETS (Kleine Eilenriedehalle) / Industrieausstellung / Catering										Poster-session I – IV
14:00–15:00	Alters-traumatologie I Proximales Femur I	Plenary Session III	Experimentelle Unfallchirurgie Experimental Session III Preisträgersitzung	„Worst Case" Szenario – Salvage-Verfahren I	ETS Free Paper Session III	Minimal-invasive Unfallchirurgie III	Innovation II		Pflegesymposium	Industrieausstellung	Industrieausstellung
	Industrieausstellung / Catering										
16:00	Alters-traumatologie II Proximales Femur II	ETS Plenary Session IV	Experimentelle Unfallchirurgie Experimental Session IV	Verbleibende Problemfrakturen II Wirbelsäule / Becken	ETS Free Paper Session IV	Physiotherapie – Indikationen und Grenzen	Junges Forum II				
17:00		Industrieaustellung									
18:00		Satellitensymposien / Workshops 18:00 – ca. 21:00 Uhr									
21:00											

Wissenschaftliches Hauptprogramm

Dienstag, 12. September 2000

Zeitplan, Raumverteilung

Zeit	Kuppelsaal	Kleine Eilenriedehalle	Glashalle	Beethoven Saal	Roter Saal	Blauer Saal	Bonatz Saal	Neuer Saal	Runder Saal	Niedersachsenhalle	Eilenriedehalle
08:00	Frühstück / Breakfast										
09:00	**Kurs I** Traumakurs obere Extremität	**Kurs II** Handverletzungen	**Kurs IX** Verbandkurs	**Course III** Foot Injuries	**Course VII** Schockraummanagement	**Kurs VIII** Schulterinstabilität			Pflegesymposium	Industrieausstellung	Postersession V–X
10:00	Industrieausstellung / Catering										
11:00–12:00	Plenary Session V	Prävention von Verletzungen	Experimentelle Unfallchirurgie Experimental Session V	Alterstraumatologie III	ETS Free Paper Session V	Resorbierbare Implantate II	Innovation III	Video II			Industrieausstellung
	Vorlesung / Lecture: King G. (London, Ont – Can) "Reconstructive and Arthroplastic Surgery after Elbow Trauma"										
	Industrieausstellung / Catering										

13:00	EXPO Einführungsveranstaltung / Introduction (Kuppelsaal)
14:00 15:00 16:00 17:00 18:00	EXPO-Besuch EXPO-Visit
19:00	Festabend / Congress Banquet

Wissenschaftliches Hauptprogramm

Mittwoch, 13. September 2000

Zeitplan, Raumverteilung

Zeit	Kuppelsaal	Kleine Eilenriedehalle	Glashalle	Beethoven Saal	Roter Saal	Blauer Saal	Bonatz Saal	Neuer Saal	Runder Saal	Niedersachsenhalle	Eilenriedehalle
08:00	Frühstück / Breakfast										
09:00	**Kurs I** Traumakurs obere Extremität	**Kurs II** Handverletzungen	**Kurs IX** Verband-kurs	**Course III** Foot Injuries	**Course VII** Schockraummanagement	**Kurs VIII** Schulterinstabilität				Industrieaustellung	Industrieaustellung
10:00	Industrieaustellung / Catering										
11:00	ETS Plenary Session VI	Frakturheilung – Callusmodulation I	Experimentelle Unfallchirurgie Experimental-Session VI	„Worst Case" Szenario – Salvage-Verfahren II	ETS Free Paper Session VI	Qualitätsmanagement I	Alterstraumatologie IV		ETS Free Paper Session VII		
12:00											
	Vorlesung / Lecture: Fischer A. (Berlin) „Gesundheitsstruktur im neuen Jahrtausend"										
	Industrieaustellung / Catering										

13:00	Mitgliederversammlung DGU (Kuppelsaal) / Industrieausstellung Catering									Industrieaustellung	Industrieaustellung
14:00 15:00	ETS Plenary Session VII	Verblei-bende Problem-frakturen III Obere Extremität	Experi-mentelle Unfall-chirurgie Experi-mental Session VII	Neue Kommuni-kations-techno-logien	ETS Free Paper Session VIII	Fraktur-heilung – Callus-modula-tion II	Qualitäts-manage-ment II		ETS Free Paper Session IX		
	Industrieaustellung										
16:00	Schlußveranstaltung / Closing Ceremony (Kuppelsaal)										
17:00 18:00 19:00											

Referentenverzeichnis

Abel C. (Berlin) 53
Achten M. (München) 402
Adam F. (Homburg/Saar) 91
Allert S. (Hannover) 377
Amlang M. (Dresden) 74
Andermahr J. (Köln) 544
Andress H.-J. (München) 195
Angele M.K. (München) 329
Angele P. (Regensburg) 212
Arand M. (Ulm) 79
Arens S. (Bochum) 33
Assenmacher S. (Essen) 5
Augat P. (Ulm) 191

Baacke M.G. (Marburg) 478
Bahrs C. (Marburg) 420, 421, 425
Bail H.J. (Berlin) 11
Barthel M. (Lübeck) 468
Barthel S. (Dresden) 244
Bastian L. (Hannover) 220
Bäthis H. (Köln) 479
Baumgaertel F. (Koblenz) 87
Baumgart R. (München) 302
Beck A. (Ulm) 9, 341
Becker H. P. (Koblenz) 103
Beisse R. (Murnau) 48, 71
Betthäuser A. (Hamburg) 418, 505
Bickert T. (Gardelegen) 506
Biewener A. (Dresden) 234
Birrer K. (Luzern) 350
Bischoff M. (Ulm) 501
Blattert T.R. (Würzburg) 390
Blocks A. (München) 437
Blum J. (Mainz) 113, 309
Blum J. (Mainz) 309
Boack D.H. (Berlin) 174
Boehringer G. (Marburg) 170
Bogosi T. (Budapest) 480
Bolte S. (Osnabrück) 477
Bolz A. (Karlsruhe) 340
Bosch U. (Hannover) 17, 22
Bresina S. (Davos) 190
Briem D. (Hamburg) 290
Brilej D. (Celje) 280
Brucker P. (München) 333
Brüner S. (Ludwigshafen) 533
Bühler M. (Frankfurt a. M.) 337
Burger C. (Köln) 128
Burrer M. (Stuttgart) 424

Capeller L.J. (Berlin) 410
Chantes M.E. (Heidelberg) 558
Chylarecki C. (Duisburg) 217
Claes L. (Ulm) 314
Curtis R. (Davos) 123

Dahlen C. (Dresden) 299
Danelia N. (Hannover) 537
Degreif J. (Mainz) 521
Dietrich A. (Leipzig) 575
Djalal T. (Minden) 561
Dollriess C. (Bochum) 518
Dorow C. (Jena) 429
Dorow H. (Jena) 139, 435
Duda G.N. (Berlin) 204, 386
Dumont C. (Göttingen) 272, 486

Ebinger T. (Ulm,) 183
Eisele R. (Ulm/Donau) 232
Endres T. (Dresden) 171
Englert C. (Regensburg) 205
Eschbach L. (Bettlach) 457
Esenwein S. A. (Bochum) 3, 334
Ewert A. (Berlin) 524

Faltermeier H. (Regensburg) 57
Farkas T. (Budapest) 385
Fichtel I. (Marburg) 569
Fischer G. (Potsdam) 276
Fischer K. (Bochum) 449
Fischer U. (Göttingen) 219
Forkl H. (München) 572
Förster C. (Berlin) 13
Förtsch M. (Kiel) 509
Frebel T. (Münster) 495, 554
Fredrich H. (München) 124
Fremerey R. (Hannover) 267
Friedl W. (Aschaffenburg) 179
Friemert B. (Ulm) 304
Friess T. A. (Nordenham) 419
Fritz S. (Bad Hersfeld) 135
Frölke J. P. M. (Amsterdam) 261

Frosch K.-H. (Göttingen) 211, 527
Fuchs M. (Göttingen) 447
Fuchs T. (Berlin) 503
Füchtmeier B. (Regensburg) 24, 400

Gaissmaier C. (Tübingen) 201
Gänsslen A. (Hannover) 224, 471, 535
Gatzka C. (Davos) 99
Gavlik J. M. (Dresden) 172
Gebhard F. (Ulm) 301
Geerling J. (Hannover) 56
Gekle C. (Bochum) 453
Gerich T.G. (Hannover) 347
Glarner M. (Davos) 289
Gödde S. (Homburg) 49, 372
Goldhahn J. (Davos) 20
Gollwitzer H. (München) 363
Gonschorek O. (Freiburg) 540, 568
Graf C. (München) 343
Greb J. (Lübeck) 357
Grotz M. (Hannover) 145, 277, 536
Gruber S. (Erfurth) 520
Grün O. (Hannover) 548
Grützner P.A. (Ludwigshafen) 78
Guhlmann H.G. (Jena) 106
Günther K.P. (Ulm) 294

Haeder L. (Hannover) 68
Haentjens P. (Brussel) 367
Halder A. (Birkenwerder) 93, 549
Hauck S. (Murnau) 307
Hauke C. (Geneva) 441
Hehl G. (Ulm) 39
Heiss C. (Giessen) 368, 409, 428
Heller M. (Berlin) 112
Henke T. (Ulm) 519
Hente R. (Regensburg) 185
Hepp P. (Leipzig) 356
Herold L. (Hannover) 83
Herzog C. (Homburg) 512
Herzog L. (Heidelberg) 328
Hesse B. (St. Gallen) 141
Hessmann M. H. (Mainz) 413, 570
Hierner R. (Hannover) 95
Hilgert R.E. (Hamburg) 197
Hinsche A.F. (Leeds) 490
Hochstein P. (Ludwigshafen) 73
Hockertz T. J. (Braunschweig) 176
Hofmann A. (Marburg) 119, 407
Hofmann C. (Marburg) 312
Hofmann C. (Marburg) 293
Högel F. (Freiburg) 7
Hohaus T. (Dresden) 436
Holbein O. (Ulm) 19
Hopf F. (Bochum) 339
Horas U. (Giessen) 108
Hruschka A. (Wuppertal) 132
Huber F. (München) 502
Huber S. M. (München) 52
Hüfner T. (Hannover) 26, 265

Ignatius A. (Ulm) 369
Illert T. (Dresden) 55

Jagodzinski M. (Regensburg) 184
Jakob H. (Homburg) 70
Janousek A. (Wien) 288
Jansen H. (Münster) 60
Janssen A. (Hamburg) 353
Janzing H.M.J. (Leuven) 45
Jezussek D. (Neumarkt/Opf.) 464, 487
John T. (Berlin) 297, 406
Joosten U. (Münster) 273, 359
Jung D. (Berlin) 559
Junge A. (Marburg) 231

Kääb M.J. (Berlin) 268
Kalt M. (Lahr) 433
Kandziora F. (Berlin) 89
Kanz K.-G. (München) 396
Karl A. (Murnau) 550
Kaspar D. (Ulm) 147
Kasten P. (Tübingen) 416
Kauffels W. (Hannover) 440
Kendoff D.O. (Essen) 247
Keppler P. (Ulm) 300
Kerling H.P. (Neumarkt/Opf.) 467
Kern T. (Murnau) 34
Kessler S. (Ulm) 285
Kettler M. (München) 525
Kiefer H. (Bünde) 86
Klanke J. (Hannover) 296
Kleinhorst C. (Krefeld) 454
Kleinschmidt L. (Hannover) 282
Klever P. (Aachen) 496
Klinger O. (Marburg) 245
Kluge S. (Ludwigshafen) 275
Knop C. (Hannover) 90
Kollig E.W. (Bochum) 336
Könemann B. (Hannover) 311
König B. (Berlin) 80
Korner J. (Leipzig) 279
Krackhardt T. (Tübingen) 12, 187
Kramer M. (Ulm) 227

Kranz H.-W. (Hamburg) 287
Krapohl B. (Lübeck) 77, 408
Krischak G. (Ulm) 401
Kröpfl A. (Salzburg) 157
Kröpfl A. (Salzburg) 316
Krueger A. (Marburg) 452
Kühne C. (Marburg) 507

Lange U. (Hannover) 72
Lehmann L. J. (Heidelberg) 126
Lehmann U. (Hannover) 389
Lehmann W. (Hamburg) 513
Leiting S. (Essen) 67
Lichtenberg S. (Heidelberg) 160
Liener U.C. (Ulm) 541
Lill C. (Freiburg) 96
Linczak G. (Berlin) 395
Link-Scherenberg A. (Wuppertal) 41
Lison T. (Braunschweig) 374
Lobenhoffer P. (Hannover) 292, 313
Löhr P. (München) 64
Lowatscheff T. (Tübingen) 223
Lucke M. (Berlin) 362

Machens H.-G. (Lübeck) 323
Maghsudi M. (Regensburg) 46
Mahlke L. (Hannover) 378, 538
Majetschak M. (Essen) 320
Maier G.M. (Ulm) 474
Manak P. (Olomouc) 494
Marchetti S. (Pisa) 461
Marlovits S. (Wien) 203, 562
Martin U. (Martinsried) 578
Mastrokalos D. (Heidelberg) 186
Matschke S. (Ludwigshafen) 175
Mayr-Wohlfart U. (Ulm) 403
Meenen N.M. (Hamburg) 345
Meffert R.H. (Münster) 379, 415
Mehlis M. (Krefeld) 422
Meier R. (Bad Neustadt a.d. Saale) 158, 560
Mensing M. B. (Berlin) 63
Menth-Chiari W.A. (Wien) 152
Metak G. (München) 180
Meyer C. (Gießen) 360, 459
Meyer C. (Jena) 415
Mittlmeier T. (Berlin) 154
Mönig H.-J. (Berlin) 393
Moorahrend U. (Hopfen) 450
Moser R. (Davos) 104
Mousavi M.(Wien) 258
Mueller J. E. (Tübingen) 491
Müller C.A. (Karlsruhe) 259
Müller E.J. (Bochum) 215
Müller S.M. (Zürich) 321
Müller-Rath R. (Osnabrück) 476
Mussack T. (München) 118
Mutschler W.E. (München) 331

Nau T. (Wien) 434
Niebauer T. (Aschaffenburg) 497
Nijs J.B. (Leuven) 530
Nölle O. (Hannover) 380
Oberst M. (Stuttgart) 140, 430
Oettl G.M. (St. Gallen) 131
Ohnsorge J. (Aachen) 553
Olinger A. (Homburg/Saar) 47
Olivier L.C. (Essen) 241
Olk A. (Erlangen) 394
Ouchmaev A. (Berlin) 66
Özokyay L. (Bochum) 239

Paech S. (Münster) 397
Palm M.P. (Saarbrücken) 411
Pape D. (Homburg/Saar) 531
Pape H.C. (Hannover) 163
Partenheimer A. (Hannover) 269
Pausch M. (Giessen) 248
Perka C. (Berlin) 388
Pesl T. (Praha) 469, 470
Piatek S. (Magdeburg) 427
Pieske O. (München) 253
Piltz S. (München) 130
Pogoda P. (Hamburg) 349
Pohlemann T. (Hannover) 264
Pokar S. (Ulm) 36
Pokinskyj P. (Darmstadt) 110
Povacz P. (Salzburg) 44
Priemel M. (Hamburg) 16
Probst A. (Münster) 14, 23
Prokop A. (Köln) 284
Pszolla M. (Ulm) 516

Rabe M. (Wolfsburg) 251
Radebold T. (Göttingen) 500
Rahmanzadeh M. (Berlin) 425
Rammelt S. (Dresden) 29
Raphael S. (Marburg) 310
Raum M.R. (Köln) 324
Regauer M. (München) 51

Reuter M. (Dresden) 105, 463
Reynders P. (Leuven) 1, 25
Richter K. (Leipzig) 577
Richter M. (Hannover) 256
Richter M. (Ulm) 188
Röhrig H. (Aachen) 230
Rose T. (Leipzig) 38
Rothe M. (Göttingen) 200
Ruchholtz S. (Essen) 391
Rudy T. (Göttingen) 399
Rühmann O. (Hannover) 485
Rummeny M. (Krefeld) 542
Runkel M. (Mainz) 355
Rupp S. (Davos) 270
Ruße K. (Wuppertal) 122

Sarkar M.R. (Ulm) 346, 543
Sauerbier M. (Ludwigshafen) 165
Schabus R.S. (Wien) 563
Schächinger U. (Regensburg) 376
Schädel-Höpfner M. (Marburg) 120, 412, 466, 574
Schäfer E. (Marburg) 432
Schäfer R. (Jena) 100
Schaser K. (Berlin) 325
Scheele H. (Duisburg) 216
Scherer M. (München) 169
Schiefer U.R. (Gießen) 528
Schierlinger M. (Ulm) 455
Schikore H. (Dresden) 30
Schilling A.F. (Hamburg) 8
Schmeiser G. (Murnau) 116
Schmeling A. (Berlin) 564
Schmelz A. (Ulm) 315
Schmid U. (Tübingen 2
Schmidmaier G. (Berlin) 149
Schmidt M. (Marburg) 243
Schnabel M. (Marburg) 101, 144
Schnell W. (Kiel) 82
Schoettle P. B. (München) 42
Schofer M. (Duisburg) 352
Schreitmüller E. (Davos) 240
Schubert S. (Magdeburg) 482
Schuhmacher J.P. (Krefeld) 133
Schürmann M. (München) 510
Schwamborn M. (Ulm) 28
Schwarz N. (Klagenfurt) 164
Schwarz W. (Ulm) 439, 473
Schwer E.-H. (Aachen) 332
Schwyn R. (Davos) 461
Scola E. (Neumarkt/Opf.) 451, 483
Seekamp A. (Hannover) 32, 317
Seidl W.G. (Ulm) 208
Seifert J. (Berlin) 306
Seil R. (Homburg/Saar) 127
Siegmeth A. (Wien) 137
Siggelkow (Wolfsburg) 255
Simanski C. (Köln) 193, 484
Skutek M. (Hannover) 344
Sommerfeldt D.W. (Stony Brook, NY.) 148
Spieß M. (Marburg) 458
Spitaler R. (Wien) 136
Stahel P.F. (Zürich) 319
Stalp M. (Hannover) 373
Stange R. (Berlin) 59
Stein T. (Murnau) 75
Steitz O. (Dresden) 252
Sterk J. (Ulm) 326, 492
Stumpf M. (Regensburg) 552
Suhm N. (Basel) 115
Suveges G. (Szeged) 446
Szabo Z. (Miskolc) 557
Thannheimer A. (Traunstein) 532
Thielemann F. (VS-Schwenningen) 84
Thorey F. (Hannover) 97
Tibesku C.O. (Heidelberg) 37
Tingart M. (Köln) 472
Tóth L. (Gyula) 499
Trabhardt S. (Berlin) 142
Trentz O.A. (Zürich) 565
Trouillier H. (München) 445
Tuschen S. (Marburg) 444

van Griensven M. (Hannover) 384
Varga E. (Szeged) 262
Vatter G. (Stuttgart) 442
Verheyden P. (Leipzig) 305
Vocke A.K. (Basel) 114

Wachter N.J. (Ulm) 182
Walz M. (Bochum) 109
Weber O. (Bochum) 489
Weber S. (Marburg) 567
Weikert E. (Ulm) 196
Weiler A. (Berlin) 156
Weinberg A.-M. (Hannover) 168, 545
Weiss S. (München) 382
Weißer C. (Würzburg) 166, 573
Weitknecht E. (Wuppertal) 351
Wenski M. (Marburg) 508
Westphal T. (Magdeburg) 523
Wieling R. (Davos) 365
Wildemann B. (Berlin) 6
Wilke H.-J. (Ulm) 226
Windhagen H. (Hannover) 383
Windolf J. (Frankfurt a. M.) 194
Wingenfeld C. (Bern) 18
Wippermann B.W. (Hannover) 151

Wirtz D.C. (Aachen) 40, 370
Wolfgarten B. (Köln) 159

Zdichavsky M. (Hannover) 221, 547
Zeichen J. (Hannover) 207
Ziebritzki H. (Hannover) 61
Ziegler J. (Ulm) 405
Ziring E. (Giessen) 555
Zwart P.M. (Tübingen) 209
Zychlinski W.K. (Gdansk) 443

Sonntag, 10. September 2000
14:30 – 17:00 Uhr **Glashalle**

Experimentelle Unfallchirurgie I
Wachstumsfaktoren – Grundlagenforschung

The osteogenic power of free periosteal autografts in tibial fractures with soft tissue damage (experimental and clinical data)

P. Reynders (Leuven), P. Broos

Purpose

The present study was undertaken to assess the effect of free non-vascularized, autologous, periosteum transplants on the possible enhancement of bone healing in a rabbit fracture model resembling a tibial fracture with severe soft tissue damage.

Material

In 58 male rabbits, comparison was made between transplantion of free autologous periosteal grafts on the anteromedial site of the tibia and nontransplantation on the contralateral tibia (control). The endomedullary cavity was reamed and nailed; a segment of 1cm periosteum was excised from either side of the osteotomy. Periosteal and extra-osseous ingrowth was prevented at the osteotomy site by a silastic sheet wrapped around two-thirds of the circumference of the tibia. On the silastic free bone window, we spanned the osteotomy with a free non-vascularized longitudinally orientated autologous periosteum and sewn to adjacent periosteum proximally and distally. Revascularisation of the graft was determined with the coloured microsphere technique.

Methods

Histomorphometric analysis of the periosteal callus was done on a callibrated transparent grid, lay down on enlarged photographs of the histologic sections. Follow-up 64 weeks.

Results

Free non-vascularised longitudinally placed autologous periosteum, that is in contact with intact periosteum, produced significantly more periosteal callus than the control where no periosteal graft was used.

10.09.

14.30 – 17.00

Glashalle

Conclusion

Our data suggest that, in rabbits, orthotopically placed autologous non-vascularized periosteum retains its osteogenic potential in a poorly vascularized environment like a tibial fracture with severe soft tissue damage.

Einfluß von Struktur und Knochengewebsreifung auf das Resorptionsverhalten von BMP-2-beschichteten TCP-Keramiken

U. Schmid (Tübingen), G. Herr, F. Maurer, U. Holz, K. Weise

Zielsetzung

Keramische Trägermaterialien für osteoinduktive Faktoren wie BMP-2 sollten idealerweise nach Implantation zeitgleich mit der Gewebeinfiltration und Knochengewebsreifung biodegradiert werden. Das Resorptionsverhalten von keramischen Materialien lässt sich außer durch ihre chemische Zusammensetzung auch durch strukturelle Parameter wie deren Porosität beeinflussen. In einer tierexperimentellen Studie wurde ein systematischer Vergleich zum Einfluss der Porosität sowie Gewebetyp und -reifung auf Art und Umfang der Resorption von β-TCP-Keramikformkörpern mit und ohne BMP-2-Beschichtung durchgeführt.

Material und Methoden

β-TCP-Keramikwürfel á 5mm Kantenlänge mit 10, 30, 60 und 80% Porenvolumen (PV) wurden mittels REM, RDA und Hg-Porosimetrie näher charakterisiert. Die Hälfte der Proben wurde mit je 23μg BMP-2 beschichtet und wie die BMP-freien Kontrollimplantate als verbundene Stichproben in die Bauchmuskulatur von Ratten implantiert (4 Materialarten mit je n=16). Nach 30 Tagen Liegedauer wurden die Explantate makroskopisch und histologisch auf Knochenneubildung untersucht. Die Bestimmung des bindegewebigen und knöchernen Durchbaus sowie Art und Ausmaß der Biodegradation der β-TCP-Würfel erfolgte histomorphometrisch an Explantatschliffen.

Ergebnisse

Die BMP-2-beschichteten Implantate führten mit 100% Häufigkeit zu einer ektopen Bildung von Knochen und Knochenmark, während die Kontrollimplantate ausschliesslich bindegewebig eingescheidet waren. Bis zu einer Porosität von 60% zeigten die BMP- und die Kontrollimplantate keine nennenswerten Unterschiede in der Implantatresorption. BMP-beschichtete β-TCP-Würfel mit 80% PV zeigten mit 65%-

Implantatresorption gegenüber 15% Materialverlust der Kontrolle signifikant erhöhten Materialabbau ($p<0{,}05$, Friedman-Rangtest). Alle anderen Materialien mit und ohne BMP wiesen nur einen maximal 15%igen Materialverlust auf. Die Resorption erfolgte bevorzugt zellvermittelt, wobei dichte Trauben von keramik-beladenen Makrophagen insbesondere im Knochenmark von BMP-Implantaten zu beobachten waren. Auf knochenfreien Keramikoberflächen konnten Resorptionsprozesse beobachtet werden, während knochenbedeckte Anteile davon weitestgehend frei erscheinen.

Schlußfolgerungen

Ausschließlich bei β-TCP mit 80% PV führt die BMP-induzierte Knochenneubildung zu einer drastischen Materialresorption, die in einem engen Zeitfenster in der frühen Phase der Bildung und des Remodelling von Knochen und Knochenmark abläuft. Mit der späteren Bedeckung der Keramikanteile mit lamellärem Knochen kommt dieser Prozess zum Erliegen. Nur bei hochporösen Keramikimplantaten erscheint die Gewebekapazität für einen schnellen und weitgehenden Abbau ausreichend. Bei geringeren Porositäten ist die Biodegradation nur geringfügig ausgeprägt. Dieser Struktureinfluß auf die Biodegradation ist bei der Entwicklung von keramischen BMP-Composite-Implantaten zu beachten, will man einen raschen Ersatz der Keramik durch Knochengewebe erzielen.

Implantatbeschichtung mit Bone Morphogenetic Protein-3 zur Verbesserung der knöchernen Integration

S.A. Esenwein (Bochum), C.-H. Hartwig, S. Esenwein, G. Herr, G. Muhr

Zielsetzung

Die Kombination osteoinduktiver Faktoren mit in der Endoprothetik und Implantatatologie gebräuchlichen Materialien kann ihre Anwendung in der Verbesserung des knöchernen Einwachsverhaltens und der Langzeitstabilität der gewählten Implantate finden. In der vorliegenden tierexperimentellen Studie soll geklärt werden, inwieweit durch die zusätzliche BMP-3-Beschichtung von Titanprüfkörpern unterschiedlicher Oberflächenbeschaffenheit (hydroxylapatitbeschichtet beziehungsweise korundgestrahlt) eine schnellere knöcherne Integration erzielt werden kann.

Material

Unter sterilen Kautelen wurden 30 von insgesamt 60 zylinderförmigen Titanprüfkörpern mit Hydroxylapatit- beziehungsweise korundgestrahlter Oberfläche mit jeweils 230μg porcinem, hochgereinigtem BMP-3-Präzipitat beschichtet, um in einem Bioassay ihre osteoinduktive Potenz zu überprüfen.

10.09.

14.30 – 17.00

Glashalle

Methoden

Jeweils ein BMP-3-beschichtetes und ein unbeschichtetes Kontrollimplantat wurde unter Spaltbildung von 1mm in das Patellagleitlager des rechten beziehungsweise linken Hinterlaufes von 30 adulten Riesenkaninchen implantiert. Um die zeitabhängige Knochenneubildung in unmittelbarer Umgebung der Prüfkörper bestimmen zu können, betrug die Liegezeit der Implantate 14, 35 und 56 Tage. Von allen Explantaten wurden Seriensägeschnitte hergestellt und die Implantateinheilung und Knochenneubildung im Spalt lichtmikroskopisch und histomorphometrisch beurteilt.

Ergebnisse

Die Beschichtung mit BMP-3 führte nach press-fit-Implantation der Ti-6Al-4V-Prüfkörper im Femurkondylus der Tiere bei beiden Prüfkörpergruppen zu einer verbesserten Osseointegration, die histomorphologisch und histomorphometrisch nachweisbar ist. Die statistische Auswertung mittels T-Test für verbundene (abhängige) Stichproben zeigte 5 Wochen post implantationem eine signifikant höhere Knochenneubildungsrate der BMP-3-beschichteten korundgestrahlten beziehungsweise hydroxylapatitbeschichteten Ti-6Al-4V-Prüfkörper im Vergleich zu den jeweiligen unbeschichteten Kontrollimplantaten ($p<0{,}01$). Lichtmikroskopisch zeigten sich nach 2 Wochen sowohl in der Hydroxylapatit- als auch in der Korund-Gruppe Knorpelsäume in Kontakt mit der Implantatoberfläche, die nach 5 Wochen zunehmend mineralisierten und nach 8 Wochen eine bindegewebsfreie Osseointegration der Implantate gewährleisteten. Ein besseres Einwachsen wurde bei den hydroxylapatitbeschichteten im Vergleich zu den korundgestrahlten Implantaten erzielt.

Schlußfolgerung

In der vorliegenden Untersuchung konnte gezeigt werden, daß durch Zusatz von BMP-3 eine verbesserte Implantatfixation erzielt werden kann und die verwendeten Implantatmaterialien als Carriersysteme für BMP-3 eingesetzt werden können. Beide eingesetzte Prüfkörpertypen ermöglichen eine gute Haftfähigkeit des BMP-3 an der jeweiligen Implantatoberfläche. Aufgrund der vorliegenden Ergebnisse fallen die getesteten osteogenen Compositematerialien unter den Begriff der sogenannten bioaktiv-osteoinduktiven Implantatmaterialien.

Knochenneubildung in einem resorbierbaren Knochenersatzstoff aus Gips im Kaninchen-Periostmodell

S. Assenmacher (Essen), G. Voggenreiter, L. Olivier, D. Nast-Kolb

10.09.

14.30 – 17.00

Glashalle

Zielsetzung

Nachteile der bisher klinischen verwendeten Knochenersatzstoffe aus Rinderknochen, Korallen oder synthetischem Hydroxylapatit sind das komplizierte Herstellungsverfahren, die fehlende bzw. schlechte Resorbierbarkeit und der hohe Preis. Aus der Literatur ist Gips seit langem als passagerer Ersatzstoff in Defekten verschiedener Genese bekannt. Nachteil der soliden Gipsplomben ist die fehlende Porosität und rasche Resorption. Vor diesem Hintergrund haben wir einen porösen Knochenersatzstoff aus Kalziumsulfat entwickelt und tierexperimentell untersucht.

Material und Methoden

Ein poröser Knochenersatzstoff aus Kalziumsulfat (Porosität 60%) wurde mit einer Hydroxylapatitkeramik (BioOSS; Porosität 70%) verglichen (je 8 Probekörper pro Gruppe). Die Probekörper wurden mit einem von der Tibiavorderkante entnommenen Periostreifen ummantelt und unter i.m. Allgemeinnarkose in den M. gastrognemius von erwachsenen Kaninchen implantiert. Die sequentielle Knochenneubildung wurde durch Injektion fluorochromer Farbstoffe dokumentiert. Die Tötung der Tiere erfolgt nach einer Versuchsdauer von 21 Tagen. Die entnommenen Proben wurden in MMA eingebettet und Serienschnitte angefertigt. Die quantitative radiologische und histologische Auswertung der Serienschnitte erfolgte mit Hilfe eines computergestützten Bildanalysegerätes. Nach Ermittlung von Mittelwerten und Standardabweichung erfolgte der statistische Gruppenvergleich mit Hilfe des t-Tests für unverbundene Stichproben ($p<0.05$).

Ergebnisse

Während alle 8 Probekörper aus Kalziumsulfat zu einer Knochenneubildung führten blieb diese bei drei Präparaten aus Hydroxylapatit aus. Die Gesamtmenge an neugebildetem Knochen pro Implantat im Gips ($5{,}19 \pm 5{,}44 mm^3$) und Hydroxylapatit ($7{,}29 \pm 9{,}3 mm^3$) war nicht unterschiedlich ($p<0{,}58$). Im Vergleich zu Hydroxylapatit, welches keine Resorption zeigte, war zum Versuchsende 75% des Gipses resorbiert. Während die Knochenneubildung bei Hydroxylapatit an der Oberfläche des Ersatzstoffes stattfindet, zeigt sich bei Gips der neugebildete Knochen im Bereich bereits resorbierter Ersatzstoffareale. Die mittlere Größe der Knochentrabekel war bei Gips ($0{,}175 \pm 0{,}193 mm^2$) im Vergleich zu Hydroxylapatit ($0{,}027 \pm 0{,}023 mm^2$) größer, jedoch war dies statistisch nicht signifikant ($p<0{,}13$). Die Anzahl der Trabekel war analog dazu im Gips vermindert. Die Resorption des Gipses spiegelt sich verglichen mit BioOss in der erhöhten Ersatzstoff-Partikelzahl (1554 ± 674 vs. 388 ± 158) und verminderten Partikelgröße ($0{,}036 \pm 0{,}01 mm^2$ vs. $0{,}378 \pm 286 mm^2$) wieder ($p<0{,}01$).

10.09.

14.30 – 17.00

Glashalle

Schlußfolgerung

Der verwendete resorbierbare Knochenersatzstoff aus porösem Kalziumphosphat führt im ersatzschwachen Lager zu einer Knochenneubildung, welche sich hinsichtlich der Knochenmenge nicht von konventionellem Hydroxylapatit unterscheidet. Es könnte sich dadurch eine interessante Alternative zu bisher verfügbaren Ersatzstoffen eröffnen. Die Ergebnisse werden derzeit im ersatzstarken Lager (Femurkondyle) überprüft.

Der Einfluß der Wachstumsfaktoren IGF-I und TGF-β1 auf die Frühphase der Frakturheilung

B. Wildemann (Berlin), R. Stange, G. Schmidmaier, M. Raschke

Zielsetzung

In vitro Versuche zeigen einen stimulierenden Einfluß der Wachtumsfaktoren IGF-I und TGF-β1 auf die Proliferation und Differenzierung von Knorpel- und Knochenzellen. Eigene biomechanische und histologische Untersuchungen zeigten eine stimulierte Frakturheilung durch lokal applizierte Wachstumsfaktoren nach 28 Tagen im Rattenmodell. Ziel dieser Studie ist es, zu untersuchen, ob lokal appliziertes IGF-I und TGF-β1 aus einer biodegradierbaren Polylactid-Beschichtung (PDLLA) die Frühphase der Frakturheilung beeinflußt.

Material und Methoden

Sprague Dawley Ratten (n=45) wurden unter standardisierten Bedingungen die Tibia frakturiert und intramedullär mit einem Titan K-Draht stabilisiert.

Gruppe I	Implantat unbeschichtet
Gruppe II	Implantat PDLLA beschichtet
Gruppe III	Implantat PDLLA+ rhIGF-I (5%) + rhTGF-β1 (1%)

Die Tötung erfolgte nach 5, 10 und 15 Tagen. Paraffinschnitte (5 μm) wurden mit einem Antikörper gegen *smooth muscle actin* (SMA) zur Darstellung der Gefäße oder mit einem Antikörper gegen das *proliferating cell nuclear antigen* (PCNA) gefärbt.

Folgende Gewebstypen wurden zur Analyse der Unterschiede zwischen den Gruppen untersucht

a) Bindegewebe
b) Knorpel
c) Geflechtknochen

10.09.

14.30 – 17.00

Glashalle

Ergebnisse

Kallusmorphologie:
Am Tag 5 nach Fraktur ist in der Gruppe III deutlich mehr Knorpel zu erkennen, verglichen mit den Gruppen I + II. Nach 15 Tagen weist der Kallus der Gruppe I mehr Bindegewebe auf als in den Vergleichsgruppen und der Anteil an Geflechtknochen erscheint in der Gruppe II am höchsten.

Vaskularisierung:
Die Gruppe I zeigt im Kallus eine gleichbleibende SMA-Immunreaktivität (IR) über die drei Versuchszeitpunkte, wohingegen die IR im Zeitverlauf in der Gruppe II abnimmt und in der Gruppe III ansteigt.

Proliferation:
Die Gruppe III zeigt deutlich mehr Proliferationsaktivität der Knorpelzellen am Tag 5. 10 Tage nach Fraktur zeigt diese Gruppe jedoch weniger Proliferation im Knorpel verglichen mit Gruppe I+II. Zu diesem Zeitpunkt ist die PCNA-IR im Geflechtknochen in Gruppe I am höchsten. Nach 15 Tagen weist Gruppe III im Geflechtknochen am meisten Zellteilung auf.

Schlußfolgerung

In der Frühphase der Frakturheilung zeigen sich deutliche Unterschiede zwischen den Versuchsgruppen. In der mit Wachstumsfaktoren behandelten Gruppe III ist eine fortgeschrittene Kallusmorphologie zu den Versuchszeitpunkten zu erkennen. 5 Tage nach der Fraktur zeigt die Gruppe III mehr Knorpel und eine erhöhte Proliferation von Knorpelzellen, wohingegen nach 15 Tagen der Bindegewebsanteil der Gruppen II+III geringer ist als in der Kontrollgruppe. Auch die Vaskularisation ist durch Wachstumsfaktoren stimuliert. Faßt man die Ergebnisse zusammen, so läßt sich während der Frühphase der Frakturheilung ein deutlicher Einfluß der lokal applizierten Wachstumsfaktoren auf die Frakturheilung erkennen. Diese Ergebnisse werden durch die biomechanischen und histologischen Daten gestützt und deuten auf einen stimulierenden Effekt von lokal appliziertem IGF-I und TGF-β1 auf die Frakturheilung hin.

Bohrmehl – tote Masse oder lebendige „osteoblast – like" Zellen?

F. Högel (Freiburg), C. Müller, R. Peter, U. Pfister

Die Untersuchung soll klären, ob das Bohrmehl aus den Spannuten der Markraumbohrer nach der Bohrung noch lebendig ist oder durch Hitze und mechanischen Manipulationen zu leblosem Abraum wird.

10.09.

14.30 – 17.00

Glashalle

Material

Für den Versuch wurden 18 alpine Bergschafe verwendet. Das Zellmaterial wurde bei jeweils 9 Tieren mit dem konventionellen AO – Bohrsystem und einem experimentellen Bohrer mit vertieften Spannuten und verkleinertem Wellendurchmesser nach der Aufbohrung aus der Tibia gewonnen. Dabei wurden die Größen 7,0mm, 8,0mm, 8,5mm und 9,0mm verwendet.

Methodik

Das gewonnene Material wurde über 8 Wochen mit BGJ – b, DMEM und 10% FCS kultiviert. Nach Ablauf dieser Zeit wurde von jeder Bohrkopfgröße eine Probe zur qualitativen ALP Bestimmung entnommen und mit "Fast blue salt RR" angfärbt. Mit dem Rest der Proben wurde photometrisch die ALP – (405nm) und die Proteinmenge (595nm) bestimmt. Die DNS – Menge wurde mit dem TKO – 100 (Lambdaextinktion 365nm) nachgewiesen.

Ergebnisse

Bei 10 Proben konnte unabhängig von Bohrkopftyp und Bohrergröße ALP qualitativ nachgewiesen werden. Bei der Quantifizierung zeigten sich Werte unter der im Serum gemessenen ALP – Konzentration. Es ergaben sich Konzentrationen die im Durchschnitt bei 21 U/l lagen, jedoch sehr stark variierten. Bei der Proteinmessung kam es zu einem Nachweis von durchschnittlich 80 Mikrogramm pro Probe, wobei sich die Standardabweichung ähnlich der der ALP Messuung verhält. Der DNS Nachweis war bei allen Proben positiv.

Zusammenfassung

Die Ergebnisse belegen somit, daß es sich um lebendiges „osteoblast-like" Zellmaterial handelt und die Zellen einen aktiven Stoffwechsel besitzen. Diese Untersuchung unterstützt die klinische These der intramedullären Spongiosaplastik bei der aufgebohrten Marknagelung.

Leptin reguliert die Knochenmasse über den Hypothalamus

A.F. Schilling (Hamburg), M. Priemel, J.M. Rueger, M. Amling

Zielsetzung

Der Ausfall der Gonadenfunktion verursacht einen Knochenmasseverlust, während Übergewicht einen protektiven Einfluss auf das Skelettsystem hat. Diese Beobachtung weist auf die Existenz gemeinsamer Steuerungsmechanismen von Knochenmasse, Körpergewicht und Gonadenfunktion hin.

Material und Methoden

Um diese Hypothese molekulargenetisch zu überprüfen, untersuchten wir das Skelett von Leptin knockout- und Leptinrezeptor knockout Mäusen, die einen Ausfall der Gonadenfunktion aufweisen und gleichzeitig übergewichtig sind.

Ergebnisse

Beide transgenen Mausmodelle haben eine hohe Knochenmasse trotz ihres Hypogonadismus und Hypercortisolismus, beides verursacht normalerweise eine erniedrigte Knochenmasse. Dieser Phänotyp ist Folge des Fehlens von Leptin und nicht durch das Übergewicht bedingt.

Das Fehlen der Leptin-Signalübertragung fördert spezifisch die Knochenformation. Es besteht keine direkte Leptin-Signalübertragung in Osteoblasten und Fett ist keine Voraussetzung für den Phänotyp; hingegen führt die intracerebroventrikuläre Infusion von Leptin zur Korrektur des Knochenphänotyps der Leptin knockout Maus.

Schlußfolgerung

Die vorliegende Studie ist der erste molekulare Nachweis einer Verbindung zwischen der Kontrolle der Knochenmasse und der Regulation von Körpergewicht und Gonadenfunktion. Wir identifizieren Leptin als potenten Inhibitor der Knochenformation und weisen die zentrale Steuerung des Skelettsystems über den Hypothalamus nach.

In vivo Untersuchung zum Einfluß von Diclofenac als NSAR auf die Knochenbruchheilung

A. Beck (Ulm), F. Gebhard, K. Raus, W. Strecker, L. Kinzl, L. Claes

Zielsetzung

In einem Tiermodell zur Knochenbruchheilung soll der mögliche negative Einfluß eines nicht steroidalen Antirheumatikums auf die Reparationsprozesse untersucht werden.

Material

Aus 60 Ratten (male whistar) wurden zwei Versuchsgruppen gebildet (Tierversuch Nr. 648): In der ersten Versuchsgruppe (Dauer 10 Tage) wurden bei 20 Ratten zwei Bohrlöcher (∅ 1,1mm) im distalen Femur gesetzt, untersucht wurde die Anzahl der

10.09.

14.30 – 17.00

Glashalle

neugebildeten Osteoblasten pro Sichtfeld. Die Medikamentenapplikation erfolgte oral durch in Johannisbeergelee gelösten Wirkstoff. 10 Tiere erhielten ein Placebo (P), 10 Tiere Diclofenac-colestyramin (D, Voltaren-resinat) 2x/die in einer humanen Äquivalenzdosis von 5mg/kg KG. In der zweiten Versuchsgruppe (Dauer 21 Tage) wurde bei 40 Tieren eine quere Tibiaosteotomie mit anschließender Marknagelung durchgeführt: 10 Tiere wurden mit P, 10 Tiere mit D 2x/die in einer Dosis von 5mg/kg KG/die über 7 Tage, dann 14 Tage P, 10 Tiere D 2x/die in einer Dosis von 5mg/kg KG/die über 21 Tage sowie 10 Tiere mit Tramadol (T, Tramal), 2x/die oral in einer Dosis von 20 mg/kg KG/die über 21 Tage behandelt.

Methoden

Die Auswertung der Knochen in Gruppe 1 erfolgte konventionell radiologisch, im MikroCT sowie histologisch, die der Knochen in Gruppe 2 konventionell radiologisch, im MikroCT, durch mechanische Testung (3-Punkt-Biegeprüfung mit Bestimmung der Maximalkraft und der Biegesteifigkeit), mikroradiographisch und histologisch. In beiden Gruppen wurde der D-Spiegel im Serum zu Versuchsende bestimmt.

Ergebnisse

In allen untersuchten Parametern zeigten die Ergebnisse der mit D behandelten Tiere eine signifikant schlechtere Knochenheilung als die der Vergleichskollektive.

In Gruppe 1 waren die Dichtewerte im MicroCT der mit D behandelten Tiere um 37% (p=0,0001), in Gruppe 2 um 30% (p=0,0001) erniedrigt verglichen mit den unbehandelten Tieren. Die 3-Punkt-Biegeprüfung zeigte bei den mit D behandelten Tieren eine Minderung der Maximalkraft F max. [N] um 37% (p=0,0009) sowie eine Minderung der Biegesteifigkeit [Nmm/mm] um 54% (p=0,0039) gegenüber den unbehandelten Tieren.

Darüberhinaus konnte in beiden Gruppen gezeigt werden, daß Tiere, bei denen neben der Tibiafraktur zusätzlich eine Fibulafraktur bestand (n=11) eine deutlich verzögerte Knochenbruchheilung bestand: Hier fand sich eine Minderung der Maximalkraft um 47% (p=0,0026) sowie eine Minderung der Biegesteifigkeit um 79% (p=0,0002).

Schlußfolgerung

1. Im Tiermodell zur Knochenbruchheilung konnte für Diclofenac bei oraler Applikation der hemmende Einfluß der Substanz auf die Knochenbruchheilung nachgewiesen werden. Es ist nicht auszuschließen, daß diese Ergebnisse sowohl auf andere NSAR im Tiermodell wie auch auf die klinische Situation übertragbar sind.
2. Bei einem Tiermodell am Rattenunterschenkel ist streng darauf zu achten, ob neben der angestrebten Tibiafraktur auch eine Fibulafraktur besteht, da hier unterschiedliche, nicht miteinander vergleichbare Ergebnisse zu erwarten sind.

The early phase of osteochondral defect healing can be enhanced by systemical administration of recombinant growth hormone in a micropig animal model

10.09.

14.30 – 17.00

Glashalle

H.J. Bail (Berlin), S. Kolbeck, P. Klein, G. Schmidmaier, I. Roenne, M. Raschke

Purpose

Healing of osteochondral defects remains a significant clinical problem, often leading to osteoarthritis. It is well established that administration of growth hormone GH stimulates cartilage tissue in the growth plates and in cell cultures. However, there exist no data about the healing of osteochondral defects under the influence of systemically administered GH. The present study was designed to determine whether administration of GH leads to an enhanced repair of an osteochondral defect.

Material and Methods

24 mature Yucatan micropigs were divided into two treatment groups, one receiving a daily injection of recombinant porcine GH r-pGH (100µg/kg), the other receiving sodium-chloride as placebo. On the anterior aspect of the left lateral femoral condyle a circular 6mm diameter full-thickness defect of the cartilage was created, extending 1,5mm into the subchondral bone. The pigs were sacrificed after 6 weeks. Sagittal serial slices were produced, the sections were stained with a modified von Kossa stain and with a combined Safranin-O/light-green stain. Using an image analysis work station, the ingrowth of bone, cartilage tissue and fibrous tissue into the defect were evaluated and given in percent of the defect size. Additionally, the total filling of the defect was calculated. Independent sample t-tests were used to determine differences between the treatment groups.

Results

The filling of the gap with newly formed bone in the r-pGH-treated group exceeded the placebo group significantly (r-pGH: 44,6 ± 12,9%, placebo: 32,8 ± 13,9). A non significant difference could be noticed in the formation of cartilage (r-pGH: 22,7 ± 13,1%, placebo: 16,0 ± 13,1%) and fibrous tissue (r-pGH: 26,4 ± 17,5%, placebo: 37,4 ± 17,7%). Regarding total filling of the osteochondral defects, the r-pGH-treated group presented a significantly more proceeded filling compared to the placebo group (r-pGH: 93,7 ± 5,49%, placebo: 86,2 ± 9,81).

Conclusion

The results demonstrate that r-pGH accelerates significantly the formation of new subchondral bone and the total filling of the osteochondral defect, a tendency can be noticed towards an enhanced cartilage formation. These results suggest, that circulating r-pGH or one of its mediators may stimulate the formation of osseous and chondral

10.09.

14.30 – 17.00

Glashalle

tissue in an osteochondral defect model. While most of the prior studies tried to improve or enable cartilage defect healing via local applications like implanting a collagen sponge coated with growth factors or cell transplantation, the present study offers a systemical approach without the necessity to open the joint. Although further studies have to be conducted on the effect of GH on osteochondral defect healing in its later phase, the systemical administration of GH may be a future clinical application for improved healing of osteochondral defects or for a supportive therapy after surgical treatment.

Cytosolic free calcium inhibits the chondrocyte-derived growth factor (CDGF) induced matrix synthesis in chondrocytes

T. Krackhardt (Tübingen), C. Gaissmaier, P. de Zwart, J. Fritz, D. Höntzsch, K. Weise

Purpose

Cartilage- or chondrocyte-derived growth factors (CDGF), such as GDF-5, enhance the tissue specific matrix metabolism of chondrogenic cells in vivo and in vitro. However, little is known about the signal transducing pathways of these effects. In the present study we used a novel 2D/3D-coculture-system in the absence or presence of the calcium ionophore A23187 to investigate the role of intracellular free calcium in CDGF signaling effects.

Material and Methods

Articular cartilage with no history of degenerative joint disease or chemotherapy was obtained after written consent from human donors (n=6, 2f, 4m, ∅: 36,5 years). Chondrocytes were isolated by the use of proteases and alginate beads were generated as described [1]. For 2D/3D-coculture-experiments alginate beads cultured on membrane inserts were set into 6 well plates and incubated in complete medium. Inserts were then placed for 5 days into 6 well plates containing 5×10^5 chondrocytes per well. In addition coculture experiments were performed in the presence of A23187. Proliferation of recipient chondrocytes entrapped in alginate beads was analyzed by the evaluation of the DNA-amount in each sample. Synthesis of proteoglycans was measured as the amount of incorporation of ^{35}S-sulfate into PGs compairing activated vs. control cells. Changes of collagen transcription were analyzed by RT/PCR.

Results

Coculture of articular chondrocytes for 5 days caused low increase in DNA and marked increase in ^{35}S-PG synthesis. The coculture induced stimulation of PG synthesis was reproducible in 5 out of 6 cases and statistically significant (Wilcoxon, Mann & Whitney test). The magnitude of the increase in PG synthesis did not change markedly as a function of the donor age. Interestingly, as demonstrated by immunhistochemical staining, mitogenesis was not activated in all chondrocytes by coculture, indicating a different response of different chondrocyte subpopulations to chondrocyte-derived growth factors. In coculture experiments in the presence of the calciumionophore A23187, the PG expression, collagen type II transcription but not the proliferation was inhibited.

Conclusion

In the present study we could demonstrate that human chondrocytes cultured in monolayer served as superior feeder cells. Feeder chondrocytes induced proliferation and increased PG synthesis in cocultured articular chondrocytes entrapped in alginate beads. Since A23187 has been shown to increase intracellular calcium concentrations, our data suggests that the increase in cartilage specific matrix synthesis as induced by coculture-mediated growth factors may be regulated, in part, by a decrease in cytosolic free calcium concentrations. These findings are consistent with previous results showing that a decrease in cytosolic free calcium can enhance proteoglycan synthesis induced by cartilage-derived growth factors. We conclude that calcium may reduce optimal extracellular matrix synthesis.

Lokale Applikation des Wachstumfaktors PDGF in ein freies Sehnentransplantat nach VKB Ersatz im Schafsmodell

C. Förster (Berlin), R. Falk, N.P. Südkamp, A. Weiler

Zielsetzung

Das Wissen über den kritischen Heilungsverlauf nach VKB Ersatz bestimmt die postoperative Rehabilitation des Patienten. Wie in Vorstudien gezeigt, kommt es insbesondere zwischen der 6.-12. Woche durch das einsetzende Bandremodeling zu einer deutlichen Abnahme der Transplantatfestigkeit, so daß hier die Gefahr der Bandelongation oder Reruptur besteht. In zahlreichen Studien wurde ein positiver Einfluß von PDGF (Platelate Derived Growth Factor) auf die Bandheilung aufgezeigt. In vivo Untersuchungen zum Einfluß von PDGF auf das VKB existieren nicht. Ziel dieser Untersuchungen war es, den in vivo Effekt von lokal applizierten PDGF auf das Bandremodeling nach einem VKB Ersatz im Schafsmodell zu untersuchen.

Material und Methoden

Operiert wurden 48 Heidschnucken in offener Technik, wobei jeweils ein ipsilateraler Aschillessehnesplitgraft als Transplantat diente, der mittels Endobutton fixiert wurde.

10.09.

14.30 – 17.00

Glashalle

Intraoperativ wurden in das Transplantat vier schnell resorbierbare Vicryl-Fäden eingezogen, die mit einem Poly-D,L-Laktid mit eingearbeitetem PDGF beschichtet waren. Es wurden Gruppen á 6 Tiere gebildet, die zu den Zeitpunkten 3, 6, 12 und 24 Wochen biomechanisch getestet wurden. Die Hälfte der Tiere diente als Kontrollgruppe.

Ergebnisse

Postoperativ fällt die Reißfestigkeit des Grafts ab. Sie beträgt nach 3 Wochen in der Gruppe mit PDGF 7,47 MPa +/-2,13 und in der Kontrollgruppe 4,72 MPa +/- 1,28 (p=0,026). Nach 6 Wochen beträgt sie in der Gruppe mit PDGF 5,14 MPa +/- 2,45 und in der Kontrollgruppe 2,71 MPa +/- 1,09 (p=0,041). Auch zu den Zeitpunkten 12 und 24 Wochen ist die Reißfestigkeit in der Gruppe mit PDGF überlegen.

In der Querschnittsmessung (CSA) fanden wir eine Transplantatdicke nach 3 Wochen in der PDGF Gruppe von 31,73mm^2 +/- 6,61 und in der Kontrollgruppe von 49,99mm^2 +/- 4,35 (p=0,002). Nach 12 Wochen zeigte sich eine Dicke von 21,46mm^2 +/- 7,44 in der Studiengruppe sowie von 36,41mm^2 +/- 4,98 (p=0,002). Auch zu den anderen Untersuchungszeitpunkten war die PDGF Gruppe ebenfalls überlegen. Die Versagenslast zeigte im zeitlichen Verlauf einen muldenförmigen Abfall mit der maximalen Abnahme nach 6 Wochen, in der PDGF-Gruppe betrug sie 192,83 N +/- 24,1, in der Kontrollgruppe 135,52 N +/- 48,36 (p=0,026).

Schlußfolgerung

Mit dieser Studie konnnte erstmals in einem in vivo Modell der positive Einfluß von PDGF auf ein VKB Transplantat nachgewiesen werden. Insbesondere in der frühen postoperativen Phase kam es zu einer signifikanten Zunahme der Reißfestigkeit. In der Querschnittsmessung zeigte sich zu allen Zeitpunkten eine verminderte Querschnittsfläche in der PDGF Gruppe, was wir auf eine geringere Hypertrophie des Transplantates zurückführen, die aus einer verbesserten nutritiven Versorgung resultieren kann. Darüber hinaus sind die klinische Applikation von PDGF sowie weitere Wachstumsfaktoren Gegenstand der Untersuchungen.

Die Genexpression von Kollagen IX, Osteocalcin und Macrosialin im Kallusgewebe eines Knochenbruchs wird von der Steifigkeit des Osteosynthesematerials beeinflusst

A. Probst (Münster), S. Hankemeier, S. Grässel, P. Bruckner

Zielsetzung

Die Steifigkeit des Osteosynthesematerials nimmt Einfluss auf die Art der Frakturheilung (primäre, sekundäre, verzögerte Frakturheilung und Pseudarthrose). Es wurde der Einfluss unterschiedlich steifer Osteosynthesematerialien auf die Expression der Kollagen IX-, Osteocalcin- and Macrosialin-mRNA im Frakturgewebe untersucht.

10.09.

14.30 – 17.00

Glashalle

Material und Methoden

Standardisierte Tibiafrakturen der Ratte wurden entweder mit Stahlnägeln (mittlere Steifigkeit 3,2 ± 0,43 N/mm) oder mit Polypropylennägeln (mittlere Steifigkeit 0,2 ± 0,04 N/mm) stabilisiert. 4, 8, 12, 20 und 40 Tage nach der Operation wurde das Frakturgewebe von drei Ratten pro Frakturtyp und Zeitpunkt entnommen und die totale RNA isoliert. Spezifische cDNA Sonden für Kollagen IX- (spezifisch für Chondrozyten), Osteocalcin- (ein Marker für Osteoblasten) und Macrosialin-mRNA (makrophagenspezifisches Oberflächenantigen und Äquivalent des menschlichen CD 68) wurden durch eine revers transkribierte Polymerase Kettenreaktion (rt-PCR) synthetisiert. Nach Northern Blotting wurden die Membranen mit den spezifischen cDNA Sonden hybridisiert und die relative Expression mit einem Phosphor Imager quantifiziert.

Ergebnisse

Die maximale Expression der Kollagen IX-mRNA wurde in beiden Gruppen am 8. Tag gemessen. In der Gruppe mit den stabileren Osteosynthesen fiel die Expression am 12. Tag auf 18% ± 11% und am 20. Tag auf 7% ± 5%. Dagegen blieb die Expression bei den instabileren Osteosynthesen deutlich höher (70% ± 45% am 12. und 22% ± 8% am 20. Tag).

Die Expression der Osteocalcin mRNA stieg am 8. und 12. Tag in beiden Gruppen gleichförmig und langsam an. Bei den stabilen Osteosynthesen stieg die Expression am 20. und 40. Tag auf 58% ± 37% und 100% an, während bei den instabileren Osteosynthesen die Expressionen nur auf 31% ± 6% und 36% ± 6% zunahmen.

Macrosialin mRNA wurde am 4. Tag in beiden Gruppen mit 30% ± 13% (Stahlnägel) and 31% ± 16% (Polypropylennägel) etwa gleich stark exprimiert. Bei den stabileren Osteosynthesen stieg die Expression am 8. Tag auf 92% ± 13% an und fiel bis zum 12. Tag auf den Basiswert des 4. Tages zurück. Bei den instabileren Osteosynthesen war die Expression am 12. Tag mit 55% ± 39% niedriger als bei den stabilen Osteosynthesen und erreichte den Wert des 4. Tages erst am 20. Tag

Schlußfolgerung

Die Expression von Osteocalcin-mRNA als Zeichen der Knochenbildung und Macrosialin-mRNA als Zeichen des Makrophageneinstroms wird durch stabilere Osteosynthesen gefördert. Bei instabileren Osteosynthesen wird dagegen der Zeitraum der Knorpelbildung verlängert. Weil Makrophagen eine wichtige Rolle bei der Heilung einer Weichteilwundheilung spielen, sollte der Zusammenhang zwischen Makrophageneinstrom und Osteogenese Gegenstand weiterer Untersuchungen sein.

10.09.

14.30 – 17.00

Glashalle

Cbfa1 verhindert gleichermaßen den altersassoziierten, den postmenopausalen und den genetisch bedingten Knochenmasseverlust

M. Priemel (Hamburg), T. Holzmann, J.M. Rueger, M. Amling

Zielsetzung

Patienten mit Frakturen im Zusammenhang mit Osteopenien stellen einen großen Anteil am unfallchirurgischen Patientenkollektiv dar. Diese Patienten würden von einer gezielten Steigerung der osteoblastären Knochenneubildung profitieren. Außerdem würde sich durch eine frühzeitige Stimulation der Osteoblasten und damit einer erhöhten Knochenmasse ein präventiver Effekt hinsichtlich der Frakturentstehung ergeben.

Material und Methoden

Kürzlich konnten wir in einem molekulargenetischen Ansatz den Transkriptionsfaktor Cbfa1 als ersten Aktivator osteoblastärer Funktionen und damit der Knochenbildung identifizierten. Um die Rolle von Cbfa1 im Knochen weiter zu charakterisieren, generierten wir ein transgenes Mausmodell, in dem Cbfa1 nach der Geburt spezifisch in differenzierten Osteoblasten überexprimiert wird.

Ergebnisse

Die histomorphometrische Analyse dokumentiert in den transgenen Mäusen ein um 100% signifikant vermehrtes trabekuläres Knochenvolumen. Bei gleicher Osteoblasten- und Osteoklastenanzahl zeigen die Cbfa1-Tiere gegenüber den Wildtyp-Mäusen eine deutlich gesteigerte Knochenformationsrate. Darüber hinaus wird die biomechanische Belastbarkeit der Knochen durch Überexpression von Cbfa1 signifikant gesteigert. Weiterführende Experimente zeigen, daß Cbfa1 vor altersbedingtem und Östrogenmangel-induziertem Knochenmasseverlust schützt. Um das Ausmaß des präventiven Charakters von Cbfa1 weiter zu quantifizieren, untersuchten wir dann die Wirkung von Cbfa1 in der OPG-/-Maus, dem bis heute stärkstem Osteoporosemodell. Cbfa1 ist in der Lage der Osteoporose im OPG-/-Modell zumindest partiell entgegen zu wirken.

Schlußfolgerung

Diese Studie zeigt, daß sich mit Cbfa1 zum ersten Mal die Möglichkeit einer genetisch gesteuerten Knocheninduktion bietet, die sowohl den altersassoziierten, den postmenopausalen als auch einen genetisch bedingten Knochenverlust verhindert und so zur Prävention von Frakturen geeignet ist.

Die Arthrofibrose – die Folge einer durch T-Zellen vermittelten Immunreaktion?

10.09.

14.30 – 17.00

Glashalle

U. Bosch (Hannover), J. Zeichen, M. Skutek, P. Lobenhoffer, M. van Griensven

Zielsetzung

Die Pathogenese der Arthrofibrose ist weitgehend unbekannt. Histologische Untersuchungen zeigen eine Synoviahyperplasie mit lympho-plasmazellulären Infiltraten. Die Induktion einer zellvermittelten Immunreaktion über Antigenpräsentation durch MHC-Klasse-II-Moleküle und die Aktivierung von T-Helferzellen könnten in der Pathogenese der Arthrofibrose von Bedeutung sein. Das Ziel der immunhistochemischen Untersuchung war daher der Nachweis und die Lokalisation einer zellvermittelten Immunreaktion.

Material und Methode

Bei 7 Patienten (Alter: ∅ 31,8 Jahre, 18–50 Jahre) wurde eine Arthrolyse wegen symptomatischer Arthrofibrose des Kniegelenkes nach Kapsel-Bandverletzungen durchgeführt. Im Mittel lagen zwischen Trauma und Arthrolyse 16,4 Monate (4-48 Monate). Der mittlere Bewegungsumfang der Kniegelenke betrug präoperativ 77,8° (70°-110°). Andere entzündliche Erkrankungen wurden anamnestisch ausgeschlossen. Gewebeproben wurden standardisiert aus dem Hoffaschen Fettkörper und aus interkondylär lokalisiertem Bindegewebe entnommen. Die Proben wurden in Formalin fixiert und in Paraffin eingebettet. Die immunhistochemische Darstellung von MHC-Klasse-II-Molekülen und von CD68+-, CD83+-, CD3+-, CD4+-, CD25+-, CD20+-, CD28+-und CD80+-Zellen erfolgte mit der ABC-Methode. Nach Inkubation mit dem Primärantikörper folgte die Detektion mit der Peroxidase-Reaktion und der DAB-Färbung. Die Zellkerne wurden mit Hämalaun gegengefärbt. Als Kontrolle dienten Gewebeproben aus Kniegelenken ohne erkennbarem pathologischen Befund.

Ergebnisse

Histologisch findet sich eine synoviale Hyperplasie mit perivaskulären lymphoplasmazellulären Infiltraten als Zeichen einer chronischen inflammatorischen Reaktion. Immunhistochemisch ist eine vermehrte Expression von MHC-Klasse-II-Antigenen im hyperplastischen Synovialgewebe zu erkennen. Positive Reaktionen zeigen vornehmlich synoviale Makrophagen (CD68) und subsynoviale dendritische Zellen (CD83). Diese sind von follikulären Rundzellinfiltraten umgeben, in denen sich vermehrt CD4+-T-Zellen finden. Hier finden sich auch vermehrt Zellen mit positiven Reaktionen für CD3, CD25 und CD20. Positive Reaktionen für CD28 und CD80 weisen auf eine Kostimulation der T-Zellen hin. Im Vergleich dazu können im normalen Synovialgewebe nur vereinzelt positive Immunreaktionen in der synovialen Zellschicht dargestellt werden.

10.09.

14.30 – 17.00

Glashalle

Schlußfolgerung

Die vermehrte Expression von MHC-Klasse-II-Molekülen sowie der vermehrte Nachweis von CD4+-Zellen (T-Helferzellen) im Arthrofibrosegewebe ist Ausdruck einer immunpathologischen Reaktion. Die Induktion der Immunantwort könnte über die Prozessierung und Präsentation von (Auto-)Antigenen durch die MHC-Klasse-II-positiven Zellen erfolgen. Eine Immunmodulation könnte die Ursache der gesteigerten Zell- und Gefäßproliferation sowie der vermehrten Synthese von extrazellulärer Matrix bei der Arthrofibrose sein.

Gefördert durch die Deutsche Gesellschaft für Unfallchirurgie

Cryopreservation of isograft and allograft bone: Preservation of angiogenesis induction by DMSO

C. Wingenfeld (Bern), R. Egli, C.F. Fraitzl, W. Hofstetter, R. Ganz, M. Leunig

Purpose

Experimental and clinical evidence indicates that bone grafts which are revascularized and reperfused early, remain viable and contribute to union with the recipient bone. Efficiency of revascularization may be decreased by the hosts immune reaction against the graft. Previously it was shown that immunogenicity of allogeneic pancreatic islets could be modulated by improved cryopreservation protocols. The aim of the study was therefore to prove the hypothesis that the immunogenicity, and as a consequence reperfusion of bone grafts may be modulated by appropriate cryopreservation protocols.

Material and methods

Immunocompetent inbred mice (BALB/c) were fitted with dorsal skinfold chambers for intravital microscopy.

As transplants, neonatal femora from murine inbred strains BALB/c (H2-d) and C57BL/6 (H2-b) were used. In the first two experimental groups, an isogeneic (BALB/c to BALB/c) transplantation situation was created. In group one (ISO^+, n=9) the transplants were computer-controlled frozen with DMSO (15% in PBS) as cryoprotectant at a freezing rate of -70°C/min and stored at -70°C. After 24h the femora were thawed rapidly and DMSO was washed out. Thereafter, the grafts were transplanted into a dorsal skinfold chamber. In group two (ISO^-, n=15) the same cryopreservation protocol was used but in absence of DMSO. Group three ($ALLO^+$, n=8) and four ($ALLO^-$, n=10) were treated as the previous groups, but an allogeneic situation was created, transplanting C57BL/6 femora to BALB/c hosts. In both transplantation situations, fresh neonatal femora served as controls (ISO^{con}, n=12; $ALLO^{con}$, n=11). Onset of revascularization and reperfusion were monitored by means of intravital microscopy.

Results

No significant difference between ISO^{con} and $ALLO^{con}$ was found. In both control groups reperfusion of the grafts occured within 36h – 72h (48h +/- 17h).The onset of reperfusion in grafts frozen with DMSO (ISO^+ and $ALLO^+$) occured significantly (p<0,01) later as compared to controls (125h +/- 36h), and the extend of reperfusion was less. Two transplants were not reperfused throughout the observation period of 12 days. No significant differences were found between ISO^+ and $ALLO^+$. In ISO^- and $ALLO^-$, no signs of reperfusion could be detected during the whole observation period (p<0,001). (Mean, +/- SD, Kruskal-Wallis-test).

Conclusion

We investigated the influence of the cryoprotectant DMSO on the reperfusion of frozen bone grafts. Compared to freshly transplanted bone grafts, which may be reperfused within two days after transplantation, onset of reperfusion occured significantly later in grafts frozen with DMSO and the extend of reperfusion was decreased. Grafts frozen without cryoprotectant showed no signs of reperfusion.

The use of DMSO as cryoprotectant enables an early reperfusion of bone grafts. This may help to incorporate cryopreserved bone grafts and thus contributes to a reduced rate of clinical complications after bone grafting.

Supported by SNF for ML.

Sonntag, 10. September 2000
14:30 – 17:00 Uhr **Beethoven Saal**

Verbleibende Problemfrakturen I – Untere Extremität

10.09.

14.30 – 17.00

Beet-hoven Saal

Die Femurtrümmerfraktur mit Weichteilschaden beim Mehrfachverletzten mit Thoraxtrauma

O. Holbein (Ulm), W. Strecker, P. Keppler, L. Kinzl

Zielsetzung

Die Femurtrümmerfraktur mit Weichteilschaden beim Mehrfachverletzten mit Thoraxtrauma stellt auch zur Jahrtausendwende noch eine Problemfraktur dar. In dieser prospektiven Studie wird der Einsatz der überbrückenden Plattenosteosynthese in Kombination mit der Vakuumversiegelung untersucht, da das etablierte Verfahren der Marknagelung in solchen Fällen die Grenze der Anwendbarkeit erreicht. Die überbrückende Plattenosteosynthese sollte darüberhinaus mittels Torsionswinkel-CT auf Torsionsabweichungen überprüft werden.

10.09.

14.30 – 17.00

Beethoven Saal

Material und Methode

Seit 1995 wurden in unserer Klinik 21 Patienten mit 23 komplexen Femurfrakturen mit überbrückender Plattenosteosynthese versorgt und prospektiv erfaßt (Durchschnittsalter der Patienten: 31 Jahre). Dabei handelte es sich um 18 geschlossene und 5 offene Frakturen. In 11 Fällen erfolgte bei drohendem oder manifestem Kompartmentsyndrom nach der Osteosynthese eine Vakuumversiegelung (VVS), wobei die Faszie primär nicht verschlossen wurde. Postoperativ wurde ein Torsionswinkel-CT durchgeführt.

Ergebnisse

Alle Frakturen waren bis zur 24. Woche voll belastungsstabil ausgeheilt. Sekundäre Spongiosaplastiken mußten nicht durchgeführt werden. Pseudarthrosen oder Refrakturen wurden nicht beobachtet. Die Vakuumversiegelungsbehandlung dauerte im Durchschnitt 8,7 Tage (3-21 Tage) bis zur Sekundärnaht, in 4 Fällen wurden Wechsel der VVS durchgeführt. Persistierende neurologische Defizite als Folge des Kompartmentsyndroms wurden in keinem Fall festgestellt. Im Torsionswinkel-CT zeigten sich teilweise deutliche Torsionsabweichungen.

Schlußfolgerung

Die Technik der überbrückenden Plattenosteosynthese kann bei komplexen Femurfrakturen auch bei begleitendem Thoraxtrauma sicher eingesetzt werden. Die Vakuumversiegelungsbehandlung erlaubt eine großzügige Indikationsstellung zur frühzeitigen Kompartmentspaltung, sie stellt außerdem einen sicheren Verschluß gegen nosokomiale Infektionen dar und gewährleistet eine flächige Drainage der Wunde. Nachteile hinsichtlich der knöchernen Heilung müssen durch die VVS nicht in Kauf genommen werden. Die überbrückende Plattenosteosynthese muß jedoch intraoperativ streng auf Torsionsabweichungen überprüft werden.

Resultate und Probleme bei der derzeitigen Behandlung distaler Femurfrakturen

J. Goldhahn (Davos), M. Bühler, O. Bach, M. Hehli, E. Markgraf

Zielsetzung

Obwohl distale Femurfrakturen nur 4-6% aller Femurfrakturen ausmachen, kann die chirurgische Versorgung problematisch sein. Klinische Studien mit größeren Patientenzahlen, die Aufschluß über Patientengut, aufgetretene Verletzungsmuster sowie Behandlungserfolg der verschiedenen eingesetzten Implantate und Methoden geben, sind daher selten. Ziel der Studie war es daher, heutige Problemgruppen innerhalb dieses Patientengutes zu charakterisieren. Weiterhin sollten die zur Anwendung gekommenen Implantate und neuere Behandlungsmethoden im klinischen Alltag kritisch überprüft werden.

10.09.

14.30 – 17.00

Beethoven Saal

Material und Methode

263 Datensätze mit allen Angaben zu Unfallhergang, Erstbehandlung und Nachuntersuchung wurden als repräsentative Stichprobe einer von 1990 bis 1997 im deutschsprachigen Raum erfassten Population mit distalen Femurfrakturen ausgewertet. In diesem Patientengut kam noch kein retrograder Nagel und keine LISS zum Einsatz. Unterschiede wurden mit dem X^2-Test (a=0,05) auf Signikanz untersucht.

Ergebnisse

Innerhalb des Patientengutes ist eine Polarisierung des Patientengutes in oft junge und männliche Patienten nach "High-energy-Trauma" und ältere Patientinnen, die sich bei geringerer Energieeinwirkung die Fraktur zuzogen, zu beobachten. Bei jungen Patienten wurden signifikant schwerere Weichteilschäden und mehr Zusatzverletzungen registriert als bei älteren. Diese hatten dafür signifikant mehr Vorerkrankungen. Trotzdem wurde in über 80% aller Fälle ein gutes oder sehr gutes Behandlungsergebnis erzielt. Dabei wurden 26 Extremitätenverkürzungen, 22 Valgusfehlstellungen und 15 Varusfehlstellungen dokumentiert. Im Behandlungsverlauf kam es in 14 Fällen zum Versagen der Osteosynthese. Die Winkelplatte hatte mehr Fehlstellungen (22) zur Folge als die DCS (17) und ist für signifikant mehr zusätzliche Komplikationen verantwortlich.

Für Frakturen, die primär mit einem Fixateur externe behandelt wurden, besteht selbst nach einem Verfahrenwechsel auf eine interne Stabilisierung ein erhöhtes Fehlstellungsrisiko.

Eine die Frakturzone überbrückende OP-Technik hatte mehr – primäre – Fehlstellungen, aber weniger biologische Komplikationen wie verzögerte Frakturheilung oder Pseudarthrosen zur Folge.

Schlußfolgerung

Angesichts der hohen Fehlstellungs- und Versagensrate von Osteosynthesen bei der distalen Femurfraktur muss diese weiterhin als problematisch angesehen werden. Ein ideales Implantat sollte winkelstabil, überbrückend und weichteilschonend implantierbar sein. Es sollte ebenfalls einen guten Halt im osteoporotischen Knochen ermöglichen. Verbesserte Repositionshilfsmittel erscheinen besonders für die überbrückende OP-Technik erforderlich.

10.09.

14.30 – 17.00

Beethoven Saal

Kniegelenksendoprothetik nach Tibiakopffrakturen. Mittelfristige Ergebnisse einer Kohortenanalyse

U. Bosch (Hannover), E. Schmidt, M. Skutek, T. Gerich

Zielsetzung

Die Endoprothetik des Kniegelenkes bei primärer Arthrose oder pcP ist eine anerkannte Therapieoption. Seltener hingegen ist die Protheseninplantation bei posttraumatischer Arthrose nach Tibiakopffrakturen. Bei Knochenverlust, einer Deformierung des Tibiakopfes und einer kapsuloligamentären Dysbalance ist die Wiederherstellung der Achse und ein entsprechendes Weichteilrelease zum Ausbalancieren der Weichteilspannung erforderlich. Die aktuelle Literatur liefert wenig Daten zu diesem Problem. Daher sind Untersuchungen zum Outcome nach endoprothetischem Ersatz des Kniegelenkes bei posttraumatischer Arthrose erforderlich.

Material und Methoden

In einer retrospektiven Analyse wurden 72 Patienten untersucht. 10 Patienten erhielten im Zeitraum von 1995 bis 1999 eine Knie-TEP bei posttraumatischer Arthrose nach Tibiakopffraktur (Gruppe I: 9x SAL, 1x F/S). In 7 Fällen lag eine Plateau-, in 3 Fällen eine Luxationsfraktur vor. Der Median bis zur definitiven Osteosynthese betrug 7 Tage. 1 Patient wurde zuvor auswärtig konservativ behandelt. Das Zeitintervall zwischen Osteosynthese und Knie-TEP betrug im Median 17,5 Monate (9-124 Monate). Der Nachuntersuchungszeitraum betrug im Median 30 Monate. Die klinische und radiologische Auswertung erfolgte mit dem Knee Society Clinical Rating System (Schmerz, Bewegungsumfang, Stabilität, Funktion im Alltag). Die radiologische Auswertung berücksichtigt die Achse und Lockerungszeichen. Für eine deskriptive Statistik wurde dieser Gruppe eine Kohorte gegenübergestellt, die eine Prothese bei primärer Gonarthrose erhalten hat (Gruppe II: 76 Prothesen bei 62 Patienten). Im Median wurde diese Gruppe nach 46,5 Monaten untersucht.

Ergebnisse

Drei Patienten der Gruppe I mussten sich Revisionseingriffen unterziehen; 4 Patienten hatten im weiteren Verlauf funktionelle Defizite und Schmerzen. Eine Patientin zeigte eine erhebliche Varusfehlstellung bei guter Funktion. Eine relevante Instabilität oder Lockerung der Prothese bestand nicht. Die Rate der Frühkomplikationen betrug in Gruppe II 10%. Bei einer maximal erreichbaren Punktzahl von 200 erreichten die Patienten der Gruppe I im Mittel 153 Punkte vs.167 Punkte in Gruppe II. Im Funktions-Score erreichten 6/10 Patienten aus Gruppe I ein gutes bis sehr gutes Ergebnis vs. 50/62 Patienten in Gruppe II. Für den Gesamt-Score konnte im Mittel in Gruppe I ein befriedigendes Ergebnis und in Gruppe II ein gutes Ergebnis erreicht werden.

Schlußfolgerung

Die Ergebnisse zeigen, dass bei der Endoprothetik nach Tibiakopffrakturen vermehrt Komplikationen auftreten und langfristig nicht von einem zur Endoprothetik bei Arthrose vergleichbar guten Ergebnis ausgegangen werden kann. Eine realistische Einschätzung des Operationserfolges, insbesondere hinsichtlich Bewegungsumfang und Schmerz, und eine entsprechende Aufklärung des Patienten sind daher erforderlich.

10.09.

14.30 – 17.00

Beethoven Saal

Der Prothesennagel – Belastungsstabiles Osteosyntheseverfahren bei periprothetischen Frakturen und Problemfrakturen des proximalen Femur

A. Probst (Münster), T.O. Schneider, A. Hecker, E. Brug

Zielsetzung

Aufgrund der stetig zunehmenden Anzahl von Alloarthroplastiken des Hüftgelenks, zunehmendem Lebensalter und größerem Aktivitätsgrad alter Menschen steigt auch die Anzahl der verfahrensimmanenten Komplikationen, wie periprothetische Frakturen und Prothesenwechsel bei schlechter Knochenqualität des Prothesenlagers. Es wird ein Prothesennagel, ein Hybrid aus TEP und Marknagel, als ein belastungsstabiles alloarthroplastisches und osteosynthetisches Verfahren für diese verfahrensimmanenten Komplikationen vorgestellt.

Material und Methoden

Mit der Firma Brehm wurde 1992 ein System entwickelt, bei dem auf einen distal verriegelbaren Marknagel eine kalt verschweißbares Hüftprothesenmodul aufgesetzt wird. Bis 1999 wurden in unserer Klinik 24 dieser Prothesennägel bei 22 Patienten (40-88 Jahre, Durchschnitt 71 Jahre) implantiert. Die Indikationen waren: 15 periprothetische Frakturen durch Trauma bei zementierten (10 Patienten) und unzementierten Prothesen (5 Patienten), 3 periprothetische Frakturen bei Prothesenwechsel (alle zementiert), 3 periprothetische pathologische Frakturen und 3 TEP-Wechsel bei schlechter Knochenqualität. Die Johannsson-Klassifikation der periprothetischen Frakturen war Grad I bei 2 Patienten, Grad II bei 12 Patienten, Grad III bei 8 Patienten. Bei 5 Patienten wurde das Prothesennagel-System mit einer Drahtcerclage und bei 9 Patienten mit einer homologen Spongiosaplasik kombiniert. Bei einem Patienten mit einer distalen pathologischen Femurfraktur wurde eine Verbundosteosynthese mit dem Prothesennagel und Knochenzement angewendet.

10.09.

14.30 – 17.00

Beethoven Saal

Ergebnisse

Alle Patienten bis auf diejenigen, die gleichzeitig einen Pfannenwechsel mit Aufbau des knöchernen Pfannenlagers erhalten hatten (3 Patienten), wurden nach Abklingen des Wundschmerzes unter Vollbelastung des operierten Beines mobilisiert. Die periprothetischen Fraktur heilten in allen Fällen knöchern aus. Bei zwei Patienten wurde der Prothesennagel gewechselt – einmal wegen rezidivierender Luxationen und einmal bei einem 160kg schweren Patienten wegen einer Einstauchung der Prothese nach Bolzenbruch. Bei einem weiteren Patienten kam es zu einer Markraumphlegmone nach Implantation des Prothesennagel. Nach Ausheilen der periprothetischen Fraktur wurde eine Girdlestone Hüfte erzeugt. Eine tiefe Beinvenenthrombose wurde bei einem Patienten diagnostiziert.

Schlußfolgerung

Das System des Prothesennagels basiert auf der logischen Konsequenz, Femurfrakturen ihrem effizientesten Verfahren, dem Verriegelungsmarknagel zuzuführen. Der Prothesennagel, ein verriegelbarer Marknagel mit einem Prothesenmodul, kann entsprechend seiner Konzeption als Nagel aufgebohrt oder unaufgebohrt, zementlos und primär belastungsstabil zum Einsatz kommen. Die Rehabilitationszeit verkürzt sich somit bei wesentlich niedrigeren Kosten. Die Komplikationsrate ist unter Berücksichtigung der ungünstigen präoperativen Konditionen bei älteren und multimorbiden Patienten mit 17% (Literatur 30-70%) niedrig.

Die Coxarthrose als Langzeitkomplikation nach osteosynthetisch versorgter Schenkelhalsfraktur in Valgusstellung

B. Füchtmeier (Regensburg), R. Hente, M. Maghsudi, M. Nerlich

Zielsetzung

Für die osteosynthetische Versorgung medialer Schenkelhalsfrakturen bei jüngeren Patienten findet man in der Literatur unterschiedliche Angaben hinsichtlich der Repositionsform. Einige Autoren fordern eine exakt anatomische Reposition. Andere fordern eine Überkorrektur der Fragmente in Valgusstellung. Ziel der vorliegenden Studie war es, beide Repositionsformen in bezug auf Früh- und Spätkomplikationen zu vergleichen.

Material und Methoden

In einer Fallkontrollstudie wurden 51 Patienten mit einem Operationsalter<60 Jahre und osteosynthetisch versorgter medialer Schenkelhalsfraktur nach 10,1 (+/- 4,3)

Jahren klinisch und radiologisch nachuntersucht. Anhand des Repositionswinkels wurde das Kollektiv in zwei Gruppen eingeteilt: Gruppe A (n=33), deren Fraktur anatomisch reponiert wurde und Gruppe V (n=18), deren Fraktur in Valgusstellung reponiert wurde. Beide Gruppen wurden im 1.-5. postoperativem Jahr hinsichtlich der Frühkomplikationen wie Kopfnekrosen, Pseudarthrosen, Implantatbrüche und revisionspflichtigen Implantatlockerungen untersucht. Als Spätschäden wurden im 5.-15. postoperativem Jahr Coxarthrosen im Stadium Kellgren ≥2 bewertet.

10.09.

14.30 – 17.00

Beethoven Saal

Ergebnisse

Das durchschnittliche Operationsalter betrug 37,4 Jahre (13-58 J.). In den ersten fünf postoperativen Jahren traten folgende Frühkomplikationen auf: Kopfnekrose Gruppe A: 18,2%, Gruppe V: 0%; Pseudarthrose Gruppe A: 9,1%, Gruppe V: 5,5%; Implantatbruch Gruppe A: 3%, Gruppe V: 5,5%; revisionspflichtige Implantatlockerung Gruppe A: 3%, Gruppe V: 0%. Im 5. bis 15. postoperativen Jahr entwickelten 21,2% der Patienten aus Gruppe A und 55,6% aus Gruppe V eine Coxarthrose im Stadium Kellgren ≥2 (p=0,04). Nach dem Hüftgelenks-Score von Merle d'Aubigné fanden sich bessere Langzeitergebnisse im anatomisch reponierten Kollektiv.

Schlußfolgerung

Bei dislozierten Schenkelhalsfrakturen des jüngeren Menschen bringt die Valgusreposition weniger Frühkomplikationen. Langfristig jedoch zeigt sich eine signifikant höhere Arthroserate.

Mechanical complications associated with the use of the Unreamed AO Femoral Intramedullary nail with spiral blade: First experiences with sixty consecutive cases of non-pathological fractures of sub-intertrochanteric region of the femur

P. Reynders (Leuven), P. Broos

Purpose

To evaluate the mechanical complications with the unreamed femoral nail with spiral blade(UFN-SB) in the treatment of subtrochanteric femur fractures.

Material

Consecutive series of sixty non pathological sub- or intertrochanteric fractures.

10.09.

14.30 – 17.00

Beethoven Saal

Methods

Prospective review of a consecutive series of sub-intertrochanteric fractures of the femur, which focused on the post-operative mechanical complications of the UFN-SB. In the setting of an academic teaching hospital. Main outcome measured by clinical and radiographic examination until bony healing.

Results

In nine fractures an open reduction with additional osteosynthesis was necessary. Thirteen mechanical complications were observed in thirteen patients. Reinterventions was necessary in four patients; two times a dynamic hip screw, two times a 95° blade. The more recent advent of nails with interchangeable proximal locking devices to be passed via the femoral neck into the head. This facilitates their use in the treatment of subtrochanteric and combined femoral neck and shaft fractures, obviating the need (in theory) for wider surgical exposure. In this series of sixty fractures, we encountered a disturbing high incidence (22%) of mechanical complications (breakage and loosening of the spiral blade). In sub-intertrochanteric fractures the mechanical complications rate rose to 38%.

Conclusions

Although this implant is useful in the treatment of subtrochanteric fracture femur fractures, it is our contention that the problem of subtrochanteric fracture fixation is not solved with this implant, especially in elderly osteoporotic patients who require early weight bearing.

Offene Rekonstruktion und primäre subtalare Arthrodese bei isolierter Calcaneusfraktur

T. Hüfner (Hannover), M. Richter, J. Geerling, T. Pohlemann, H. Thermann

Zielsetzung

Die alleinige Rekonstruktion von Calcaneusfrakturen Sanders Typ IV mit zertrümmerter posteriorer Facette des Calcaneus führt zu schlechten Ergebnissen mit einer Rate sekundärer Arthrosen von bis zu 74% der Patienten. Ziel der Arbeit war die Evaluation der Langzeitergebnisse nach offener Rekonstruktion und primärer subtalarer Arthrodese bei isolierten Calcaneusfrakturen.

Material und Methoden

1990 bis 1997 wurden 297 Patienten mit einer Calcaneusfraktur operativ behandelt. Retrospektive Studie, Einschlusskriterien: Isolierte Calcaneusfrakturen mit offener Rekonstruktion und primärer subtalarer Arthrodese n=6. Evaluation: Operationsindikation, postoperativer Verlauf. Primäre Röntgenaufnahmen und CT: Frakturklassifikation nach Zwipp und Sanders. Primäre Fehlstellung, Rekonstruktion im Vergleich zur kontralateralen Seite: Rückfussachse, Länge und maximale Breite des Calcaneus, Winkel nach Böhler und Gissane, talo-calcaneale und talometatarsale Achse. Nachuntersuchung: alle Patienten. Subjektive Beschwerden, objektive klinische Befunde, Funktion. Radiologie. Achsenstellung und sekundäre Arthrosen in den angrenzenden Gelenken. Auswertung: AOFAS Score (Max. 100 Pkt) (Kitaoka et al.), Hannover Score (Max. 90 Pkt.).

Ergebnisse

Sanders Klassifikation: n=5 Typ IV, n=1 III B, Zwipp: n=4 5 Fragment 3 Gelenkfraktur, n=2 5/2. Die Indikation für die primäre Fusion war in allen Fällen eine Zertrümmerung der posterioren Facette mit Knorpelzerstörung zu mindestens 50%. Die Operation wurde von 6 verschiedenen Chirurgen durchgeführt. In allen Fällen wurde für die Rekonstruktion ein erweitert lateraler Zugang verwendet, autologe Spongiosaplastik in 5 Patienten, 1 Patient zusätzlich Endobon. Komplikationsloser Verlauf in 5 Fällen, 1 Revision bei postop. Hämatom. Nachuntersuchung nach 4.9 (2.5–7.5 Jahren). 5 Patienten waren schmerzfrei, 1 Patient hatte wenig Schmerzen über dem Talo-Navikulargelenk ohne wesentliche Funktionseinschränkungen. Radiologie: Wiederherstellung der Achsenverhältnisse und Länge zu durchschnittlich 95% (78-129%). 1 Patientin Arthrose 2 Talo-Navikulargelenk. AOFAS 88.5 (71-94 Punkte), Hannover Score 83.2 (64–90 Punkte).

Schlußfolgerung

Die nahezu vollständige Wiederherstellung der anatomischen Verhältnisse ist auch bei dieser schweren Verletzung primär möglich und ergibt gute Ergebnisse. Die Indikation zu dieser Operation stützt sich neben der Frakturklassifikation auch auf die intraoperativen Befunde, d.h. den Zustand des Knorpels der posterioren Facette.

10.09.

14.30 – 17.00

Beethoven Saal

Funktionelle Ergebnisse operativ behandelter Calcaneusfrakturen

M. Schwamborn (Ulm), F. Gebhard, M. Arand, L. Kinzl

Zielsetzung

Die Therapie intraartikulärer Calcaneusfrakturen gehört zu den schwierigsten Aufgaben der Traumatologie. Bei vielen in der Literatur angegebenen Therapieformen sind unbefriedigende Langzeitergebnisse belegt. Ziel der retrospektiven Untersuchung ist, die Langzeitergebnisse eines operativ mit der „low-contact-Platte" versorgten Patientenkollektivs anhand subjektiver, klinischer und radiologischer Parameter zu erheben. Es wurde besonderen Wert auf die subjektive Einschätzung durch den Patienten gelegt und die berufliche Wiedereingliederung beurteilt.

Material und Methoden

Von 1/92–12/98 wurden 182 Patienten mit 209 Calcaneusfrakturen versorgt, davon konnten 95 Patienten mit 109 Calcaneusfrakturen nachuntersucht werden (6-88 Monate, Median 37,9 Monate). Das Durchschnittsalter betrug 41 Jahren (11-72 Jahre). Es handelte sich um 145 Männer und 37 Frauen. Nach Essex-Lopresti lagen 92 (84,4%) Frakturen vom Joint depression-Typ und 3 (2,8%) Tongue-Typ-Frakturen vor. 6 (5,5%) der Frakturen waren eine Kombination aus Joint-depression- und Tongue-Typ. Bei 8 Patienten lag eine nicht klassifizierbare Trümmerfraktur vor. Die Einschätzung der subjektiven Parameter wurden anhand einer visuellen Analogskala erhoben.

Ergebnisse

Eine geringgradige Beeinträchtigung der Gehfähigkeit wurde von 32,7% Patienten angegeben. Höhergradige Einschränkungen empfanden 34,7% der Befragten. Eine mittlere bis sehr schlechte Arbeitsfähigkeit wurde von 68,4% der Patienten angegeben. 22,1% der Patienten waren in Ruhe schmerzfrei. Bei 74,7% der Befragten war ein mittelgradiger bis starker Belastungsschmerz vorhanden. 64,3% der Patienten empfanden ihre Lebensqualität nach der Calcaneusfraktur als mittelgradig bis stark eingeschränkt. Eine orthopädische Schuhversorgung erfolgte bei 37,9% der Patienten. Nach der Verletzung waren 75,8% der Befragten weiterhin erwerbstätig. 63,2% Patienten in ihrem alten Beruf, 6,3% hatten eine Umschulung gemacht, 6,3% einen Arbeitsplatzwechsel durchgeführt. 15,8% Personen waren unfallbedingt berentet. Arthrotische Veränderungen im unteren Sprunggelenk fanden sich in 91,5% der Fälle. Eine Wackelsteifigkeit im unteren Sprunggelenk fand sich bei 32% der Frakturen. Innerhalb des Kollektivs wurden 3 Patientengruppen gebildet, bei denen der Operationszeitpunkt unterschiedlich lange zurücklag (<2, 2-5, >5 Jahre), um den zeitlichen Verlauf zu beurteilen. Mit Hilfe des zweiseitigen exakten Fisher Tests und Kruskal-Wallis Tests konnte mit einer Irrtumswahrscheinlichkeit von 5% kein signifikanter Unterschied zwischen den Gruppen für die subjektiven und klinischen Parameter nachgewiesen werden.

Schlußfolgerung

Die Ergebnisse zeigen, daß auch bei standardisierter operativer Therapie häufig keine guten funktionellen und subjektiven Ergebnisse zu erwarten sind. Ein Gewöhnungseffekt konnte im zeitlichen Verlauf nicht nachgewiesen werden. Auch die hohe Komplikationsrate (11%) zeigt, daß die Calcaneusfraktur nach wie vor eine Problemfraktur darstellt.

Management offener Calcaneusfrakturen

S. Rammelt (Dresden), J.M. Gavlik, S. Barthel, P. Brenner, H. Zwipp

Zielsetzung

Aufgrund der prekären Weichteildeckung des Rückfußes mit einer dünnen dorsalen Haut und einer unersetzbaren gekammerten Planta pedis stellen offene Calcaneusfrakturen einen Problemfall in der Unfallchirurgie dar.

Material und Methoden

Im Zeitraum von 10/93 bis 08/98 wurden insgesamt 240 Calcaneusfrakturen operativ behandelt. In 34 Fällen (14,1%) handelte es sich um offene Verletzungen, von welchen 2 als I°, 24 als II° und 8 als III°ig eingestuft wurden. Die chirurgische Versorgung begann jeweils notfallmäßig am Unfalltag mit aggressivem Debridement, indirekter Reposition und minimal-invasiver Stabilisierung mit Kirschner-Drähten. Zusätzlich erfolgte die Anlage eines tibiometatarsalen Fixateur externe bzw. eines tarsalen Dreipunkt-Fixateurs. Der endgültige Weichteilverschluss wurde nach temporärer Kunsthautdeckung für 2-10 Tage während geplanter second-look-Operationen erreicht, zu diesem Zeitpunkt erfolgte auch die definitive Plattenosteosynthese. In 3 Fällen konnte innerhalb von 72h ein früher Weichteilverschluss mit freiem Gewebetransfer und primär-stabiler Osteosynthese erzielt werden.

Ergebnisse

Die postoperative Komplikationsrate lag nach offenen Frakturen um das drei- bis vierfache höher als im Gesamtkollektiv. So wurden oberflächliche Wundrandnekrosen in 23,5% (8/34), tiefe Weichteil- und Knocheninfekte in 17,6% (6 /34) der Fälle beobachtet, verglichen mit 6,2% (15/240) Wundrandnekrosen und 5,4 % (13/240) tiefer Infekte aller operativ versorgten Frakturen. Die auftretenden Komplikationen wurden

10.09.

14.30 – 17.00

Beethoven Saal

im Rahmen von Sekundäreingriffen ausnahmslos beherrscht, eine Amputation war in keinem Fall erforderlich. Bis 04/99 wurden 119 Patienten durchschnittlich 15 Monate nach dem Unfallereignis nachuntersucht. Die funktionellen Ergebnisse blieben bei 18 offenen Frakturen mit einem durchschnittlichen Maryland Foot Score von 64.4 erwartungsgemäß hinter den 101 geschlossenen Frakturen (Scorewert 81,8, $P<0{,}05$, t-Test) zurück. In den 3 Fällen mit früher Lappendeckung wurden bei gutem funktionellen Ergebnis (Score 78,3) keine Einheilungsprobleme beobachtet, die geringen Fallzahlen lassen allerdings keine statistische Aussage zu. Die bereits vorliegenden Ergebnisse bei früher Lappendeckung nach komplexen Fußtraumata ermutigen jedoch zur Fortführung dieses Konzepts. Insbesondere Muskellappen bilden eine Infektbarriere, die frühe Osteosynthese erlaubt geringere Ruhigstellungszeiten und eine frühfunktionelle Nachbehandlung zur Vermeidung arthrogener und tendogener Fibrosierungen.

Schlußfolgerung

Offene Calcaneusfrakturen bleiben auch im 21. Jahrhundert Problemfälle der Unfallchirurgie, da selbst bei aggressivem Vorgehen im Vergleich zu anderen Körperregionen überproportional hohe Komplikationsraten bei zumindest befriedigenden funktionellen Ergebnissen zu erwarten sind. Das Konzept der frühen Lappendeckung und primär-stabilen Osteosynthese stellt einen Therapieansatz zur Vermeidung langwieriger Verläufe dar, erste Ergebnisse sind ermutigend.

Die Luxationsfraktur der Chopart'schen Gelenkreihe: Diagnostik, Therapie und Behandlungsergebnisse nach primärer anatomischer Rekonstruktion

H. Schikore (Dresden), T. Randt, M. Holch, H. Zwipp, S. Rammelt

Zielsetzung

Dislokationen der Chopart'schen Gelenkreihe werden aufgrund Ihrer geringen Inzidenz bei unzureichender Diagnostik häufig unterschätzt oder übersehen. Die Versorgung frischer Chopart-Luxationsfrakturen erfolgt durch primäre anatomische Rekonstruktion und achsenkorrekte Wiederherstellung der Fußsäulenlänge.

Behandlungsziel ist das Vermeiden typischer sekundärer Komplikationen wie posttraumatischer Früharthrosen bei gleichzeitiger Valgus-/Varusfehlstellung des Vorfußes und konsekutiver Bewegungseinschränkung mit Belastungsschmerzen/Abrollbeschwerden, die zu längerer Arbeitsunfähigkeit oder relevanter MdE führen.

10.09.

14.30 – 17.00

Beethoven Saal

Material

An unserer Klinik wurden von 10/93 bis 08/99 27 Chopart-Luxationsfrakturen (transnavicular n=4, transcalcanear n=3, transtalar n=3, transcuboidal n=1, Kombinationen n=16) bei 26Patienten (18 Männer, 8 Frauen, Durchschnittsalter 33 Jahre) primär offen anatomisch rekonstruiert. Bei 16 Frakturen wurde zusätzlich zur Osteosynthese eine temporäre Transfixation vorgenommen.

Methoden

Die Therapie der Luxationsfrakturen bestand in der offenen Reposition und Miniplatten-(n=10) oder Schraubenosteosynthese (n=9) bzw. alleinigen KD-Transfixation (n=8) der betroffenen tarsalen Gelenkanteile,wobei außerdem insgesamt 10 Spongiosaplastiken vorgenommen wurden. Die Nachbehandlung erfolgte unter Teilbelastung für 8-12 Wochen, ggf. unter Protektion eines Gipsschuhs oder eines Unterschenkelgipses. Das transfixierende Osteosynthesematerial wurde nach 6-8 Wochen entfernt.

Die retrospektive Erfassung und Nachuntersuchung erfolgte anhand klinischer, funktioneller (Maryland Foot Score), radiologischer und pedobarographischer Daten.

Ergebnisse

18 Patienten konnten im Mittel 21 Monate postoperativ nachuntersucht werden.

Folgende Komplikationen wurden beobachtet: oberflächliche Wundrandnekrose (n=1), persistierende Hypästhesie am Fußrücken (n=3). Der mittlere Maryland Foot Score (Maximum: 100) betrug 80,1. Das funktionelle Ergebnis wurde von 11 Patienten mit gut,von 5 mit befriedigend und von 2 Patienten mit unbefriedigend beurteilt. Letztere erlitten ein komplexes Fußtrauma.

Bei 7 Patienten waren radiologisch degenerative Veränderungen im Fußwurzelbereich nachzuweisen. 3 Patienten hatten eine Anschlußarthrose. Die dynamische Pedobarographie zeigte in 12 Fällen eine Normalisierung des Abrollverhaltens und der Druckverteilung über Mittel-/Vorfuß im Vergleich zur Gegenseite.

Schlußfolgerung

Durch die primär offene Gelenkrekonstruktion, mit Wiederherstellung der normalen Fußstatik im Vergleich zur Gegenseite und durch gleichzeitige Beseitigung von Verkürzung der medialen oder lateralen Fußsäule nach Luxationsfrakturen der Chopart'schen-Gelenkreihe, lassen sich sonst regelhafte Komplikationen nach konservativer Behandlung, wie posttraumatische Arthrosen bei begleitender Entwicklung eines Pes planovalgus mit konsekutiver schmerzhafter Bewegungseinschränkung, vermeiden.

10.09.

14.30 – 17.00

Beethoven Saal

Die Mikrobiologie offener Frakturen – Aktueller Stand

A. Seekamp (Hannover), H. Köntopp, H. Tscherne

Zielsetzung

In der Behandlung offener Frakturen hat sich schon seit Jahren neben dem initilalen Wunddebridement insbesondere die prophylaktische antibiotische Therapie bewährt. Ziel dieser Untersuchung war es zu untersuchen, ob unter dieser Prophylaxe eine Selektion besonders problematischer Keime stattgefunden hat und hierunter ggf. die Infektrate bei offenen Frakturen über die Jahre wieder angestiegen ist.

Material und Methode

In einer prospektiven Untersuchung wurden die mikrobiologischen Befunde sowie die antibiotische Therapie als auch die chirurgische Therapie und das Behandlungsergebnis erfasst. Eingeschlossen wurden alle offenen Frakturen der oberen und unteren Extremitäten der Jahre 1994–1998. Die Frakturbehandlung erfolgte in allen Fällen den bekannten Prinzipien der Therapie offener Frakturen. Bakterielle Abstriche umfassten mindestens einen vor dem Debridement sowie einen weiteren danach und ggf. weitere Abstriche bei erforderlichen Revisionen. Die prophylaktische antibiotische Therapie erfolgte durch Cephazolin 3 × 2g bis zu 2 Tagen. Die weitere antibiotische Therapie erfolgten dann spezifisch entsprechend den nachgewiesenen Keimen.

Ergebnisse

In die Auswertung konnten insgesamt 230 Frakturen aus dem 4-jährigen Beobachtungszeitraum genommen werden. Nach der Einteilung von Gustilo fanden sich folgende Frakturtypen (OI=53, OII=96, OIIIA=24, OIIIB 19, OIIIC 38). Der initiale bakteriologische Abstrich war in 78.7% positiv, wobei eine klare Korrelation mit dem Schweregrad der Fraktur bestand (24.5% in OI Frakturen und 86.8% in OIIIC Frakturen). Die Rate sich hieraus entwickelnder knöcherner Infekte lag durchschnittlich bei 8.2%, ebenfalls Fraktur abhängig. So betrug die Rate knöcherner Infekte bei den OI Frakturen gleich 0, bei den OIIIC Frakturen jedoch 23%. Die initial bakteriell negativen Wunden (21.3%) zeigten im weiteren Verlauf sämtlich ebenfalls einen positiven Abstrich, jedoch entwickelten nur 3.4% dieser Patienten einen Infekt. Das bakteriologische Spektrum (häufig Mischflora) wurde angeführt von Staph. Aureus (65%), E. coli und Enterobacter (je 40%) gefolgt von Streptokoken (32%), Pseudomonas (21%) und der Proteusgruppe (2%). Ausgesprochene Umweltkeime (bei starker Wundverschmutzung) hatten einen Anteil von insgesamt 37%. Trotz einer adaptierten antibiotischen Therapie kam es in der Hälfte der knöchernen Infekte zu einer Keimpersistenz oder einem Keimwechsel zu Gunsten von Staph. aureus, Enterobacter und Pseudomonas.

Schlußfolgerung

Im Vergleich zur Literatur und eigenen historischen Daten hat die Rate knöcherner Infekte bei offenen Frakturen nicht signifikant zugenommen. Jedoch zeigt das Keimspektrum eine deutliche Tendenz in Richtung hospitaler Problemkeime. Um dem entgegen zu steuern, scheint einerseits eine genau abgestimmte antibiotische Therapie erforderlich. Chirurgischerseits ist witerhin ein möglichst frühzeitiger definitiver und gleichzeitig infektfreier Wundverschluß anzustreben.

10.09.

14.30 – 17.00

Beethoven Saal

Infection following open tibial shaft fractures. Prospective data on 72 cases stabilised either with i.m. nail or external fixation

S. Arens (Bochum), C. Nicolay, M.L. Hansis

Purpose

Influenced by the high risk of infection treatment protocols for open tibial shaft fractures have been subject to significant alteration in the last decade. One aspect is the methode of stabilisation, which was preferably external fixation in the first half of the 90's. Recent publications however emphasise the advantage of i.m. nailing even in Gustilo type III open tibial fractures. Our questions were:

1. What is the prefered method of primary stabilisation in German trauma centers at the end of the 90's;
2. What are the infection rates depending on stabilisation method and degree of associated soft tissue damage.

Material

From the datapool of a recent prospective multicenter study (12 centers) on fractures of the lower leg we selected all 253 fractures of the AO-region 42. 77 of these were open. 5 out of these were excluded as they were stabilised with a plate, leaving 32 open tibial shaft fractures fixed with i.m. nail and 40 with external fixation.

Methods

All data of the included 72 fractures were collected prospectively. Minimal follow up was 6 months. The degree of associated soft tissue damage was classified according to Gustilo immediately after initial surgical treatment. Each study center had the option to perform treatment according to the specific situation of their patients and according to in-house standards. Infection was defined as: new incidence of at least one out of five clinical signs (dolor, rubor, calor, tumor, secretion) together with positive bacterial growth and indication for treatment. Negative microbiological findings did not exclude the diagnosis, as long as there was new incidence of at least three clinical signs. The study was approved by the ethical commity of the local university. Data handling was performed using commercial software.

Results

Overall infection rate: 18.1%.

i.m. nail		Infection			ext. fix.		infection		
Grade	n	n	%	95%-conf.-int.	grade	n	n	%	95%-conf.-int.
I	17	0	0.0	[0.000-0.1925]	I	14	5	35.7	[0.1215-0.6513]
II	5	0	0.0	*	II	8	2	25.0	[0.0116-0.6603]
IIIa	5	1	20.0	*	IIIa	9	4	44.4	[0.1220-0.8005]
IIIb	4	0	0.0	*	IIIb	7	1	14.3	*
IIIc	1	0	0.0	*	IIIc	2	0	0.0	*
total	32	1	3.1	[0.0035-0.1613]	total	40	12	30.0	[0.1650-0.4652]

* n to small

Conclusion

For primary stabilisation of open tibial shaft fractures i.m. nailing and external fixation was equally used. Although there were individual preferences of either method in the participating trauma centers, there was none in the overall evaluation. The infection rate after external fixation was nearly 10 times higher compared to i.m. nailing. The 95%-confidence-intervals did not overlap. Nevertheless this may not be interpreted as a clear advantage of i.m. nailing, as 6/12 infections after external fixation were simple pin-track-infections. In addition, for ethical and practical reasons the study could not be designed as a randomised controled trial. But our data seems to justify the conclusion, that the risk of infection after i.m. nailing of even type III open tibial shaft fractures is not higher than that associated with external fixation.

Lebensqualität nach Amputation der unteren Extremität infolge von chronischer Osteitis

T. Kern (Murnau), M. Militz, G.O. Hoffmann

Zielsetzung

Im Rahmen einer retrospektiven Untersuchung und klinischen Untersuchung sollten Aspekte der Lebensqualität nach Amputation im Bereich der unteren Extremität bei vorbestehender chronischer Osteitis besonders aus sozialer und beruflicher Situation analysiert werden.

10.09.

14.30 – 17.00

Beethoven Saal

Material

Von 1993 bis 1999 wurden bei 123 Patienten Amputationen an den unteren Extremitäten infolge chronischer Osteitis durchgeführt.

Methoden

Retrospektiv Untersuchung wurde bei 96 Patienten Nachuntersuchungen durchgeführt. Die Lebensqualität wurde mit einem Fragebogen, entsprechend dem SF36 ermittelt.

Ergebnisse

98% der untersuchten Patienten sind zum Zeitpunkt der Nachuntersuchung infektfrei. 95% würden die Amputation wieder durchführen lassen, wobei 30% den Zeitpunkt früher wählen würden. Die Infekt-Behandlungsdauer betrug im Durchschnitt 2½ Jahre. Das Maximum lag bei 35 Jahren, das Minimum bei 6 Monaten. Bei 63% traten während der Osteitis-Behandlung Probleme in der Partnerschaft auf, in 16% wurde die Beziehung gelöst. Die Dauer der Arbeitsunfähigkeit betrug im Mittel 530 Tage. 27% der Befragten konnten in den alten Beruf zurückkehren und 38% wurden umgeschult.

Schlußfolgerungen

Aufgrund der subjektiven Bewertung der Amputation durch die befragten Patienten halten wir es für gerechtfertigt, bei der chronischen Osteitis frühzeitig die Indikation zur Amputation mit dem Patienten zu diskutieren. Möglicherweise können durch die kürzere Behandlungsdauer und geringerer Anzahl von Krankenhausaufenthalten eine geringerer Störung der sozialen Bindung und eine schnellere Reintegration in das Berufsleben erreicht werden.

Zusammenfassung

In einer retrospektiven Analyse mittels Fragebogen und klinischer Untersuchung konnte bei 96 Patienten, welche aufgrund einer chronischen Osteitis im Bereich der unteren Extremitäten amputiert wurden festgestellt werden, daß durch die Amputation und die damit verbundene verbesserte Funktion der unteren Extremität eine Beendigung des Heilverfahrens und eine Reintegration in das Berufsleben in 2/3 der Fälle möglich war.

Aufgrund der guten Akzeptanz der Amputation durch die Patienten halten wir eine frühzeitige Diskussion dieses Behandlungsverfahrens mit dem Verletzten im Rahmen der Osteitis-Behandlung für sinnvoll.

Sonntag, 10. September 2000
14.30 – 17.00 Uhr **Blauer Saal**

Minimal-invasive Unfallchirurgie I

Klinische und MR-tomographische Ergebnisse nach arthroskopischer autologer Knorpel-Knochen-Transplantation beim umschriebenen viertgradigen Knorpelschaden des Kniegelenks

S. Pokar (Ulm), C. Wisianowski, G. Hehl, T. Wißmeyer, E. Merkle, L. Kinzl

Zielsetzung

Überprüfung der Einheilungs- und Funktionsfähigkeit autologer osteochondraler Zylindertransplantate (OATS) des Kniegelenks mittels Vergleich von prae- und postoperativem Lysholm- und Tegner-Score, des IKDC-Scores sowie MR-tomographischer Evaluation des OP-Ergebnisses.

Material und Methoden

Im Rahmen einer prospektiven Untersuchung wurden bisher 13 von 20 praeoperativ erfaßten Patienten (9 w., 11 m., zwischen 17–54 J. alt) mit umschriebenem 4.gradigem femurocondylärem Knorpelschaden des Kniegelenks, die eine arthroskopische Transplantation autologer Knorpelknochenzylinder erhielten, postoperativ mittels Lysholm- und Tegner-Score sowie des IKDC-Scores eingestuft. Desweiteren konnte bei diesen Patienten die Einheilung der Zylinder nach durchschnittlich 27.8 Monaten (Range 11–39 Monaten postop.) MR-tomographisch hinsichtlich Vitalität (Perfusion mit Gadolinium in kontrastverstärkter T1-Wichtung), Ödembildung (T2-Wichtung), knöcherner Integration (T1-Nativsequenz) und Knorpelsubstanz (T2- gewichtete, fettsupprimierte Gradientenechosequenz) evaluiert werden.

Ergebnisse

Es zeigte sich bei den 13 bisher vollständig erfaßten Patienten eine postop. gegenüber praeop. deutliche Verbesserung des Lysholm- Scores (durchschn. von 61.9 auf 87.8 Punkte) und des Aktivitätsscores nach Tegner von 2.1 auf 4.3 Punkte. Im IKDC-Score erreichten 9 von 13 Patienten (praeoperativ 8 x Level D, 5 x Level C) Level B (fast normale Kniegelenksfunktion), 2 Patienten Level A (normale Funktion) und ein Patient Level C (abnormale Funktion). Bei einem Patienten konnte das ursprüngliche praeoperative Level D (stark abnormale Funktion) nicht verbessert werden.

Im MRT zeigten 11 von 13 Patienten eine gute Perfusion (Vitalität) und Integration der knöchernen Zylinderanteile. Hier sah man bei den Patienten mit schlechter

Zylinderperfusion auch klinisch keinen über IKDC-Level C. Ein Ödem im Bereich des knöchernen Zylinderendes sahen wir bei fast allen Patienten (12 von 13), dies ohne Einfluß auf das klinische Ergebnis. Die Knorpelsubstanz war MR-tomographisch in 6 Fällen regelrecht, in dreien gerade sichtbar, aber nicht meßbar reduziert (= I°), in 2 Fällen<2mm (= II°) sowie bei 2 Patienten > 2mm reduziert (= III°). Bei 2 Patienten führte eine nicht krümmungskongruente Zylinderknorpeloberfläche zur einseitigen Stufenbildung. Lediglich bei Patienten mit Knorpelsubstanzminderung von > 2mm resultierten auch klinisch schlechtere Ergebnisse.

Schlußfolgerung

Die bisherige (zwar noch unvollständige) Auswertung zeigt bei der Mehrzahl der Patienten mit arthroskopischer autologer Knorpel-Knochen-Transplantation beim umschriebenen 4.gradigen femurocondylären Knorpelschaden ein gutes oder befriedigendes mittel- bis langfristiges funktionelles wie MR-tomographisches Ergebnis, dies mit dem Vorteil einer kostengünstigen Operationstechnik. Das MRT eignet sich dabei sehr gut zur Beurteilung der Einheilung der Zylinder und zeigt hierbei eine hohe Korrelation zum funktionellen Ergebnis.

Isometrische Innenrotationskraft nach Kreuzbandrekonstruktion mittels Semitendinosus- und Gracilissehne

C.O. Tibesku (Heidelberg), J. Springer, H.H. Pässler

Zielsetzung

Prospektive, quantitative Untersuchung des Innenrotationskraftverlustes bei Patienten, die sich einer Rekonstruktion des vorderen Kreuzbandes mittels Semitendinosus- und Gracilissehne (ST/G) unterzogen.

Material und Methode

31 Patienten (15 m, 16 w, Durchschnittsalter 32 Jahre [16-49]) unterzogen sich im Zeitraum von 10/98 bis 6/99 einer Rekonstruktion des vorderen Kreuzbandes. Bei 12 Patienten wurde die Rekonstruktion mittels ST/G, bei 19 Vergleichspatienten mittels mittlerem Patellasehnendrittel (BPT), jeweils in implantatfreier all-pressfit-Technik, durchgeführt. Die Nachbehandlung war für beide Patientengruppen identisch.

Die Probanden wurden in jeweils 100° Hüft- und Knieflexion positioniert. Der Fuß des zu messenden Beines wurde auf einer rotierenden Plattform festgeschnallt, welche über eine starre Kette mit dem Messgerät verbunden ist. Die isometrische Kraft der Innenrotation in Neutralstellung wurde mittels eines speziellen Kraftaufnehmers (Fa. Digimax, Hamm) computergestützt gemessen.

10.09.

14.30 – 17.00

Blauer Saal

Ergebnisse

Präoperativ betrug die Kraft in der ST/G-Gruppe 67,0 ± 39,8 N, in der BPT-Gruppe 93,9 ± 37,5 N. Drei Monate postoperativ betrug sie durchschnittlich 86,3 ± 43,1 N (ST/G) bzw. 108,3 ± 21,1 N (BPT). Nach sechs Monaten war die Innenrotationskraft mit durchschnittlich 110,1 ± 36,4 N (ST/G) bzw. 123,1 ± 24,5 N (BPT) bereits signifikant höher als präoperativ ($p<0,05$).

Schlußfolgerung und Klinische Relevanz

Die rasche Wiederherstellung der isokinetischen Flexionskraft im Kniegelenk nach Semitendinosus- und Gracilissehnenentnahme wurde bereits mehrfach nachgewiesen. Die vorliegende Studie zeigt, dass auch die Innenrotationskraft, die überwiegend eine Funktion der Pes-anserinus-Gruppe ist, sich in kürzester Zeit erholt und infolge des postoperativen Trainings bereits nach 6 Monaten signifikant erhöht ist.

Ligamentum patellae versus Semitendinosus/Gracilis-Sehne zum Ersatz des vorderen Kreuzbandes

T. Rose (Leipzig), H. Lill, P. Verheyden, C. Josten

Zielsetzung

Vergleich von zwei verschiedenen Operationstechniken zum Ersatz des vorderen Kreuzbandes hinsichtlich klinischem Outcome (mittleres Drittel des Ligamentum patellae (LP) und Semitendinosus/Gracilis-Sehne (SG)).

Material

Im Zeitraum von 12/97 bis 7/98 erfolgte bei 49 Patienten ein arthroskopischer Kreuzbandersatz mit dem mittleren Drittel des Ligamentum patellae und im Zeitraum von 8/98 bis 3/99 bei 52 Patienten ein arthroskopischer Kreuzbandersatz mit Semitendinosus/Gracilis-Sehne.

Methode

In der LP-Gruppe konnten bisher prospektiv die Daten von 25 Patienten (männlich: 17, weiblich: 8) mit einem medianen Alter von 29,5 Jahren (17-45 J.) mit einem Follow-up von 1 Jahr ausgewertet werden. Es lag 9 mal eine chronische Instabilität und 16 mal eine frische Ruptur des vorderen Kreuzbandes vor. In 23 Fällen handelte es sich um einen Sportunfall.

In der SG-Gruppe konnten bisher prospektiv die Daten von 25 Patienten (männlich: 13, weiblich: 12) mit einem medianen Alter von 31 Jahren (15-55 J.) mit einem Follow-up von 1 Jahr ausgewertet werden. Es lag 10 mal eine chronische Instabilität und 15 mal eine frische Ruptur des vorderen Kreuzbandes vor. In 17 Fällen handelte es sich um einen Sportunfall.

Ergebnisse

In der LP-Gruppe lag nach 6 Monaten der mittlere Lysholm-Score bei 78 und die Sportfähigkeit bei 17 Patienten und nach 12 Monaten lag der mittlere Lysholm-Score bei 80 und die Sportfähigkeit bei 19 Patienten. In der SG-Gruppe lag nach 6 Monaten der mittlere Lysholm-Score bei 85 und die Sportfähigkeit bei 14 Patienten, nach 12 Monaten lag der mittlere Lysholm-Score bei 88 und die Sportfähigkeit bei 18 Patienten. Die klinischen Tests zeigten bei allen Patienten einen festen vorderen Anschlag bei subjektiven Stabilitätsgefühl. 4 Patienten in der LP-Gruppe wiesen einen positiven Pivot-Shift auf.

Schlußfolgerung

Der Kreuzbandersatz durch die SG-Plastik zeigt Vorteile in der geringeren perioperativen Morbidität und weist tendentiell bessere klinische Ergebnisse auf.

Arthroskopische Therapie der Patellaluxation nach Yamamoto

G. Hehl (Ulm,), S. Pokar, T. Wißmeyer, W. Strecker, L. Kinzl

Zielsetzung

Welche klinische Wertigkeit hat die arthroskopische mediale Retinaculum-Naht in Verbindung mit einem lateral-release in der Therapie der Patellaluxation?

Material und Methoden

Seit 1990 wurde bei 86 Patienten mit Patella-Luxation (traumatisch oder habituell) primär ein arthroskopischer Weichteileingriff in der von Yamamoto beschrieben Technik durchgeführt. Mit speziellen, großbogigen Nadeln (Durchmesser bis zu 10cm) wird unter arthroskopischer Sicht über Stichincisionen das rupturierte, mediale Retinaculum gerafft. Die Nadel verläuft zunächst von dorsal intraartikulär nach ventral direkt bis zum Patellarand (evtl. zusätzliche Bohrkanäle erforderlich), und wird über eine kleine Incision ausgeführt. Über die gleiche Incision wird die Nadel subcutan zurückgestochen und über die dorsale Stichincision ausgeführt. In der Regel werden 3-5 Nähte benötigt. Vor Knüpfen der vorgelegten Raffnähte vervollständigt ein offenes (Gruppe 1) oder geschlossenes (Gruppe 2) lateral-release den Eingriff.

Ergebnisse

49 Patienten (Durchschnittsalter 22,5 Jahre) konnten retrospektiv im Mittel nach 47 Monaten (10–102 Monate) nachkontrolliert werden, wobei sich bei 27 Patienten die Luxation im Rahmen einer Distorsion unter Belastung ereignete. Die postoperative Reluxationsrate betrug 10% (Gr. 1) bzw. 9% (Gr. 2). Subjektiv schätzten 29% bzw. 52% der Gruppe 1 und 57% bzw. 32% der Gruppe 2 ihre Kniegelenksfunktion als normal bzw. fast normal ein. Schmerzfrei waren 38% der Gruppe 1 und 57% der Gruppe 2, wobei die mittleren Schmerzwerte mittels analoger Schmerzskala bei 2 (Gr. 1) und 1 (Gr. 2) lagen. Der mittlere Lysholm- Score ergab für Gruppe 1 90 Punkte und für Gruppe 2 94,5 Punkte.

Schlußfolgerung

Die arthroskopische Retinaculum-Naht in der Technik nach Yamamoto stellt eine geeignete, minimal-invasive Methode für die Erstversorgung der traumatischen und habituellen Patellaluxation mit akzeptabler Reluxationsrate dar, wobei ein geschlossenes lateral-release gegenüber einem offenen ein besseres klinisches Ergebnis aufweist.

Therapie des bakteriellen Kniegelenkinfektes – arthroskopisches versus arthrotomisches Vorgehen

D.C. Wirtz (Aachen), M. Marth, K.D. Heller, K.W. Zilkens

Zielsetzung

Ziel der Studie war es, die Wertigkeit des arthroskopischen Vorgehens mit Spülung und Debridement in direktem Vergleich zur offenen Arthrotomie mit Debridement und Teil-/Komplettsynovektomie zur Behandlung der bakteriellen Kniegelenksinfektion zu evaluieren.

Material und Methode

Von insgesamt 51 Patienten (25 männlich, 26 weiblich, Durchschnittsalter 59,7 J.) mit nachgewiesenem bakteriellen Kniegelenksinfekt (23 hämatogen, 28 iatrogen) wurden unter begleitender i.v.-Antibiose 27 arthroskopisch (ASK) und 24 offen (AT) debridiert. Die intraoperative Stadieneinteilung der vorliegenden Gelenkinfekte erfolgte nach Gächter (1989) bzw. Jensen (1989) (ASK: 9 im Stadium I, 14 im Stadium II, 3 im Stadium III, 1 im Stadium IV; AT: 7 im Stadium II, 9 im Stadium III, 8 im Stadium IV). Der mittlere Nachuntersuchungszeitraum betrug 2,2 J. (max. 13 J.). Die klinisch-funktionelle Bewertung wurde nach dem Larson-Score (max. 100 Punkte) durchgeführt. Die statistische Auswertung erfolgte mit dem student t-Test.

Ergebnisse

Die mittlere stationäre Aufenthaltsdauer betrug 31,7 Tage (ASK) bzw. 49,9 Tage (AT). Klinisch-funktionell war bei stationärer Entlassung (ASK: 57 Punkte, AT 50 Punkte; $p<0{,}01$) als auch nach durchschnittlich 2,2 Jahren postoperativ (ASK: 73 Punkte, ART 61 Punkte; $p<0{,}001$) ein besseres Ergebnis in der ASK-Gruppe erzielt worden. Auch im direkten stadienorientierten Vergleich beider Verfahren zeigte sich für die Stadien I bis III ein signifikant besseres funktionelles Ergebnis bei den Patienten der ASK-Gruppe ($p<0{,}01$). Wegen Infektrezidiv bzw. Infektpersistenz mußten 2 Patienten der ASK-Gruppe (7%) erneut arthroskopisch gespült und 4 Patienten der AT-Gruppe (17%) rearthrotomiert werden. Bei weiteren 3 Patienten der AT-Gruppe mußte eine Arthrodese zur Infektbeherrschung durchgeführt werden (13% Therapieversager).

Schlußfolgerung

Die arthroskopische Spülung mit Entfernung von Fibrinbelägen und Zelldetritus ist unter Erhaltung der Synovia als operative Therapie der Wahl infizierter Kniegelenke anzusehen. Das Rehabilitationsergebnis nach arthroskopischer Therapie ist gegenüber dem arthrotomischen Vorgehen in den Stadien I bis III signifikant besser. Die offene Arthrotomie mit Synovektomie ist nur bei fortgeschrittener Infektsituation mit ossärer Mitbeteiligung (Stadium IV) indiziert.

Ist die Arthroskopie bei der percutanen Schraubenosteosynthese von Tibiakopffrakturen erforderlich?

A. Link-Scherenberg (Wuppertal), D. v.d. Heyde, A. Pommer, A. Dàvid

Zielsetzung

Die minimal-invasive Versorgung von Tibiakopffrakturen mittels perkutaner Schrauben ist aufgrund der Weichteilschonung und raschen Rehabilitation ein erfolgreiches Verfahren. Da das Gelenk bei diesem Verfahren nicht einsehbar ist, erhält die Erkennung intraartikulärer Begleitverletzungen ein neues Gewicht.

10.09.

14.30 – 17.00

Blauer Saal

Material und Methoden

In einer prospektiven Beobachtungsstudie vom 1.1.1998 bis 31.12.1999 wurden 42 Patienten mit einer perkutanen Schraubenosteosynthese bei Tibiakopffrakturen eingeschlossen. Das Durchschnittsalter betrug 42 J. (± 27J). Das männliche Geschlecht war mit 57% vermehrt vertreten. Es lagen 30 B und 12 C Frakturen vor. Deprimierte Gelenkanteile wurden über ein Corticalisfenster hochgestößelt. Die mittlere Operationszeit betrug ohne Arthroskopie 47 Minuten, mit Arthroskopie 65 Minuten. Die Indikation zur Arthroskopie wurde großzügig entsprechend den folgenden Kriterien gestellt:

- ligamentäre Instabilität nach Osteosyntese
- Verdacht auf Meniscusläsion (Rotationstrauma, Stufe über Innen- oder Außenmeniscus
- freier Gelenkkörper

Ergebnisse

Von den 42 Patienten wurden 14 primär arthroskopiert. In 2 Fällen fand sich ein nahtfähiger Meniscusriß, zwei mal ein VKB Riß, der sekundär versorgt wurde. Die frühfunktionelle Nachbehandlung erfolgte standardisiert bis zur Vollbelastung nach 6 Wochen. Bei den primär nicht arthroskopierten Patienten wurde in 4 Fällen in der Folgezeit eine Arthroskopie bei Verdacht auf Kniebinnenschaden durchgeführt. Drei mal fand sich ein Knorpeldefekt, einmal waren die Beschwerden degenerativ bedingt bei vorbestehender Arthrose.

Schlußfolgerung

Das diagnostische Manko der fehlenden Inspektion des Gelenkes bei der perkutanen Schraubenosteosynthese am Tibiakopf kann durch die gezielte Arthroskopie behoben werden. Ein möglicher Zweiteingriff wird so vermieden. Angesichts des Mehraufwandes an Material und Zeit ist die Indikationsstellung von Bedeutung.

OATS-Technik an verschiedenen Gelenken – Ergebnisse aus 94 Patienten

P. B. Schoettle (München), J. D. Agneskirchner, A. B. Imhoff

Zielsetzung

Seit 1996 haben wir sowohl in der Entwicklung als auch in der Anwendung der OATS-Technik an über 100 Patienten Erfahrung gesammelt. Unsere Frage ist nun, ob die Transplantation autologer osteochondraler Zylinder in OATS-Technik die gestellten Erwartungen erfüllt.

Material

In einer prospektiven Studie wurden zwischen 11/96 und 6/99 94 Patienten (53 Männer, 41 Frauen), Altersdurchschnitt 31,9 Jahre (17-54), mit osteochondralen Defekten mit einer mittleren Größe von 3,3cm^2 (1-9) im Bereich des medialen (n=36) und lateralen Femurcondylus (n=7), der Patella (n=14), der Trochlea (n=2), dem Tibiaplateau (n=1) oder gleichzeitig an mehreren Defektzonen im Kniegelenk (n=5) sowie am medialen (n=21) und lateralen Talus (n=2), capitulum humeri (n=4) und am Humeruskopf (n=2) mit einer OATS Technik behandelt. Die Indikation dafür waren osteochondrale Defekte (n=47), Osteochondrosis dissecans (n=39), M. Ahlbaeck (n=2), M. Panner (n=4) und Knochenzysten (n=2).

Methode

Im Mittel wurden 2,2 (1-9) Zylinder transplantiert. Begleitläsionen wie Achsenfehlstellung (n=10 HTO), Instabilität (n=11 VKB/HKB-Plastik) oder beidem (n=4 HTO und VKB/HKB-Plastik) wurden in gleicher Sitzung korrigiert. Bei Transplantationen im Bereich des Talus (n=23) mußte in 16 Fällen eine Malleolarosteotomie durchgeführt werden. Der mittlere follow-up betrug 11,6 Monate (mind. 6 Monate). Die Ergebnisse wurden durch ein MRT i.v. KM sowie durch den Lysholm scores evaluiert.

Ergebnisse

Im Bereich der unteren Extremität verbesserte sich der Lysholm-score aller Patienten von präoperativ im Mittel 58,6 Punkten (20-77) auf postoperativ im Mittel 87 Punkte (70-96). Bei ausschließlicher OATS-Behandlung steigerte er sich von 63,2 auf 86,7 (70-95), bei zusätzlicher HTO von 68,4 auf 90 (80-97), bei zusätzlicher VKB/HKB-EPL von 43,7 auf 85,4 (79-94) und bei zusätzlich HTO und VKB/HKB-EPL von 56,7 auf 87,1 (77-96). Die MRT-Kontrolle zeigte in 27 von 28 Fällen eine regelrechte Einheilung der Zylinder. Aufgetretene Komplikationen waren in jeweils einem Fall Arthrofibrose, Zylindersinterung und M. Sudeck. In 3 Fällen mit Malleolarosteotomie traten Schmerzen im Bereich der Osteosyntheseschrauben auf, die sofort nach Schraubenentfernung verschwanden.

Im Bereich der oberen Extremität gaben alle Patienten eine Verbesserung der Symptomatik bei der 3-Monatskontrolle an. Die MRT Kontrolle zeigte in allen Fällen eine zeitgerechte Einheilung der Zylinder.

Schlußfolgerung

Die OATS-Technik zeigt bei umschriebenen osteochondralen Defekten in allen Gelenken (besonders am Knie) ermutigende Ergebnisse und ist eine zweckmäßige, kausale und kostengünstige Therapie. Möglicherweise kann dadurch die Entstehung einer Arthrose verhindert oder zumindest verzögert werden.

10.09.

14.30 – 17.00

Blauer Saal

Recurrency rate after arthroscopic extraarticular bankart-repair – an unbiased restrospective study

P. Povacz (Salzburg), J. Kartus, H. Resch, E. Aschauer

Purpose

The aim of the study was to perform an unbiased reexamination of patients who minimum two years previously had undergone an arthroscopic extra-articular Bankart repair and, to prospectively evaluate the development of degenerative changes in shoulder.

Material and Methods

Two unbiased observers who had never seen the patients before and in no way had been involved in the treatment of the patients were given unlimited access to the patients files, operative reports and radiographs. Seventy-two/80 (90%) patients attended the follow-up 42.5 (24–66) months after the index procedure.

Results

Failure in terms of stability (redislocations and subluxations) were registered in 14% of the patients. The Rowe score was 97 (51–100) points. The Constant score was 94 (56–100) and 97 (80–100). Points for the injured and non-injured shoulders respectively ($p=0.002$). A return to the preinjury level of activity was registered among 49/67 (73%) of the patients. There was a significant increase of degenerative changes between the pre- and post-operative radiographic assessments ($p<0.0001$).

Conclusion

We conclude, that at the middle-term follow-up the extra-articular artroscopic Bankart repair resulted in stable and well functioning shoulders in a high percentage of patients. However, the signs of radiographic degenerative changes increased between the preoperative assessments and the middle-term follow-up.

The gotfried percutaneous compression plate. Surgical technique and prospective randomized comparison with the dynamic hip screw

10.09.

14.30 – 17.00

Blauer Saal

H.M.J. Janzing (Leuven), B. Houben, P. Broos

Purpose

The Percutaneous Compression Plate has been developed by Gotfried (Israel, Haifa) for minimal-approach osteosynthesis of pertrochanteric fractures. The implant has been designed to avoid damage to the soft tissue and underlying bone and to provide for full weight bearing. To evaluate the implant we performed a prospective study.

Materials and Patients

From the 18th of July 1988 till the end of April 1999 100 consecutive patients with intertrochanteric fractures (Evans type 1A-D) and age 60 years of older are randomly allocated for fixation with either the Percutaneous Compression Plate (50 Patients) or Dynamic Hip Screw (50 Patients).

Methods

Closed reduction is performed under fluoroscopic controll followed by osteosynthesis with the Percutaneous Compression Plate or Dynamic Hip Screw. The postoperative treatment is similar for both groups. A one year follow up is planned for all surviving Patients. Statistical analysis uses T-test for continuous variables as postoperative hemoglobin, in theatre time and operation time. The Mann-Whitney test is used for rank variables as peroperative need of transfusion and quality of postoperative mobility. Chi-square statistics are used for categorical properties as the occurrence of complications.

Results

The Percutaneous Compression Plate group had a significant lower ($p<0.05$) time in theatre, operation time, and less need for blood transfusion with a higher hemoglobin on the third postoperative day.

Conclusion

This first prospective randomized trial of the DHS with the PCCP shows several advantages of the percutaneous procedure.

10.09.

14.30 – 17.00

Blauer Saal

Perkutane Osteosynthesetechnik zur Stabilisierung von Azetabulumfrakturen

M. Maghsudi (Regensburg), C. Neumann, B. Füchtmeier, M. Nerlich

Zielsetzung

Die osteosynthestische Behandlung von Frakturen des Azetabulum sind immer noch nicht standardisert. In Abhängigkeit vom operativen Zugang besteht eine unterschiedlich hohe Komplikationsrate. Insbesondere die Möglichkeit der minimal invasiven Frakturversorgung mittels kanülierter Großfragmentschraubenosteosynthese nach CT-gesteuerter Führungsdrahteinlage könnte, bei geeigneten Frakturen, die nicht unerheblichen perioperative Komplikationsrate vermindern.

Material und Methode

In einer prospektiven klinischen Studie haben wir bei insgesamt 12 Patienten (im Alter von 35-72 J., im Mittel 48 J.) nach Azetabulumfraktur eine perkutane Schraubenosteosynthese mit CT gesteuerter Führungsdrahteinlage oder unter Bildwandlerkontrolle durchgeführt. Als Schraubeneintrittpunkt wurde für den vorderen Pfeiler der Schambeinast, für den hinteren Pfeiler das Sitzbein und für T- bzw. Querfrakturen supraazetabulär gewählt. Ausgenommen wurden Frakturen mit Beteiligung der Hinterwand und Frakturen mit einer Stufe bzw. Spalt von mehr als 5mm in einer der Röntgenaufnahmen des Beckens. Der Nachbeobachtungszeitraum war zwischen 1,5 und 4 Jahren. Das Ausmaß der postoperativ verbliebenen Dislokation, die Entwicklung einer Arthrose und die Bewegungseinschränkung wurde im weiteren postoperativen Verlauf erfaßt.

Ergebnisse

Eine Fehllage der Schrauben konnte mit CT-gesteuerten Führungsdrahteinlage vermieden werden. Hinsichtlich der Frakturheilung trat bei keinem der Patienten ein Implantatversagen mit sekundärer Frakturdislokation auf. Der perioperative Blutverlust war minimal. Der Zeitaufwand für die operative Versorgung war im Mittel 48 Minuten. Bei der jährlichen Nachkontrolle war im Bewegungsumfang vorwiegend eine Einschränkung der Rotationsfähigkeit im Hüftgelenk festzustellen.

Schlußfolgerung

Bei minimal dislozierten Frakturen des Azetabulum ist eine operative Versorgung mittels perkutaner Schraubenosteosynthese zu empfehlen. Zu beachten ist eine präoperative Analyse des Frakturverlaufes und der korrekte Eintrittspunkt der Schrauben.

Endoskopische ventrale Spondylodese bei instabilen Wirbelfrakturen von TH7 bis LWK4. Verlaufsergebnisse nach Entfernung des Fixateur interne

10.09.

14.30 – 17.00

Blauer Saal

A. Olinger (Homburg/Saar), U. Hildebrandt, G. Feifel, I. Marzi

Zielsetzung

Die Sinterung bzw. Rekyphosierung der frakturierten Wirbelsäulensegmente kann durch einen operativen Eingriff von dorsal nicht ausreichend verhindert werden. Der offene Zugang von ventral ist maximal invasiv. Endoskopisch ist die ventrale Spondylodese durchführbar unter sicherer Ausräumung der zerstörten Bandscheiben und Ersatz durch einen tricortikalen Beckenkammspan. Thorakoskopisch lassen sich die Brustwirbel instrumentieren bis zur Zwerchfellinsertion auf den 1. Lendenwirbelkörper. Retroperitoneoskopisch bzw. lumboskopisch ist die gesamte Lendenwirbelsäule unter Darstellung und Schonung der retroperitonealen Organe und Gefäße sicher instrumentierbar.

Material und Methode

Als Ersteingriff erfolgt die osteosynthetische Reposition und Retention der Frakturen von dorsal, ggfls mit Dekompression des Spinalkanals über Hemilaminektomie. Im Rahmen dieser Operation erfolgt die Klärung der Bandscheibendestruktion durch Discographie, sodaß die Notwendigkeit einer zweizeitigen mono- oder bisegmentalen endoskopischen Spondylodese festgelegt wird. Der Zweiteingriff wird nach 2-14 Tagen elektiv durchgeführt, adaptiert an Allgemeinzustand und begleitendes Verletzungsmuster. Der Patient wird in exakter Rechts-Seitenlage positioniert und röntgenologisch kontrolliert. Zur Darstellung und Instrumentierung der Wirbelsäule sind insgesamt vier 10mm-Trokare notwendig. Der Zugang zur Brustwirbelsäule erfolgt thorakoskopisch unter einseitiger repulmonaler Beatmung. Die Lendenwirbelsäule wird über stumpfe Dissektion des retroperitonealen Raumes unter Zuhilfenahme eines Gasdrucks von 12mm Hg erreicht.

Ergebnisse

Bei 61 instabilen Wirbelfrakturen wurde die endoskopische ventrale Spondylodese durchgeführt (thorakoskopisch n=34, lumboskopisch n=27). Ernsthafte intra- oder postoperative Komplikationen wie Blutung oder Nervenschaden wurden nicht festgestellt.

Die Entfernung des Fixateur interne nach durchschnittlich 9-12 Monaten ist zwischenzeitlich bei 22 Patienten erfolgt. Die computertomographische Aufarbeitung dieser Fälle zeigt bis dato eine vollständige Fusion ohne Verlust der primär erzielten Reposition in Distraktion, Lordosierung und Spinalkanalweite.

Schlußfolgerung

Die endoskopische ventrale Spondylodese mit Beckenkammspan und Platte ist als sichere komplikationsarme Methode thorakoskopisch von Th7–L1 und lumboskopisch

10.09.

14.30 – 17.00

Blauer Saal

von Th12–L5 durchführbar. Neben dem hohen Komfort für den Patienten bezüglich des Ausmaßes der Schmerzen, der Schnelligkeit der Rekonvaleszenz und Mobilisierung und auch bezüglich des sehr guten kosmetischen Ergebnisses zeigen die ersten Verlaufskontrollen nach Entfernung des Fixateur interne optimale Ergebnisse bezüglich Fusionsrate und Erhaltung des Repositionsergebnisses.

Entwicklung und klinischer Einsatz einer thorakoskopisch implantierbaren Rahmenplatte zur Behandlung thorakolumbaler Frakturen und Instabilitäten

R. Beisse (Murnau), M. Potulski, V. Bühren

Zielsetzung

Seit 1994 werden minimal invasive Eingriffe am ventralen Abschnitt der Wirbelsäule beschrieben. Die hierfür verwendeten Implantatsysteme wurden ursprünglich für den offenen Eingriff konzipiert und zeigten wesentliche Nachteile bei der endoskopischen Instrumentierung im Hinblick auf Handhabung, Sicherheit und Winkelstabilität. Mit einem neuen Implantatsystem zur thorakoskopischen Anwendung sollen diese Defizite ausgeglichen und optimiert als auch die Handhabung wesentlich vereinfacht werden.

Material

Das aus einer Titanlegierung gefertigte System zur anterioren Fixation der Wirbelsäule besteht aus polyaxialen Spannelementen, die von lateral auf dem Wirbelkörper mit Schrauben fixiert werden, einer in verschiedenen Größen vorliegenden Rahmenplatte als Verbindungselement, Verriegelungsschrauben, einer Fixationsmutter und einer Klemmschraube zur Blockierung des Polyaxialmechanismus.

Methode

Zwischen Oktober 1999 und 15.Januar 2000 wurden 19 Patienten mit instabilen Verletzungen des thorakolumbalen Übergangs auf thorakoskopischem Weg operiert und die Verletzung unter Verwendung des Rahmenplatten-Systems durch Spondylodese stabilisiert. Die Ergebnisse wurden in einer prospektiven Studie erfaßt. Zwei Spannelemente mit jeweils einer polyaxial gelagerten kanülierten Schraube werden in den zu fusionierenden Wirbelkörpern über einen Kirschnerdraht frei positioniert und verankert. Nach Durchführung der endoskopischen Teilkorporektomie, Diskektomie und Interposition des Wirbelkörperersatzes wird die Rahmenplatte eingelegt, die mit dem Spanelement durch eine Fixationsmutter verbunden wird. Eine winkelstabile Schraube wird ventral in das Spannelement eingedreht und abschließend der bis dahin freie Polyaxialmechanismus durch eine innenliegende Klemmschraube blockiert. Die Implantatlage wird intraoperativ durch Bildverstärker sowie am 2.postoperativen Tag durch konventionelle Röntgenaufnahmen und eine Computertomographie des thorakolumbalen Übergangs kontrolliert.

Ergebnisse

Die Operation konnte bei allen 19 Patienten auf endoskopischem Weg vollständig vorgenommen werden. Instrumentiert wurden Segmente des thorakolumbalen Übergangs von BWK 11 bis LWK 3. Als Wirbelkörperersatz wurde in zwei Fällen ein distrahierbarer Titankorb, bei 17 Patienten ein trikortikaler Beckenkammspan verwendet. Anfängliche Probleme beim Eindrehen der ventralen, winkelstabilen Schrauben konnten durch eine Verbesserung des Zielgeräts beseitigt werden. In allen Fällen zeigten die postoperativen CT-Kontrollen eine korrekte Implantatlage. Interventionsbedürftige Ergußbildungen, Organverletzungen, neurologische Komplikationen, Infekte oder Nachblutungen traten nicht auf.

Schlußfolgerung

Das zur Anwendung gebrachte Rahmenplattensystem wurde für das thorakoskopische Verfahren konzipiert. Es ermöglicht eine sichere Instrumentierung in dieser Technik und überzeugt durch den winkelstabilen Formschluß von Implantat und ventralem Profil der Wirbelsäule.

Ventrale Spondylodese der LWS über einen Mini-Zugang mit einem ALIF Brantigan Carbon Käfig

S. Gödde (Homburg), M. Dienst, E. Fritsch

Zielsetzung

Ventrale Fusionsoperationen der LWS über Standardzugänge werden zunehmend durch minimal-invasive Zugangs- und Operationstechniken unter Verwendung neuer, intersomatischer Implantate ersetzt. Die ventrale Spondylodese der LWS mit Tantallum markierten Brantigan ALIF Carbon Käfigen über einen pararectalen, retroperitonealen Mini-Zugang stellt ein solches Verfahren dar.

Material und Methoden

Seit März 1997 wurden 30 ventrale Fusionsoperationen der LWS zwischen L3 und S1 in dieser Technik nach Fixateur interne Stabilisierung und Rekonstruktion des sagitalen Alignments durchgeführt. Das mittlere Patientenalter betrug 45 Jahre (28–72). Bei 7 Patienten wurde ein Beckenkammspan und bei 23 ein Brantigan ALIF Carbon Käfig verwendet. Die klinische Bewertung erfolgte nach dem Prolo Score. Die Beurteilung der Fusion erfolgte anhand von Röntgenaufnahmen und MRTs. Der Nachuntersuchungszeitraum betrug im Mittel 14 Monate.

Ergebnisse

Die Fusionsrate lag im gesamten Kollektiv bei 88%, in der Span Gruppe bei 57% und im Gegensatz dazu bei 100% in der ALIF Carbon Käfig Gruppe. Das klinische Ergebnis nach dem Prolo Score war für 24 Patienten (80%) sehr gut oder gut. 3 Patienten (10%) wiesen ein zufriedenstellendes, weitere 3 Patienten (10%) ein schlechtes Ergebnis auf. Zugangsbedingt traten keine Komplikationen auf, Käfigdislokationen oder -sinterungen wurden im Gegensatz zu 3 Spanresorptionen nicht beobachtet.

Schlußfolgerung

Der retroperitoneale Mini-Zugang erscheint sicher und komplikationsarm. Der Einsatz von ALIF Carbon Käfigen zeigt im Vergleich zum Beckenkammspan keine Nachteile. Die hohe Fusionsrate ohne käfigbezogene Komplikationen spricht für den Einsatz von ALIF Carbon Käfigen als intersomatisches Implantat. Das Verfahren stellt eine probate und zuverlässige Ergänzung minimal invasiver Zugangs- und Operationstechniken zur ventralen Fusion der Lendenwirbelsäule dar.

Sonntag, 10. September 2000
14.30 – 17.00 Uhr **Bonatz Saal**

Junges Forum I – Preisträgersitzung

Einfluß von rekombinantem humanem Osteogenic Protein-1 (rhOP-1) auf die Knochenneubildung im langstreckigen Problemdefektmodell der Schafstibia

M. Regauer (München), I. Jürgens, T. Kantelhardt, D. Kotzianos, H. Stützle, W. Mutschler

Zielsetzung

Anhand eines der Humansituation entsprechenden, klinisch-relevanten Problemdefektes sollte versucht werden, Möglichkeiten bzw. Grenzen des Einsatzes von rhOP-1 zur Überbrückung langstreckiger segmentaler Knochendefekte zu überprüfen.

Material und Methoden

Als Versuchsmodell diente ein standardisierter 5,0 cm langer segmentaler Defekt der Schafstibia (mittleres Defektvolumen 20 ml), wobei die Verriegelung des eingebrachten Marknagels eine beabsichtigte Rotationsinstabilität zuließ, um extreme Anforderungen an ein osteoinduktives Implantat zu stellen.

In der Versuchsgruppe (1) erhielten 6 Schafe ein Implantat bestehend aus 5,0 mg rhOP-1 (2 Einheiten OP-1 Device) kombiniert mit inaktivierter demineralisierter Knochenmatrix (iDKM) im Sinne einer Trägersubstanz. In der Standardkontrollgruppe (2) wurde 4 Schafen autogene Spongiosa (AS) implantiert. Eine weitere Kontrollgruppe (3) mit 5 Schafen diente der Beurteilung einer eventuellen Eigenaktivität der Trägersubstanz.

Die Versuchsauswertung erfolgte anhand radiologischer Verlaufskontrollen im Abstand von 14 Tagen bis zum Versuchsende nach 12 Wochen sowie durch anschließende Volumenbestimmung im 3D-CT-Scan und biomechanische Testung im 4-Punkt-Biegeversuch. 15 Merinoschafe wurden operiert, davon konnten 12 in die Auswertung eingehen.

Ergebnisse

Radiologisch zeigten alle mit rhOP-1 behandelten Versuchstiere deutliche Anzeichen implantat-induzierter Knochenneubildung, allerdings konnte 12 Wochen postoperativ lediglich in einem von fünf Fällen der Defekt als überbrückt bezeichnet werden. In Gruppe 2 (AS) kam es bei allen Versuchstieren zu einer Defektüberbrückung bis

10.09.

14.30 – 17.00

Bonatz Saal

hin zur knöchernen Defektkonsolidierung in zwei Fällen. In Gruppe 3 (iDKM) kam es zu keiner Defektüberbrückung.

In der 3D-CT-Volumetrie zur quantitativen Bestimmung des im Defektbereich gebildeten Knochens zeigten sich 12 Wochen postoperativ folgende mittlere Knochenvolumina (Dichtewerte >100 Hounsfield-Einheiten): Gruppe 1 (rhOP-1 + iDKM): 9,4 ± 2,5 ml; Gruppe 2 (AS): 21,4 ± 9,2 ml; Gruppe 3 (iDKM): 6,3 ± 1,9 ml.

Biomechanisch konnten eine Tibia aus Gruppe 1 (rhOP-1 + iDKM) und alle vier Tibiae aus Gruppe 2 (AS) ausgewertet werden, wobei sich in allen Fällen lediglich Charakteristika bindegewebig organisierter Pseudarthrosen zeigten mit einer relativen Bruchlast von 9,6–18,4% gegenüber der jeweiligen unversehrten kontralateralen Tibia.

Schlußfolgerung

Zusammenfassend kann dem Wachstumsfaktor rhOP-1 auch im Großdefekt eine lokale osteogenetische Potenz zugeschrieben werden, allerdings erscheint eine humanmedizinische Anwendung der gegenwärtig angebotenen Applikationsform (OP-1 Device) im segmentalen Kontinuitätsdefekt aufgrund noch ungelöster Probleme hinsichtlich Applikation, Dislokation, Dosierung und Releasing aus der Trägersubstanz derzeit noch nicht gerechtfertigt.

Biomechanisch-spannungsoptische Untersuchung zum Vergleich unterschiedlicher Osteosyntheseverfahren bei pertrochantären Femurfrakturen

S. M. Huber (München), E. Euler

Zielsetzung

Diese Untersuchung zielt 1. auf die Entwicklung eines Modells zur in vitro Testung von pertrochantären Frakturen ab, 2. auf das Sichtbarmachen des Kraftflusses an der Oberfläche des proximalen Femur sowie auf die Darstellung der Veränderungen dieses Kraftflusses bedingt durch verschiedene Stabilisierungsverfahren pertrochantärer Frakturen. Es ist wenig darüber bekannt, wie die Kraftübertragung in das Femur erfolgt, wenn dieses mit unterschiedlichen, für die Versorgung pertrochantärer Frakturen üblichen Systemen stabilisiert wird: DHS, γ-Nagel und Proximaler Femur Nagel. Aus diesem Grund ist ein Testmodell wünschenswert, welches es ermöglicht, den Kraftfluss am standarisiert-frakturierten humanen Leichenfemur sichtbar zu machen.

Material und Methoden

Diese Visualisierung wird mittels der PhotoStressTechnik erzielt: Eine optisch aktive Polymerschicht wird direkt auf das gewünschte Testobjekt modelliert. An der Oberfläche des belasteten Femur werden nun unter polarisiertem Licht Belastungslinien (=Isochromaten) sichtbar, die meßbar und einer definierten Dehnung zuordenbar sind. Nach der Entwicklung eines Testmodells (4 Femora), welches eine möglichst physiologische Simulation einer Belastung erlaubt, werden 10 Paare frischer Leichenfemora unter den Bedingungen der Steh-Phase während des Gehens mit einer Geschwindigkeit von 2 km/h getestet, was einer typischen Belastung in der früh-postoperativen Zeit gleichkommt (Bergmann '93: F=9°, T=0°, Belastung=300% BW). Folgende Konfigurationen werden getestet: DHS-γ-Nagel, γ-Nagel-PFN, PFN_{Stahl}-PFN_{Titan}. Die Tests werden in 2 Schritten ausgeführt: 1. Testung des nativen Femur. 2. Testung des standarisiert-frakturierten Femur nach Stabilisierung mit einem der 3 Implantate.

10.09.

14.30 – 17.00

Bonatz Saal

Ergebnisse/Schlußfolgerungen

1. Die verwendete Methode ermöglicht es erstmals, den Kraftfluss am belasteten, frakturierten Leichenfemur zu visualisieren. Dieses Sichtbarmachen der Kraftlinien am proximalen Femur erlaubt es, ein Testmodell zu entwickeln, welches in der Lage ist, möglichst physiologisch eine Geh-Belastungssituation zu simulieren. Die in Studien weit verbreitete Krafteinleitung in das Femur mit einem zu großen Winkel F führt zu einem unphysiologischen Biegemoment, welches in unserem Modell mit einem Winkel F=9° minimiert werden kann.
2. Eine Refixation des Trochanter-minor Fragments führt zur Stressreduktion im Bereich der distalen Fixierungsschrauben bei Verwendung der DHS.
3. Die γ-Nagel-Montage führt zu erheblichen Stress-Spitzen im Bereich der distalen Verriegelung.
4. Der PFN führt zu einer deutlichen Minimierung der Stresskonzentration im Verriegelungsbereich. Ferner zeigt er eine höhere Belastbarkeit als der γ-Nagel. Der PFN_{Titan} führt zu geringeren Belastungen im Bereich der distalen Verriegelung als der PFN_{Stahl}.
5. Die Verwendung von nur einer distalen Verriegelungsschraube führt zu einer verminderten distalen Stresskonzentration bei beiden Nagelsystemen, und senkt somit die Frakturgefahr!

In-vivo degradation, biocompatibility, and osseous replacement of a poly-(D,L-lactide) interference screw – a two year study in sheep

C. Abel (Berlin), A. Weiler

Purpose

Biodegradable interference screws (IS) are increasingly implanted today. Most of these IS consist of slow degrading & highly crystalline materials such as poly-(L-lactide)

10.09.

14.30 – 17.00

Bonatz Saal

(PLLA) which show an incomplete degradation with accumulation of crystalline implant remnants up to several years. Thus these materials show no complete degradation within an appropriate time & no osseous replacement of such an implant could be demonstrated so far. Other IS consist of fast degrading materials which may not allow for a secure soft tissue graft interference fit fixation. The goal of the present study was to determine the in-vivo biocompatibility, degradation, and osseous replacement of an intermediate degrading IS consisting of poly-(D,L-lactide) (PDLLA).

Material and Methods

In 36 sheep PDLLA IS (Sysorb, Sulzer Orthopedics Ltd.) were implanted in the right proximal tibia & animals underwent an ACL replacement with two PDLLA IS in their left knee. Animals were sacrificed at 6, 9, 12, 24, 52 & 104 wks & undecalcified sections for histological evaluation were created. X-rays were taken at defined time intervals & the inherent viscosity (iv) was determined from extracted screw material.

Results

At 6, 9 & 12 wks the screws appreared intact. Iv measurements showed a continuous decrease starting with 0.947dl/g at time zero, 0.637dl/g at 6 weeks, 0.517dl/g at 9 weeks & 0.426dl/g at 12 weeks. Macroscopically, IS were degreaded at 24 wks leaving a central fluid accumulation. At that time no synovitis or sterile sinus formation was detected. In some cases X-rays showed a low grade enlargement of the implant site which was maximally pronounced at 24 wks. Histology of these specimen showed amorphous implant remnants to be deposited in macrophages & foreign-body giant cells. Osteolyses were seen in cases were no connection between the implant site & the medullary cavity was present. At 52 and 104 wks no implant remnants could be detected at all. Further X-ray follow-up showed a subsequent osseous replacement of the former implant site. After 104 wks the implant site was filled with dense lamellar bone.

Conclusion

The PDLLA material used showed a complete clearance of implant remnants between 24 and 52 wks & an osseous replacement of the former implant site at 104 wks. This is the first report describing the complete intra-osseous degradation & osseous replacement of a polylactide implant within an appropriate time frame. Although strength retention decreased early soft tissue graft fixation was not compromized. The screw material further showed an appropriate biocompatibility without sterile sinus formation or synovitis. Clinically irrelevant osteolytic lesions could be detected in cases were no sufficient drainage of byproducts to the medullary cavity was present. However, such osteolyses could not be detected in humans so far. PDLLA presents an alternative biodegradable material & may overcome concerns about an incomplete or to fast material degradation.

Modifiziertes Fadenmodel nach Wirth für das untere Sprunggelenk – eine experimentelle Untersuchung mit dem Fastrak-System

10.09.

14.30 – 17.00

Bonatz Saal

T. Illert (Dresden)

Zielsetzung

Welche Bandstrukturen stabilisieren das untere Sprunggelenk (USG) und wie beeinflussen die bekannten Bandplastiken für das obere und untere Sprunggelenk die Beweglichkeit des USG.

Material

Präparation von 12 kältekonservierten, osteoligamentären Unterschenkel-Amputationspräparaten. Sichtbare Deformitäten bestanden nicht. Befestigung des Präparates am TriDyLD, und Anbringen von zwei Sensoren am Calcaneus (proximal des Calcaneocuboidgelenkes und am Tuber calcanei) zur besseren Differenzierung der Bewegung im vorderen und hinteren Teil des USG. Fixierung des OSG mit Titanschrauben. Graphische Auswertung der Daten mittels Excel, Rotater, Mathematica. Berechnung der Bewegungsvolumina mittels QHull.

Methode

Entwicklung einer speziellen Testeinrichtung zur dreidimensionalen Kraftübertragung (Triaxial Dynamic Loading Device, TriDyLD) zur Induzierung eines maximalen Bewegungsausmaßes im USG. Kontinuierliche Erfassung des Bewegungsausmaßes mittels eines Magnetfeld-Sensor-System (Fastrak-System von Polhemus, USA) mit eine Frequenz von 60/Sek. Messung bei intakten Bändern. Erzeugung einer experimentellen Instabilität des USG durch in sukzessive Resektion in verschiedener Reihenfolge der Bandstrukturen: Lig. fibulocalcaneare (FC), Retinaculum, Lig. cervicale, Lig. talocalcaneare interosseum (TCI).

Befestigung von Titanschrauben zur Bandinsertion an: Fibulaspitze, Tuber calcanei, Collum tali, Proc. ant. calcanei, Metatarsale V. Test von 19 differenten Bandplastiken für das obere und/oder untere Sprunggelenk.

Ergebnisse

Es zeigte sich dab das Lig. FC und TCI am meisten zur Stabilität des USG beitragen. Nach Durchtrennung des Lig. FC kommt es zu einer Vergrößerung des Ausgangsvolumens von + 138%, wobei besonders der hintere Anteil des USG betroffen ist.

Die Durchtrennung des Retinaculum und des Lig. TCI bewirkt eine Vergrößerung des Ausgangsvolumen von + 179%.

Die alleinige Durchtrennung des Retinaculum oder des Lig. cervicale hat nur wenig Einfluss.

10.09.

14.30 – 17.00

Bonatz Saal

Als Voraussetzung für eine physiologische Beweglichkeit im USG zeigte sich der möglichst anatomische Ersatz des Lig. FC als vorteilhaft, wobei sich das Bewegungsausmaß zwar in Größe, jedoch nicht räumlich mit dem Ausgangszustand deckte. Ein besseres Ergebnis wurde mit dem kombinierten Ersatz der Lig. FC und TCI erreicht.

Plastiken mit dem Verlauf Metatarsus V – Fibulaspitze beeinträchtigen besonders den vorderen Anteil des USG. Plastiken mit dem zusätzlichen Verlauf Fibulaspitze -Tuber calcanei sind mit einer Tenodese des USG gleichzustellen (11% des Originalvolumens).

Schlußfolgerungen

Die wichtigsten lateralen Bandstrukturen des USG sind die Lig. FC und TCI, wobei eine Durchtrennung des Lig. FC sich besonders auf den hinteren Anteil des USG auswirkt.

Bandplastiken, die nicht den anatomischen Verlauf der Bänder berücksichtigen, führen sowohl im Ausmaß, als auch räumlich zu unphysiologischer Beweglichkeit im USG. Dies ist besonders bei Plastiken mit dem Verlauf Metatarsus V-Fibulaspitze zu beobachten.

Zielgerät zur Bohrung langer Zugschrauben bei Acetabulumfrakturen

J. Geerling (Hannover), T. Hüfner, A. Gänsslen, H. Rosenthal, T. Pohlemann

Zielsetzung

Die sichere Platzierung langer Zugschrauben bei komplexen Acetabulumfrakturen ist schwierig. Die intraoperative Bildgebung ist häufig unzureichend. Eine Fehllage im Gelenk führt zur sicheren Gelenkdestruktion in kurzer Zeit.

Zielsetzung: Entwicklung eines einfachen mechanischen Zielgerätes zur intraoperativen Nutzung der CT-Daten und Präzisionsvergleich zu einem kommerziellen Navigationssystems.

Material und Methoden

Im präoperativen CT-Datensatz (Somatom+4, Siemens) wird eine ideale Schraubenachse für eine Zugschraube in den vorderen Pfeiler definiert. Die Einstellungen des Zielgerätes werden auf Grundlage des Satzes von Pythagoras und weiterer einfacher geometrischer Rechenschritte nach einem festgelegten Algorithmus berechnet. Als Orientierung während der Planung und intraoperativ bei der Bohrung dienen markante anatomische Punkte (Landmarks). Die Genauigkeit wurde in 2 Stufen ermittelt: 1. Geometrische Schaumstoffquader n=27 mit mathematischer Berechnung der Einstellungen des Zielgerätes und n=27 mit Einstellung des Zielgerätes aufgrund der CT-Einstellungen, 2. Intakte Kunststoffbecken (n=8). Zum Vergleich werden mit dem

Navigationssystem Surgigate, Fa. Medivision dieselben Bohrungen (n=27) an Schaumstoffquadern und an Kunststoffbecken (n=8) durchgeführt.

Auswertung: Ein-, Austrittspunkt Abweichung von der Planung real (Quader) und im postop. CT (Beckenmodelle), Schraubenverlauf im postop. CT (Beckenmodelle).

Ergebnisse

Quader/Zielgerät: Der Mittelwert aller Bohrlängen beträgt 76,03mm bei einer Spanne von 49,1mm bis 105,45mm. Bei den Quadern mit berechneter Einstellung des Zielgerätes beträgt die mittlere Abweichung in der Eintrittsebene 0.54mm (0,1–1,14mm), in der Austrittsebene 0.89mm (0,11–1,74mm). Die Quader mit CT basierter Einstellung weisen eine Abweichung von 0,84mm (0,05 bis 1,74mm) in der Eintrittsebene und von 1,29mm (0,14 bis 2,54mm) beim Austrittspunkt auf.

Quader/Navigationssystem: Abweichung Eintrittspunkt: Abweichung von 0,59mm (0,05 bis 2,44mm) in der Eintrittsebene und von 1,13mm (0,38 bis 2,45mm) beim Austrittspunkt auf.

Kunststoffbecken/Zielgerät: Alle Schrauben liegen sicher im Knochen. Der Bereich der Bohrachse auf Höhe des Acetabulums liegt zwischen 30 und 80mm. Der minimale Abstand in diesem Bereich beträgt 4,53mm bei einer Spannweite von 0,9 und 13,2mm.

Kunststoffbecken/Navigationssystem: Alle Schrauben liegen sicher im Knochen. Der minimale Abstand zum Gelenk im Bereich des Acetabulums, zwischen 30 und 80mm der Bohrachse, betrug 4,28mm bei einer Spanne zwischen 0,6 und 12,4mm.

Schlußfolgerung

Eine präzise Bohrung für lange Zugschrauben in geometrischen Körpern und in Kunststoffbecken ist sowohl mit dem neu entwickelten und kostengünstigen Zielgerät als auch mit einem kommerziellen Navigationssystem möglich. Voraussetzung für die Bohrung mit dem Zielgerät ist die absolut sichere Orientierung an markanten Landmarks, da eine Rückkopplung mit der Bildgebung nicht möglich ist.

Einflüsse der Zellzahl, Zellverteilung und Beschaffenheit der Trägermatrizes auf das Redifferenzierungsverhalten von amplifizierten humanen Chondrozyten

H. Faltermeier (Regensburg), P. Angele, R. Kujat, M. Nerlich

Zielsetzung

Die Reparatur von Gelenkknorpelläsionen stellt ein noch ungelöstes Problem dar. Als vielversprechender Ansatz erscheint das Tissue Engineering von Gelenkknorpel. Hier

10.09.

14.30 – 17.00

Bonatz Saal

wurden Verfahren zur Dissoziation und Amplifikation etabliert. Die abschließende Redifferenzierungsphase ist Gegenstand intensiver Forschung. Teilaspekte hiervon sind: Beeinflußt die Zellzahl und Zellverteilung in einer gelförmigen Matrix den Redifferenzierungsgrad von amplifizierten Chondrozyten? Welche dreidimensionale Matrix – gelförmig oder vliesartig – eignet sich zur Redifferenzierung?

Material und Methoden

Humane Chondrozyten (Patientenalter 45-75 a; Ø 63 a) wurden nach Dissoziation und Amplifikation wie folgt redifferenziert:

- 10^5, bzw. 10^6 Zellen wurden homogen in Fibrin (TissuColl, Immuno) verteilt oder als hochkonzentrierte Zellsuspension mit einem Fibrinmantel versehen.
- 10^6 Zellen wurden in Kollagen-I-Schäumen (TissueVlies, Innocoll), Fibrin oder Fibrin-Kollagen-I Komposits kultiviert. Einstellung der Porengröße der Kollagenschäume (75-150µm/150-250µm/250-500µm).

Ergebnisse

In Fibrin kultiviert zeigten 10^6 Zellen als hochkonzentrierte Suspension die besten Ergebnisse: Eine Redifferenzierung war durch den immunhistochemischen Produktionsnachweis von knorpelspezifischem Kollagen-II und Glykosaminoglykanen möglich. Wurden 10^6 Zellen homogen in Fibrin kultiviert, so war eine Synthese von gelenkknorpelspezifischen Produkten nachweisbar, diese lag signifikant unter dem Produktionsniveau von 10^6 Zellen in hochkonzentrierter Form. 10^5 Zellen zeigten unabhängig von der Kultivierungsart vergleichbare Ergebnisse mit dem Versuchsteil 10^6 Zellen in homogener Durchmischung.

Eine Kultivierung der Chondrozyten (10^6) auf einer offenporigen Kollagenmatrix zeigte eine signifikante Verbesserung der Redifferenzierung im Gegensatz zu einer gelförmigen Matrix (Fibrin). Entscheidend war eine geeignete Porengrößenverteilung, die eine Zellverteilung im Sinne des ersten Versuchsteiles ermöglichte. Immunhistochemische Untersuchungen zeigten den höchsten Redifferenzierungsgrad bei einer Porengröße von 150-250µm. In den Gruppen 75-150µm und 250-500µm war eine Redifferenzierung erfolgreich, es konnte jedoch eine signifikante Mindersynthese von knorpelspezifischen Produkten im Vergleich zur Gruppe 150-250µm nachgewiesen werden. Eine Zugabe von Fibrin brachte keine Verbesserung, durch das Gerinnen des Fibrins wurde die Zellverteilung im Kollagenschwamm gestört.

Schlußfolgerung

Die in die Zellkultur eingebrachte Ausgangszellzahl an Chondrozyten und deren Verteilungsmuster beeinflussen die Redifferenzierungsfähigkeit der Konstrukte. Offenporige Kollagen-I-Matrizes (Porengröße ca. 150-250µm) liefern signifikant bessere Redifferenzierungsergebnisse als Matrizes anderer Porengröße oder in gelförmiger Matrix kultivierte Chondrozyten.

10.09.

14.30 – 17.00

Bonatz Saal

Osteogenese und Vaskularisation des Frakturkallus im Verlauf der Frakturheilung werden beeinflußt durch lokale Applikation der Wachstumsfaktoren IGF-I und TGF-beta1

R. Stange (Berlin), G. Schmidmaier, B. Wildemann, M. Raschke

Zielsetzung

Im Verlauf der Frakturheilung spielen Vaskularisation und Osteogenese eine wichtige Rolle für die Kallusbildung und das Bone remodeling. In vitro und in vivo Studien zeigen einen stimulatorischen Effekt von Wachstumsfaktoren auf Zellproliferation und -differenzierung während der Frakturheilung, der in einer Vorstudie bei lokal applizierten Wachstumsfaktoren rh-IGF-I und rh-TGF-β1 aus einer biodegradierbaren Poly(D,L-lactid) (PDLLA)-Beschichtung nachgewiesen werden konnte. Der Einfluß dieser Wachstumsfaktoren, sowie des PDLLA selbst auf Osteozytendifferenzierung und Vaskularisation, wurde an einem standardisierten Tiermodell untersucht.

Material und Methoden

Bei 5 Monate alten weiblichen Sprague Dawley Ratten (n=60) wurde eine standardisierte geschlossene Fraktur der rechten Tibia erzeugt und mit Titan-K-Drähten intramedullär stabilisiert.

Folgende Gruppen wurden miteinander verglichen:
Gruppe I (n=20): Implantat unbeschichtet
Gruppe II (n=20): Implantat beschichtet mit PDLLA
Gruppe III (n=20): Implantat beschichtet mit PDLLA + rh-IGF-I (5%) + rh-TGF-β1 (1%)

Nach 5, 10, 15, 28 Tagen wurden die Tibiae freipräpariert, fixiert, dekalzifiziert und in Paraffin eingebettet. Für immunhistologische Untersuchungen wurden 5 µm Schnitte angefertigt und mit Antikörpern gegen Osteoblasten/-cyten (E11, Zelloberflächenmolekül) und smooth muscle actin (SMA) gefärbt. Dabei wurde die ABC-Methode verwendet, mit alkalischer Phosphatase und Neu Fuchsin als Chromogen und anschließend mit Methylgrün gegengefärbt. Osteozytendifferenzierung und -lokalisierung, sowie Vaskularisation wurden qualitativ und semiquantitativ bewertet.

Ergebnisse

Osteozytendifferenzierung: Gruppe II zeigt am Tag 5 die stärkste Immunreaktivität (IR), diese nimmt zum Tag 28 hin kontinuierlich ab. Gruppe III weist bis zum Tag 15 eine zunehmende IR auf, um dann abzunehmen. In der Gruppe I kommt es erst ab dem Tag 10 zu einem Ansteigen der IR.

Vaskularisation: Die Gruppe I zeigt eine gleichbleibende Vaskularisation über den gesamten Beobachtungszeitraum. In Gruppe II nimmt die IR bis zum Tag 15 ab, um danach stark anzusteigen. Gruppe III weist einen bis zum Tag 15 ansteigenden Verlauf auf, der zum Tag 28 wieder abfällt.

Schlußfolgerungen

In der Wachstumsfaktorengruppe und der PDLLA-Gruppe zeigt sich ein früheres Auftreten von osteogenen Zellen, verglichen mit der Kontrollgruppe. Die Vaskularisation ist durch die Behandlung mit Wachstumsfaktoren gesteigert.

Die Ergebnisse zeigen, das die lokale Applikation von Wachstumsfaktoren rh-IGF-I und rh-TGF-β1 durch eine biodegradierbare PDLLA-Beschichtung die Osteogenese und Vaskularisation in der frühen Phase der Frakturheilung stimulieren. Dies könnte eine Erklärung für den in biomechanischen und histomorphologischen Vorstudien nachgewiesenen positiven Effekt der Beschichtung auf die Frakturheilung darstellen.

Kallusmodulation an der standardisierten Tibiafraktur der Ratte durch unterschiedlich steife, intramedulläre Implantate

H. Jansen (Münster), H.U. Spiegel, E. Brug, A. Probst

Zielsetzung

Die Frakturheilung wird duch die mechanischen Bedingungen am Frakturspalt beeinflusst. Die Menge des sich ausbildenden Kallus hängt u.a. vom Grad der Steifigkeit des Osteosynthesematerials ab. Die dabei zugrundeliegenden zellbiologischen Vorgänge sind noch weitgehend unbekannt. Zu deren genauerer Untersuchung wurde ein Modell entwickelt, bei dem die einzige Variable die definierte unterschiedliche Biegesteifigkeit des Osteosynthesematerials ist.

Material und Methoden

In vitro wurde an 14 Leichenunterschenkeln von Wistar-Ratten über ein Bohrloch am Tibiaplateau der Markraum eröffnet, ausgefräst und eine Silikonkanüle in den Markraum implantiert. Mit der Silikonkanüle im Markraum wurde der Knochen frakturiert. In die Silikonkanüle wurde in Gruppe I ein Stahnagel (E-Modul 21 x 10^{10} N/mm^2), in Gruppe II ein Polypropylen-Nagel (E-Modul 0,4 x 10^9 N/mm^2) eingebracht. Durch eine 3-Punkt Biegemessung wurden die unterschiedlichen Biegesteifigkeiten der Knochen-Implantat-Komplexe bestimmt.

In vivo wurden 16 männliche Wistar-Ratten mit einem Gewicht von 290-310g in zwei Gruppen randomisiert und nach der o.g. Technik operiert. Das Operationsergebnis wurde postoperativ radiologisch in zwei Ebenen kontrolliert. Anschliessend durften die Tiere ihre Extremität ohne Einschränkung benutzen. 4 Wochen nach der

Operation wurden die Tiere durch eine Überdosis Äther getötet. Die Frakturen wurden in 2 Ebenen geröntgt und die Kallusmenge planimetrisch quantifiziert.

Ergebnisse

Bei allen Tibiae liefen die Frakturlinien transversal mit einem kleinem Biegekeil. Die Fibula war bei allen Tieren frakturiert. Der Frakturspalt der Tibia war bei allen Tieren unter 1mm. Die Biegesteifigkeit in Gruppe I betrug 3,2 ± 0,43 N/mm, in Gruppe II 0,2 ± 0,004 N/mm. Die durchschnittliche Biegesteifigkeit unterschied sich somit in den beiden Gruppen um den Faktor 16.

In Gruppe I betrug die sich ausgebildete Kallusmenge in den a.-p. Aufnahmen 11,98 ± 3,13mm^2, bei den lateralen Aufnahmen 23,06 ± 11,04mm^2. In Gruppe II betrug sie 23,76 ± 13,16mm^2 in den a.-p. Aufnahmen bzw. 66,13 ± 20,97mm^2 bei den lateralen Aufnahmen.

Mit dem Levene-Test wurde die Homogenität der zwei Messungen überprüft (5,28 F; $p<0.004$). Da eine signifikante Korrelation zwischen der Kallusgröße in den lateralen und den a.-p. Röntgenbildern in Gruppe I ($r=0,98$; $p<0,005$) und Gruppe II ($r=0,86$; $p<0,05$) bestand, wurden durch Summation die Daten reduziert und neue Gruppen gebildet. Im t-Test konnte ein signifikanter Unterschied zwischen den neugebildeten Gruppen aufgezeigt werden ($t=-4,33$; $p<0,01$).

Schlußfolgerung

Es wurde ein Modell entwickelt, durch das standardisierte Frakturen erzeugt und osteosynthestisch durch Nägel unterschiedlicher Steifigkeit versorgt werden können. Dabei kann durch Veränderung der Biegesteifigkeit der Osteosynthese die Art der Frakturheilung beeinflusst werden.

Zyklische mechanische Dehnung von humanen Fibroblasten induziert die Expression von Hitzeschockprotein 72

H. Ziebritzki (Hannover), J. Zeichen, M. van Griensven, M. Skutek, H. Zucht, U. Bosch

Zielsetzung

Einfluss unterschiedlicher Stressdauer auf die Expression von HSP 72 nach zyklischer mechanischer Dehnung humaner Fibroblasten.

Problemstellung

Bei der Strukturoptimierung und Reparation von Verletzungen des Binde- und Stützgewebes ist mechanischer Stress in Form von Mobilisation und Belastung von Be-

10.09.

14.30 – 17.00

Bonatz Saal

deutung. Hitzeschockproteine schützen den Organismus unter körperlicher Belastung vor zellulärer Schädigung. Intrazellulär erleichtern die Hitzeschockproteine den Austausch von Proteinen zwischen verschiedenen Zellkompartimenten. Sie modulieren Synthese, Transport und Faltung der Proteine. Ungeklärt ist die Expression von HSP 72 in humanen Fibroblasten nach zyklischer mechanischer Dehnung.

Material und Methoden

Bei Operationen am Kniegelenk wurden von 5 Patienten (∅ Alter 35 Jahre) standardisiert Gewebeproben aus der unverletzten Patellarsehne entnommen. Die Proben wurden in Dulbecco's Modified Eagle Medium (DMEM, 10% fetales Kälberserum, Amphotericin B, Gentamycin) kultiviert. Die Inkubation erfolgte bei 37°C, 5% CO_2, 95% Luft. In der 3. Passage wurden jeweils 500.000 Fibroblasten in Silikonschalen transferiert. Nach Subkonfluenz der Zellen wurde 24 Stunden vor Versuchsbeginn das fetale Kälberserum auf 1% reduziert um die Zellen zu synchronisieren. Die Schalen wurden mit einem elektromechanischen Stimulationsgerät zyklisch mechanisch in der Längsachse gedehnt. Dehnung 5%, Frequenz 1 Hz, Stressdauer 15 und 60 Minuten. Nach insgesamt 2, 4 und 8 Stunden wurde der Versuch beendet und die Proben aufgearbeitet. Die Analyse von HSP 72 erfolgte mittels Western-Blot. Nach Autoradiographie wurde die Schwärzung densitometrisch ausgewertet. Als Kontrolle dienten Fibroblasten aus gleicher Passage ohne mechanische Dehnung. Statistik: Kruskal-Walis Test, Signifikanzniveau $p<0,05$

Ergebnisse

Bei 15 Minuten zyklischer Dehnung war nach 2 Stunden die Expression von HSP 72 um 14% gegenüber der Kontrolle erniedrigt. Nach 4 und 8 Stunden nahm die Expression zu (4h: 1,17 ± 0,22; 8h: 1,11 ± 0,22). 60 Minuten zyklische Dehnung führte bereits nach 2 Stunden zu einer Zunahme von HSP 72 (42%). Während es nach 4 Stunden zu einer Abnahme kam (0,91 ± 0,20), war nach 8 Stunden die HSP 72 Expression erneut erhöht (1,45 ± 0,49). Statistische Unterschiede waren nicht vorhanden.

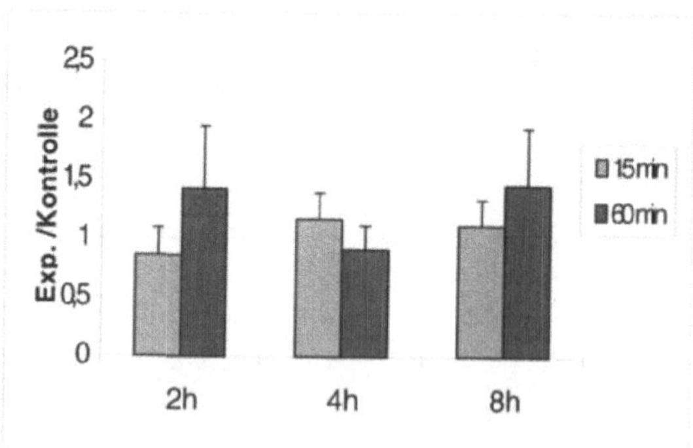

Schlußfolgerung

Es sind tendentielle Unterschiede in der Expression von HSP 72 nach unterschiedlicher Stressdauer erkennbar. Nach längerer Stressdauer wird HSP 72 bereits nach 2 Stunden vermehrt exprimiert. Da HSP 72 ein wichtiger Faktor für die Stabilisierung der zellulären Homöostase ist, könnte eine vermehrte Expression dieses Stressproteins nach längerer Stressdauer einen protektiven Effekt darstellen.

Gefördert durch: Dr. H.C.Robert Mathys Stiftung und AGA

Autologe Chondrozyten Transplantation durch Tissue Engineering auf resorbierbaren bioaktiven Biomaterialträgern

M. B. Mensing (Berlin), M. Sittinger, G. Berger, U. Gross, R. Rahmanzadeh, C. Müller-Mai

Zielsetzung

Bei der Behandlung von osteochondralen Defekten gewinnt die autologe Knorpelzelltransplantation zunehmend an Bedeutung. Die Verankerung reiner Chondrozytentransplantate im subchondralen Knochen ist problematisch. Biodegradable Biomaterialträger, die mit *in vitro* gezüchtetem Knorpelgewebe beschichtet („Bio-Joint" und in vivo kontinuierlich durch köpereigenen Knochen ersetzt werden, könnten dieses Problem lösen. Das in vitro Verhalten in Laktat-Glykolat (PLLA-PGA)-Vliesen auf bioaktiven Trägermaterialien (Kalziumkarbonat [KK], Kalziumsulfat-Trikalziumphosphat (80:20) [KS-TCP], Kalziumphosphatzement [KPZ]) von isolierten und vervielfältigten Chondrozyten wurde untersucht.

Material und Methoden

Chondrozyten wurden mit Hilfe eines Enzymcocktails über 12-18h in Spinnerflaschen aus zerkleinertem Gelenkknorpel von Rindern bzw. Kaninchen isoliert. Für die dreidimensionale Aussaat der Zellen wurden Polymer-Vliese (PLLA-PGA 90:10) mit einer Fibrinogen-Zell-Suspension beimpft und mit Thrombin fixiert. Auf den festen KK (Biocoral, Aragonit, porös, natürlich; Kalzit, solide, synthetisch) wurden Polymervlies-Zellkomposite mit Hilfe einer Fibrin-Umkapselung fixiert. Bei KS-TCP bzw. KPZ wurden die noch unbeimpften Vliese beim Abbinden der Trägermaterialien auf diesen befestigt und dann mit Zellen versehen. Alle hergestellten biphasischen Transplantate wurden in Perfusionskammern kultiviert. Nach verschiedenen Inkubationszeiten wurden die Präparate histologisch ausgewertet. Die Sägeschnitte wurden nach Giemsa, Alzian/PAS und v. Kossa/Paragon gefärbt und bezüglich Matrixproduktion, Adhäsion, Morphologie der Zellen/des Interfaces (Vlies-Trägermaterial) und der Biomaterialdegradation mit entsprechenden Auslaugungsphänomen analysiert.

10.09.

14.30 – 17.00

Bonatz Saal

Ergebnisse

Vitale, chondrozytäre Zellen waren gleichmäßig im Vlies verteilt und von metachromatisch anfärbbarer Matrix (Proteoglykane, Kollagene) umgeben. Diese Makromoleküle wurden durch die Fixierung in Fibrin am Platz gehalten, so dass eine der Kulturzeit entsprechend zunehmende Metachromasie zu beobachten war. Die Matrixsynthese schien unabhängig von der Art des subchondralen Biomaterialträgers zu sein. Im Interface (Polymer-Vlies/Biomaterialträger) adhärierten lokal gelegene Zellen an den Trägermaterialoberflächen. Durch seine poröse Struktur schien das Biocoral einen Vorteil gegenüber dem soliden, glatten Kalzit zu haben: Die Fibrin-Zellsuspension penetrierte in das poröse Material was in einer Zunahme der Berührungsfläche im Interface resultierte. Die stabileren Interfaces waren bei den abbindenden Biomaterialträgern zu finden. Hier konnte eine Inkorporierung von Polymerfasern in KPZ und KS-TCP nachgewiesen werden.

Schlußfolgerung

Die in vitro Kultivierung von „Bio-Joints“ stellt einen entscheidenden Fortschritt in der Verankerung bzw. der Fixierung von gezüchtetem autologen Knorpelgewebe in Gelenkdefekten dar. *In vivo* Transplantationen der gezüchteten „Bio-Joints“ müssen zeigen, ob eine klinische Anwendung möglich ist.

Evaluation der Sympathikusfunktionsmessung als Frühdiagnostikum des Complex Regional Pain Syndrome Type I (M. Sudeck) bei Patienten mit distaler Radiusfraktur

P. Löhr (München), I. Wizgall, M. Tutic, M. Schürmann

Zielsetzung

Nach wie vor stellt das Complex Regional Pain Syndrome Type 1 (CRPS I ≅ M. Sudeck) den Unfallchirurgen vor diagnostische Probleme. Besonders Verletzungen der oberen Extremität zählen immer wieder zu den Auslösern dieser Komplikation und führen nicht selten zu einem langdauernden Funktionsverlust des Armes.

Ziel der Studie war es die Frühdiagnostik der Erkrankung durch Nachweis einer etwaig zugrundeliegenden pathologischen Sympathikusfunktion zu erleichtern.

Material und Methoden

In einer prospektiven klinischen Untersuchung anhand eines Risikokollektivs von 150 Patienten mit distalen Radiusfrakturen wurde die Inzidenz dieser Komplikation bestimmt. 2, 8 und 16 Wochen nach der Verletzung erfolgten detaillierte klinische Untersuchungen unter Fokusierung auf die typische Symptomtrias des CRPS I (motorische, sensorische und autonome Störungen). Schmerzen wurden durch die visuelle Analog Skala (VAS) erfasst, Ödem mit Hilfe eines Tauchbeckens, Handkraft mit Manometer und die Temperaturdifferenz der Hände mit einer Thermokamera. Die Sympathikusfunktion in den betroffenen Extremitäten wurde mit Hilfe eines neu entwickelten Funktionstests bestimmt, der in Voruntersuchungen validiert werden konnte. Dabei wird die Vasokonstriktion der peripheren Widerstandsgefäße auf kurzeitigen Sympathikusreiz mittels einer Laser-Doppler-Sonde gemessen und somit ein semiquantitativer Wert für die Sympathikusfunktion in der Peripherie errechnet.

10.09.

14.30 – 17.00

Bonatz Saal

Ergebnisse

Eine komplette sympathischen Symptomtrias in der 16 Wochen-Untersuchung konnte bei 11 Patienten gesehen werden (7%). Bei 19 Patienten (13%) bestand eine inkompletten Symptomtrias; diese Patienten wurden – wie im aktuellen Schrifttum üblich – als CRPS I-Borderline Patienten klassifiziert. Eine Korrelation der CRPS I Inzidenz mit Frakturtyp, Art der Versorgung oder Umständen der Weiterbehandlung konnte nicht nachgewiesen werden.

Die CRPS- und Borderline Patienten zeigten in einem hohen Prozentsatz bereits bei der 2 Wochen-Untersuchung eine pathologische Sympathikusfunktion (bei CRPS I Patienten in 64% bei Borderline Patienten in 60%). Diese Funktionsstörung besaß eine Tendenz zur Normalisierung im zeitlichen Verlauf (8 Wochen: CRPS P. 58% pathologisch, Borderline P. 53% pathologisch; 16 Wochen: CRPS P. 46% pathologisch, Borderline P. 42% pathologisch).

Bei Patienten mit einem normalen Heilungsverlauf nach distalen Radiusfraktur (n = 120) war eine pathologische Sympathikusfunktion nur in seltenen Fällen nachweisbar: (2 Wochen 8%, 8 Wochen 7%, 16 Wochen 7%).

Schlußfolgerung

Anhand der klinischen Kriterien war eine Diskriminierung zwischen Normal – Patienten und CRPS – Patienten frühestens nach der 8 Wochen-Untersuchung möglich. Insofern stellt der Sympathikusfunktionstest bei hoher Spezifität eine wichtige diagnostische Frühinformation dar und untermauert die Hypothese einer initialen Dysregulation im sympathischen Nervensystem bei der Pathophysiologie der Erkrankung.

10.09.

14.30 – 17.00

Bonatz Saal

Der Einfluß des chirurgischen Zuganges auf die Frakturheilung: Vergleich von minimal-invasiver Technik mit konventioneller offener Reposition und Stabilisierung mit Fixateur intern in einer tierexperimentellen Untersuchung an der Schafstibia

A. Ouchmaev (Berlin), K. Ito, A. Schmeling, M. Kääb, S. Rupp, M. Schütz

Zielsetzung

Nachteil der konventionellen Stabilisierung ist ein zusätzliches iatrogenes Weichteiltrauma. Da der ungestörte Heilungsverlauf wesentlich von der begleitenden Schädigung der Weichteil- und Knochenstrukturen abhängt, muß dieses zusätzliche Operationstrauma so gering wie möglich gehalten werden. Eine neue Generation von Stabilisierungssystemen, die als Fixateur intern verwendet werden, sowie neue Operationsmethoden wurden entwickelt, um die Perfusion der Frakturzone bei diesen Frakturen zu erhalten. Fragestellung der Studie ist, ob die Frakturheilung bei Verwendung minimal-invasiver Operationstechniken (MIS) gegenüber dem konventionellen offen Verfahren (ORIF) verbessert ist.

Material

12 Bergschafe (Gewicht ~65kg). Fixateur intern (PC-Fix / Synthes) , mit selbstbohrenden, winkelstabilen, monokortikalen Schrauben.

Methoden

Die Untersuchungen werden an einer reproduzierbaren, schrägen Schaftfraktur der Schafstibia mit einem definierten Weichteiltrauma im lat. Kompartment durchgeführt. Jedes Schaf wurde an beiden Hinterläufen operiert, entweder in MIS oder ORIF Technik. Die MIS-Technik (zwei 2 cm lange Hautinzisionen, indirekte Reposition, keine Muskelablösung, perkutane Plazierung des Fixateur intern) wird mit der ORIF-Technik (12 cm lange Hautinzision, ablösen der Muskeln vom Periost, direkte Reposition, offene Applikation des PC-Fix) verglichen. Der Frakturheilungsverlauf (6 und 12 Wo. Gruppe) wurde durch postoperative Röntgenkontrollen, wöchentliche Beinbelastungsmessungen (F-Scan-System) und biomechanische Tests (4pt Biegung, Torsion) untersucht.

Ergebnisse

In den biomechanischen Untersuchungen konnte kein statistisch signifikanter Unterschied zwischen den Methoden MIS und ORIF nach 6 bzw. 12 Wochen festgestellt werden. Alle Tibiae der 6 Wochen Gruppe und 7 Tibiae der 12 Wochen Gruppe brachen bei der finalen Festigkeitstestung durch die ehemalige Frakturzone, die übrigen 5 Tibiae der 12 Wochengruppe brachen durch ein Schraubenloch. Bis auf ein

Schaf (p=0,002) wies kein Versuchstier statistisch signifikante Unterschiede in der Belastung zwischen den MIS und ORIF behandelten Extremitäten auf.

	6-Wochen			12-Wochen		
	ORIF Mittel-wert ± S.F	MIS Mittel-wert ± S.F	P Wert	ORIF Mittel-wert ± S.F	MIS Mittel-wert ± S.F	P Wert
Torsionssteifigkeit [Nm/deg]	7.0 ± 0.7	6.8 ± 0.5	0.9	7.8 ± 1.6	7.6 ± 0.8	0.5
Biegungssteifigkeit [Nm/deg]	10.4 ± 0.7	10.1 ± 1.1	0.3	11.6 ± 1.6	11.8 ± 1.8	0.2
Biegungsfestigkeit [Nm]	49.3 ± 9.9	44.2 ± 8.3	0.2	86.3 ± 23.6	81.6 ± 14.1	0.5

Schlußfolgerung

Mit dem vorliegenden Versuchsmodell konnte keine verbesserte Frakturheilung bei der MIS-Technik im Vergleich zur ORIF-Technik nachgewiesen werden.

Vergleichende Untersuchungen zur Gewebereaktion auf Osteosyntheseplatten aus Titan und Stahl

S. Leiting (Essen), G. Voggenreiter, S. Assenmacher, D. Nast-Kolb

Zielsetzung

Titan als Implantatwerkstoff gilt als nicht immunogen und biologisch inert. Die dem entgegenstehende Beobachtung einer im Rahmen der Metallentfernung häufig schon makroskopisch sichtbaren Metallose hat uns veranlaßt, histologische Untersuchungen zur Charakterisierung der Gewebereaktion auf Osteosyntheseplatten durchzuführen und die Frage nach qualitativen Unterschieden in der Reaktion auf Stahlplatten zu untersuchen.

Material und Methoden

Bei 10 Patienten mit Titanimplantaten (Alter 24,1 J.) und 16 mit Stahlimplantaten (Alter 49,4 J.) wurden im Rahmen der Metallentfernung (Verweildauer: Titan 17,3 Mo. und Stahl 14,9 Mo.) Proben des periimplantären Gewebes entnommen und immunhistochemisch untersucht. Das Implantatmaterial umfaßte im Fall des Titans LC-DCPs und Drittelrohrplatten sowie im Fall des Stahls DCPs, Drittelrohrplatten und Rekonstruktionsplatten. Die Patienten wiesen dabei alle eine ungestörte Frakturheilung ohne Lockerung des Implantatmaterials oder nachgewiesene Infektion auf. Für die immunhistochemische Untersuchung wurde das Gewebe in PMMA eingebettet. Die Färbung führ-

10.09.

14.30 – 17.00

Bonatz Saal

ten wir nach der Immunperoxidasemethode durch. Dabei dienten zur Charakterisierung der Leukozytensubpopulationen die folgenden Antikörper : CD 68 (Makrophagen), CD 45RO (T-Lymphozyten), CD 8 (zytotox. T-Lymphozyten), Anti-HLA (antigenpräs. Zellen). Zudem wurde eine REM-EDX Analyse der Metallpartikel durchgeführt.

Ergebnisse

Eine makroskopische Metallose fand sich bei 7 Patienten mit Titanimplantaten und bei 13 Patienten mit Stahlimplantaten, wobei wir als Prädilektionsstellen die Grate im Bereich der Plattenlöcher identifizierten. Mikroskopisch hingegen konnten wir bei allen Patienten Metallpartikel nachweisen, auch in makroskopisch unauffälligen Proben. Die gefundenen Partikel unterlagen dabei einer Phagozytose durch Makrophagen (CD68+ Zellen). Die Aktivierung dieser Zellen konnte teilweise durch den Nachweis von MHC-Klasse 2 Molekülen gezeigt werden. Zudem ließen sich bei 7 Patienten mit Titanplatten und bei 15 Patienten mit Stahlplatten CD45RO+ T-Lymphozyten nachweisen, die sich häufig im Bereich der Metallpartikel befanden. Zusätzlich konnten wir zytotoxische T-Lymphozyten in einigen Proben (Titan und Stahl) finden. Erste REM-EDX Analysen der gefundenen Partikel zeigten folgendes Ergebnis für Patienten mit Platten aus

a) Titan : 57.5% Ti (Rest : Si und Ca vom Objektträger und Na aus dem Einbettmedium)
b) Stahl: 18.75% Cr, 66% Fe und 13.75% Ni.

Schlußfolgerungen

Anhand der aktuellen Ergebnisse liegen sichere Hinweise vor, daß Titan als Osteosynthesematerial nicht als biologisch inert anzusehen ist und es konnten keine qualitativen Unterschiede zur Reaktion auf Stahlimplantate nachgewiesen werden. Die Frage der elektiven Metallentfernung ist demnach insbesondere bei jungen Patienten individuell zu diskutieren. Zudem ist eine weitere Optimierung der für die Herstellung von chirurgischen Implantaten verwendeten Werkstoffe anzustreben.

TGF-β und PDGF sind Mediatoren bei der Pathogenese der Arthrofibrose

L. Haeder (Hannover), J. Zeichen, M. van Griensven, U. Bosch

Zielsetzung

Immunhistochemische Darstellung der Lokalisation und Verteilung von TGF-β und PDGF im Arthrofibrosegewebe

10.09.

14.30 – 17.00

Bonatz Saal

Problemstellung

Die Arthrofibrose ist eine posttraumatische oder postoperative massive intraartikuläre Bindegewebsvermehrung, die zu einer persistierenden Bewegungseinschränkung führt. Bei der Pathogenese werden Interaktionen mit dem Immunsystem eine große Bedeutung beigemessen. Die vermehrte Expression von Zytokinen haben bei der Pathogenese von Fibrosen eine besondere Bedeutung. TGF-β und PDGF können dabei zu einer vermehrten Proliferation von Fibroblasten und Akkumulation von Matrixproteinen führen. Sind auch im Arthrofibrosegewebe die Zytokine TGF-β und PDGF vermehrt nachweisbar?

Material und Methoden

Bei 5 Patienten (Alter: ∅ 33,2 Jahre, 18–49 Jahre) wurde eine offene Arthrolyse wegen symptomatischer Arthrofibrose des Kniegelenkes nach Kapsel-Band-Verletzungen durchgeführt. Im Mittel lagen zwischen Trauma und Arthrolyse 14,3 Monate (8-46 Monate). Andere entzündliche Erkrankungen wurden anamnestisch ausgeschlossen. Im Rahmen der Arthrolyse wurden Gewebeproben standardisiert aus dem Hoffaschen Fettkörper und aus interkondylär lokalisiertem Synovialgewebe entnommen. Die Proben wurden in 5%igem Formalin fixiert und in Paraffin eingebettet. Routinemäßig wurde eine HE Färbung angefertigt. Die immunhistochemische Darstellung von TGF-β und PDGF erfolgte mit der ABC Methode. Nach Inkubation mit dem Primärantikörper erfolgte die Detektion mit der Peroxidase-Reaktion und der DAB-Färbung. Die Zellkerne wurden mit Hämalaun gegengefärbt. Als Kontrolle dienten Gewebeproben aus Kniegelenken ohne makroskopisch erkennbaren pathologischen Befund am Synovialgewebe.

Ergebnisse

Histologisch fand sich bei allen Patienten mit Arthrofibrose eine chronische inflammatorische Reaktion mit auffälliger Zell-und Gefäßproliferation. Insbesondere perivaskulär waren lympho-plasmazelluläre Infiltrate zu erkennen. Immunhistochemisch ist TGF-β und PDGF deutlich vermehrt im lymphoplasmazellulären Infiltrat darstellbar. Im normalen Synovialgewebe konnte TGF-β und PDGF nicht dargestellt werden.

Schlußfolgerung

Die vermehrte Expression von TGF-β und PDGF im Arthrofibrosegewebe zeigt, daß diese Zytokine eine wichtige Rolle bei der Pathogenese der Arthrofibrose haben. TGF-β kann dabei die Proliferation und Differenzierung von Fibroblasten stimulieren. PDGF kann zu einer Zunahme der Synthese von extrazellulären Matrixproteinen führen.

Gefördert durch: Deutsche Gesellschaft für Unfallchirurgie e.V.

10.09.

14.30 – 17.00

Bonatz Saal

Rolle der intrazellulären Kalzium-Signaltransduktion in der Funktion neutrophiler Granulozyten nach hämorrhagischem Schock der Ratte

H. Jakob (Homburg), S. Rose

Hintergrund

Nach Ischämie-/Reperfusionsereignissen führt die Aktivierung polymorphkerniger neutrophiler Granulozyten (PMN) zur Interaktion mit den Endothelzellen. In einem durch spezifische Entzündungsmediatoren gesteuerten Aktivierungsprozeß ('Prägung oder Priming') induzieren die PMN durch die Freisetzung toxischer Produkte (Radiakale, Enzyme) eine Zell- und Organschädigung. Essentiell für die PMN-Prägung sind rezeptor-abhängige Veränderungen der intrazellulären Ca^{2+} Regulation.

Zielsetzung

Ziel der Studie war es, die Rolle der zelluären Ca^{2+} Regulation auf die Funktion zirkulierender und gewebeständiger PMN nach hämorrhagischem Schock in der Ratte zu untersuchen.

Material und Methoden

Anästhesierte, männliche Sprague-Dawley-Ratten (~300 g, n≥7) wurden durch Blutentnahme über 60 min auf einem Blutdruck von 40mmHg stabilisiert und dann mit zitratisiertem Entnahme-Blut und Ringer-Laktat reperfundiert. Der Ca^{2+} Antagonist Diltiazem (DZ) wurde in Dosierungen von 0.1 und 0.8 mg/kg mit Beginn oder 6 Std. nach Reperfusion infundiert. PMN wurden 1, 24 und 48 Std. nach Schock mittels eines Percoll-Gradienten aus dem Vollblut isoliert. Quantifizierung der PMN-Superoxidanion-Produktion (PMN-SOP, nmol/min/10^6 Zellen) durch Cytochrom C Reduktion, der Myeloperoxidase (MPO) Aktivität in Lunge und Leber (U/g Gewebe), als Maß der granulozytären Gewebeinfiltration, durch o-Dianisidine Oxidation bei 460 nm. Die basale und rezeptor-abhängige fMLP-induzierte (10^{-7} M) zytosolische Ca^{2+}-Konzentration (nM, $[Ca^{2+}]_i$) wurde fluorometrisch mit Fura-2/AM (340/380 Ratio) gemessen. Statistik: Mann-Whitney-U-Test

Ergebnisse

24 Std. nach Schock wurde ein signifikanter Anstieg der fMLP- und PMA-induzierten SOP-Produktion und der MPO-Aktivität in der Lunge beobachtet ($p<0,05$). Gleichzeitig stieg die basale und fMLP- induzierte PMN $[Ca^{2+}]_i$ signifikant. DZ (0,1 oder 0,8 mg/kg) reduzierte bei Gabe zu Beginn der Reperfusion signifikant die fMLP-abhängige PMN-SOP sowie die MPO-Aktivität in der Lunge nach 24 Std. ($p<0,05$). DZ senkte dosisabhängig die basale und fMLP-abhängige PMN $[Ca^{2+}]_i$ im Vergleich zu unbehandelten Schock-Tieren ($p<0,05$).

Schlußfolgerung

Ein hämorrhagischer Schock der Ratte führt nach 24 Std. zur PMN-Aktivierung mit erhöhter PMN Ca^{2+} Konzentration sowie zur PMN Lungeninfiltration. Die Inhibition des Ca^{2+}-abhängigen PMN Primings und die Reduktion der rezeptor-abhängigen zytosolischen Ca^{2+} Konzentration belegt die pathogenetische Rolle einer veränderten zellulären Signaltransduktion nach Schock. Aufgrund der Rolle neutrophiler Granulozyten im posttraumatischen Organversagen, repräsentiert die gezielte Beeinflussung zellulärer Signaltransduktionsprozeße einen vielversprechenden Ansatz zur Modulation der posttraumatischen Entzündungsreaktion.

Sonntag, 10. September 2000
14:30 – 16:00 Uhr **Neuer Saal**
Video I

10.09.
14.30 – 16.00
Neuer Saal

Operationstechnik der dorso-ventralen Versorgung instabiler Verletzungen des thorakolumbalen Übergangs der Wirbelsäule

R. Beisse (Murnau), M. Pliess, M. Potulski, V. Bühren

Zielsetzung

Umfassende Darstellung eines zweizeitigen Standardeingriffs der Wirbelsäulenchirurgie als Operations-Lehrvideo.

Material

Anhand einer inkompletten Berstungsfraktur Typ A 3.2 einer 29-jährigen Frau nach Rodelunfall wird das derzeitige Konzept der dorso-ventralen Versorgung instabiler Verletzungen des thorakolumbalen Übergangs als Operations-Lehrvideo dargestellt.

Methode

Der erste Teil zeigt die derzeit gültige Klassifikation der Verletzungen des thorakolumbalen Übergangs und die daraus abzuleitende Differentialtherapie. Die Vorteile und typischen Risiken des operativen Vorgehens werden aufgeführt.

Der zweite Teil widmet sich der operativen Technik von Aufrichtung und Stabilisierung der verletzten Segmente unter Verwendung eines Fixateur interne, wobei ins-

10.09.

14.30 – 16.00

Neuer Saal

besondere auf die Positionierung der transpedikulären Implantate im Hinblick auf das folgende ventrale Vorgehen eingegangen wird. Darzustellen sind die Schritte der Reposition und die Wiederherstellung des physiologischen Profils des verletzten Wirbelsäulenabschnitts durch eine in standardisierten Schritten ablaufende Distraktion und Lordosierung mit Hilfe des Fixateur interne.

Der dritte Teil veranschaulicht die thorakoskopisch ausgeführte ventrale Rekonstruktion des Wirbelkörpers durch Interposition eines trikortikalen Beckenkammspans mit dem Ziel der Spondylodese. Dargestellt wird neben der endoskopischen Zwerchfellinzision, der Teilkorporektomie und der Ausräumung der Bandscheibenfächer die Implantation eines winkelstabilen neuen Implantats für die thorakoskopische Fusionstechnik.

Ergebnisse

Im Schlußteil werden die Ergebnisse der postoperativen Röntgen- und CT-Kontrollen als auch der klinische Eindruck des postoperativen Zustands der Patientin wiedergegeben.

Schlußfolgerung

Der Film wurde als Video-Operationslehre eines Standardardeingriffs der traumatologischen Wirbelsäulenchirurgie konzipiert. Der Operationsablauf wird entsprechend den einzelnen Schritten detailliert wiedergegeben.

Wirbelkörperersatz mit Synex (TM)

U. Lange (Hannover), C. Knop, L. Bastian, M. Blauth

Zielsetzung

In einer Videopräsentation soll die Operationstechnik des Wirbelkörperersatzes mit Synex™ in thorakoskopischer Technik präsentiert werden.

Material und Methode

Für die operative Versorgung von Frakturen der Wirbelsäule mit Verletzung der vorderen Säule, posttraumatischer Fehlstellungen und Tumoren der Wirbelsäule steht mit dem Titan-Wirbelkörperersatz Synex™ ein gut zu plazierendes und paßgenaues Implantat zur Verfügung. Die Implantation dieses Wirbelkörperersatzes war implantat- und instrumentbedingt bisher ausschließlich für die offene Technik über eine

Thorakotomie vorgesehen. Klinische Studien geben aber Hinweise dafür, daß Patienten, die von ventral über einen minimal invasiven Zugang thorakoskopisch versorgt wurden, beschwerdeärmer sind als konventionell Thorakotomierte. Es sollten daher die Vorteile des variabel einzusetzenden Wirbelkörperersatzes und des minimalinvasiven Zugangsweges miteinander kombiniert werden. Hierfür wurde das Synex für den streng seitlichen Zugang der thorakoskopischen Technik modifiziert. Über eine Minithorakotomie von etwa 4 cm Länge wurde das Synex unter thorakoskopischer Kontrolle eingebracht und im Wirbeldefekt plaziert.

10.09.

14.30 – 16.00

Neuer Saal

Ergebnisse

Bisher wurden acht Patienten in dieser Operationstechnik behandelt, in keinem Fall kam es zu intra- oder postoperativen Komplikationen.

Schlußfolgerung

Mit der vorgestellten Operationstechnik steht für ein breites Spektrum von Verletzungen, posttraumatischen Fehlstellungen und Tumoren der Wirbelsäule ein Verfahren zur Verfügung, das alle Stabilisierungsmöglichkeiten des Wirbelkörperersatzes Synex™ ausnutzen kann und gleichzeitig alle Vorteile der geringeren Morbidität durch einen minimal invasiven Zugang bietet.

Das Management akuter Luxationen und komplexer Mehrbandverletzungen des Kniegelenkes

P. Hochstein (Ludwigshafen), T. Schmickal, P.A. Grützner, A. Wentzensen

Zielsetzung

Diagnostik und akute operative Behandlung schwerster kombinierter Kniebandverletzungen sollen dargestellt, alternative Möglichkeiten aufgezeigt werden.

Die Behandlung der Verletzungen des vorderen Kreuzbandes bzw. kombinierter Verletzungen unter Beteiligung der Seitenbänder ist weitgehend standarisiert. Uneinheitlich ist das Vorgehen bei komplexen Verletzungen unter Beteiligung beider Kreuzbänder und eines Seitenbandes bzw. bei Luxationen. Da die Verletzungshäufigkeit infolge vermehrter Rasanztraumen nicht unerheblich ist und zusätzlich durch eine verbesserte Primärdiagnostik solche Verletzungsmuster frühzeitig aufgedeckt werden, erscheint eine intensivere Beschäftigung mit dem Behandlungsregime erforderlich.

Ausgehend von den Erfahrungen mit der Versorgung dorso-lateraler oder dorso-medialer Bandverletzungen und den eher unbefriedigenden Ergebnissen nach verspäteter Rekonstruktion erscheint bei den Komplexverletzungen eine primäre Rekonstruktion des

10.09.

14.30 – 16.00

Neuer Saal

dorsalen Bandapparates sinnvoll, während das vordere Kreuzband ggf. sekundär stabilisiert werden kann. Vorgestellt wird die operative Behandlung der dorsalen Bandstrukturen durch transossäre Refixation unter Verwendung von Faden-Ankersystemen und Augmentation des hinteren Kreuzbandes. Mögliche Behandlungsalternativen werden angesprochen. Zusätzlich wird die sinnvolle bzw. erforderliche Diagnostik dargestellt.

Die Flexor hallucis longus – Ersatzplastik – ein Operationsverfahren bei langstreckigen Achillessehnendefekten

M. Amlang (Dresden), T. Albrecht, S. Rammelt, H. Zwipp

Zielsetzung

Darstellung der Indikation, der Operationstechnik und der Ergebnisse der Flexor hallucis longus – Ersatzplastik (FHL-Transfer) bei langstreckigen Achillessehnendefekten.

Material

Der FHL-Transfer wurde vom 1.1.1994 bis zum 31.12.99 bei 13 Patienten durchgeführt.

In 5 Fällen handelte es sich um auswärtig voroperierte Patienten, bei denen Sehnendefekte durch Reruptur der Achillessehne, Ruptur der Achillessehne nach Fersenspornabtragung oder Achillessehnenverlust nach postoperativer Infektion entstanden sind. Die Anzahl der Voroperationen bei diesen Patienten variierte von 1 bis 7 Operationen (i.M.2 Operationen) Zwei weitere Patienten hatten Sehnenheilungsstörungen nach konservativ - funktioneller Therapie. Ein Patient hatte einen veralteten, subperiostalen Abriß der Achillessehne. 4 Patienten erlitten eine Achillessehnenruptur mit schwerer Degeneration der Sehne bei Z.n. Glucocorticoidinjektion. Bei einem Patienten bestand eine vollständige Degeneration der Achillessehne durch eine Cholesteatose.

Methode

Die Patienten wurden prospektiv erfaßt und in einer Ultraschallspezialsprechstunde betreut. Die Diagnostik erfolgte mit einem 7,5 MHz-anular array (SMA SA, Fa. Toshiba).

Ergebnisse

Bei strenger Indikationsstellung mit sonographischisch gesicherter Defektbildung >/= 3cm und folgender OP-Technik ergaben sich 12 sehr gute und 1 befriedigendes Ergebnis.

Operation in Bauchlage. Präparation der FHL-Sehne exakt in der Medianlinie ventral der Achillessehne. Anschlingen der FHL-Sehne. Zweiter Zugang an der Fußinnenseite über dem Chiasma tendineum. Zugang zum Chiasma über dem M. adduktor hallucis. Präparation des N. plantaris medialis. Durchtrennung der FHL-Sehne und Durchflechtung des Stumpfes in die FDL-Sehne. Transossäre Befestigung des proximalen Stumpfes an den Calcaneus.

Es konnten keine Wundinfektionen, Rerupturen oder Sehnenheilungsstörungen beobachtet werden. Nur bei einer Patientin kam es zu einer Läsion des N. plantaris medialis, was zur oben beschriebenen Modifikation des Zugangs zum Chiasma tendineum Anlaß gab.

Schlußfolgerungen

Der FHL-Transfer bietet bei größeren Sehnendefekten gegenüber konventionellen Sehnenplastiken mehrere Vorteile:
- geringes Infektionsrisiko durch Verlagerung von gesundem Muskelgewebe in den Sehnendefekt,
- dynamische Sehnenplastik durch Insertion der FHL-Sehne an den Calcaneus,
- Defektüberbrückung durch gesundes Sehnengewebe,
- kein Funktionsverlust der Zehenbeugung.

Methode zur Optimierung der Vakuumversiegelung

T. Stein (Murnau), M. Militz, A. Zobel, T. Kern

Zielsetzung

Wegen der zu häufig auftretenden Probleme bei der Vakuumversiegelung und der unter anderem damit verbundenen zu niedrigen Patientenakzeptanz, haben wir nach Verbesserungsmöglichkeiten gesucht, nicht zuletzt um auch Wundbereiche in Problemzonen möglichst optimal verschließen zu können.

Material

Das entsprechende Verfahren wurde bei allen möglichen offenen Wunden im Rahmen programmierter Etappenlavagen angewandt.

Methoden

Die Modifizierungen, die wir in einem ca. 7-minütigen Video darstellen, betrafen hauptsächlich die Nahttechnik, die Wahl der Foliengröße, die Verwendung eines Hautklebers, sowie die Verwendung von Redondrainagen.

Ergebnisse

Bei den letzten 500 Vakuumversiegelungen hatten wir lediglich 4% Insuffizienzen im Sinne undichter Verhältnisse. Mit der erhaltenen Patientenmobilität verbesserte sich die Akzeptanz der Behandlung bei einem ohnehin schwierigen Klientel erheblich. Weiter konnten auch bisher schwer versorgbare Areale dicht verschlossen werden.

Schlußfolgerungen

Das modifizierte Verfahren hat zu einer deutlichen Verbesserung der Standardisierung in der Behandlung septischer Wunden und des Patientenkomforts geführt und ist mittlerweile Standard an unserer Klinik. Eine Ökonomisierung der Therapie, und auch der Kosten, chronisch infizierter Wunden aller Art war ein weiteres, gerade heutzutage nicht zu unterschätzendes, positives Ergebnis.

Montag, 11. September 2000
10:15 – 12:00 **Kuppelsaal**
Minimal-invasive Unfallchirurgie II

Vorstellung eines mikrochirurgischen Teleroboters

B. Krapohl (Lübeck), M. Siemionow, J. E. Zins, H.-G. Machens, B. Reichert, P. Mailänder

Zielsetzung

Wir testeten ein vom Jet Propulsion Laboratory der NASA, Pasadena, California, USA, für mikrochirurgische Operationen entwickelten Teleroboter (RAMS Workstation).

Material, Methoden, Ergebnisse

Technische Beschreibung der RAMS Workstation:
Das System besteht aus den folgenden Hauptbaugruppen: Der *Roboterarm* trägt das mikrochirurgische Greifinstrument, eine stumpfe *Pinzette*. Der Arm verfügt über sechs Gelenke, die jeweils Bewegungen in 2 Freiheitsgraden zulassen. Der Arm wird durch einen vom Mikrochirurgen geführten *Joystick* gesteuert. Über die *Steuereinheit* und den *Laptop Computer mit Maus* werden die Auslenkungen des Roboterarms und die Empfindlichkeit des Tremorfilters eingestellt.

Das Robotersystem wurde in den folgenden mikrochirurgischen Aufgaben evaluiert:

1. Entfernung eines Fremdkörpers
2. Entfernung eines intravaskulären Thrombus
3. Intravaskuläre Injektion
4. Einführen eines Gefäßkatheters
5. Mikrochirurgische Gefäßpräparation
6. Ligatur von Gefäßseitenästen
7. Mikrochirurgische Naht

In den Aufgaben 1. bis 4. ließ sich der Roboter sowohl als operierendes als auch assistierendes Instrument einsetzen. In den Aufgaben 5. bis 7. lag seine Funktion aufgrund der noch unausgeglichenen Rotation lediglich in der Assistenz. Vorteile des Systems sind die tremorfreie und präzise Steuerung, die insbesondere dann wichtig ist, wenn Gewebe oder Instrumente über längere Zeit gehalten werden müssen, sowie die Möglichkeit, einen Assistenten bei der mirkochirurgischen Operation zu ersetzen. Nachteile sind die 15minütige Aufwärmzeit des Systems, sein Platzbedarf und die noch unausgewogene Rotation der Spitze.

11.09.

10.15 – 12.00

Kuppelsaal

Schlußfolgerung

Der Roboter der RAMS Workstation kann die zweite Hand des Chirurgen ersetzen oder als 'dritte Hand des Operateurs' ohne Tremor und mit hoher Präzision fungieren.

Die navigierte Pedikelschraubenplazierung bei der Akutversorgung von Verletzungen der Wirbelsäule. Inakzeptabler Zeitverlust oder zusätzliche Sicherheit?

P.A. Grützner (Ludwigshafen), B. Vock, A. Wentzensen

Zielsetzung

Nutzen-Aufwandanalyse eines CT- und bildverstärkerbasierten Navigationsystems in der Versorgung akuter instabiler Verletzungen der Wirbelsäule.

Der Einsatz von Navigationssystemen bedeutet einen vermehrten apparativen, personellen und zeitlichen Aufwand. Der Einsatz eines CT-basierten optoelektronischen Navigationssystems konnte seit einigen Jahren bei elektiven Eingriffen an der Wirbelsäule erfolgreich gezeigt werden.

Material und Methoden

Zwischen Dezember 1998 und Januar 2000 haben wir bei 30 Patienten mit einer instabilen Verletzung der Wirbelsäule ein optoelektronisches Navigationssystem zum Einsatz gebracht und die Daten prospektiv erfaßt. Bei neurologischen Ausfällen erfolgte die Versorgung mit Entlastung des Spinalkanales innerhalb der ersten 4 Stunden nach Einlieferung. Die Navigation erfolgte in einem präoperativ angefertigtem Spiral-CT oder, seit Mai 1999 in einigen Fällen in intraoperativ gewonnenen C-Arm Bildern. Die Position der Instrumente (Pedikelahle, Pedikelprobe und Bohrer) sowie der Implantate (Schanzschraube, AO-Schraube) wurde intraoperativ in Echtzeit in die Bilddaten eingeblendet. Postoperativ erfolgte bei allen Patienten eine computertomografische Kontrolle der Pedikelschraubenplazierung.

Ergebnisse

In der Anfangsphase mußte bei 5 der 30 Patienten die Navigation aufgrund intraoperativer technischer Probleme abgebrochen werden. In einigen Fällen überschritt der Zeitaufwand das für den Patienten vertretbare Maß. Die Operationen wurden konventionell beendet. Ursachen waren die Handhabung beim Referenzieren und Bedienung des Systems mit einer deutlich festzustellenden Lernkurve. In der Praxis konnten bei dringlicher Indikation Zeiten unter 2 Stunden zwischen CT-Scan und

Abschluß der navigierten Pedikelschraubenplazierung realisiert werden. Der Nachteil des Zeitverlustes durch Referenzierung und navigierte Schraubenplazierung konnte mit zunehmender Erfahrung durch einen Zeitgewinn bei Einsparung von Durchleuchtungsdauer ausgeglichen werden. Die postoperative CT-Kontrolle zeigte in 91 der 100 navigierten Schrauben ideale Positionierungen. Die übrigen 9 zeigten Perforationen des Pedikel, teilweise verursacht durch ein Mißverhältnis von Pedikelweite und Dimension des Implantats. Neurologische Ausfälle durch die Pedikelschrauben wurden nicht beobachtet.

11.09.

10.15 – 12.00

Kuppelsaal

Schlußfolgerungen

In der akut traumatologischen Wirbelsäulenchirurgie ist ein Navigationssystem einsetzbar und kann die Präzision der Pedikelschraubenplazierung verbessern. Die Nachteile des vermehrten apparativen, personellen und logistischen Aufwandes werden durch eine Reduktion der Durchleuchtungszeiten und Verringerung der Fehlpositionierungen mehr als ausgeglichen.

Grenzen und Fehlerquellen der CT-basierten computerassistierten Navigation der Wirbelsäule und der ISG-Fuge

M. Arand (Ulm), E. Hartwig, L. Kinzl, F. Gebhard

Zielsetzung

Der Einsatz computergestützter Navigationssysteme (CAS) in der Wirbelsäulenchirurgie hat die Genauigkeit der Plazierung von Pedikelschrauben erhöht. Im Rahmen der von uns durchgeführten prospektiven Untersuchung werden die möglichen Fehlerquellen der spinalen Navigation und deren Inzidenz aufgezeigt.

Material und Methoden

In unserer Abteilung wird seit Juli 1999 ein CAS System (Surgigateâ) routinemäßig bei dorsalen Instrumentationen der Wirbelsäule und der ISG-Fuge eingesetzt. Operationsindikationen wurden gestellt bei traumatischen und degenerativen Erkrankungen sowie Neoplasien. Alle Abläufe wie Datenakquisition und Übertragung, Planung und intraoperative Performance wurden exakt protokolliert. Weiterhin wurde dokumentiert die subjektive Einschätzung des Chirurgen beim Handling des Systems und es erfolgte retrospektiv eine Problemanalyse aller Fälle ("history mode"). Zur Objektivierung der Implantatlage erhielt jeder Patient postoperativ ein CT.

Ergebnisse

Bisher wurden bei 21 Patienten computernavigierte Eingriffe vorgenommen, 19 spinale (2 HWS, 7 BWS, 10 LWS) und 2 an der ISG-Fuge. Die Gesamtzahl der navigierten Implantate lag bei n=70. Bei der Datenakquisition war auf eine exakte Einhaltung der eingestellten CT-Parameter zu achten, ansonsten waren die Daten nicht verwertbar (n=3). Die Bildqualität reduziert sich bei nicht ausreichender Fokussierung der Wirbelsäule und durch Artefakte (n=3). Die Anzahl von 250 CT-Schichten konnte aufgrund der Rechnerkapazität nicht überschritten werden. Längerstreckige Montagen waren somit limitiert. Bei einer Mitübertragung von CT-immanenten Daten (z.B.: scout) konnten keine 3-D-Rekonstruktionen erstellt werden (n=1). Bei der präoperativen Planung liegt eine wesentliche Gefahrenquelle in einer inkorrekten Dichteregulierung des Wirbels bei der Segmentierung. In diesem Fall sind u.U. inkorrekte Matchingergebnisse zu erwarten, welche zu Fehlinstrumentationen führen (n=2). Intraoperativ stehen lagerungstechnische Probleme mit unzureichender Sichtbarkeit der Infrarotdioden und frakturierte Dornfortsätze auf denen die Referenzbasis nicht zu fixieren war (n=2) im Vordergrund. Die wesentlichste Fehlerquelle war die unzureichende Genauigkeit beim Matching (n=3).

Die Plazierung der Pedikelschrauben zeigte eine hohe Genauigkeit, wobei der Zeitbedarf der spinalen Navigation durch präoperativen Datentransfer und Planung im Durchschnitt mit zusätzlich 60 Minuten zu veranschlagen war.

Schlußfolgerung

Der Gebrauch eines CAS Systems an der Wirbelsäule kann die Genauigkeit der Pedikelschraubenplazierung erhöhen. Voraussetzung hierfür ist die Integration aller verschiedenen Arbeitsprozesse durch den Operateur sowie eine exakte Referenzierung und eine ungestörte Fixation der Referenzierungsbasis an den zu navigierenden Wirbel. Die gesamte Bildverstärkerzeit reduziert sich mit dem Verfahren drastisch.

Perkutane Schraubenosteosynthese am Becken – Testung der C-Arm Navigation an Modell und Präparat

B. König (Berlin), U. Stöckle, A. Würzburg, D. Grohe, N.P. Haas

Zielsetzung

Problem: Perkutane Schraubenosteosynthesen instabiler Beckenverletzungen sind technisch anspruchsvoll. Bei geringerer Invasivität sollten sie Verfahren mit ausgedehnten Zugängen vorgezogen werden. Stabilisierungen unter C-Arm-Kontrolle erfordern eine erhebliche Durchleuchtungszeit durch wiederholte Projektionswechsel. Bei CT-gesteuerten Verfahren ist das Matching aufwendig, Repositionsmanöver erfordern das CT im OP.

Ziel: Erprobung der C-Arm-gestützter Navigation beispielhaft am Becken zur Reduktion der Durchleuchtungszeit und Erhöhung der Präzision. Teil 1 erfolgte am Beckenmodell und Teil 2 am Präparat.

11.09.

10.15 – 12.00

Kuppelsaal

Material

Mit einem herkömmlichen C-Arm wurden die zur Navigation erforderlichen Projektionen aufgenommen und durch ein Navigationssystem (für Teil 1 von Medivision und für Teil 2 von Sofamor Danek) intraoperativ simultan mit der Darstellung der Instrumente wiedergegeben.

Methoden

Teil 1: An 6 Beckenmodellen wurden folgende fünf Schraubenpositionen beiderseits besetzt: Vorderer Pfeiler, hinterer Pfeiler, Ilium-Schraube, SI-Schraube in S1 und SI-Schraube in S2. Die bei diesen 60 Verschraubungen jeweils 3 bis 4 für geeignet gefundenen C-Arm Projektionen wurden standardisiert in Teil 2 zum Einbringen der Schrauben an den selben Lokalisationen am Präparat verwendet.

Teil 2: An 3 Humanpräparaten wurden 19 Schrauben in 5 Positionen eingebracht: 4 vordere Pfeiler-, 1 hintere Pfeiler- und 2 Ilium-Schrauben, 6 SI-Schrauben in S1 und 6 in S2. Die Positionierung der Schrauben wurde mit Röntgen, CT und Dissektion kontrolliert. Strahlungszeit und -dosis wurden ausgewertet.

Ergebnisse

Teil 1: Die durchschnittliche Bildwandlerzeit betrug 6 Sekunden/Verschraubung. In 51 von 60 Verschraubungen (85%) fand sich eine korrekte Positionierung. In 5 Fällen lagen geringe Abweichungen vor ohne Cortikalisdurchbruch, 4 mal wurde die Cortikalis durchbrochen oder wäre die Bandscheibe L5/S1 verletzt worden.

Teil 2: 15/19 Schrauben (79%) lagen optimal, 2 Schrauben grenzwertig und 2 Schrauben waren fehlplaziert: 1 im hinteren Pfeiler zu nahe am Acetabulum mit Verletzung des Knorpels, 1 SI Schraube zu dorsal in S2. Die durchschnittliche C-Arm-Zeit betrug weniger als 2 min/Schraube.

Schlußfolgerung

C-Arm-Navigation ermöglicht eine exakte Schraubenplazierung am Becken bei Reduktion der Strahlendosis. Durch natürliche Variationen der Anatomie sind am Präparat höhere Durchleuchtungszeiten als am Modell erforderlich, welche jedoch deutlich unter denen der herkömmlichen Verfahren liegen. Die Genauigkeit der Navigationssysteme ist ausreichend. Voraussetzung für die sichere Navigation ist die exakte Darstellung wichtiger anatomischer Strukturen in standardisierten C-Arm-Projektionen. Bei weiter verbesserter Darstellungsqualität ist ein erfolgreicher klinischer Einsatz mit breitem Indikationspektrum zu erwarten.

11.09.

10.15 – 12.00

Kuppelsaal

Computergestütztes Operieren am Becken – Modellversuch Fixateur externe-Anlage

W. Schnell (Kiel), M. Müller, T. Hüfner, H.-J. Egbers

Zielsetzung

Weiterentwicklung der computergestützten Positionierung von Implantaten und Übertragung auf das Modell Becken. Es sollte gezeigt werden, ob es möglich ist, über minimalinvasive Zugänge mit Hilfe von Navigationssystemen Schanz-Schrauben supraacetabulär so zu plazieren, dass ohne röntgenbildgebende Verfahren eine sichere Verankerung möglich ist.

Material

Es wurden 9 Beckenmodelle in dieser Pilotstudie verwendet. Als Navigationssystem diente SurgiGATE der Firma Stratec Medical. Als Kamera- und Systemeinheit wurde die OPTOTRAK 3020 verwendet. Sie erlaubt die Verfolgung bis zu 256 Markern mit einer Frequenz von bis zu 3500Hertz pro Marker. Eine RMS-Genauigkeit von 0,1mm bei einer Auflösung von 0,01mm garantieren eine Genaubestimmung der Instrumentenposition. Ein Sun-Computer dient zur Steuerung einer Kamera, zur Verwaltung von Instrumenten und zum Ablauf spezieller Softwareprogramme. Als Basissoftware wurde das sogenannte SurgiGATE Basismodul verwendet.

Methoden

Von den 9 Beckenmodellen wurden computertomographische Rohdaten erhoben. Die Beckenmodelle wurden mit einem Sichtschutz versehen und an einer speziell gefertigten Halterung fixiert. Über ein Mapping erfolgte die exakte Lokalisation der Modelle durch das Navigationssystem. Die Plazierung der Implantate wurde postoperativ computertomographisch überprüft.

Ergebnisse

Mit Hilfe von zuvor kalibrierten Bohrern wurden die Kunststoffbecken supraacetabulär aufgebohrt. Danach erfolgte die Plazierung von 2 je 180mm langen Titan-Schanz-Schrauben supraacetabulär zur Anlage eines Fixateur externe entsprechend der präoperativen Planung mit visueller Kontrolle auf dem Monitor.

Makroskopisch kam es zu keinem Fehlversuch. Das präoperativ markierte Zielgebiet wurde jeweils getroffen. Postoperativ durchgeführte Computertomographien bestätigten die korrekte Lage der Pins. Die Abweichung der Pins von der primär markierten Region betrug weniger als 1mm.

11.09.

10.15 – 12.00

Kuppelsaal

Schlußfolgerungen

1. Mit Hilfe von Navigationssystemen können die invasiven Zugänge zur Versorgung der komplexen Becken- und Acetabulumfrakturen reduziert werden.
2. Schanz-Schrauben können, supraacetabulär eingebracht, exakt plaziert werden, ohne Zuhilfenahme von Bildwandlertechnik (Reduktion von Röntgenbelastung).
3. Eine exakte Reposition der Frakturen scheint möglich.
4. Durch eine Weiterentwicklung der Software ist die minimal-invasive Plazierung von sogenannten „Kriechschrauben" im Bereich der Beckenchirurgie möglich.

Komplikationen bei Roboter gestütztem Hüftgelenkersatz

L. Herold (Hannover), S. Decker

Zielsetzung

Es soll eine vergleichende Aussage über die perioperative Komplikationsrate bei Roboter gestütztem versus konventionellem Hüftgelenkersatz gemacht werden.

Material

Im Zeitraum von 7/96–3/98 wurden die perioperativen Komplikationen des eigenen Patientengutes (n=300) prospektiv erfaßt und statistisch aufbereitet.

Methode

Sämtliche Patienten wurden nach Ablauf von 12 Monaten einbestellt. Über 90% der Patienten konnten befragt und untersucht werden. Die dabei gewonnenen Erkenntnisse wurden statistisch ausgewertet und mit Angaben aus der Literatur zu Komplikationsraten bei konventionell durchgeführtem totalendoprothetischen Hüftgelenkersatz verglichen.

Ergebnisse

Die Umsteigerate aus verschiedenen Gründen lag bei 1,5%. In keinem Fall zwangen technischen Pannen des Systems selbst zur Änderung des geplanten Vorgehens.

Im Zusammenhang mit der anfangs verwendeten Geradschaftprothese und der kompromißlosen planungsgemäßen Positionierung des Prothesenschaftes in beiden Ebenen war in der Anfangszeit in einigen Fällen in Abhängigkeit von den individuellen anatomischen Besonderheiten ein relativ hoher Knochenverlust am

11.09.

10.15 – 12.00

Kuppelsaal

Trochanter major und fallweise eine Schädigung der Glutealmuskulatur mit dem Ergebnis eines klinisch relevanten Trendelenburg Hinkens zu verzeichnen. Seit der Implantation eines anatomischen Schaftes in der weit überwiegenden Anzahl der Fälle ist diese Komplikation nicht mehr aufgetreten. Anderweitige relevante Muskelschädigungen sind nicht zu verzeichnen gewesen. Zeitgleich mit der Reduzierung der erforderlichen Anzahl von Orientierungsschrauben bis hin zur Einführung des pinless Verfahrens war ein fast vollständiges Verschwinden der anfänglichen Kniegelenkproblematik festzustellen. Die allgemeine Komplikationsrate ist bei den computergestützten Operationen erwartungsgemäß etwa gleich hoch wie beim konventionellen Vorgehen. Frakturen und Fissuren treten im Zusammenhang mit der Schaftpräparation nicht auf. Wir konnten keine thromboembolischen Ereignisse im zeitlichen Umfeld der Operation feststellen. Eine Häufung neurologischer Komplikationen konnte ausgeschlossen werden. Die statistisch signifikant verlängerte Operationszeit führt nicht zu einem nachweisbaren Anstieg der Infektionsrate. Geringfügige Abweichungen der Fräsbahn in Einzelfällen waren auf Anwendungsfehler zurückzuführen und stehen in keinem Verhältnis zur Rate fehlplazierter Schäfte bei konventionellem Vorgehen.

Schlußfolgerung

Eine signifikanter Anstieg der perioperativen Komplikationsrate bei robotergestützter versus konventioneller Implantation zementfreier Endoprothesenschäfte ist nicht festzustellen. Bestimmte typische Komplikationen (Schaftfraktur, Thromboembolie, Implantatfehllage) treten seltener bei Roboterunterstützung auf.

Vergleich konventionell und navigiert implantierter Kniegelenksoberflächenprothesen

F. Thielemann (VS-Schwenningen), T. Noll

Zielsetzung

Die Standzeit einer Knieoberflächenprothese hängt neben anderen Faktoren wesentlich von der Wiederherstellung der Achsenverhältnisse durch das korrekte Implantieren der Prothese ab. Dabei müssen auch prothesentypische Merkmale, wie der Slope und die tibiale Resektionshöhe beachtet werden. Mit der vorliegenden Untersuchung soll geklärt werden, ob die Ergebnisse der konventionellen Implantationstechnik hinsichtlich der Achsausrichtung der Prothese und der Beachtung prothesentypischer Merkmale durch die Benutzung einer funktionellen Navigation (Orthopilot, Fa Aesculap) verbessert werden können.

Material und Methoden

11.09.

10.15 – 12.00

Kuppelsaal

Von den im Jahre 1999 implantierten 124 Knieoberflächenprothesen wurden 90 in eine prospektive Studie eingeschlossen. Als Endoprothesenmodell wurde die Search Endoprothese der Fa. Aesculap verwendet. Bei 30 Patienten erfolgte die Implantation in konventioneller Technik mit intramedullärer femoraler und extramedullärer tibialer Ausrichtung der Prothesenteile. Bei 60 Patienten wurde die Implantation der Prothesenteile mit der funktionellen Navigation durchgeführt. Dabei werden funktionell die Beinachse und die Kniegelenksebene bestimmt und die Resektionsebenen des Knochens werden durch navigierte Ausrichtung in Relation zu dieser Ebene festgelegt.

Die Stellung der Implantate wurde durch Röntgenaufnahmen des Kniegelenkes in 2 Ebenen und belastete Ganzbeinaufnahmen festgestellt. Daneben wurden weitere Parameter wie OP-Zeit und Komplikationen bis zur 6. p.o. Woche erfasst. Es erfolgte eine anschließende statistische Auswertung, wobei der t-Test zur Feststellung signifikanter Unterschiede angewendet wurde.

Ergebnisse

Es fanden sich bei der Auswertung der Ausrichtung der Beinachsen und der Prothesenteile signifikante Unterschiede. Die Ausrichtung der Beinachsen wurde durch die Navigation wesentlich verbessert. Die Abweichung der Traglinie vom Idealwert betrug im Mittel 4mm bei der Navigation gegenüber 9mm bei konventionell implantierten Prothesen. Die Kniegelenksebene wurde bei der Navigation im Mittel mit einer Abweichung von 1 Grad gegenüber von 3 Grad bei konventionell implantierten Knieprothesen wiederhergestellt. Der Slope der Tibia wurde bei der Navigation korrekt eingestellt während bei konventionellen Prothesen ein posterior Slope von 3 Grad im Mittel gefunden wurde.

Die OP Zeit wurde signifikant von 78 auf 94 Minuten verlängert. Hinsichtlich der Gruppenzusammensetzungen und der übrigen erhobenen Parametern einschließlich der Komplikationen fanden sich keine signifikanten Unterschiede.

Schlußfolgerung

Durch den Einsatz der funktionellen Navigation bei der Implantation von Knieoberflächenprothesen lassen sich die Ergebnisse des Alignements signifikant ($p<0.5$) verbessern: Dazu ist nur ein gering erhöhter Zeitaufwand bei der Operation nötig. Eine erhöhte Komplikationsrate ist nicht zu vermerken. Diese Verbesserung kann sich in einer Verlängerung der Standzeit der Knieprothesen niederschlagen.

11.09.

10.15 – 12.00

Kuppelsaal

Technik und Ergebnisse computernavigierter Knieprothesenimplantation mit dem Orthopilot

H. Kiefer (Bünde), D. Langemeyer, U. Schmerwitz

Zielsetzung

Eine gerade Beinachse ist Voraussetzung für eine lange Haltbarkeit von Knieprothesen. Die visuelle Kontrolle von Resektionstechnik und Implantation läßt korrekte Achsen jedoch nicht immer erreichen. Mit der Computernavigation besteht die Möglichkeit zur wesentlichen Präzisionsverbesserung.

Material

Das OrthoPilot-System besteht in einem High-End-Instrumentarium für das Search-Evolution-Knieprothesensystem, einem Infrarot(IR)-Stereokamerasystem, IR-Sendern, einer Computerworkstation und einem Softwaremodul „Knieendoprothetik". Mit 2 Kameras werden Relativbewegungen von IR-Sendern aufgezeichnet, die an Schrauben an Beckenkamm, distalem Femur und proximaler Tibia sowie epicutan am Sprunggelenk appliziert wurden. Mit dem Computerprogramm werden die Gelenkmittelpunkte und daraus die mechanische „Ist-Achse" berechnet. Die Sägeschablonen werden ebenfalls mit Sendern bestückt und in ihrer Ausrichtung solange variiert, bis die grafische Bildschirmdarstellung die mechanisch gerade „Soll-Achse" anzeigt. Nach Fixierung der Sägelehren kann manuell reseziert und implantiert werden.

Methoden

In einer prospektiven, kontrollierten Studie wurden 40 Patienten bicondyläre Knieprothesen Typ Search mittels CT-freier computergestützter Navigation (OrthoPilot = O-Gruppe) implantiert und mit 20 konventionell Operierten (K-Gruppe) verglichen. Auswertungskriterien nach 3 und 6 Monaten waren die mechanische Achsabweichung in beiden Ebenen anhand klinischer und radiologischer Dokumentation einschließlich Einbein-Stand-Aufnahmen, die Veränderung der Operationszeit sowie die Lernkurve.

Ergebnisse

Die OP-Zeit verlängerte sich durch die Navigation um durchschnittlich 15 min. Die mechanische Achse wies in der Frontalebene eine Abweichung in der O-Gruppe von durchschnittlich + 5,1° (Varus) +/- 10,3°, bei den Kontrollen von 5,1° +/- 9,5° auf. Postop. war sie in der O-Gruppe auf 0,03° +/- 2,5° gegenüber 1,4° +/- 3,9° in der K-Gruppe reduziert. Der sagittale Winkel zwischen tibialem Schnitt und Schaftachse betrug 90,2° +/- 1,5° in der O-Gruppe, wobei 90% weniger als 2° Achsabweichung zeigten. In der K-Gruppe betrug dieser Winkel 89° +/- 1,9° mit 75% Achsenfehler unter 2°. Auch für die anderen gemessenen Winkel in beiden Strahlengängen war der Unterschied zwischen beiden Gruppen signifikant. Zweimal mußte wegen Schraubenlockerung intraoperativ die Navigation abgebrochen und konventionell weiter operiert werden, eine vergessene Schraube wurde über Stichinzision entfernt. Weitere spezifische Komplikationen traten nicht auf.

Schlußfolgerung

Mit dem computergestützten Navigationssystem OrthoPilot läßt sich eine exakte Achsenausrichtung in beiden Ebenen erreichen, wobei die Gauss'sche Verteilungskurve für die Achspräzision signifikant schmaler wird. Intraoperativ ist eine präzise Überprüfung der Bandspannung möglich. Der operative Zeitmehraufwand von 15 min ist bei CT-freier Anwendung durch die höhere Präzision gerechtfertigt, spezifische Komplikationen sind selten und beherrschbar.

Montag, 11. September 2000
10:15 – 12:00 **Glashalle**

Experimentelle Unfallchirurgie II

11.09.
10.15 – 12.00
Glashalle

Experimental sudy of non-invasive external compression of unstable pelvi utilizing a pelvic girdle

F. Baumgaertel (Koblenz), M. Wilke, J. Henkel

Experimental Study of Non-invasive External Compression of Unstable Cadaveric Pelvi Utilizing a Pelvic Girdle

Purpose

The purpose of this study was to define effects of a pelvic girdle equiped with three inflatable chambers as a non-invasive means of archieving pelvic ring stability though compression of gluteal and suprapubic soft tissues, therefor possibly retarding intrapelvic hemorrhage.

11.09.

10.15 – 12.00

Glashalle

Materials and Methods

On ten intact human cadavers (6 m, 4 f, ave.age 73,5, ave. wt. 76,2kg) radiographically documented, Tile Type C pelvic instabilities (transsymphyseal and transsacral) were produced. A 25cm wide, non-elastic pelvic girdle with three adjustable pneumatic chambers (2 gluteal, 1 suprapubic) was placed around the pelvis and secured. Inflation of the chambers to 100mmHg resulted in three-point compression of soft tissues and pelvis, closing fracture dislocations and rendering the pelvis stable. Suprapubic, intragluteal and infrainguinal compartement pressures were monitored and compression strength in the instability gaps measured. A.-p. pelvis radiographs documented the compression function of the girdle. On ten volunteer medical students, the effect of wearing the inflated girdle for two hours at 100mmHg were observed in regard to neurological (paresthesia), vascular (peripheral pulse) and soft tissue (pressure areas) disorders.

Results

Inflation pressures of 50mmHg in all three chambers resulted in closing of transsacral gap from ave. 20mm to ave. 9mm and closing of the transsymphyseal gap from ave. 35mm to ave. 6mm radiographically. Pressures of 100mmHg resulted in gap closures of ave. 5mm and under 5mm respectively. Direct pressures exerted were: posteriorly ave. 28mmHg, anteriorly ave. 110mmHg (max. 180mmHg). Compartment measurements: gluteal 30–35mmHg (max. 51), suprapubic 3-19mmHg infrainguinal 7-17mmHg. Two-hour inflation of all chambers to 100mmHg resulted in transient paraesthesias related to pressure on the lat. cut. femoral nerve in two cases. No other detrimental effects were observed.

Conclusion

Agreement exists as to the effects of external compression utilizing percutaneous means (pelvic clamps, external fixation) toward controlling hemorrhage in pelvic trauma. Pelvic clamps require ER facilities, conventional PASG's have no proven efficacy in respect to specific pelvic compression. The results of this experimental study demonstrate that application of external pressure, distributed to the posterior and anterior soft tissues of the pelvis, will indirectly exert a stabilizing force on the osseous pelvis. Secondly, exerting blunt large area pressure to the gluteal and suprapubic regions, unstable hemipelvi can be prevented from collapsing inward while intrapelvic organs are displaced posteriorly, theoretically acting as a tamponade. The data suggest that the method may retard bleeding, is non-invasive and may be applied by para-medics.

Biomechanische Testung cervikaler Cages in vitro

F. Kandziora (Berlin), R. Pflugmacher, J. Schäfer, T. Mittlmeier

11.09.

10.15 – 12.00

Glashalle

Zielsetzung

Intervertebrale Implantate, sog. Cages, zeigen an der LWS gute klinische Resultate. Für cervikale Cages liegen derzeit keine biomechanischen Daten vor. Ziel dieser Untersuchung war es, die biomechanischen Eigenschaften cervikaler Cages in einem knochendichte-unabhängigem Modell in vitro zu evaluieren.

Material

72 Bewegungssegmente C2-C5 von 2 Jahre alten weiblichen Merino Schafen wurden verwendet. Die Halswirbelsäulen wurden randomisiert in folgende Gruppen unterteilt (n = 8): (1) Nativ, (2) autologer Knochenspan, (3) zwei Titan Schrauben (Novus TI-Ti, Sofamor Danek) (4) zwei Titan Schraubens (BAK-C, Sulzer Orthopedics), (5) eine Titan Schraube (BAK-C, Sulzer Orthopedics), (6) Carbon Box (Novus CSRC, Sofamor Danek), (7) Titan Box (Syncage, Synthes), (8) Titan-mesh Zylinder (Harms-Cage, DePuy Acromed), (9) Titan Zylinder (MSD, Ulrich).

Methoden

C2 und C5 wurden in PMMA eingebettet und mit Hilfe einer Materialprüfmaschiene, incl. Mess- und Analysesoftware, und einem optischen Messystem in den Bewegungsrichtungen Flexion/Extension, axialer Rotation, Seitneigung und axialer Kompression getestet. Der Bewegungsumfang und die Steifigkeiten wurden ermittelt. Maximale Kommpressionskraft, Kommpressionskraft bei 3mm Dislokation, Versagensmodus und Sinterungsverhalten der Cages wurden bestimmt. Außerdem wurde das Volumen der Cages ermittelt.

Ergebnisse

Die Implantation eines cervikalen Cages führt zu einer Reduktion des Bewegungsumfangs sowie zu einer Erhöhung der Steifigkeit im Vergleich zum nativen und mit Beckenkammspan stabilisierten Bewegungssegment. Die Cages mit Zylinder-Design zeigen die größte Reduktion des Bewegungsumfangs, wohingegen die Cages mit Schrauben-Design die größten axialen Rotationsbewegungen durchlaufen. Signifikante Unterschiede der Cage-Materialien und -Designe ergaben sich hieraus jedoch nicht. Bei der volumenbezogenen Steifigkeit der Implantate zeigten die Cages mit Zylinder-Design signifikant bessere Ergebnisse als die anderen getesteten Implantate. Die maximale axiale Kompressionskraft aller Cages war signifikant geringer als die des nativen Bewegungssegmentes. In der Carbon-Box-Gruppe kam es bei einem Implantat zum Materialbruch. Bei den restlichen Implantaten versagte der Knochen. Die Sinterung der Cages mit Zylinderdesign war im Durchschnitt größer als bei den anderen Cage-Designs und abhängig von der Auflagefläche, jedoch ohne statistische Signifikanz.

Schlußfolgerung

Cages mit Zylinder-Design weisen die beste Volumen-Steifigkeit Relation auf. Demzufolge ist bei diesen Implantaten eine verbesserte Sekundärstabilität bei im Vergleich zu anderen Implantaten gleicher Primärstabilität zu erwarten. Das Design der getesteten cervikalen Cages hatte keinen Einfluß auf die axialen Kompressionseigenschaften. Cages mit Zylinderdesign tendieren jedoch zu einer verstärkten Sinterung.

Die Biomechanik des Wirbelkörperersatzes mit Synex™ nach ventraler oder dorsaler Stabilisierung an der thorakolumbalen Wirbelsäule

C. Knop (Hannover), U. Lange, L. Bastian, M. Blauth

Vorstellung eines neuen Wirbelkörperersatz-Implantates aus Titan (Synex™, Stratec Medical) zum Einsatz nach (Teil-) Korporektomie an der thorakolumb. Wirbelsäule (Fraktur, Fehlstellung, Tumor). Synex™ wird bei Implantation interkorp. distrahiert, dadurch ideale Plazierung und fester Sitz. Gefahr sekund. Dislokation/Korrekturverlust minimiert.

Zielsetzung

Vergleich Synex™ vs. Harmskorb (MOSS™) in 2 biomech. Tests, um Einsinkverhalten an Grenzfläche Implantat-Wirbelkörper und Bewegungsverhalten unterschiedlich stabilisierter Wirbelsäulensegmente zu untersuchen.

Material und Methode

Test A: 12 humane Wirbelkörperpräparate (L1), Paarbildung (matched pairs, je 6) nach Knochendichtebestimmung (BMD) mittels DE-QCT. Axiale Kompression der Deckplatte (v=5mm/min) mit Synex™ (22 x 28mm) oder MOSS™ (Gr. 3; 22 x 28mm, eingesetzter Ring) in Prüfmaschine bis Deckplatteneinbruch, kontin. Kraft-/Weg-Messung, Gruppenvergleich (Mann-Wh.-Test).

Test B: An 12 humanen Wirbelsäulenpräparaten Bewegungsanalyse der Segmente T12-L2 (3 Zyklen, reine Momente 0-7,5Nm) für Flexion/Extension, Rotation, Seitneigen li/re im Simulator. Messung von Bewegungsumfang (ROM), Elast. Zone (EZ), Neutr.

Zone (NZ) mit Motion-Tracker. Nach Korporektomie L1 Instrumentierung mit Universal Spine System™ (USS™) oder Ventrofix™, Wirbelkörperersatz mit Synex™ oder MOSS™. Folgende Kombinationen: 1) Nativ, 2) USS™+Synex™, 3) USS™+MOSS™, 4) Ventrofix™+Synex™, 5) Ventrofix™+MOSS™ (Reihenfolge random.). Vergleich von ROM, NZ und EZ (T-Test).

Ergebnisse

Test A: Maximalkraft (F_{max}) mit Synex™ tendenz. höher (3396N vs. 2719N; nicht sign.). Strecke bis zum Erreichen von F_{max} mit Synex™ sign. kürzer (2,9mm vs. 5,8mm; $p<0{,}001$). Kompressionskraft nach 1mm, 1,5mm und 2mm doppelt so groß mit Synex™ ($p<0{,}05$). Sign. Korrelation ($R=0{,}89$) zwischen F_{max} und BMD ($p<0{,}001$).

Test B: Für Flexion konnte mit USS™ eine sign. größere Stabilität im Vergleich zu Ventrofix™ und zur nativen Wirbelsäule erzielt werden. Im Vergleich zu MOSS™ konnte mit Synex™ in Kombination mit USS™ für Extension, Seitneigung und Rotation eine sign. ($p<0{,}03$) größere Stabilität der Montage und für Flexion ein Trend ($p=0{,}066$) zugunsten größerer Stabilität nachgewiesen werden. Für die Rotation konnte mit keiner Implantatkombination die Stabilität der nativen Wirbelsäule erreicht werden. In Kombination mit USS™ war nach Wirbelkörperersatz durch MOSS™ ein "3. Eingriff" zum dorsalen Nachspannen des Fixateurs erforderlich.

Schlußfolgerungen

Die dorsale Stabilisierung ist der rein ventralen biomechanisch überlegen. Synex™ ist mindestens ebenso gut als Wirbelkörperersatz wie der Harmskorb geeignet. Die für mehrere Bewegungsrichtungen nachgewiesene höhere Stabilität läßt vermuten, daß mit Synex™ auch in vivo eine rigidere Konstruktion mit geringerer Gefahr von Dislokation, Korrekturverlust oder Fehlstellung zu erzielen ist. Mit Synex™ konnte eine bessere interkorp. Verspannung erreicht werden. Ein nachträgliches Nachspannen des Fixateurs (wie bei MOSS™) entfällt.

Steifigkeit der Sehnenfixation bei VKB-Ersatzplastiken mit Patella- und Semitendinosussehne bei submaximaler zyklischer Belastung. Eine experimentelle RSA (Röntgen-Stereometrie-Analyse) Studie

F. Adam (Homburg/Saar), D. Pape, O. Steimer, S. Rupp

Zielsetzung

Zur Bestimmung der Haltekräfte bei der VKB-Ersatzplastik werden häufig nur Ausreißversuche durchgeführt. Ziel der experimentellen Studie war es, mit Hilfe der RSA

11.09.

10.15 – 12.00

Glashalle

Relativbewegungen zwischen Transplantat und Bohrtunnel unter submaximaler Last zu erfassen. Hierbei sollte insbesondere die direkte Verschraubung von Hamstring-Sehnen mit der BPTB Knochenblockverschraubung verglichen werden.

Material/Methode

In 10 Schweinetibiae wurde in outside-in Technik ein Patellasehnendrittel mittels IFS fixiert. Die Verschraubung des 10*25mm Knochenblocks erfolgte abwechselnd mit 7*25mm Titan- oder Polylactidschrauben. In 5 Tibiae wurde ein 4-fach Hamstringtransplantat direkt durch eine 7*25mm Polylactidschraube fixiert. Die Hamstringsehne wurde mit Polyesterfäden mit einer Baseball-Nahttechnik präpariert. Knochenblock, Sehne, Schraube und Tibia wurden mit RSA-Markern versehen. Die Zugbelastung wurde in Schritten von 50N bis zum Versagen des Systemes gesteigert. Nach jedem Schritt erfolgte die vollständige Entlastung zur Erfassung der plastischen Deformierung. Mittels der RSA wurden die Relativbewegungen von Knochenblöckchen und Schraube in Relation zur Tibia bestimmt.

Ergebnisse

Die direkte Sehnenverschraubung zeigte eine deutlich geringere lineare Steifigkeit (∅ 403N/mm) als die Verschraubung des Patellarsehnenblöckchens (∅ 3500N/mm). Die maximalen Haltekraft war ebenfalls geringer (492N versus 657 N). Bei der BPTB Verschraubung fanden sich zwischen Polylactid- und Titanschraube keine signifikanten Unterschiede. Unabhängig vom untersuchten Transplantat betrug die Migration der Interferenzschrauben bis zum Versagen der Fixation ∅ 0,12mm (0,07-0,39mm) Bedingt durch die geringere lineare Steifigkeit der direkten Sehnenverschraubung kam es bereits bei ∅ 82N Zuglast zu einer plastischen Deformierung des Systemes mit einer Migration der verschraubten Sehne in Zugrichtung. Die Fließgrenze der Patellarsehnenverschraubung lag mit ∅ 428N deutlich höher. Bei submaximaler Belastung mit ¾ der maximalen Haltekraft fand sich bei der Patellarsehnenverschraubung eine Migration von ∅ 0,32mm, versus ∅ 2,57mm für die direkte Sehnenverschraubung, in Zugrichtung.

Schlußfolgerungen

Die direkte Interferenzverschraubung der 4-fach Hamstring-Sehne zeigte im Vergleich zur IFS des Patellarsehnenblöckchens eine geringe lineare Steifigkeit. Hierdurch kann es bereits bei physiologischer Last zu einer Migration in Zugrichtung und damit zu einer Lockerung des Sehnentransplantates kommen.

Die intrinsische Stabilität des Glenohumeralgelenkes

A.M. Halder (Birkenwerder), M.E. Zobitz, L. Berglund, K.N. An

11.09.

10.15 – 12.00

Glashalle

Zielsetzung

Obwohl das Glenohumeralgelenk das größte Bewegungsausmaß aller Gelenke hat, bleibt der Humeruskopf bei allen Bewegungen zentriert und das Gelenk zeigt die Kinematik eines Kugelgelenkes. Die zugrundeliegende intrinsische Stabilität wird durch die Kompression des konvexen Humeruskopfes in das konkave Glenoid bewirkt. In den Gelenkendstellungen erfolgt die Kompression durch den Kapselbandappart, in den Gelenkmittelstellungen durch die Rotatorenmanschettenmuskeln. Ziel der vorliegenden Studie war es, die intrinsische Stabilität des Glenohumeralgelenkes mit präzise kontrollierten Translationswegen und Kompressionskräften zu messen, wobei selektiv die Interaktion zwischen Humeruskopf und Glenoid untersucht werden sollte.

Material und Methoden

Das Glenoid von 10 zuvor tiefgefrorenen Kadaverschultern wurde dazu horizontal auf einen Sechs-Komponenten-Druckkraftmesser montiert. Der Humerus wurde oberhalb des Glenoids fixiert auf einem leichtgängigen Schlitten, der in vertikaler Richtung frei beweglich war und dessen Translationen mit einem linearen Potentiometer gemessen wurden. Ausgehend von der zentrierten Position verschob eine computergesteuerte, motorisierte Plattform den Druckkraftmesser mit dem Glenoid unterhalb des Humeruskopfes in acht verschiedene Richtungen. Axiale Kompressionskräfte von 20, 40 und 60N wurden appliziert. Die Translationskräfte und -wege des Humerus und des Glenoids mit und ohne Labrum wurden gemessen. Zur Berechnung des Stabilitätsquotienten wurde die Translationskraft durch die applizierte Kompressionskraft dividiert.

Ergebnisse

Der höchste Stabilitätsquotient des intakten Glenoids wurde in inferiorer (59.8%, SD 7.7%) und der geringste in anteriorer Richtung (32.0%, SD 4.4%) gemessen. Nach Resektion des Labrums wurde der höchste Stabilitätsquotient in superiorer (53.3%, SD 7.9%) und der geringste in anteriorer Richtung (30.4%, 4.1%) registriert. Die Resektion des Labrums hatte einen durchschnittlichen Stabilitätsverlust von 9.6% zur Folge. Der Stabilitätsquotient nahm mit steigender Kompressionskraft leicht ab.

Schlußfolgerungen

Die hohe Inzidenz der vorderen Schulterluxation läßt sich biomechanisch mit dem geringen anterioren Stabilitätsquotienten erklären. Das Labrum allein trägt zur Stabilisierung allerdings weniger bei als bisher angenommen. Schon geringe

11.09.

10.15 – 12.00

Glashalle

Kompressionskräfte können das Glenohumeralgelenk in hohem Maße stabilisieren, wodurch eine Rekonstruktion der statischen und dynamischen Stabilisatoren besondere Bedeutung erlangt.

Welcher Torsionsfehler an der Diaphyse des Radius führt zu Einschränkungen der Pro- und Supination

A.-M. Weinberg (Hannover), M. Krefft, P. Claus, M. v. Griensvan, H.-C. Pape, J. Hesselbach

Zielsetzung

Torsionsfehler des Radiusschaft nach Frakturen am Unterarm besonders im Kindesalter lassen sich nur mit erheblichem Aufwand nachweisen. Die meisten Autoren in der Literatur sind der Meinung, daß torsionsfehler am Unterarmschaft vermieden werden müssen. Neuere Techniken, wie die intramedulläre Markraumschienungen, die häufig bei Kindern angewandt werden, können Torsionsinstabilitäten nicht immer sicher verhindern. Daher ist die Frage, ab welchem Torsionsfehler im Bereich des Radiusschaftes es zu Einschränkungen der Umwendbewegung führt.

Material und Methode

Nach Entwicklung eines Meßgerätes, welches die freie Beweglichkeit der Unterarmdrehung bei fixiertem Oberarm im Raum zuläßt, wurde an 15 humanen Armpräparaten eine Osteotomie im Bereich des Radiusschaftes unterhalb des M. supinator gesetzt und mit Hilfe eines Ringfixateurs fixiert. Anschließend wurden jeweils drei Meßreihen bei Fehlstellungen von 10, 20, 30 und 40° jeweils in radialer und ulnarer Richtung durchgeführt. Anschließend wurde eine zusätzliche Osteotomie der Ulna durchgeführt.

Ergebnisse

Die Supination betrug im Durchschnitt 71,7 +/- 15,2 Grad, die Pronation durchschnittlich 65,9 +/- 13,7 Grad. Die Richtung der Einschränkung war abhängig von der

Richtung der Derotation. Die Derotation nach ulnar führte zu einer Abnahme der Supination auf 52,9 +/- 15,3 Grad. Eine Signifikanz (gepaarter t-Test) konnte ab 30° nachgewiesen werden. Die Derotation nach radial führte zu einer geringgradigen Zunahme der Supination auf 74,8 +/- 14,9 Grad. Die Pronation nahm dagegen bei einer radialen Derotation auf 44,3° +/- 13,9 Grad ab. Signifikant waren die Differenzen ab 30°. Eine ulnare Deviation führte dagegen minimal zu eine Zunahme der Pronation auf 66,5 +/- 15,0 Grad. Die zusätzliche Osteotomie konnte nur in 6 fällen adäquat durchgeführt werden (technische Probleme). In all diesen Fällen kam es zu einer geringeren Abnahme, sodaß Torsionsdeformitäten erst ab 40° signifikant wurden.

Schlußfolgerung

Der radiologische Nachweis einer Torsionsfehlstellung kann anhand der Literatur nur sehr aufwendig und strahlenbelatend geführt werden. Unter Beibehaltung einer achsengerechten Stellung der Unterarmknochen konnte diese Studie den Beweis erbringen, daß der Torsionsfehler erst ab 30° die Gefahr einer signifikanten Einschränkung der Umwendbewegung der jeweiligen Derotationsrichtung entsprechend, birgt. Dies ist klinisch vernachlässigbar, wenn die Gipsbehandlung im Aushang korrekt durchgeführt wird. Die intramedulläre Markraumschienung, der eine gewisse Rotationsinstabilität vorbehalten ist, bietet Vorteile in der Versorgung von kindlichen Unterarmen und birgt erst ab einem Torsionsfehler über 20° die Gefahr einer Einschränkung der Umwendbewegung.

Callotaxis lenthenig of the capitate after resection of the lunate for treatment of stage III lunate malazia – a five year follow up –

R. Hierner (Hannover), K. Wilhelm, A. C. Berger

Purpose

In order to reduce the risk of iatrogenic devascularization of the capitate, the callotaxis lengthening technique of ILIZAROV has been used after capitate osteotomy between the middle and distal third of the capitate.

Material and Methods

Since november 1993 the callotaxis lengthening technique of ILIZAROV has been used to gradually lengthen the capitate after resection of the lunate in stage IIIa malazia in 23 patients. The results of 10 patients with a follow-up of at least 5 years are reported. Preoperative examination included, history taking, clinical (ROM, power and pinch grip evaluation) and radiological (X-ray, DTPA-Gadulinium MRI) examination. Postoperatively clinical and radiological were done on a weekly basis. A DTPA-Gadulinium enhanced MRI study was carried out routinely 16 weeks after operation. Moreover complications were recorded.

Results

There was rapid and sufficient callus formation in every patient regardless of age. Mean duration of capitate lengthening was about 86,3 (79 to 97) days, with a mean of 8 (7 to 10) days for predistraction period, 27,5 (24 to 31) days for the distraction period and a mean of 53,4 (48 to 59) days for the consolidation period. The mean distraction length was about 10,6 (9 to 12)mm. The mean range of motion prior to operation and after 5 years was Ex/

Flex: 33/0/33 resp. 29/0/27, radial/ulnar deviation 11/0/25 resp. 9/0/19 and 72/0/72 resp. 60/0/62 for prono/supination. 5 years after operation. The mean power and pinch grip strength prior distraction and after five years was about 15,4 resp. 21,8 and 7,2 resp 7,2kg. In 9 patients the MRI study showed complte viability of the proximal and distal part of the capitate. In one patient (with uneventful bone healing) there were signs of partial necrosis of the distal capitate segment. With the ongoing distraction a saggital malalignement deformity of the capitate with a mean of 14° (10 – 21°) occurred in 9 of 10 patients. There was one pseudarthrosis with finally required comple wrist arthrodesis.

Conclusion

Based on our experience callotaxis lengthening, used as segmental shifting procedure at the wrist level, is possible even in elder patients. Results of 10 patients after a follow-up of five years indicate that this new technique provides the advantages of the traditional GRANER-II-operation. Contrary to the traditional technique there was no disturbed fracture healing. Results of the DTPA-Gadullinium MRI-study did not showed any significant impairment of vascularization within the region of the capitate bone. With the „intrinsic bone formation" contrary to every other intercarpal arthrodesis of the wrist there is no need of an additional bone graft.

Biomechanische Untersuchung der Frakturheilung beim osteoporotischen Knochen im Tiermodell

C. Lill (Freiburg), J. Hesseln, R. Schnettler, E. Schneider

Zielsetzung

Die Frakturbehandlung beim osteoporotischen Knochen kann durch das Versagen der Fixation erschwert werden. Es gibt kaum Daten zum Vergleich der Knochenheilung von osteoporotischem und nicht osteoporotischem Knochen. Ziel dieser Studie war es möglicheUnterschiede zu untersuchen.

Material und Methode

Es wurden 13 Schafe in die Studie eingeschlossen. Gruppe 1 beinhaltete 6 osteoporotische Tiere (Alter 8 Jahre), Gruppe 2 hatte 7 gesunde Tiere (Alter 5 Jahre). Die Osteoporoseinduktion erfolgte nach dem Regime einer vorangegangenen Studie (Lill et al. JOT 2000: in press) mittels Ovarektomie, Steroidapplikation und Ca/Vit.D reduzierter Diät. 3 Monate nach Absetzen der Steroide wurde eine transversale Osteotomie in Tibiamitte rechts durchgeführt und mit einem speziellen Fixateur externe stabilisiert (Osteotomiespalt 3mm). Es wurden wöchentlich die Steifigkeit der Tibia ermittelt und gleichzeitig Röntgenkontrollen durchgeführt. Die Knochenmineraldichte im Osteotomiespalt wurde postoperativ, sowie nach 4 und 8 Wochen mittels pQCT (Densiscan 1000) bestimmt um Kallusfläche und -dichte zu ermitteln. An der linken Tibia wurde der Knochendichteverlauf im corticalen und spongiösen Knochen dokumentiert. Nach 8 Wochen wurden die Tiere getötet und die Torsionssteifigkeiten beider Tibiae bestimmt.

Ergebnisse

42 Tage postoperativ hatte die Steifigkeit der osteotomierten Tibiae der Gruppe 2 die Ausgangssteifigkeit erreicht. In Gruppe 1 lag die Steifigkeit nach 56 Tagen immer noch unter der Ausgangssteifigkeit. Die 50% Steifigkeit erreicht war in Gruppe 2 nach 25 Tagen, in Gruppe 1 nach 40 Tagen erreicht. Radiologisch zeigte sich in Gruppe 1 eine reduzierte Kallusdichte und -fläche im Osteotomiespalt. Die pQCT Auswertung erbrachte eine 35% niedrigere Kallusdichte nach 4 Wochen und eine 26% niedigere Dichte nach 8 Wochen in Gruppe 1. Die Kallusfläche war nach 4 Wochen 33% kleiner und nach 8 Wochen 12% reduziert. Im Vergleich der Torsionssteifigkeiten der osteotomierten rechten und intakten linken Tibia nach 8 Wochen lag die osteotomierte Seite in Gruppe 2 um 3% und in Gruppe 1 um 33% unter der Steifigkeit der intakten Seite. Die Knochendichte hatte über 8 Wochen saisonal bedingt in Gruppe 2 im spongiösen Knochen um 2,6% und in Gruppe 1 um 4,2% zugenommen. Die kortikale Dichte hatte in Gruppe 2 um 0,8% und in Gruppe 1 um 1,8% zugenommen.

Schlußfolgerungen

In dieser Studie konnte im Tiermodell gezeigt werden, dass die Frakturheilung im Rahmen einer Tibiaosteotomie beim osteoporotischen Knochen im Vergleich zum gesunden Knochen verzögert ist. Die Zunahme der Steifigkeit, die Kallusfläche und -dichte sowie die Torsionssteifigkeit war beim osteoporotischen Knochen in Vergleich zum gesunden reduziert. Ein Steroideffekt auf die Knochenformationkonnte nicht gesehen werden, da sich die Knochendichte bei den osteoporotischen und nicht osteoporotischen Tieren vergleichbar verändert hatte.

Ein motorisiertes Steifigkeitsmeßsystem erlaubt eine quantitative Erfassung der Knochenkonsolidierung während der Distraktionsosteogenese

F. Thorey (Hannover), H. Windhagen, O. Nölle, D. Linnenberg

Zielsetzung

Zur Erfassung des Knochenheilungsprozesses werden neue nicht-invasive, vorhersagende und quantifizierbare Techniken benötigt. Zuvor haben wir ein manuelles Steifigkeitsmeßinstrument zur quantitativen Erfassung der torsionalen Festigkeit des Knochenregenerats vorgestellt (Windhagen 1999, Thorey 1999). Dennoch war eine Weiterentwicklungen des Meßgerätes nötig, da der Meßablauf durch die manuelle Betätigung beeinflußt wurde. Ziel dieser Studie war, ein automatisches Meßinstrument zu entwickeln und dessen Genauigkeit, Präzision und Validität in-vitro und in-vivo zu bestimmen.

Material

Ein konventioneller Fixateur externe wurde zur Stabilisierung von 18 Schaftibiae konzipiert. In diesen wurde ein Doppelhalbring integriert, bestehend aus zwei horizontalen Halbringen. Es wurden zwei Versionen des Meßsystems konstruiert: Ein manuelles Meßinstrument aus einer Kraftmeßzelle und einem induktiver Wegaufnehmer, eine motorisierte Version aus einer Kraftmeßzelle, einem induktiven Wegaufnehmer und einem 4-Phasen-bipolaren-Schrittmotor. Drehmoment [Nm] und Winkelgrad [°] wurden bei jeder Messung aufgezeichnet. Die Maxima des Drehmoments (1Nm) und des Winkelgrads (6°) und die Geschwindigkeit des Schrittmotors (0.5mm/sec.) wurden festgesetzt. Die initiale Steifigkeit wurde aus der Drehmoment vs. Winkelgrad Kurve bestimmt.

Methoden

Zur Durchführung einer Distraktionsosteogenese wurden die rechten Hinterbeine von 18 Schafen osteotomiert und mit einem modifizierten Fixateur fixiert. Nach einer Latenzzeit von 4 Tagen folgten 20 Tage Distraktion (1.25mm/d). Während der Konsolidierungperiode von 6½ Wochen wurden wöchentliche Steifigkeitsmessungen durchgeführt. Anschließend wurden die Tibiae extrahiert und einer destruktiven torsionalen Messung in einer Materialtestmaschine unterzogen und mit den in-vivo Steifigkeitsdaten verglichen. Um die Genauigkeit und Präzision zu bestimmen, wurde die Distraktionszone mittels Kunststoff- und Metalrohren simuliert und das Meßinstrument daran wiederholt getestet.

Ergebnisse

Die lineare Regressionsanalyse zeigt eine signifikante Korrelation ($r^2=0.44$, $p=0.01$). Mit dem motorisierten Steifigkeitsmeßsystem kann die Knochenregenratsteifigkeit mit einer Genauigkeit von ± 18% für eine Steifigkeit unterhalb von 0.1Nm/° und von ± 5% für eine Steifigkeit oberhalb von 0.1Nm/° vorausgesagt werden. Die Präzision des motorisierten Meßsystems variiert zwischen ± 1.43% und ± 7.68% (Mittelwert ± 3.99%). Die Präzision der Materialtestmaschine variiert zwischen ± 0.01% und ± 11.35% (Mittelwert ± 3.65%).

Schlußfolgerung

Die Ergebnisse lassen vermuten, daß das Meßsystem die Belastungskapazität der distrahierten Tibiae voraussagen kann. Mit dieser Methode hat man die Möglichkeit,

Pseudarthrosen zu erkennen, den exakten Zeitpunkt zur Fixateurentfernung besser zu definieren und pharmakologische oder mechanische Einflüsse auf die Knochenheilung oder -konsolidierung zu differenzieren.

11.09.

10.15 – 12.00

Glashalle

Fluid displacements in bone after cement-free endoprosthesis insertion: an ex vivo study

C. Gatzka (Davos), U. Knothe, P. Niederer, E. Schneider, M.L. Knothe Tate

Purpose

The purpose of this study was to examine the effects of cement-free implant fixation on microperfusion in the vicinity of the bone-implant interface and to elucidate the effects of controlled mechanical loading on interstitial fluid flow in bone surrounding the implant.

Materials and Methods

Experiments were conducted on the right and left forelimbs of Swiss alpine sheep (n=8, age: 4-7 years, weight: 40-75kg) using an *ex vivo* perfusion model. Immediately after euthanasia, both forelimbs were amputated at the level of the elbow joint and a system of perfusion was established. In one group of four animals, custom designed polished titanium prostheses were inserted into the reamed intramedullary cavity of the proximal metacarpus via a medial approach. The same surgical procedure was followed for the second group of four animals, but no implant was inserted. For each pair, one limb (chosen randomly) was subjected to cyclic loading via a loading machine (RUMUL, Russenberg & Müller, Kesselstr. 10, CH-8200 Schaffhausen). The contralateral limb served as an unloaded control. Load was controlled via a strain gage glued to the anterior middiaphyseal surface of the metacarpus. Loading was applied to simulate *in vivo* conditions; in a previous unpublished study, strains of 0.005% (500me) were measured at the same location during normal walking. Cyclic loading was applied at a rate of 1 Hz for 5 minutes. Procion red (0.08%, Sigma, St. Louis, MO, USA) was used as flow indicator and continuously infused for 5 minutes in all limbs via the main nutritive artery (A. mediana). The metacarpi were explanted immediately after each experiment was completed. Cross sections were taken 3mm below the articular surface of the metacarpus and analysed for the amount of tracer present. The average pixel intensity, where a pixel could take a value from 0 (dullest) to 256 (brightest) of each field of view, was measured using 'Scion Imageäã' software (Release beta 3b, 1998).

Results

Loaded specimens were more brightly stained then the unloaded contralateral-specimens, and implanted specimens were less brightly stained than specimens without implants. The mean (± standard deviation) of the 12 readings (pixel intensities) for each group were as follows: Non-implanted group, loaded: 83.31 (± 13.56); Non-implanted group, unloaded 80.80 (± 9.22); Implanted group, loaded: 71.86 (± 19.28); Implanted group, unloaded: 66.79 (± 15.52). ANOVA analysis showed the effect of loading not to be significant statistically ($p=0.082$) but the effect of implant to be highly significant ($p<0.0001$). There were no interactions between these factors or between specimens and these factors.

Conclusion

Implant fixation and mechanical loading affect both microperfusion and interstitial fluid flow modulated mass transport in bony tissue surrounding implants. It appears that the presence of an implant *per se* reduces perfusion as well as fluid flow in the vicinity of the bone-implant interface.

Montag, 11. September 2000
10:15 – 12:00 Uhr Beethoven Saal

Unfallchirurgie im neuen Jahrtausend II

Wie spannend darf studentische Ausbildung sein?

R. Schäfer (Jena), J. Reichel, E. Markgraf

Zielsetzung

An der Schwelle des neuen Jahrtausends müssen bisherige Ausbildungskonzepte junger Mediziner kritisch überdacht werden. Es wird untersucht, ob sich Praxisbezogenheit und ungewohnte Lehrmethoden gegen die bisherigen Vorlesungsformen bei der notfallmedizinischen Ausbildung durchsetzen können.

Material, Methode, Ergebnisse

Die bisherigen Ausbildungskonzepte zur Notfallmedizin nach Approbationsordnung und Studienplan sind beschämend dürftig und ohne den dringend notwendigen Praxisbezug als überlebt zu bezeichnen. Die meisten Absolventen schätzen daher fol-

11.09.

10.15 – 12.00

Beethoven Saal

gerichtig ihre Kenntnisse und Fertigkeiten bezüglich Erster-Hilfe-Leistung und erst recht in Hinsicht auf echte ärztliche Notfallmaßnahmen als völlig unzureichend ein. Vergleicht man diese Aussagen mit tatsächlich abgelaufenen Reanimationsszenarien in deutschen Kliniken, werden diese Aussagen schwer wiegend untermauert. Seit drei Jahren führt daher unsere Klinik in Zusammenarbeit mit der Klinik für Anästhesie und Intensivtherapie eine fakultative Ausbildungsreihe unter dem Titel: „Praxisbezogene Notfallmedizin aus unfallchirurgischer Perspektive" für das 5. Studienjahr durch. Durch eine interessante Synthese aus kurzer theoretischer Unterweisung und lebensnaher Selbsterfahrung beim angeleiteten Üben und Probieren gelingt es fast spielend, das Interesse und die Neugier der Studenten zu entfachen. Dabei kommen modernste Medien und eine Vielzahl spezieller Übungsphantome zum Einsatz. Durch ein regelrechtes Erleben und Begreifen soll das im Studium erworbene umfangreiche Fachwissen mit Algorithmen regelrecht farbig zum Leben erweckt werden. Die Themen beginnen mit einfachen Handgriffen ohne Hilfsmittel und finden ihren Höhepunkt in einer hochmodernen apparategestützen und den aktuellen Standards entsprechenden qualifizierten Notfallversorgung. Dank enger Zusammenarbeit mit der Berufsfeuerwehr wird schließlich alles erlernte bei einem Ganztagspraktikum auf einem speziellen Übungsgelände praktisch erprobt. Das Vermitteln von Maßnahmen der technischen Rettung und Hilfeleistung hilft dabei, unseren künftigen Notfallmedizinern auch das Blickfeld für die Leistungen und Möglichkeiten nutzbringend eingesetzter Dritter zu schärfen.

Schlußfolgerungen

Neue Wege und Konzepte zur studentischen Ausbildung sind, wie hier am Beispiel der Notfallmedizin gezeigt, dringend notwendig aber auch realisierbar.

Das interaktive Internet Lehr- und Lernproramm für Studenten und junge Ärzte – Perspektiven und Möglichkeiten

M. Schnabel (Marburg), B. Müller, W. Grassl, C. Kühne, R. Retsch, T. v. Garrel

Zielsetzung

Planung und Implementierung eines anwenderorientierten unfallchirurgischen Lehr- und Lernprogramms für Studenten und junge Ärzte im Internet.

Problembeschreibung: Die Vermittlung unfallchirurgischen Wissens erfolgt zumeist durch die Vorgabe der Diagnose mit nachfolgender Darbietung der Lehrinhalte. Dieses Vorgehen wird von den Studenten und jungen Ärzten kritisiert, da es nicht den Anforderungen im Kliniksalltag gerecht wird. So werden von PJlern und jungen Ärzten immer wieder Schwierigkeiten beklagt ihr umfangreiches theoretisches Wissen praktisch anwenden zu können, um ausgehend von den Beschwerden des Patienten und den klinischen Befunden überhaupt zu einer korrekten Diagnose zu ge-

11.09.

10.15 – 12.00

Beethoven Saal

langen. Diese Lücke in der Ausbildung sollte durch alternative Lehrkonzepte und zusätzliche Lernmöglichkeiten geschlossen werden. Studenten und junge Ärzte müssen verstärkt „trainiert" werden klinische Diagnostik-Algorithmen vom Befund zur Diagnose zu erlernen und konsequent anzuwenden. Das Internet bietet eine ubiquitär verfügbare Plattform um ein geeignetes multimediales interaktives Lehr- und Lernprogramm zu implementieren.

Material und Methoden

Analyse von Problemen in der studentischen Lehre. Evaluation von Verbesserungsvorschlägen. Konzipierung und Programmierung eines multimedialen Lehr- und Lernprogrammes auf Datenbankbasis unter studentischer Beteiligung und Implementierung.

Ergebnisse

Es wurden Verbesserungsvorschläge für die studentische Lehre aufgrund von Befragungen ermittelt. Hieraus ergab sich der Wunsch der Studenten das konkrete Vorgehen im klinischen Alltag vom Befund über die Diagnosestellung bis hin zur adäquaten Therapie, unter gleichzeitiger Bereitstellung von theoretischem Fachwissen, in einem interaktiven fallorientierten Lehr- und Lernprogramm abzubilden. Eine umfangreiche Bilddatenbank (u.a. Anatomie, Röntgen, klinische Bilder, OP-Bilder etc.) mit hinterlegten Imagemaps bietet die Möglichkeit z.B. anatomisches Wissen zu erlernen oder zu überprüfen. Die Bilder können in der zweiten Ausbaustufe zu Tutorials mit begleitenden Kommentaren zusammengestellt werden. Anhand von Fallbeispielen kann der Student sich ausgehend vom Eingangsbefund selbst mit dem diagnostischen und therapeutischen Vorgehen interaktiv vertraut machen, wobei sein Leistungen im Anschluß bewertet werden kann. Die Eingabe von Bildern incl. der Imagemaps in das System ist menügesteuert per Internet möglich. Fachreferenten garantieren die Qualität der Inhalte, die in erster Linie von Studenten selbst erarbeitet werden sollen. Das Programm wird ständig erweitert und an die Wünsche der Anwender angepaßt.

Schlußfolgerungen

Das Internet Lehr- und Lernprogramm ist ein innovatives Ausbildungskonzept für Studenten und junge Ärzte, das sowohl als Vorbereitung auf Lehrveranstaltungen als auch zum selbständigen Lernen genutzt werden kann.

Wieviel Unfallchirurgie braucht der moderne Militärchirurg im Einsatz? Perspektiven für die Chirurgen-Ausbildung in der Bundeswehr

11.09.

10.15 – 12.00

Beethoven Saal

H. P. Becker (Koblenz), R. Schwab

Zielsetzung

Mit der zunehmenden Bereitschaft der politischen Führung die Bundeswehr in Missionen der Vereinten Nationen (UN) zu integrieren, steigt die Frequenz der Teilnahme an Einsätzen im Rahmen von humanitäten, friedenssichernden und friedensschaffenden Maßnahmen der UN. Der Vortrag soll im Hinblick auf die reduzierten Umgebungsbedingungen im Einsatzland die besonderen Anforderungen an das fachliche Können der chirurgischen Sanitätsoffiziere aufzeigen.

Material und Methode

Die „Einsatzchirurgie" ist die Chirurgie unter eingeschränkten Rahmenbedingungen außerhalb des gewohnten, heimatlichen Umfelds ohne Rückgriffmöglichkeiten auf hoch spezialisierte Einrichtungen der Maximalversorgung. Das Spektrum der Einsatzchirurgie reicht von der Maximalbehandlung nach modernsten wissenschaftlichen Erkenntnissen im Einzelfall, bis zur Sichtung und Notfallchirurgie im Massenanfall.

Im Heimatland hat der Chirurg der Bundeswehr, eingebunden in das zivile Gesundheitssystem und in Krankenhäuser der Maximalversorgung, zur Sicherung des höchst möglichen Standards, zumindest bei Elektiveingriffen, dem Trend der immer höheren Spezialisierung in der Chirurgie zu folgen.

Ergebnisse und Schlußfolgerungen

Um den Anforderungen an den Chirurgen im Spagat zwischen Spezialist und Generalist gerecht zu werden kann nur ein erweitertes, für die Einsatzchirurgen der Bundeswehr spezifisches Ausbildungscurriculum eine Lösungsmöglichkeit aufzeigen. Ein mögliches Weiterbildungsmodell sieht die fünfjährige Basisausbildung im Fach Chirurgie und den nachfolgenden Erwerb der Schwerpunktbezeichnungen Viszeral- und Unfallchirurgie vor. Zusätzlich zu den von den Landesärztekammern geforderten Leistungen sollte der „Einsatzchirurg" in Leitungsfunktion zum Traumaexperten mit fachübergreifendem Können aus allen operativen Fachgebieten aus- und weitergebildet werden.

11.09.

10.15 – 12.00

Beethoven Saal

Beitrag der klinischen Forschung – insbesondere von Klinischen Studien – zur Qualittssicherung in der AO

R. Moser (Davos), L. Audige, P. Schreiterer, N.P. Haas

Zielsetzungen

Die AO entwickelt Methoden und Implantate zur Behandlung von Knochenfrakturen, Wirbelsäulenleiden sowie zur Anwendung im Maxillofacialbereich. Mit zunehmender Komplexität der Produkte und deren Anwendung verändern sich die Ansprüche betreffend Qualitätsmanagement. Dieser Tatsache hat die AO Rechnung getragen, indem die Strukturen der Organisation entsprechend angepasst wurden. Dabei wurde die zunehmend bedeutendere Rolle von klinischen Studien für das Qualitätsmanagement der AO entsprechend berücksichtigt.

Material

Der Bereich Quality Assurance der AO besteht aus der AOTK, der Kommission, die neue Implantate und deren Anwendung bewilligt, aus 12 Expertengruppen, die für den medizinischen Bereich der Entwicklung zuständig sind und der Abteilung für Clinical Investigation und Dokumentation (AOCID). Aufgabe von AOCID ist es in erster Linie, mit wissenschaftlich möglichst hochstehenden klinischen Studien Qualität, Sicherheit und Effizienz von AO Implantaten und AO Methoden zu untersuchen. Dabei sind soweit als möglich die Bedürfnisse und Interesse von Medizinern, der Medizinaltechnik und nicht zuletzt der Patienten mit einzubeziehen. Zusätzlich müssen die wissenschaftlich anerkannten Grundlagen betreffend Qualitätskriterien von klinischen Studien berücksichtigt werden. Ein entscheidender Punkt ist in diesem Zusammenhang, dass für die verschiedenen Fragestellungen die jeweils optimale Studienart gewählt wird.

Methoden

Damit AOCID diese Anforderungen in optimaler Weise erfüllen kann, sind klar definierte Prozesse und Strukturen notwendig. Die methodologisch-wissenschaftlichen Kriterien werden durch die Einbindung von internen und externen Experten mit Spezialwissen sowie durch Kontakte zu Universitätsinstituten in den Bereichen Epidemiologie, Statistik sowie medizinischer Ökonomie sichergestellt. Weiter wurde ein Netzwerk von „Referenzkliniken“ für die verschiedenen Spezialdisziplinen definiert. Diese müssen gewisse Kriterien vor allem betreffend Dokumentationsvolumen und -qualität erfüllen. Ein System zur permanenten Evaluation der Erfüllung dieser Kriterien wurde eingeführt.

Ergebnisse

Aufgrund der im Laufe der Jahrzehnte entwickelten Kliniknetzwerke der AO und durch die neu implementierten Strukturen im Bereich klinische Forschung, ist AOCID in der Lage, klinische Studien entsprechend den wissenschaftlichen Anforderungen effizient und in unabhängiger Weise zu planen, durchzuführen, auszuwerten und als Publikation vorzubereiten. Die Ergebnisse dienen den verschiedenen interessierten Parteien als Grundlage zur Abschätzung und Beurteilung betreffend Qualität, Sicherheit und Effizienz. Weiterhin können die Resultate auch wichtige Inputs geben für die AO Schulung und Weiterbildung.

11.09.

10.15 – 12.00

Beethoven Saal

Schlußfolgerungen

Damit die Anforderungen an qualitativ hochstehende klinische Studien erfüllt werden können, sind klar definierte Strukturen und Prozesse, sowie zunehmend der Einbezug von entsprechendem Spezialwissen notwendig, was die Zusammenarbeit mit wissenschaftlich qualifizierten Personen und Institutionen bedingt. Wichtig ist, dass eine mit klinischen Daten messbare Fragestellung definiert und darausfolgend die zur Untersuchung und Beantwortung optimale Studienart gewählt wird. Durch die zum Teil komplexen Aufgaben und Abläufe kommt der Koordination der Prozesse eine zunehmend zentrale Rolle zu. Schlussendlich entscheidend sind zur Dokumentation der Daten aber nach wie vor entsprechend motivierte Kliniker und Kliniken. Es ist daher wichtig, dass die an den Studien beteiligten Kliniker effizient unterstützt werden.

Luftrettung 2000, Status quo und Anforderung für die Zukunft – eine regionale Analyse unter logistischem und finanziellem Aspekt

M. Reuter (Dresden), A. Biewener, O. Steitz, K. Möser, C. Erfurt, M. Holch

Zielsetzung

Für den Einsatz der Luftrettung und die präklinische Versorgung Schwerverletzter sind Algorithmen vorhanden, die eine Effizienzbeurteilung standardisierter präklinischer Maßnahmen erlauben. Prozessqualitative Mängel geben Anlaß, die sozioökonomische Rechtfertigung des hohen Vorhalteaufwandes der flächendeckenden primären Luftrettung zu analysieren. Trotz erhöhter Unfallzahlen ist nur ein geringer Anteil schwerer traumatologischer Luftrettungseinsätze am Gesamteinsatzvolumen bekannt.

Material und Methoden

Aus dem Zeitraum 10/92 bis 6/98 wurden 617 polytraumatisierte Patienten, die in eine Notaufnahme einer Unfallchirurgischen Klinik der Maximalversorgung einer Großstadt-Umland-Region (ca. 1 Mill. Einwohner) mit einem ISS≥16 eingeliefert wurden nach Rettungsmittel (NAW (n=338), RTH (n=279)), der Qualität notärztlicher Versorgung und dem primären Einsatzanteil der Luftrettung retrospektiv analysiert. Es er-

11.09.

10.15 – 12.00

Beethoven Saal

folgte eine monetäre Bewertung erbrachter Leistungen im Rettungsmittel- und Verletzungsmustervergleich.

Ergebnisse

Im Vergleich der einzelnen Untersuchungszeiträume konnte eine signifikante Steigerung der durchgeführten Maßnahmen (Infusionsmenge, Intubationsfrequenz und Anlage einer Thoraxdrainage) nachgewiesen werden. Bei primär durch den RTH-Arzt behandelten Patienten fand sich im Vergleich zum bodengebundenen NAW-Arzt eine signifikant höhere Menge an appliziertem Volumen (1283ml vs. 882ml), angelegten Thoraxdrainagen (8,4% vs 1,7%) und prähospitalen Intubationen (68% vs. 54%). Durch die häufigere primäre Intubation durch den RTH-Arzt konnte eine verkürzte Verweildauer auf der Intensivstation mit einer Kostenersparnis von ca. 4000 DM ermittelt werden. Die mittleren Gesamtbehandlungskosten betrugen 1997 ca. 33 TDM. Die Untersuchung definierter Verletzungsmuster zeigt für die Luftrettung bei Polytraumatisierten mit Wirbelsäulenverletzungen, mit höhergradigem SHT und mit kombinierten SHT und Extremitätenverletzungen eine signifikante Kostenersparnis von durchschnittlich ca. 10 TDM bei höherem ISS auf. Trotz einer regional im Bundesvergleich erhöhten Anzahl Verkehrsunfalltoter konnte bei der genauen Analyse der eingesetzten Rettungsmittel an obduzierten Unfallopfern ein Anteil der primären Luftrettung mit 9% ermittelt werden, obwohl der primäre Einsatz witterungsbedingt bei 54% der Unfälle möglich gewesen wäre.

Schlußfolgerungen

Die Qualitätssteigerung der präklinischen Therapie und die Kostenvorteile, die durch den primären Einsatz eines Rettungshubschraubers entstehen, sind offensichtlich. Bei einer hohen Anzahl anfallender Schwerverletzter wird in der regionalen Studie die Luftrettung nur selten (9%) eingesetzt. Der Kostenvorteil im Einzelfall wirkt sich nur gering auf das Gesamtvolumen aus und erscheint somit unerheblich. Um die hohen Kosten der bereitstehenden Rettungshubschrauber prozessqualitativ zu amortisieren ist zur effizienten Betreibung eines Luftrettungsstützpunktes eine größere Anzahl schwerer Traumaeinsätze notwendig.

Unfallchirurgie und Automobilindustrie – Partner in neuen Jahrtausend

H.G. Guhlmann (Jena), E. Markgraf

Zielsetzung

Unfallprävention durch Verbesserung der aktiven und passiven Unfallsicherheit von Fahrzeugen mit dem Ziel der Unfallverhütung oder Verringerung der Unfallfolgen. Assistenz durch Technik zur Risikominimierung im täglichen Verkehrsgeschehen.

Material, Methode, Ergebnisse

11.09.

10.15 – 12.00

Beethoven Saal

Nach wie vor gibt es ungelöste Probleme der passiven Sicherheit von Fahrzeugen. Die Ventralverlagerung des Kopfes beim Frontalcrash durch US- Airbags ist gut gelöst ist, die anschließende Dorsalflexion des Kopfes kann noch nicht befriedigen. Es fehlt ein wirksamer Schutz beim Heckcrash für die HWS. Das Problem des "whip slash" ist nicht beherrscht. Erste Ansätze gibt es durch aktive Kopfstützen und aktive Sitzlehnen. Perspektivisch sind Kopfstützenairbags zu erwarten. Der typische "dash board"-Verletzungsmechanismus wird durch uns heute nur noch bei Hochrasanztraumen und älteren Fahrzeugen beobachtet. Erste „intelligente" Airbags werden bereits verbaut. Ihre Vorteile müssen diese Systeme aber noch im realen Unfallgeschehen unter Beweis stellen. Sekundär tödliche Folgen nach Airbagkontakten haben wir bisher nicht beobachtet. Der Trend zu immer kleineren Autos bewirkt eine Abkehr vom Längsmotor und hin zum Quermotor. Es resultieren hieraus typische Verletzungen im Fuß-, Bein- und Beckenbereich. Obwohl dies Verletzungen meist nicht lebensbedrohlich sind, stellen sie ein Unfallfolgen dar, die zu Mehretappeneingriffen zwingen, mit z. T. langen Krankenhausverweildauern und oft bleibenden Körperschäden mit entsprechenden finanziellen Folgen für den Einzelnen und die Gesellschaft. Es muss versucht werden, den Fußbereich besser zu schützen. Hier ergeben sich in Zusammenarbeit mit der Automobilindustrie Möglichkeiten durch Forschungsergebnisse unmittelbar konstruktive Veränderungen vorzunehmen. Airbagsysteme für den Fußraum sind bereits in der Entwicklung, können aber die Problematik nur bedingt entschärfen. Umklappbare Rücksitzlehnen stellen hohe Anforderungen an die Strukturfestigkeit, um die Rücksitzpassagiere vor dem Gepäck zu schützen. Der dritte Rücksitzplatzplatz – nur mit einem Beckengurt ausgestattet – ist ein Anachronismus. Es resultieren schwerste Abdominaltraumen! Hohe Verkehrsdichte, Streß, Müdigkeit, Überflutung mit Verkehrsinformationen, Handys u.v.a.m. überfordern heute den Autofahrer. Die Unfalldunkelziffer ist hoch.

Schlußfolgerungen

Die Entwicklung von Assistenzsystemen zur Fahrerentlastung bzw. Ergänzung wird weiter zunehmen. Die Beseitigung konstruktiver Schwachstellen muss gezielt nach Analyse von typischen Crashverletzungen erfolgen. Hier müssen verstärkt medizinische Erkenntnisse eingebracht werden.

Montag, 11. September 2000
10:15 – 12:00 Uhr Blauer Saal

Innovation I – Die am besten beurteilten Innovationsbeiträge

Vergleichende immunhistochemische und rasterelektronenmikroskopische Untersuchungen von Knorpelregeneraten nach unterschiedlichen Behandlungskonzepten am Kniegelenk

U. Horas (Giessen), G. Herr, T. Aigner, J.-P. Stahl, R. Schnettler

Zielsetzung

Anhand von Knorpel-Knochen-Stanzbiopsien soll die Morphologie der Regenerate untersucht und die Qualität beurteilt werden.

Material

Durch eine prospektiv randomisierte 5-Jahres-Vergleichsstudie zwischen autologer Chondrozytentransplantation (ACT) und osteochondraler Zylindertransplantation (OCT) wurden 2 Jahre nach operativer Behandlung jeweils 8 osteochondrale Stanzzylinder aus dem Regenerat zur Untersuchung gewonnen. Darüber hinaus wurden vergleichend 8 osteochondrale Stanzzylinder aus durch Abrasion bzw. Spongiolisation behandelten Knorpeldefekten untersucht.

Methoden

Die fixierten und dekalzifizierten Biopsien wurden in Parafin eingebettet und hiervon 7μm Serienschnitte in der Frontalebene mit HE und Toloidinblau gefärbt. Die Regeneratoberfläche wurde zuvor an der unbehandelten Probe im Polarisationsmikroskop beurteilt. Ferner wurde an den Proben der immunhistochemische Nachweis von Kollagen Typ I, II, III, VI und X sowie Aggrekan und S-100 Protein geführt. Zur Strukturanalyse des Regenerates erfolgte die rasterelektronenmikroskopische Darstellung nach Vorbehandlung der Proben mit Chondroitinase und Hyaluronidase, anschließender Spülung unter fließendem Wasser sowie in Acetonlösung mit aufsteigender Konzentration. Nach kritischer Punkttrocknung und Demaskierung der Kollagenfibrillen durch Klebestreifen wurden die Präparate mit Pd/Au besputtert. Die histologischen Schnitte wurden durch nicht an der Studie beteiligte Pathologen unabhängig beurteilt.

Ergebnisse

11.09.

10.15 – 12.00

Blauer Saal

Die Regenerate nach Abrasion und Spongiolisation zeigen im Wesentlichen ein Faserknorpelregenerat, ohne daß der Knorpeldefekt vollständig ausgefüllt wäre. Es finden sich vereinzelt hyalinähnliche Knorpelstrukturen. Das Regenerat ist instabil und unterliegt einer neuerlichen Degeneration. Nach OCT verbleibt zwischen Transplantat und umgebendem hyalinen Knorpel ein areaktiver Spaltraum, Transplantat und umgebender Knorpel zeigen eine normale hyaline Knorpelstruktur. Nach ACT ist der Knorpeldefekt bis zum normalen umgebenden Knorpeloberflächenniveau vollständig ausgefüllt. Es findet sich vornehmlich Faserknorpel mit vor allem basisnahen einzelnen hyalinähnlichen Knorpelnestern. Teilweise überwuchert das Regenerat den umgebenden Knorpel. Das Regenerat ist mit dem umgebenden Knorpel fest verwachsen, eine neuerliche Degeneration findet sich nicht.

Schlußfolgerung

Durch Abrasion bzw. Spongiolisation läßt sich ein dauerhaft stabiles Regenerat nicht erreichen. Nach OCT findet sich im Defekt ein normaler hyaliner Knorpel bei verbleibendem areaktiven Spaltraum zwischen Transplantat und umgebendem gesunden Knorpel als Schwachstelle. Nach ACT findet sich eine vollständige bis überwuchernde Defektfüllung mit vornehmlich Faserknorpel und teilweise hyalinähnlichem Knorpelregenerat. Das Regenerat kann in der gefundenen Form nicht befriedigen, eine Weiterentwicklung der ACT im Sinne des Tissue engineering ist erforderlich.

Nachweis der prophylaktischen Effekte der Wechsellagerung

M. Walz (Bochum), G. Möllenhoff, G. Muhr

Zielsetzung

Die Bauchlagerung hat in den letzten Jahren bei der Behandlung des Lungenversagens an Bedeutung gewonnen. Wir haben die Wechsellagerung (WL) seit 1990 beim manifesten Lungenversagen und seit 1991 auch prophylaktisch bei insgesamt über 500 Patienten angewandt. Beeinflußt der Zeitpunkt des Therapiebeginns den weiteren Verlauf?

Material und Methoden

Wir unterscheiden nach Behandlungsbeginn vor oder nach der 36-Stundengrenze ab Trauma oder Beginn der Grunderkrankung die primäre (PA) von der sekundären Anwendung (SA). Die Daten von 304 Patienten (212 PA, 92 SA), die von 1990-1996 behandelt worden waren, wurden ausgewertet. Die WL wurde in der SA-Gruppe am 9. (2.-55.) Tag bei manifestem ARDS begonnen. Die Lungenfunktion wurde über den Oxygenierungsindex ($OI=PaO_2/FiO_2$) erfaßt.

11.09.

10.15 – 12.00

Blauer Saal

Ergebnisse

Die Anwendungsdauer der WL war bei PA signifikant kürzer als bei SA (7.4 vs. 12.1 Tage). Die Sterblichkeit betrug unter allen Patienten 12.2% (37/304) und lag dabei in der PA-Gruppe mit 9.4% (20/212) signifikant unter der der SA-Gruppe (18.5%, 17/92). Nur bei 15.0% (3/20) der PA-Verstorbenen lag zum Todeszeitpunkt ein begleitendes ARDS vor, während dieses bei 35.3% (6/17) der Verstorbenen der SA-Gruppe zu verzeichnen war. Auch die ARDS-Letalität unterschied sich (PA: 10.6% vs. SA: 18.5%), lag jedoch in beiden Gruppen deutlich unter den Literaturangaben von etwa 50%. Die Inzidenz des ARDS betrug unter 165/212 Behandelten der PA-Gruppe ohne initiales ARDS nur 0.6% (1/165). Der OI verbesserte sich signifikant ($p<0.001$) in den ersten 48 Stunden nach Beginn der WL in der PA-Gruppe von 238 ± 49 (119-340) auf 358 ± 41 (269-480), in der SA-Gruppe von 130 ± 31 (81-194) auf 255 ± 52 (175-386). Bei frühzeitigem Beginn der WL konnte eine raschere Verbesserung der Oxygenierung als bei SA erzielt und die sonst innerhalb der ersten 5-7 Tage eintretende Verschlechterung der Lungenfunktion verhindert werden. Eine anhaltende Verschlechterung der Lungenfunktion nach Ablauf der ersten fünf Behandlungstage war nur bei den im weiteren Verlauf Verstorbenen zu beobachten. Die FiO_2 konnte in der PA-Gruppe innerhalb der ersten 48 Stunden von 0.41 (0.28-0.75) auf 0.31 (0.25-0.42), in der SA-Gruppe von 0.72 (0.43-1.0) auf 0.41 (0.28-0.48) reduziert werden. Auch in der SA-Gruppe lag die FiO_2 bereits nach der zweiten Bauchlagerung unterhalb der „toxischen" Grenze von 0.5.

Schlußfolgerung

Die positiven Effekte der WL beim Lungenversagen können an der größten bisher ausgewerteten Gruppe von 304 Patienten nachgewiesen werden. In der Gegenüberstellung der Ergebnisse bei PA und SA zeigten sich die bislang noch nicht beschriebenen Vorteile einer frühzeitigen Anwendung der WL: kürzere Beatmungsdauer, geringere Sterblichkeit, niedrigere Letalität des ARDS, Vermeidung einer Verschlechterung der Lungenfunktion und erhebliche Senkung der Inzidenz des ARDS. Damit kann erstmalig der Stellenwert der WL als Prophylaxe des ARDS belegt werden.

Mechanische Eigenschaften und Abbauverhalten resorbierbarer Poylmere zur Schraubenaugmentation

P. Pokinskyj (Darmstadt), H.-J. Kock, R. Wenz, B. Nies

Zielsetzung

In situ aushärtende, resorbierbare Polymere zur sicheren Fixierung von Implantaten bei osteoporotischen Frakturen sollen entwickelt werden. Gefordert hierfür sind neben einer initial hohen mechanischen Belastbarkeit eine mittelfristige Resorbierbarkeit und gute Langzeitbiokompatibilität auch der Abbauprodukte. Die mechanischen Eigenschaften des Materials sowie die Abbauraten der verschiedenen Modifikationen werden untersucht.

Material und Methoden

Die verwendeten Makromonomere werden aus einem Diol (wie z.B. Ethylenglycol), Milchsäure und Methacrylsäure in einer zweistufigen Synthese aufgebaut. Die so erhaltenen Alkylen-bis(dilactoyl)methacrylate polymerisieren bei Raum- bis Körpertemperatur zu hochverzweigten, hydrolysierbaren Netzwerken.

Die mechanischen Eigenschaften dieser Materialien wurden an gesunden, bovinen Spongiosawürfeln bzw. Kunststoffwürfel mit definiertem Hohlraum zu verschiedenen Zeitpunkten ermittelt. Die Werte im Knochen wurden nach Unterbohren, Schneiden des Gewindes und Applizieren des Augmentationsmaterials gemessen. Bestimmt wurden die Ausdrehmomente und Ausreißkräfte von Gruppen mit je 10 Spongiosaschrauben (Stahl, 4.0mm × 26mm).

Die Abbauraten der verschiedenen Materialmodifikationen wurden durch Einlagerung bei 37°C in Soerensen-Puffer und wöchentliche Bestimmung der freigesetzten Milchsäure nach Wechsel des Mediums ermittelt.

Ergebnisse

Die mit unterbohrter Spongiosaschraube im gesunder, boviner Spongiosa gemessenen Ausdrehmomente lagen nach 24h um 100% (n.s.), die Ausreißkräfte bereits nach 1h (5h) um 32% (47%) über den Referenzwerten (n.s.). Die für das Augmentationsmaterial im Kunststoffwürfel gemessenen Ausdrehmomente lagen nach bereits 1h um 282% (s.), die Ausreißkräfte um 66% (s.) über den Referenzwerten. Diese reinen Materialwerte zeigen die gute Kohäsionsfestigkeit des Polymers und Adhäsion an der Stahlschraube.

Die Abbauuntersuchungen verschiedener Materialmodifikationen zeigten innerhalb der ersten zwei Wochen Werte von 5-10% der theoretisch möglichen Milchsäuremenge je Woche. In den folgenden Wochen wies das Material eine nahezu lineare Freisetzung von wöchentlich 2-5% der Theorie auf.

Schlußfolgerungen

Mit den untersuchten Polymeren kann der Schrauben-Knochen-Verbund schon beim gesunden Knochen verbessert werden. Die Polymere zeigen in vitro zudem einen über einen weiten Bereich linearen Abbau. Weitere Untersuchungen auch mit geeigneten Osteoporose-Modellen zur weiteren Materialoptimierung werden durchgeführt.

11.09.

10.15 - 12.00

Blauer Saal

Prä-operative Planung und Optimierung der mechanischen Beanspruchungen bei Gelenkersatz und Umstellungsosteotomie

M. Heller (Berlin), G. Bergmann, G. Deuretzbacher, L. Claes, N.P. Haas, G.N. Duda

Zielsetzung

Es ist anerkannt, daß ein Verständnis der Mechanik des muskulo-skelettalen Systems unerläßlich für den Erfolg einer endoprothetischen Versorgung ist. Zur Zeit wird prä-operative Planung im wesentlichen als Optimierung der OP-Technik verstanden. Bei derzeitigen prä-operativen Planungen besteht nicht die Möglichkeit die Belastung, die bei dem individuellen Patienten post-operativ zu erwarten ist, im vorhinein zu optimieren. Ziel war, eine Simulationsumgebung zu schaffen, die es erlaubt, neben einer individuellen Planung auch die zu erwartenden Belastungen und Beanspruchungen prä-operativ abzuschätzen.

Material und Methoden

Für verschiedene Aktivitäten wurden Ganganalysedaten (Bodenreaktionskräfte, Segment Positionen) zeitgleich mit in vivo gemessenen Hüftkontaktkräften bei 4 THA Patienten (fem. Anteversion: -2° bis +23°) erfaßt. Basierend auf CT-Daten (Visible Human, USA) wurde ein 3D Modell der unteren Extremität (Knochen+Muskeln) entwickelt. Aus CT-Daten und Röntgenbildern wurden anatomische Daten der Patienten ermittelt (Dimensionen: Becken, Femur, Tibia, Fuß). Zusätzlich wurden patienten-individuelle Parameter der Prothese (Halslänge, CCD- u. Anteversionswinkel) bestimmt. Nach Resektion von Femurkopf u.-hals mittels virtueller Säge konnte das anatomische Modell so an den einzelnen Patienten angepaßt werden. Muskel- und Gelenkkräfte wurden mittels Optimierungsalgorithmen berechnet. Zusätzlich wurden innere Kräfte und Momente im prox. Femur ermittelt. Hüftkontaktkräfte und fem. Beanspruchung wurden für Laufen und Treppesteigen auch für einen simulierten Anteversionswinkel von 30° bestimmt.

Ergebnisse

Berechnete und in vivo gemessenen Hüftkontaktkräfte stimmten für alle Patienten gut überein (rel. Abweichung zw. berechneter u. max. gemessener Kontaktkraft: Laufen 12%, Treppesteigen 14%). Bei allen Patienten führte die simulierte Erhöhung des Anteversionswinkel sowohl zu einem Anstieg der Kontaktkraft als auch zu einer größeren Biegebeanspruchung im proximalen Femur. Der Anstieg war bei Patienten mit einem bereits initial großen Anteversionswinkel moderat (Laufen: + 8 u. + 12%). Bei Patienten mit initial geringer Anteversion wurden beim Laufen deutlich erhöhte Kontaktkräfte gefunden (je + 21%). Beim Treppesteigen war der Anstieg sogar noch stärker ausgeprägt (+ 28 u. + 54%).

Schlußfolgerung

11.09.

10.15 – 12.00

Blauer Saal

Erstmals konnte im direkten Vergleich eine Übereinstimmung von berechneter und in vivo gemessener muskulo-skelettaler Beanspruchung des prox. Femurs gezeigt werden. Die Wiedergabe der Beanspruchung während des Laufens und Treppesteigens von 4 Patienten gelang durch Anpassung eines komplexen Modells in einer geringen Anzahl von Parametern. Anhand des validierten Modells wurde ein Zusammenhang zwischen Anteversionswinkel und Beanspruchung des prox. Femurs gezeigt. Das System bietet somit die Möglichkeit neben einer individuellen Planung von Gelenkersatz oder Umstelungsosteotomie die Beanspruchung von Muskeln, Ligamenten und Knochen prä-operativ zu optimieren.

Ein innovatives Verfahren zur interfragmentären Kompression bei der Humerusschaftnagelung – Klinik und Biomechanik

J. Blum (Mainz), P.M. Rommens

Zielsetzung

Eine effektive interfragmentäre Kompression in der Versorgung von Humerusschaftfrakturen war bisher der Plattenosteosynthese vorbehalten. Das Zurückschlagen eines an der Nagelspitze bereits fixierten Marknagels stellt eine allerdings nur grob kontrollierbare Komprimierungsmöglichkeit dar. Einfache Quer- und kurze Schrägfrakturen besitzen aufgrund des geringen Fragmentkontaktes eine reduzierte Knochenheilungspotenz. Hier erscheint die interfragmentäre Kompression wichtig, um verspätete Heilung und Pseudarthrosen zu vermeiden. Um die biologischen Vorzüge der intramedullären Nagelung des Humerus gegenüber der Plattenosteosynthese auch in solchen Fällen zu nutzen, bietet der unaufgebohrte Humerusnagel (UHN) mittels eines neuen Kompressionsgerätes die Möglichkeit zur interfragmentären Kompression. Wie bewährt sich diese Kompressionsmöglichkeit in der Klinik, wie stellt sie sich biomechanisch dar?

Material

Studie A: 84 Patienten mit frischen Humerusschaftfrakturen
Studie B: 7 explantierte Humeruspaare von frischen Leichenamen

Methoden

Studie A: Die Patienten wurden im Rahmen einer prospektiven Multicenterstudie mit dem UHN antegrad oder retrograd versorgt. 6 Patienten (4XA3, 1XA2, 1XB1) wurden interfragmentär komprimiert. Bewertet wurden Knochenheilung und funktionelles Ergebnis.

Studie B: Die Leichenhumeri wurden randomisiert und nach Osteotomie in Schaftmitte mit einem UHN stabilisiert. Jedes Paar verfügte über einen UHN mit und einen ohne interfragmentäre Kompression. In Materialprüfmaschinen wurden die biomechanischen Eigenschaften unter 4-Punkte-Biegung und Torsion gemessen.

Ergebnisse

Studie A: Sämtlich 6 klinische Fälle mit Kompression heilten in weniger als 6 Monaten aus. 7 der restlichen 78 Patienten, welche primär ohne Kompressionsgerät mit dem UHN stabilisiert wurden, erforderten aufgrund verzögerter Knochenheilung einen Zweiteingriff. In 4 Fällen wurde dann das Kompressionsgerät verwendet, wobei danach in allen Fällen die regelrechte Knochenheilung eintrat.

Studie B: In den Knochenpaaren ergaben sich für die Biege- (a.p.: 7,68 Nm/° versus 3,88 Nm/°; m.l.: 6,63 Nm/° versus 5,04 Nm/°) wie auch die Torsionsbelastung (0,58 Nm/° versus 0,44 Nm/°) eine deutliche höhere Steifigkeit bei den mittels Kompression versorgten Humeri ($p<0{,}0001$ jeweils).

Schlußfolgerung

Gerade bei den Querfrakturen des Humerusschaftes bietet die Verriegelungsnagelung mit interfragmentärer Kompression eine höhere Stablität und somit höhere Wahrscheinlichkeit einer ungestörten und zeitgerechten Knochenheilung.

Posttraumatische Humerustorsionsmessungen mittels Ultraschall im Kindesalter

A.K. Vocke (Basel), C.C. Hasler, L. v. Laer

Zielsetzung

Vorstellung einer sonographischen Messmethode zur Bestimmung des posttraumatischen Rotationsfehlers nach suprakondylärer Humerusfraktur. Fragestellung: Die suprakondyläre Humerusfraktur wird häufig durch einen Rotationsfehler kompliziert, der den kosmetisch störenden Cubitus varus und Funktionseinschränkungen bewirken kann. Initial kann ein Rotationsfehler erst ab 30° im seitlichen konventionellen Röntgenbild am Rotationssporn erkannt werden. Sekundär wird er durch die sehr ungenaue Schulterfunktionsprüfung oder mittels der strahlenbelastenden Computertomographie ermittelt.

Material und Methoden

Wir haben eine Ellbogenpositionierungsschale mit einem Winkelmesser (Pluri-Tor H) konstruiert, der bei sonographisch standardisierter Einstellung des Sulcus bicipitalis am Humeruskopf die Humerustorsion anzeigt. Bisher konnten wir in einer prospektiven Studie 109 gesunde obere kindliche Extremitäten und 16 Kinder mit einer operativ versorgten dislozierten suprakondylären Humerusfraktur untersuchen.

11.09.

10.15 – 12.00

Blauer Saal

Ergebnisse

Im Normalkollektiv zeigte sich eine altersabhängige Entwicklung der Humerustorsion. Individuelle Torsionsdifferenzen zwischen der rechten und linken Extremität lagen hier bei durchschnittlich 4°. In der Gruppe nach suprakondylärer Humerusfraktur fanden sich sonographisch Torsionsdifferenzen zwischen der unverletzten und der ehemals frakturierten Seite von 4–48°. Die durchschnittliche Differenz betrug 21°. Funktionell lagen nur geringgradige Einschränkungen vor.

Schlußfolgerung

Anhand unserer sonographischen Messungen konnte im kindlichen Normalkolletiv gezeigt werden, dass am Humerus ähnlich wie am Femur eine Torsionsänderung während des Wachstums erfolgt. Nach suprakondylären Humerusfrakturen wurde sonographisch ein Rotationsfehler bei der Mehrzahl der Patienten festgestellt trotz guter funktioneller Resultate. Die Korrektur der Rotationsdifferenz durch Wachstum verfolgen wir in jährlichen Kontrollen.

MEPUC – eine Positionierhilfe für den Röntgenbildverstärker im OP

N. Suhm (Basel), A.L. Jacob, P. Mueller, M. Hehli, P. Regazzoni, P. Messmer

Zielsetzung

In der Unfallchirurgie ist das Durchleuchten mit dem Röntgenbildverstärker das Standardverfahren der intraoperativen Bildgebung. Moderne bildgeführte Operationstechniken stellen Anforderungen an die intraoperative Bildgebung, die sich mit dem Röntgenbildverstärker in seiner gegenwärtigen Bauform nur teilweise erfüllen lassen. Das Einstellen einer gewünschten Projektionsebene durch eine Hilfsperson ist langwierig und fehleranfällig. Jede Wiederholung einer Einstellung erfordert einen vergleichbaren Aufwand. Wir beschreiben ein Konzept, bei dem ein vorhandener Röntgenbildverstärker durch ein Zusatzgerät unabhängig von einer Hilfsperson bewegt werden kann. Der Operateur kontrolliert mit Hilfe des MEPUC (= Motorized Exact Positioning Unit for C-arm) die intraoperative Bildgebung. Da das System über eine Gedächtnisfunktion für zuvor eingestellte Projektionen verfügt, lassen sich diese während eines Eingriffes beliebig oft wiederholen.

Material und Methoden

Bei einem konventionellen Bildverstärker wurden 3 translatorische und 3 rotatorische Bewegungsachsen mit elektrischen Präzisionsantrieben bestückt. Mit zwei Geschwindigkeiten für Grob- und Feinpositionierung lässt sich der Röntgenbildverstärker ohne Einschränkung des Bewegungsumfangs im OP bewegen. Die Bewegungen für die jeweils erste Positionierung des Röntgenbildverstärkers werden vom Operateur alternativ über eine sterile Konsole oder via Spracheingabe gesteuert. Das chirurgische Navigationssystem (Surgigate, Medivision) erfasst und speichert die Position des Röntgenbildverstärkers relativ zur verletzten Extremität bei einer gegebenen Projektion. Muss der Röntgenbildverstärker vom Patienten weggefahren werden, (z.B. um die Fraktur zu reponieren), so lassen sich diese Positionsdaten anschliessend wieder aufrufen. Der MEPUC positioniert den Röntgenbildverstärker derart, dass die zuvor eingestellte Projektionsebene exakt reproduziert wird. Durch eine am frakturierten Knochen fixierte Referenzbasis werden dabei Bewegungen des Knochens z.B. durch ein Repositionsmanöver berücksichtigt.

Alternativ ist die Definition einer gewünschten Projektionsebene durch ein mit optischen Markern versehenes Instrument direkt am Patienten möglich. In diesem Fall übernimmt der MEPUC bereits die erste Positionierung des Röntgenbildverstärkers.

Ergebnisse, Schlußfolgerungen

Das System erlaubt die exakte Positionierung des Röntgenbildverstärkers durch den Operateur ohne Zuhilfenahme einer weiteren Person. Fehler bei der Interpretation der bislang vom Operateur gegebenen Positionierungsanweisungen lassen sich dadurch vermeiden. Zuvor eingestellte Projektionsebenen lassen sich vollautomatisch – unter ständiger Kontrolle durch den Operateur – während eines Eingriffes beliebig oft reproduzieren. Das Konzept eignet sich für die Nachrüstung von Altgeräten und für die Ausstattung von Neugeräten gleichermassen.

Alternativer Zugang zum hinteren Kreuzband

G. Schmeiser (Murnau), R. Putz, H. Hempfling, V. Bühren

Zielsetzung

Durch eine prospektiv angelegte experimentelle Studie wird ein alternativer Zugangsweg durch den proximalen Anteil des medialen M. gastrocnemius zur Rekonstruktion des hinteren Kreuzbandes überprüft.

Einleitung

11.09.

10.15 – 12.00

Blauer Saal

Verletzungen des hinteren Kreuzbandes haben in den letzten Jahren zunehmend an Bedeutung gewonnen. Es werden immer häufiger operative rekonstruktive Maßnahmen durchgeführt. Der Standard-Zugang zur dorsalen Gelenkkapsel und zur Rekonstruktion des hinteren Kreuzbandes erfolgt beim hinteren Zugang zentral in der Fossa poplitea. Neben einer Schädigung der V. saphena parva und des N. cutaneus tibialis posterior besteht die Gefahr bei diesem Zugang in erster Linie in der Läsion des N. tibialis und der A. und V. poplitea. Um dieses Risiko zu minimieren, wurde ein alternativer Zugangsweg überprüft.

Material und Methoden

In einer anatomischen Studie wurden zunächst 150 Kniegelenke im Hinblick auf Verläufe der Äste der A. poplitea, der Äste der Nn. tibialis und fibularis, der Muskelstrukturen und der Gelenkkapsel präpariert.

Ergebnisse

Es zeigte sich bei der Auswertung der gemessenen Ergebnisse, daß alle drei Kniegelenksarterien mit hoher Regelmäßigkeit in bestimmten Höhen aus der A.poplitea entspringen. Insbesondere A. und V. suralis medialis und der begleitende motorische Versorgungsast aus dem N. tibialis konnten auf konstanter Höhe aufgefunden werden. Die Häufigkeit der meniskofemoralen Bänder entspricht der in der Literatur angegebenen Varianzbreite (in 86% beide, in 9% nur vorderes, in 5% nur hinteres meniskofemorales Band nachweisbar).

Anschließend wurde in 50 Kniegelenken über einen dorsomedialen Hautschnitt der proximale Anteil des medialen M. gastrocnemius dargestellt. Das stumpfe Längsspalten des Muskels erfolgte nach Darstellung und unter Schonung der A. und V. suralis medialis und des begleitenden motorischen Nervenastes. Die dorsale Kniegelenkkapsel und der M. popliteus wurden präpariert; der tibiale Ansatz des Lig. cruciatum posterius konnte sicher identifiziert werden.

Schlußfolgerungen

Über einen dorsomedialen Zugang kann die dorsale Gelenkkapsel am Kniegelenk übersichtlich dargestellt werden. Insbesondere die knöcherne Refixierung eines tibialen Ausrisses am hinteren Kreuzband ist dabei leicht möglich. Durch diesen Zugangsweg ist die Darstellung des N. tibialis, sowie von A. und V. poplitea nicht notwendig, so daß das Risiko einer Schädigung minimiert werden kann.

Als nächster Schritt ist nun die klinische Evaluation des dorsomedialen Zugangswegs in unserer Klinik vorgesehen.

11.09.

10.15 – 12.00

Blauer Saal

Evaluation of cellular brain damage and systemic inflammation after minor head trauma

T. Mussack (München), P. Biberthaler, E. Wiedemann, C. Gippner-Steppert, W. Mutschler, M. Jochum

Purpose

S-100b in serum is considered as a neurospecific screening marker of brain damage due to minor head trauma (MHT). However it is still unclear, whether inflammation contributes to intracerebral complications in those patients. The aim of our study was to investigate the correlation between S-100b serum and PMN-elastase plasma levels for assessment of cellular brain damage and early onset of inflammation in MHT patients.

Material

In this prospective study 45 patients presenting with history of head trauma, GCS score 13-15 and subjective symptoms (loss of consciousness, amnesia, nausea, vertigo, vomiting) were enclosed. The control group consisted of 20 healthy volunteers.

Methods

Intracerebral lesions such as hemorrhage, skull fracture or edema in the CCT-scan were registered as CCT(+), negative findings were counted as CCT(-). Blood samples were drawn on admission (73.5 ± 47.5 min after trauma) and 24h later. S-100b serum levels were determined by an immunoluminometric assay (LIA), PMN-elastase plasma levels by ELISA. P-values < 0.05 in Mann-Whitney U-test were accepted as significant.

Results

11 of 45 MHT patients showed positive CCT-scans (5 skull fractures, 4 subarachnoid hemorrhages, 2 intracerebral lesions, 3 cerebral edemas). S-100b levels were significantly increased in all patients compared to the controls, with higher values in CCT(+) ones at both times. 24h after trauma S-100b levels had already returned to normal in CCT(-) patients. The inflammation parameter PMN-elastase was only slightly elevated after 24h in CCT(+) patients, but without any significant differences compared to CCT(-) ones or controls (see table).

Parameter	Normal Values	Minor Head Trauma			
		0h		24h	
		CCT (+)	CCT (-)	CCT (+)	CCT (-)
S-100b [ng/ml]	0.05±0.01	0.66±0.70 *	0.42±0.80	0.23±0.30 *	0.06±0.07
Elastase [ng/ml]	41±2	42±16	45±22	58±28	49±20

* = p<0.05 CCT(+) vs. CCT(-)

Conclusions

11.09.

10.15 – 12.00

Blauer Saal

As a sign of cellular brain damage, MHT patients exhibited significantly elevated S-100b levels in serum, especially when presenting intracerebral lesions in CCT-scan. Although still preliminary, our data revealed only a marginal systemic inflammatory activation within the short-term observation period of 24 hours.

Bioengineering eines vitalen Knochentransplantats mit autologen Eigenschaften.

A. Hofmann (Marburg), C. Hofmann, F. Moischke, L. Konrad, L. Gotzen

Zielsetzung

Im Experiment wird die Möglichkeit der Verwendung der demineralisierten Knochenmatrix als Trägersubstanz für Osteoblasten überprüft. Es sollen Unterschiede zum Hydroxylapatit und autoklaviertem Knochen als Trägersubstanz aufgezeigt werden.

Die Bildung von Knochengewebe nach Implantation von vitalen, in-vitro vermehren Osteoblasten in knöcherne Defekte oder heterotope Stellen erfolgt durch enchondrale oder appositionelle Ossifikation in einer sehr kurzen Zeit. Es wurde bereits gezeigt, daß transplantierte Osteoblasten oder Knochenmarkszellen ein starkes osteogenes Potenzial an der Implantationstelle besitzen. Als Trägermaterialien für Osteoblasten wurden verschiedene synthetische und nicht synthetische Materialien verwendet. Wie die Ergebnisse verschiedener Arbeitsgruppen bestätigen ist die richtige Wahl des Trägermateirials für die schnelle Proliferation und Differenzierung der Osteoblasten von großer Bedeutung. Wir untersuchten die Möglichkeit der Herstellung eines vitalen Knochentransplantats mit humanen Osteoblasten, indem wir die demineralisierte Knochenmatrix im Vergleich zur Hydroxyllapatitkeramik (HA) und autoklaviertem Knochen als Trägermaterial verwendeten.

Material

Primäre humane periostale Osteoblasten wurden nach einer etablierten Methode isoliert und bis zur Präkonfluenz kultiviert. Die Zellen wurden anschließend auf demineralisierte Knochenmatrix-, autoklavierte Knochen- und HA-Zylinder (∅ 1cm, 1cm Höhe) ausgesät und in einer Perfusionskammer für 10 Tage weiter kultiviert.

Methode

Die Auswertung der Wachstumsgeschwindigkeit der Zellen erfolgte in HE-gefärbten Schnitten. Weiterhin wurden semiquantitative molekularbiologische Analysen wie folgt durchgeführt. Die totale mRNA wurde aus hergestellten Transplantaten isoliert und mittels RT-PCR in cDNA umgeschrieben. Die semiquantitative PCR für Osteocalcin, Osteopontin, BMP-2a und knochenspezifische alkalische Phosphatase wurde mit sequenzspezifischen Primern 2nach einem GAPDH-Abgleich durchgeführt. Weiterhin erfolgte eine Northern-blot-Analyse für o.g. Faktoren.

Ergebnisse

Die Ergebnisse zeigten, daß humane Osteoblasten auf der demineralisierten Knochenmatrix wesentlich schneller wachsen und innerhalb von 10 Tagen den Träger vollständig besiedeln. Die Osteoblasten auf der demineralisierten Knochenmatrix zeigten eine wesentlich höhere Expression der mRNA für OC, OP, BMP-2a und AP.

Schlußfolgerung

Die demineralisierte Knochenmatrix eignet sich besser als Trägermaterial zur Herstellung eines Knochentransplantats mit autologen Eigenschaften in einer wesentllich kürzeren Zeit.

Montag, 11. September 2000
10:15 – 12:00 Uhr Bonatz Saal

Resorbierbare Implantate I

Kortikalispins zur Osteosynthese distaler Radiusfrakturen – Eine Alternative zu Bohrdrähten?

M. Schädel-Höpfner (Marburg), C. Hofmann, G. Böhringer, L. Gotzen

Zielsetzung

Für die perkutane Stabilisierung von distalen Radiusfrakturen sind resorbierbare Implantate wegen des Wegfalls der Metallentfernung vorteilhaft. Ein derartiges Implantat sind Pins aus humaner Kortikalis. Die Resultate der Anwendung von Kortikalispins bei distalen Radiusfrakturen sollen durch eine Analyse von Ergebnissen, Komplikationen und Pinintegration dargestellt werden.

11.09.

10.15 – 12.00

Bonatz Saal

Material und Methode

Nach Erarbeitung der Herstellungsmethoden, nach biomechanischen Festigkeituntersuchungen und Stabilitätstestungen an einem Frakturmodell wurde im Rahmen einer klinischen Studie im Zeitraum von 7/96 bis 2/99 bei 40 Patienten mit instabilen distalen Radiusfrakturen eine operative Stabilisierung mit Pins aus humaner Kortikalis vorgenommen. Das mittlere Alter der Patienten betrug 57 Jahre (20-83). Gemäß der AO-Klassifikation überwogen C-Frakturen (n=26) gegenüber A-Frakturen (n=10) und B-Frakturen (n=4). Bisher wurden 32 Patienten klinisch und radiologisch im Mittel ein Jahr postoperativ nachuntersucht und die Ergebnisse nach dem Sarmiento-Score ausgewertet.

Ergebnisse

Entsprechend dem Sarmiento-Score fanden sich bei 28 Patienten (88%) exzellente und gute Ergebnisse. Zwei Patienten (6%, Frakturtyp C3) wurden als als mäßig eingestuft, zwei andere Patienten (jeweils nach C3-Fraktur) zeigten ein schlechtes Resultat. Radiologisch fanden sich in allen 32 Fällen normale Verläufe mit stabiler Heilung der Fraktur nach 4-6 Wochen. Bei 24 Patienten (75%) erfolgte die Ausheilung in anatomischer Stellung. Sechs Patienten hatten eine Dorsalabwinklung der Radiusgelenkfläche bis 10° und einen Ulnavorschub bis 2mm. Bei weiteren zwei Patienten betrugen die Dorsalabwinklung mehr als 10° und der Ulnavorschub mehr als 2mm. Zwei Patient zeigten eine leichte bis mäßige Arthrose im Radiokarpalgelenk.

Die Integration der Pins in den Empfängerknochen war in 30% der Fälle vollständig oder nahezu vollständig. Bei den übrigen 70% der Patienten waren die Kortikalisstifte radiologisch noch gut nachweisbar. Durch einen erneuten Sturz kam es bei zwei Patienten zu einer Refraktur mit Bruch der Pins. In zwei weiteren Fällen lagen Teilläsionen des Ramus superficialis des Nervus radialis vor. Fremdkörperreaktionen oder Pininfekte wurden nicht beobachtet.

Schlußfolgerung

Kortikalispins sind zur Stabilisierung von distalen Radiusfrakturen ausreichend stabil und gewährleisten eine Ausheilung mit guten klinischen und radiologischen Ergebnissen. Sie können die konventionelle Bohrdrahtosteosynthese in vielen Fällen ersetzen und dadurch die Metallentfernung ersparen.

11.09.

10.15 – 12.00

Bonatz Saal

Die bioresorbierbare Osteosynthese der distalen Radiusfraktur

K. Ruße (Wuppertal), A. Pommer, D. v.d. Heyde, A. Dávid

Zielsetzung

Die distale Radiusfraktur ist die häufigste Fraktur des Erwachsenen. Die operative Versorgung dieser Fraktur ist immer wieder Gegenstand der Diskussion. Wir stellen Ergebnisse einer randomisierten Studie vor. Ziel dieser Multicenterstudie ist der Vegleich bioresorbierbarer Materialien [Reosorb] und Kirschner Drähte zur osteosynthetischen Versorgung handgelenksnaher Frakturen.

Material

In der Zeit von April 1995 bis Oktober 1999 wurden 115 Patienten an 4 Kliniken innerhalb der prospektiv kontrollierten Studie behandelt. Eingeschlossen wurden sowohl extra- (AO Klassifikation A2.1 – A3.2) als auch intraartikuläre (AO Klassifikation B1.1 – B1.3) Radiusfrakturen.

Das Durchschnittsalter betrug 68,3 Jahre. 76 Frauen und 39 Männer waren betroffen. Die Hauptverletzungsursache war der Sturz auf die ausgestreckte Hand. Andere Verletzungsursachen waren direkte Traumen beim Sport oder Verkehrsunfälle.

Methoden

Nach erfolgter Randomisierung zur Festlegung des Osteosynthesematerials wurden 58 Patienten mit Reosorbstiften und 57 Patienten mit Kirschner Drähten versorgt. Als Operationsmethode wurde eine nach Kapandji modifizierte Technik angewendet.

Postoperativ erfolgten radiologische und klinische Kontrollen nach 1 Woche, 5 Wochen und 6 Monaten. Die abschließende Kontrolle fand 1 Jahr postoperativ statt. Dabei wurden radiologische Kriterien, Bewegungsumfänge und Weichteilverhältnisse dokumentiert. Insbesondere interessierte die eventuelle dorsale Abkippung und das Auftreten von Fremdkörperreaktionen.

Ergebnisse

Es bestand kein signifikanter Unterschied der radiologischen Parameter zwischen der Verwendung der unterschiedlichen Materialien. Innerhalb des gesamten Patientenkollektivs mußte bei 3 Patienten nach sekundärer Dislokation ein Verfahrenswechsel zur Osteosynthese erfolgen. Ein Drittel der mit bioresorbierbaren Stiften versorgten Patienten zeigten 5 Wochen postoperativ persistente Schwellungen ohne lokale Entzündungszeichen. Die Beweglichkeit war zu diesem Zeitpunkt noch endgradig eingeschränkt. 25% der Patienten mit Metallosteosynthese zeigten vermehrte Schwellungen. Bei kurz zuvor erfolgter Metallentfernung war der Bewegungsumfang deutlich eingeschränkt. 12 Monate postoperativ gab es keine signifikanten Unterschiede in der Therapie zwischen der Verwendung von bioresorbierbarem Material und Kirschner Drähten.

Schlußfolgerung

Aufgrund der dargestellten Ergebnisse ist die Verwendung von bioresorbierbaren Materialien eine sinnvolle Alternative zur osteosynthetischen Versorgung der distalen Radiusfrakturen mit Kirschnerdrähten. Darüber hinaus kann bei der Verwendung von bioresorbierbaren Materialien auf eine zusätzliche Operation zur Metallentfernung verzichtet werden.

Experimental bioresorbable fixation system for distal radius fractures

R. Curtis (Davos), C. Schilling, M. Hehli

Introduction

The clinical interest in bioresorbable implants is growing. The use of bioresorbables is of particular interest in the distal radius due to the avoidance of a second operation for implant removal, and the potential reduced risk of irritation to tendons and ligaments.

Purpose

The goal of this study was to build and validate a finite element model (FEM), which would be used in further analysis for the optimization of an implant design incorporating bioresorbable materials for the treatment of distal radius fractures.

The stiffness of an experimental bioresorbable plate and screw system and a clinically used titanium implant system would be compared through mechanical testing. Based upon this comparison, it would be possible to give a clear statement with respect to the difference in stiffness between the two systems. The FEM would be used in the future to engineer a bioresorbable system with the aim of achieving stiffness closer to that of the titanium system.

Materials and Methods

Mechanical Testing: The titanium system, incorporating a 2.0 DCP and Mini T Plate, *SYNTHES* (Article Numbers 443.580/443.230), was compared with the experimental bioresorbable implant system in four point bending at constant speed using an Instron 4302 test machine.

The plates were fixed to artificial bone across a 7.0mm osteotomy gap, and were arranged according to the double plating technique (Rikli and Regazzoni, 1996).

FEM: Using 3D-CAD tools, a model was prepared which represented the mechanical test conditions of the experimental bioresorbable system. The bone was modeled using CT data taken from an artificial bone.

The plate and screws were simulated using material properties that had been established beforehand (Youngs modulus E=3.3GPa, Poissons ratio n=0.38). A bending moment of 1.5Nm was applied during the mechanical testing and simulated in the FEM.

Results

Mechanical Testing: The experimental bioresorbable system reached approximately 50% of the stiffness of the titanium system.

A deformation of 6.0mm occurred at the point of force application under a bending moment of 1.5Nm during the mechanical testing of the bioresorbable system.

FEM: A deformation of 6.5mm occurred at the point of force application under a simulated bending moment of 1.5Nm during the finite element analysis.

The results of the finite element analysis and the mechanical testing demonstrate an 8% discrepancy.

Conclusion and Discussion

The results demonstrate that the bioresorbable system reached approximately 50% of the stiffness of the titanium system.

The FEM is considered validated with a discrepancy of less than 10%. Using the validated FEM, we now have the possibility to engineer a bioresorbable system with the intention of achieving stiffness comparable to that of the clinically used titanium system.

Vergleich der Primärstabilität resorbierbarer und nicht-resorbierbarer Nahtanker für die arthroskopische Refixation von Labrumläsionen

H. Fredrich (München), M. Müller, E. Steinhäuser, A.B. Imhoff

Zielsetzung

Für die arthroskopische Labrumrefixation stehen verschiedene resorbierbare und nicht-resorbierbare Nahtanker zur Verfügung. An humanen Leichenschultern wurden in einer biomechanischen Testreihe drei unterschiedliche resorbierbare und nicht-resorbierbare Nahtanker mit verschiedenen Fäden auf ihre Primärstabilität getestet.

11.09.

10.15 – 12.00

Bonatz Saal

Material

An 30 humanen Leichenschultern wurde die Primärstabilität von unterschiedlichen resorbier-und nicht-resorbierbaren Nahtankern in einer Materialprüfmachine getestet.

Methode

Hierzu wurde eine definierte ventrale Labrumläsion gesetzt und das Labrum arthroskopisch bei 1´30h, 3´30h und 5 h mit zwei resorbierbaren Implantaten (Suretac und Panalok mit Ethibond No.2) sowie einem nichtresorbierbaren Nahtanker (Fastak mit Ethibond No.2 und 3) refixiert. Der Panalok-Nahtanker wurde in zwei verschiedenen Testreihen mit und ohne voriges Verkippen des Ankers getestet. Im Versuchsaufbau wurde anschliessend der Oberarmkopf in 60° ABD und 90° ARO aus dem Glenoid luxiert und die Kraft beim Versagen und die Versagensart analysiert.

Ergebnisse

In der Kontrollgruppe kam es im Mittel bei einer Kraft von 936N zur Ablösung des ventralen Labrums. Der Fastak-Anker mit Ethibond No. 2 zeigte die niedrigste Stabilität mit 340N. Mit Anspannen der Fäden beim Panalok-Anker vor dem Entfernen des Setzinstrumentes konnte ein signifikant besseres Verkippen erreicht werden. Diese Methode war die signifikant stabilste (938N). Der Suretac-Dübel benötigte 407N, gefolgt vom Fastak-Anker mit Ethibond No.3 bei 624N bis zum Versagen. Die häufigste Lokalisation für das Versagen des Nahtankers war für den Fastak und den Panalok mit Verkippen die Fadenruptur, beim Suretac die Kapselruptur und beim Panalok ohne Verkippen der Nahtankerausriss.

Schlußfolgerung

Mit allen heute zur Verfügung stehenden Nahtankern kann eine stabile Refixation des ventralen Labrums bei der arthroskopischen Schulterstabilisierung erreicht werden, damit innerhalb sechs Wochen eine Heilung des Labrums erfolgen kann. Es zeigen sich jedoch deutliche Unterschiede in der Primärstabilität der Implantate und den Fehlermöglichkeiten bei der Handhabung.

11.09.

10.15 – 12.00

Bonatz Saal

Bioresorbierbares Nahtankersystem zur knotenfreien „one-step" Refixation der Rotatorenmanschette: Eine prospektiv randomisierte Studie

L.J. Lehmann (Heidelberg), G. Engel, P. Habermeyer

Zielsetzung

Die Rekonstruktion der Rotatorenmanschette in transossärer Nahttechnik oder mit Nahtankern ist insbesondere in arthroskopischer Technik aufwendig und mit langer Lernkurve versehen. Die Nahtinsuffizienz ist eine häufige Ursache der Re-Ruptur.

Ziel dieser Arbeit war es, in einer prospektiven Studie funktionelle Ergebnisse sowie Komplikationsmöglichkeiten eines neuen bioresorbierbaren Nahtankersystems zu untersuchen.

Material und Methode

Das Parachute-Corkscrew-Nahtankersystem besteht aus einem Titan-Nahtanker, welcher über #2mm Ethibond mit einer 8mm PLA-Scheibe verknotet ist. Die Parachute-Corkscrew kann so durch den Sehnenrand in das vorbereitete knöcherne Bett eingedreht werden, bis die PLA-Scheibe den Sehnenrand am Knochen fixiert.

In einem Zeitraum von 2 Jahren wurden 76 Rotatorenmanschettenrupturen mit dem ParachuteNahtsystem rekonstruiert.

Davon wurden im Rahmen einer prospektiven Studie 37 Patienten in arthroskopischer oder mini-open repair Technik mit einem ∅ FU von 12 Monaten klinisch, sonographisch sowie radiologisch nachuntersucht.

Ergebnisse

Im Constant Score kam es zu einer signifikanten Steigerung von praeop 59,3 auf postop 79,5 Punkten ($p=0,0018$). Der simple shoulder Test nach Matsen stieg von praeop 6,3 auf postop 10 „Ja-Antworten" (max.12). Die durchschnittliche OP-Dauer lag mit 64 min vergleichsweise niedrig. Zwischen der transarthroskopischen und der mini-open-repair-Gruppe bestand im Resultat kein signifikanter Unterschied ($p>0,05$).

Die sonographischen und radiologischen Nachkontrollen zeigten in 2 Fällen Ankerdislokationen, die einer Revision bedurften; in einem Fall war dies auf fehlerhafte operative Technik zurückzuführen. Es war keine Re-Ruptur zu verzeichnen. Eine PLA-assoziierte Synovitis war bislang ebenso wie ein „Impingement" der PLA-Scheibe am Acromion nicht zu beobachten.

Schlußfolgerung

Das Parachute Nahtankersystem ist eine zuverlässige Nahttechnik zur knotenfreien Fixierung der Rotatorenmanschetten-Ruptur. Insbesondere im Hinblick auf arthroskopisches Vorgehen stellt die "one-step"-Fixierung eine technische Vereinfachung dar. Bekannte Fehlerquellen durch knüpf- oder Knoten-Insuffizienz können vermieden werden.

11.09.

10.15 – 12.00

Bonatz Saal

Die Biomechanik der Meniskusrekonstruktion

R. Seil (Homburg/Saar), S. Rupp, C. Jurecka, R. Rein, D. Kohn

Zielsetzung

Die Einführung von neuen Meniskusfixationsmethoden hat das Interesse an der Biomechanik dieser Techniken und der herkömmlichen Nähte hinsichtlich ihrer jeweiligen Haltekräfte zugenommen. Ziel unserer Untersuchung war es verschiedene neue Faktoren von Meniskusnähten zu untersuchen und sie mit den neuen Fixationstechniken zu vergleichen.

Material und Methode

An einem etablierten biomechanischen Modell (medialer Meniskus vom Schwein) wurde 34 Menisken ein peripherer Längsriß zugefügt. Die genähten Menisken Nähte bzw. Implantate wurden in einer Materialprüfmaschine (Zwick, Typ 1474, Ulm) zyklisch mit einer Belastung zwischen 5 und 20N und maximal belastet. Pro Versuch wurde 1 Naht (Implantat) getestet. Bei den Nähten (resorbierbare PDS-Matratzennähte der Stärke 2-0 und 0 UPS) wurden Nahtstärke, Nahtrichtung und Distanz der Horizontalnaht vom Rißrand (1,5mm und 3mm vom Rand) untersucht. Getestet wurden außerdem 4 verschiedene resorbierbare PLA-Implantate [Meniscus Arrow (Bionx), Clearfix Meniscal Screw (Innovasive), Meniscal Dart (Arthrex), Biostinger (Linvatec)]. Es wurden jeweils 10 Nähte/Implantate pro Gruppe untersucht. Ausreißkraft, Versagensmodus und Spaltbildung während zyklischer Belastung wurden erhoben.

Ergebnisse

Tabelle 1. Ergebnisse der maximale Ausreißkraft der Nähte.

	Horizontal[1]	Horizontal[2]	Vertikal
PDS 2-0	57	58	63
PDS 0	89	107	115

Die Ausreißkräfte erreichten mit dem stärkeren Nahtmaterial etwa doppelt so hohe Werte wie mit dem schwächeren PDS 2-0 ($p<0{,}01$). Mit PDS 2-0 bestand kein Unterschied zwischen Horizontal – und Vertikalnähten. Mit PDS 0 waren die Ausreißkräfte der Horizontalnähte, welche 3mm vom Rißrand entfernt lagen[2] ebenfalls identisch zu Vertikalnähten, aber signifikant stärker als Nähte welche näher an den Rand gelegt wurden[1] ($p<0,05$).

Tabelle 2. Maximale Ausreißkräfte, Anzahl der Versager bei zyklischer Belastung und Spaltbildung der resorbierbaren Implantate.

	Ausreiß-kraft (t)	Range (N)	SD	Versager bei zykl. Belastung	Spalt (mm)
Arrow	44	26- 60	11.3	0	1.2
Dart	33	24- 46	9.3	4	1.4
Screw	35	32- 40	3.8	3	0.4
Biostinger	54	29-103	31.5	3	0.4

Die resorbierbaren Implantate versagten öfters als die Nähte während der zyklischen Belastung. Die früh aufgetretenen Spaltbildung war größer mit dem Arrow und dem Dart. Die durchschnittliche Ausreißkraft war der von PDS-Nähten unterlegen ($p<0,05$). In Einzelfällen konnten jedoch Werte erreicht werden, welche im Bereich der Nähte lagen.

Schlußfolgerungen

1. Die Haltekraft von Meniskusnähten kann durch die Stärke des benutzten Nahtmaterials fast verdoppelt werden.
2. Horizontalnähte sind nicht unbedingt schwächer als Vertikalnähte.
3. Durch einen größeren Abstand der Horizontalnaht zum Rißrand kann ihre Ausreißkraft signifikant erhöht werden.
4. Bezüglich ihrer maximalen Ausreißkraft sind die neuen Fixationstechniken den konventionellen Nähten unterlegen.
5. Unter zyklischer Belastung können sie versagen.
6. Spaltbildung und Versagensmodus der neuen Implantate können durch das Implantatdesign beeinflußt werden.

Meniskusnaht mit einem neuen, langsam resorbierbaren Nahtmaterial am Schafsmodell: Ergebnisse einer prospektiv vergleichenden Studie

C. Burger (Köln), M. Müller, P. Wlodarczyk, A. Prokop, J. Holste, K. E. Rehm

Zielsetzung

Zur Meniskusnaht, der Methode der Wahl bei basisnahen Läsionen, wird überwiegend das Polydioxanon (PDSâ) verwendet. Da sich dieser Faden aufgrund seiner schnellen Degradation nur für die Naht des durchbluteten Bereiches eignet und nicht resorbierbare Nähte zu Fadengranulomen führen, wurde ein neues Nahtmaterial, Long-Term-Suture (Entwicklungsname LTS, Panacryl, Copolymer aus 5% Polyglykolid und 95% Polylaktid) entwickelt, das die Refixation von Rissen der avaskulären Zone ermöglichen soll.

11.09.

10.15 – 12.00

Bonatz Saal

Material und Methoden

Bei je 12 Schafen wurde nach Anlegen eines radiären Schnittes im Innenmeniskus eine Naht mit 2 LTS bzw. PDS-Einzelknopfnähten in vertikaler Stichtechnik der Stärke 3-0 ausgeführt. Der Meniskus der Tiere der Kontrollgruppe blieb unbehandelt. Nach 6 bzw. 12 Monaten wurden die Menisken medial und lateral, die Gelenkkapsel und die drainierenden Lymphknotenstationen explantiert und histologisch untersucht, die Femurkondyle, das Tibiaplateau und Patellagleitlager hinsichtlich des Chondromalaziegrades makroskopisch und rasterelektronenmikroskopisch beurteilt. Außerdem wurden beide Knie in zwei Ebenen geröntgt und ein Kernspintomogramm der operierten Seite angefertigt.

Ergebnisse

Zur kompletten Adaptation des Meniskusläsion kam es nur bei jeweils einem Tier beider Nahtgruppen. 10 Tiere der LTS- und 11 Tiere der unbehandelten Gruppe zeigten eine Überbrückung des Spaltes mittels Narbengewebe, aber nur 3 Tiere der PDS-Gruppe. Beide Nahtmaterialien waren gut gewebeverträglich. Bei 10 Tieren war das PDS nach 6 Monaten vollständig resorbiert. Das LTS zeigte erst nach 12 Monaten beginnende Degradation. Die Synovialis hypertrophierte signifkant geringer in der LTS-Gruppe. Auch die Menge an Synovialflüssigkeit der operierten Gelenke war semiquantitativ im Kernspintomogramm signifikant geringer. Die Auswertung der Lymphknoten ergab keine signifikanten Gruppenunterschiede. Der Arthrosegrad der Kniegelenke unterschied sich tendentiell zu Gunsten des LTS, war ausgeprägter im medialen Kompartiment und nach 12 Monaten. Die Chondromalazie des Patellagleitlagers fand sich signifkant weniger in der unbehandelten als in der PDS-Gruppe.

Schlußfolgerung

Das LTS verursacht eine signifikant geringere Hypertrophie der Gelenkschleimhaut und Produktion von synovialer Flüssigkeit. Tendentiell ist die Arthroserate niedriger. Die Biokompatibilität beider Nahtmaterialien ist gut. Fremdkörperreaktionen waren nicht zu beobachten. Die Meniskusregeneration bzw. Narbenbildung ist bei Nähten mit dem langsam resorbierbaren Material besser. Eine bessere Adaptation der Menskusläsion und damit signifikante Trennschärfe war am benutzten Modell nicht zu beobachten. Der klinische Einsatz des neuen Nahtmaterials Panacryl am Menschen zur Meniskusnaht, Band- und Sehnenähten ist jedoch gerechtfertigt. Denkbar ist der Einsatz vor allem in der Beugesehnenchirurgie, bislang eine Domäne nicht resorbierbarer Nähte.

11.09.

10.15 – 12.00

Bonatz Saal

Biomechanische Evaluation eines neuen resorbierbaren Spreizdübels zur Verankerung von Patellarsehnentransplantaten im Vergleich zu Standardimplantaten

S. Piltz (München), T. Steinbauer, W. Plitz, G. Lob

Zielsetzung

Nachweis der biomechanischen Funktionsfähigkeit eines neuen resorbierbaren Spreizdübels im in-vitro Versuch im Vergleich zu etablierten Fixationsmethoden bei der Patellarsehnenplastik.

Material

Es wurde standardisierte Patellarsehnentransplantate von 30 Kälberknien entnommen.

Methoden

Bei 10 Präparaten wurden diese mittels resorbierbarer (PLA) Interferenzschraube (Gruppe I ; 8 x 23mm Arthrex, Naples, FL, USA), bei 10 Präparaten mittels Titaninterferenzschraube (Gruppe II ; 8 x 25mm Arthrex) und bei weiteren 10 Präparaten mittels resorbierbarem (PLLA) Spreizdübels (Gruppe III ; 10 x 30mm) fixiert. Anschließend wurden die Präparate in einer Universaltestmaschine (Zwick Z 010) bei 10N Vorspannung mit einer Zuggeschwindigkeit von 1mm/s bis zum Versagen belastet.

Ergebnisse

Die höchsten Ausrisskräfte ergaben sich in Gruppe II (Median 695N, range 410–1170N). Die entsprechenden Werte betrugen in Gruppe I median 445N (range 220–780N) und in Gruppe III median 527N (range 250–1010N). Die Unterscheide zwischen Gruppe I und II waren signifikant (p=0,037). Das aufzubringende Drehmoment war in Gruppe II signifikant größer als in Gruppe I (2,88Nm vs. 1,1Nm; p=0,026). Ein Versuch in Gruppe I mußte wiederholt werden, da die Schraube vor dem vollständigen Eindrehen zerbarst.

Schlußfolgerung

Mit dem resorbierbaren Spreizdübel lassen sich Ausrisskräfte erreichen, die mit den bisherigen Standardfixationsverfahren vergleichbar sind. Ein Bersten des Implantates beim Eindrehen ist im Gegensatz zur resorbierbaren Schraube designbedingt nicht möglich.

Arthroskopische Meniskusfixation mit BIOFIX-Meniskusankern

11.09.

10.15 – 12.00

Bonatz Saal

G.M. Oettl (St. Gallen), A. Remiger, G. Blatter, A. Gächter

Zielsetzung

In einer nicht vergleichenden Studie werden die Ergebnisse nach arthroskopischer Meniskusfixation mit BIOFIX-Ankern dargestellt und kritisch diskutiert.

Material und Methode

Von Aug. 96 bis Okt. 98 wurde konsekutiv bei 45 Patienten (28 m, 17 w, 45 Meniskusrisse), mit einem Durchschnittsalter von 25,8 Jahren (11 bis 61 J.) eine Meniskusfixation mit BIOFIX-Meniskusankern (Bionx Implants, Tampere) bei refixierbaren, randständigen Meniskuslängsrissen durchgeführt. Es handelte sich um 29 mediale und 16 laterale komplette periphere Risse länger als 10 mm. 22 Patienten hatten eine assozierte vordere Instabilität, wovon 11 zur gleichen Zeit rekonstruiert wurden, zwei verzögert. 19 Menisken wurden später als sechs Wochen nach Trauma versorgt. 41 Menisken wurden nur mit BIOFIX-Ankern fixiert, vier kombiniert mit outside-in Nähten. Frühfunktionelle Rehabilitation mit Flexionslimitierung für sechs Wochen mit erlaubter Vollbelastung bei Streckung. Die durchschnittliche Nachuntersuchungszeit betrug 2 Jahre (15–42 Mo., 45 Pat.).

Ergebnisse

Es fanden sich keine neurovaskulären Komplikationen oder Infektionen. Postoperativ zeigten acht Patienten einen temporären Gelenkreizerguss (in den ersten zwölf Wochen), 4 Patienten eine mechanische Irritation der Kapsel bedingt durch zu lang gewählte Anker. Im Follow-up zeigten neun Patienten (vier mediale Korbhenkel, vier Innenmeniskushinterhörner, ein lateraler Korbhenkel) positive Meniskuszeichen, bzw. Blockaden. Die second-look Arthroskopie (im Schnitt 4,6 Mo. nach Fixation) bestätigte, dass der Meniskus nicht angeheilt war (n=8) bzw. einmal nach adäquatem Trauma rerupturiert war. Vier dieser Patienten hatten ein instabiles Kniegelenk, so daß die Fehlerrate in stabilen Kniegelenken bei 13,8 Prozent (5 Menisken) liegt. Bei acht dieser Versager war eine Meniskusteilresektion erforderlich. Eine Reruptur wurde erneut mit BIOFIX-Ankern refixiert.

Schlußfolgerungen

Die BIOFIX-Meniskusanker sind einfach handzuhaben, sicher im Meniskus zu plazieren und bieten dem Operateur eine alternative Methode bei Vertikal- und Korbhenkelrissen in der all-inside Technik im Bereich der Pars intermedia und des Hinterhorns. Posteriore Inzisionen werden vermieden und das Risiko für neurovaskuläre Komplikationen deutlich gesenkt. Es bestätigt sich wieder die Erfahrung, daß ein stabiles Knie die Voraussetzung für eine erfolgversprechende Meniskusfixation ist. Die

Fehlerrate in stabilen Kniegelenken ist annähernd denen anderer arthroskopischer Techniken. Kritisch zu beurteilen ist die temporäre Präsenz eines Fremdkörpers mit möglicher Reizergußbildung, die exakte Längenwahl der Anker sowie die Schwierigkeit der Versorgung von Rissen im Vorderhorn. Speziell bei grossen Korbhenkelläsionen wählen wir ein kombiniertes Vorgehen mit Biofix-Fixation im Hinterhorn und out-side-in Technik im Pars intermedia/Vorderhorn-Bereich.

Montag, 11. September 2000
14:00 – 15:45 Uhr Kuppelsaal

Alterstraumatologie I
Proximaler Femur I

Ist die DHS mit Abstützplatte bei der pertrochantären A2 und A3 Fraktur des alten und uralten Patienten zeitgemäß?

A. Hruschka (Wuppertal), A. Pommer, D. v.d.Heyde, A. Dávid

Zielsetzung

Neuere intramedulläre Implantate wie Gamma Nagel und PFN bieten therapeutische Alternativen bei der Versorgung pertrochantärer Frakturen mit Trochanter major Dislokation. Ist die DHS damit bei diesen Frakturen obsolet?

Material und Methode

Vom 1.11.1997 bis 1.11.99 wurden 190 Patienten mit einer pertrochantären Fraktur in unserer Klinik operativ behandelt. 127 mit A2 oder A3 Frakturen wurden in einer prospektiven offenen Studie erfasst. Das Durchschnittsalter betrug 82 J. (Range 65–101 J.). Entsprechend der AO Klassifikation handelte es sich um 96 A2 und 31 A3 Frakturen. Alle Patienten wurden mit einer DHS versorgt. In 38 Fällen wurde eine Abstützplatte eingesetzt. Erwartungsgemäß wurde die Abstützplatte häufiger bei den A3 Frakturen (52%) als bei den A2 Frakturen (22%) angewandt.

Ergebnisse

Initiale Vollbelastung war bei 93% der Patienten möglich. Dies war unabhängig vom Fakturtyp. Die Implantation der Abstützplatte verlängerte die durchschnittliche Operationszeit um 12 Minuten. Ein therapiebedürftige Dislokation des Trochanter major trat im Heilungsverlauf nicht auf. An implantatabhängigen Komplikationen fanden wir: Infektion: 1, Sinterung>1 cm: 7, Redislokation: 1, Implantatbruch: 0. Die mittlere Hospitalisationszeit betrug 13 Tage wobei 56% der Patienten gehfähig in die AHB verlegt und 32% primär in das vorbestehende Milieu entlassen werden konnten. Das Follow up wurde im Zeitraum von 3 bis 12 Monaten postoperativ durchgeführt. Es konnten 84 Patienten erreicht werden. Nach Merle d´Aubigne wurde der Zustandes in 11% Sehr gut und 46% gut eingeschätzt. Diese Ergebnisse waren unabhängig von der Verwendung einer Abstützplatte.

Schlußfolgerung

Die Stabilisierung mittel DHS und Abstützplatte erlaubt die für diese Altersgruppe wichtige Frühmobilisierung unter Vollbelastung. Die Komplikationsrate und das funktionelle Outcome ist mit den publizierten Ergebnissen der intramedullären Systeme vergleichbar oder günstiger. Bei intraoperativer Dislokation des Trochanters kann die geplante DHS um die Abstützplatte erweitert werden, ein Verfahrenswechsel ist nicht notwendig. Damit stellt dieses Implanat eine sichere und ökonomisch sinnvolle Alternative zu den intramedullären Verfahren dar.

Analyse verschiedener Osteosyntheseverfahren bei per- und subtrochantärer Femurfraktur im höheren Lebensalter

J.P. Schuhmacher (Krefeld), M. Wennmacher, C. Decher, A. Meißner

Zielsetzung

Bei der Behandlung per- und subtrochantärer Frakturen hat sich in den vergangenen 5 Jahren ein Wandel zu intramedullären Gleitschraubensystemen vollzogen. Im Rahmen einer retrospektiven Studie sollen die Unterschiede der verschiedenen Verfahren insbesondere in Hinblick auf Morbidität, Mortalität und Rehabilitationsoutcome bei diesen Frakturen analysiert werden.

Material und Methode

Im Zeitraum vom 1.7.97 – 31.12.99 wurden 233 proximale Femurfrakturen behandelt. Darunter fanden sich 67 per- und 24 subtrochantäre Frakturen bei Patienten mit einem Alter >70 Jahre (Durchschnittsalter: 79 Jahre, 76% Frauen, 24% Männer, 33 DHS, 5 DCS, 29 intramedulläre Implantate (23 PFN, 6 Gammanägel), 19 Langschaftduokopfprothesen, 5 Hybrid-Langschaft-TEP).

11.09.

14.00 - 15.45

Kuppelsaal

Die Indikation zur DHS war zunächst die stabile pertrochantäre Fraktur. Bei der einfachen subtrochantären Fraktur erfolgte die Stabilisierung mittels DCS. Bei instabilen per- und subtrochantären Frakturen erfolgte bei den nicht teilbelastungsfähigen Patienten bis zum 31.12.98 die Versorgung mittels Langschaftduokopfprothese, seither mittels PFN. Bei begleitender Coxarthrose erfolgt eine Hybrid-Langschaft-TEP Implantation.

Ergebnisse

Das Durchschnittsalter in den einzelnen Gruppen zeigte keine Unterschiede. Die vorbestehende Morbidität der Patienten war bei Stabilisierung mit DHS am geringsten (ASA 2,3), bei Endoprothesenversorgung am höchsten (ASA 3,1). Die OP-Dauer betrug bei intramedullären Gleitschraubenverfahren 104min., DHS 116min., Endoprothese 162min. Der perioperative Blutverlust war bei DHS- und PFN-Versorgung vergleichbar (1,6 EK bzw. 2,2 EK) war jedoch bei Endoprothesenversorgung signifikant ($p<0{,}05$) höher (3,9 EK). Der Aufenthalt auf der Intensivstation sowie die durchschnittliche Gesamtverweildauer war bei DCS- und Endoprothesenversorgung signifikant länger als bei Stabilisierung durch DHS- oder PFN (24 vs. 19 Tage).

Die Mortalität war in der Gruppe mit Endoprothesenversorgung (5/24) deutlich höher. Das Rehabilitationsoutcome (Mobilitätsgrad, soziale Reingration) war gruppenunabhängig. Der Anteil der nach Hause entlassenen Patienten waren gleichverteilt, wenngleich Patienten nach endoprothetischer Versorgung einen kurzzeitig höheren ambulanten Pflegebedarf hatten.

Schlußfolgerung

Durch die höhere Letalität in der Endoprothesengruppe ist das Outcome dieser Patienten schlechter. Bei den Überlebenden zeigen sich weder signifikante Unterschiede im Rehabilitationsoutcome noch bei der Pflegebedürftigkeit. Bei kürzerer OP-Zeit, geringerem Blutverlust und verkürzter Gesamtliegedauer erscheinen intramedulläre Gleitschraubensysteme als das derzeit optimale OP-Verfahren, insbesondere für Patienten mit instabiler per- oder subtrochantärer Femurfraktur. Bisher wurden keine revisionspflichtigen Komplikationen beobachtet, die einen mit erneuten Risiken behafteten Reeingriff erforderlich gemacht hätten.

Der proximale Femurnagel (PFN), ein minimal-invasives Standardverfahren zur Versorgung einer hüftgelenknahen Femurfraktur alter Menschen?

11.09.

14.00 – 15.45

Kuppelsaal

S. Fritz (Bad Hersfeld), R. Volkmann, K. Thole, C. Bretschneider

Zielsetzung

Qualitätskontrolle eines neuen Implantates unter besonderer Berücksichtigung des Mobilitätsgrades

Material und Methoden

Der proximale Femurnagel ist für die Versorgung per- und subtrochantärer Frakturen konzipiert und wird an unserem Hause seit 1997 zur Akutversorgung der genannten Frakturen verwendet.

Untersucht wurden 94 Patienten, die eine per- und/oder subtrochantäre Oberschenkelfraktur erlitten und über 70 Jahre alt waren. Die Nachuntersuchung fand im Mittel 12 (6-26) Monate postoperativ statt.

Alle Patienten wurden, größtenteils notfallmäßig am Unfalltag, geschlossen auf dem Extensionstisch reponiert und mit einem proximalen Femurnagel (PFN) stabilisiert.

Die Patienten waren im Mittel 82 Jahre alt und hatten teilweise erhebliche Begleiterkrankungen. Es handelt sich um 58 Frauen und 36 Männer.

Die Nachuntersuchung erfolgte im Rahmen einer retrospektiven Studie mit Hilfe eines Fragebogens, der von den Hausärzten ausgefüllt wurde.

Gleichzeitig wurde die OP-Zeit, die postoperativen Komplikationen, sowie die Dauer des stationären Aufenthaltes zur Qualitätskontrolle erhoben.

Ergebnisse

Über 70% der Patienten erreichten einen Mobilitätsgrad, der mit dem vor dem Unfall vergleichbar ist und die Reintegration in der gewohnten Umgebung ermöglichte.

12% benötigten zusätzliche Hilfsmittel, 3% wurden weitgehend immobil. 9 Patienten verstarben, hiervon 6 in zeitlichen Zusammenhang mit dem Unfallereignis.

Die OP-Zeit betrug im Mittel 55 Minuten (30-120), der Eingriff wurde von allen Ärzten der Abteilung gleichermaßen durchgeführt (AIP, Assistenzärzte, Oberärzte und Chefarzt). Die stationäre Behandlungsdauer betrug im Mittel 16 Tage. An Komplikationen traten in der Hauptsache Hämatombildungen im Wundbereich, die in 4% zur Revision führten, sowie Auswanderungen der Schrauben aus dem Schenkelhals ebenfalls 4% auf. In einem Fall führte dies zur Entfernung des Implantates und Wechsel auf eine Revisionshüftendoprothese.

Im Vergleich zu anderen Implantaten, die vielfach in der Literatur publiziert werden, zeigt sich in der vorliegenden Studie ein deutlicher Vorteil intramedullärer Kraftträger, wie dem PFN, da hier eine Frühmobilisation mit Vollbelastung ermöglicht wird und dadurch die Reintegration des Patienten in großem Maße ermöglicht wird.

11.09.

14.00 – 15.45

Kuppelsaal

Schlußfolgerung

Zusammenfassend kann festgestellt werden, dass der proximale Femurnagel ein geeignetes Implantat zur minimal-invasiven Versorgung per- und subtrochantärer Oberschenkelfrakturen ist.

Er erfüllt die Voraussetzungen einer stabilen Osteosynthese mit minimaler operativer Traumatisierung und führt auch bei alten Menschen zu einem optimalen Behandlungsergebnis.

Das System erlaubt eine einfache Anwendung, wodurch einerseits die OP-Zeit und damit das OP-Trauma reduziert werden und andererseits auch Ärzte in der Weiterbildung die Implantation durchführen können.

Der proximale Femurnagel: Ein minimal-invasives Verfahren zur Versorgung von Per- Subtrochantären Femurfrakturen

R. Spitaler (Wien), H. Hertz

Zielsetzung

Der Sturz auf die Hüfte und die damit verbundene per-subtrochantäre Oberschenkelfraktur ist die häufigste Unfallursache der immer älter werdenden Bevölkerung. Das Ziel einer suffizienten Behandlung muss es sein, diese betagten Patienten rasch unter Vollbelastung zu mobilisieren. Durch minimal-invasive Verfahren wird der Blutverlust gesenkt und die Bruchheilung begünstigt.

Der PFN kann bei korrekter Implantation diesen Anforderungen gerecht werden.

Material

Von März 1998 bis Dezember 1999 wurden 47 per-subtrochantäre Femurfrakturen in unserem Unfallkrankenhaus mit dem PFN versorgt. In 44 Fällen war der häusliche Sturz für das Trauma verantwortlich. 2 Patienten stürzten aus 2m Höhe ab,1 Patient erlitt seine Fraktur bei einem Verkehrsunfall. Von den 47 Patienten waren 36 weiblich und 11 männlich, mit einem Durchschnittsalter von 74 Jahren (34-95a).

Die Frakturen wurden nach der AO-Klassifikation(31) eingeteilt: A1:2; A2:6; A3:38; Schaft(quer): 1. Viermal erfolgte die Versorgung bei pathologischen Frakturen. In 35 Fällen wurde ein 24cm langer Nagel implantiert, 12 Brüche wurden mit einem langen Implantat versorgt.

Methode

Retrospektiv wurden an Hand von Krankengeschichten folgende Parameter eruiert: technische Probleme intraoperativ, postoperative Komplikationen und Ursachen für

Revisionseingriffe. Radiologische Ergebnisse, Implantatverhalten und Mobilisierungsgrad der Patienten wurden klinisch nachuntersucht.

Ergebnisse

Intraoperativ kam es in 3 Fällen zu einer Konvergenz der Führungsdrähte im Schenkelhals, eine baso-cervicale Fraktur entstand beim Einschlagen des Nagels und einmal wurde der distale statische Bolzen am Nagel vorbei gesetzt. Postoperativ kam es in 4 Fällen zu einer schmerzhaften Bursitis über den lateralen Schraubenenden. Wir sahen 2 oberflächliche Infekte und eine Beinvenenthrombose.

Radiologisch waren alle Frakturen geheilt, davon 73% achsengerecht (4x Rotationsfehler, 8x CD-Winkel < 125°, 1x Antekurvation von 15°). Es mussten jedoch 9 Revisionseingriffe durchgeführt werden (2x Aussenrotationsfehler >20°, 1x Bruch distal der Nagelspitze, 3x cutting-out der Schrauben, 3x Schraubenwanderung nach lateral).

Die Mobilisierung gelang mit Vollbelastung durchschnittlich am 6. Tag. 4 Patienten konnten nicht mobilisiert werden. Eine Hüftbeugung von 90° wurde erzielt. 18 Patienten verwenden jedoch eine Gehhilfe.

Schlußfolgerung

Der PFN machte eine Mobilisierung mit Vollbelastung auch bei subtrochantären Problemfrakturen in 91% der Fälle möglich. Die postoperative Komplikationsrate von 19% ist hoch. Wir müssen uns daher einerseits Fehler bei der Implantation eingestehen, andererseits sind die Schenkelhalspins verbesserungswürdig.

Bei korrekter Implantation und neuem Pin-Design ist der PFN ein gutes Implantat zur Versorgung von per-subtrochantären Brüchen.

Funktionelle Ergebnisse nach 3304 hüftgelenksnahen Oberschenkelfrakturen

A. Siegmeth (Wien), C. M. Court-Brown

Zielsetzung

Diese prospektive Studie hat zum Ziel die funktionellen Ergebnisse nach hüftgelenksnahen Oberschenkelfrakturen zu ermitteln. Weiters sollen positive und negative prädiktive Risikofaktoren ermittelt werden, die zum Zeitpunkt der Aufnahme das Überleben bzw. das Wiedererlangen der Selbstständigkeit voraussagen können.

11.09.

14.00 – 15.45

Kuppelsaal

Material

Aufgenommen in die Studie wurden alle 3304 Patienten älter als 65 Jahre, die zwischen dem 1.Juni 1993 und dem 15.Februar 1998 eine hüftgelenksnahe Oberschenkelfraktur erlitten und an der Traumatologischen Abteilung Edinburgh behandelt wurden.

Methoden

Alle Daten wurden prospektiv erfasst. Für alle Patienten wurden Daten bezüglich ihres Allgemeinzustandes und ihres Mobilitätsgrades erhoben. Alle überlebenden Patienten wurden nach vier Monaten evaluiert.

Ergebnisse

82% waren Frauen (Durchschnittsalter 82 Jahre), 18% Männer (Durchschnittsalter 80 Jahre). 55.7% erlitten Frakturen der Schenkelhalsregion, 44.3% trochantäre Frakturen. Dislozierte Schenkelhalsfrakturen wurden mit einer Teilendoprothese behandelt. Unverschobene Schenkelhalsfrakturen wurden verschraubt. Frakturen der Trochanterregion wurden mit einer DHS oder mit dem Gammanagel versorgt.

61.4% der Patienten wohnten vor dem Unfall im Eigenheim, 38.6% wurden von medizinischen Einrichtungen zugewiesen. 39% waren ausser Haus mobil, 48.2% benützten keine Gehilfen und 64.9% konnten sich ohne fremde Hilfe ankleiden.

48.4% der Operationen wurden innerhalb der ersten 24 Stunden durchgeführt. Die mittlere Spitalsaufenthaltsdauer lag bei 10.7 Tagen. 17.8% der Patienten wurden nach Hause entlassen. Die Mortalitätsrate im Spital lag bei 7.9%.

Nach vier Monaten lebten 41.9% zu Hause und 21% in Langzeiteinrichtungen. 24.1% lebten allein zu Hause. 14% benötigten keine Gehilfen, 14.8% waren nicht mehr gehfähig.14.6% konnten ausser Haus alleine gehen, weitere 10% benötigten eine Begleitperson. Innerhalb der Wohnung waren 29% alleine mobil. Nur 12% hatten nach vier Monaten ihre Mobilität wie vor dem Unfall wiedererlangt. Nach vier Monaten waren 75.9 % am Leben.

Statistisch gesehen ergab sich eine erhöhte Mortalität für Männer, Patienten älter als 87, für Patienten mit trochantären Frakturen und wenn die Operation nicht innerhalb der ersten 48 Stunden durchgeführt wurde. Ein erhöhtes Risiko nicht nach Hause entlassen zu werden hatten Patienten, die primär von einer Institution zugewiesen wurden und aelter als 80 Jahre waren. Patienten, die einen hohen Mobilitätsgrad hatten, erlangten diesen statistisch signifikant seltener wieder.

Schlußfolgerungen

Die funktionellen Ergebnisse nach hüftgelenksnahen Oberschenkelfrakturen sind derzeit nicht zufriedenstellend sind. Besonders Patienten über 80 Jahre und solche die von Institutionen zugewiesen werden, weisen ein solches auf.

Vergleichende Analyse von verschiedenen modernen Osteosyntheseverfahren anhand des Outcomes von 1704 Patienten mit proximalen Femurfrakturen

11.09.

14.00 – 15.45

Kuppelsaal

H. Dorow (Jena), C. Dorow, E. Markgraf

Zielsetzung

Die Therapie der prospektiv zu erwartenden hohen Fallzahl an Patienten mit Frakturen des proximalen Femurendes setzt eine Qualitätskontrolle der etablierten Operationsverfahren voraus. So wurdeninnerhalb einer 13-Jahres-Analyse 1704 Patienten mit dem Ziel evaluiert, ein Therapiekonzept zu erarbeiten.

Material

In einer vergleichenden Studie wurde der klinische Verlauf und dasOutcome von 1704 Patienten mit intra- und extraartikulären Frakturen des proximalen Femur, die in unserer Einrichtung therapiert wurden, erfaßt.

Methoden

Dazu wurde eine Einzelfallanalyse erstellt, EDV-gerecht dokumentiert und ausgewertet.

Ergebnisse

Die meist beim weiblichen Geschlecht auftretende Fraktur des proximalen Femurs zeigte einen deutlichen Häufigkeitsgipfel in derAlterskohorte der 81- bis 90-jährigen Patienten. Als Ausdruck derPolymorbidität des Patientengutes waren 37,3% der Patienten Herz- Kreislauferkrankungen zu erheben. Die Letalität ließ sich durch einerasche Operation und sofortige Mobilisierung mit voller Belastung auf 4,7% (DHS) und 5,3% (Gammanagel) drastisch senken. Lokale Komplikationentraten in 5% der Fälle auf. Patienten mit Infektionen hatten mit 32,6% eine schlechte Prognose. Eine Korrelation zwischen der Anzahl der systemischen Komplikationen sowie der Graduierung der Patienten nach der ASA und der Letalität konnte nachgewiesen werden. Mit zunehmendem Immobilisierungsgrad erhöhte sich die Letalität. Nach der Auswertung aller in die Studie aufgenommenen Parameter muß die Feststellung getroffen werden, daß das Alter nurim Zusammenwirken mit anderen Faktoren (Mobilisierungsgrad, Begleiterkrankungen, Operationsverfahren, Operationszeitpunkt, systemische und lokale Komplikationen) prognosebestimmend ist.Für die medialen Frakturtypen stehen verschiedene Prothesensystemeneben der DHS und den Kompressionsschrauben zur Verfügung, die je nach Alter und Allgemeinzustand eingesetzt werden. Bei den extra-kapsulären stabilen Verletzungen ist die DHS zu empfehlen, während sich bei der Versorgung der instabilen Frakturen der Gammanagel und der proximale Femurnagel bewährt hat.

Schlußfolgerung

Eine risikoarme und rasche Operation sowie eine unmittelbar postoperativ beginnende Mobilisierung mit voller Belastbarkeit der verletzten Extremität führt zu einer Reduktion der lokalen Komplikation und der systemischen Erkrankungen, die in ihrer Gesamtheit die Letalität senken. Die Versorgung der hüftgelenknahen Femurfrakturen sollte sich je nach Frakturtyp auf einige wenige, gut beherrschbare Operationsverfahren beschränken.

Beeinflussen unterschiedliche Operationstechniken das Rehabilitationsergebnis des geriatrischen Patienten mit hüftgelenksnaher Femurfraktur?

M. Oberst (Stuttgart), M. Schwab, F. Röder, B. Kinner, U. Klotz, K.-P. Thon

Zielsetzung

Jüngste Studien sagen für das Jahr 2020 eine Verdreifachung der hüftgelenksnahen Femurfraktur (HFF) in Mitteleuropa im Vergleich zu 1997 voraus. Ihre Behandlung wird daher zukünftig eine der ökonomisch bedeutsamsten Herausforderungen innerhalb des Gesamtversorgungsauftrages werden. Ziel der vorliegenden Untersuchung war es deshalb, die in der Behandlung der HFF angewandten Verfahren (DHS, Gamma-Nagel, Duokopf- oder Vollprothese) hinsichtlich ihres Rehabilitationsergebnisses zu untersuchen.

Material und Methoden

In einem 2-Jahres Zeitraum haben wir innerhalb einer von der Robert-Bosch-Stiftung geförderten prospektiven Studie (GRAPHIT*) 144 Patienten mit HFF verfolgt. Neben den üblichen klinischen, medizinischen und operativen Daten wurde bei Aufnahme, bei Entlassung sowie 6 und 12 Monate postoperativ ein komplettes geriatrisches Assessment durchgeführt. Von 117 Patienten (81%) konnten vollständige Daten ausgewertet werden.

Ergebnisse

Das Durchschnittsalter der mehrheitlich weiblichen Patienten (80%) betrug 79,4 Jahre. Der durchschnittliche ASA-Wert lag bei 2,5 ± 0,6 Punkten. In nahezu 2/3 aller Frakturen lagen die Typen 31A2 (34%) bzw 31B3 (32%) nach AO/ASIF-Klassifikation vor. Die meisten unserer Patienten (n=59/41%) wurden mittels Voll- oder Duokopfprothese versorgt. Der Gamma-Nagel kam in 54 Fällen zum Einsatz (37%), eine DHS wurde

* GRAPHIT: Geriatric Rehabilitation and Pharmacotherapeutic Intervention Trail

bei 19 Patienten zur Frakturversorgung verwand (13%). Eine Verschraubung bei nicht dislozierter Fraktur des Typs 31B1 wurde in 12 Fällen (9%) vorgenommen.

Die besten postoperativen Mobilitätswerte nach 6 und 12 Monaten – gemessen durch den ADL-Test für geriatrische Mobilität – zeigte die Gruppe der vollprothetisch versorgten Patienten; wobei der Unterschied nicht statistisch signifikant war ($p<0,05$). In allen Gruppen konnte – unabhängig von der Art der operativen Versorgung und unabhängig von der Art der Fraktur – der Ausgangswert des ADL-Scores nach 12 Monaten wieder erreicht werden. Ein eindeutiger, langfristiger Vorteil eines bestimmten Operationsverfahrens konnte somit nicht festgestellt werden.

Schlußfolgerung

Das an unserem Haus praktizierte Konzept zur Versorgung der HFF ermöglicht dem geriatirischen Patienten die Erlangung seiner ursprünglichen Fähigkeiten im Hinblick auf die im ADL-Test ermittelten Werte für geriatrische Mobilität. Ein Vor- bzw. Nachteil hinsichtlich des Rehabilitationsergebnisses konnte weder für die Art der operativen Versorgung, noch für die unterschiedlichen Frakturformen festgestellt werden.

Die Problematik der operativen Frakturversorgung scheint somit gelöst zu sein; vielmehr kommt den verschiedenen Nachbehandlungskonzepten offenbar eine zunehmende Bedeutung für das Rehabilitationsergebnis zu.

Gammanagelosteosynthese zur Versorgung trochantärer Frakturen

B. Hesse (St. Gallen), T. Ebert, C. Lampert, A. Remiger

Zielsetzung

Frakturen in der Trochanterregion des Femurs treten bevorzugt im hohen Lebensalter auf und erfordern eine möglichst wenig invasive Technik mit maximaler Belastbarkeit zur Frührehabilitation. Ziel der Arbeit ist es zu überprüfen, ob dies durch die Verwendung eines intramedullären Kraftträgers gewährleistet wird, auch bei Vorliegen instabiler Mehrfragmentfrakturen mit fehlender medialer Abstützung. Anhand dieser retrospektiven Analyse soll zudem untersucht werden, ob die Ergebnisse nach Einführung eines neuen Instrumentariums sowie nach Standardisierung der Operationstechnik verbessert und die peri- und postoperativen Komplikationen gesenkt werden konnten.

Material

Von 1992 bis 1999 wurden 315 Patienten im durchschnittlichen Alter von knapp 80 Jahren mittels Gammanagel versorgt. Viermal häufiger waren weibliche Patienten betroffen. 77% waren pertrochantere Frakturen, wobei in 93% ein low impact Trauma zur Fraktur führte.

11.09.

14.00 – 15.45

Kuppelsaal

Methoden

Seit Mitte '96 erfolgte der Einsatz von röntgendurchlässigem Instrumentarium. Der operative Ablauf wurde standardisiert und die Plazierung des Nagels einschliesslich der Schrauben definiert. Die Auswertung erfolgte anhand klinischer Befunde vor und nach 1996 und anhand der vorliegenden OP- Berichte. Analysiert wurden peri- und postoperative Komplikationen.

Ergebnisse

Vor Mitte 1996 traten bei knapp 40% der Patienten intraoperative Probleme auf. Am häufigsten dabei waren Schwierigkeiten bei der distalen Verriegelung (9,5%). Bei 4,5% kam es zu Schaft- oder Trochanterfissuren. Nach Verbesserung des Instrumentariums betrug die intraoperative Komplikationsrate noch 10,1%. Die Operationszeit sank von knapp 70 auf knapp 60 Minuten. Eine sofortige Mobilisation wurde nahezu allen Patienten ab Mitte '96 erlaubt. Allgemeine Komplikationen postoperativ gab es mit etwa gleicher Häufigkeit. Nach Standardisierung des operativen Ablaufs und Anwendung des röntgendurchlässigen Instrumentariums waren insbesondere Sekundärdislokationen einschliesslich Dislokationen der Schenkelhalsschraube deutlich weniger nachweislich. Relevante Nachsinterungen der Fraktur traten noch bei 6 Patienten auf, demgegenüber vorher bei 19 Patienten. Verfahrenswechsel waren nach Mitte '96 seltener erforderlich (8,3 vs. 2,5%).

Schlußfolgerungen

Die Versorgung trochanterer Frakturen mittels Gammanagel entwickelte sich zu einem etablierten und wenig belastbaren Verfahren mit geringer Komplikationsrate, geringer postoperativer Morbidität und guten funktionellen Ergebnissen. Die intraoperative Problemrate konnte von 40 auf 10% gesenkt werden, Verfahrenswechsel wurden seltener erforderlich. Unter Berücksichtigung der technischen Anforderungen wird eine sichere postoperative Vollbelastung auch beim sehr alten Patienten ermöglicht, so dass die lebenswichtige zügige Mobilisation gegeben ist.

Die pertrochantäre Femurfraktur des hochbetagten Patienten – DHS, PFN, Duokopf – Wann welches Implantat?

S. Trabhardt (Berlin), A. Ewert, M. Naik, R. Rahmanzadeh

Zielsetzung

Instabile Mehrfragmentbrüche haben in den letzten Jahren zugenommen, die Anzahl älterer Patienten (> 70 Jahre alt) steigt. Im Zeitalter des biomechanistischen Denkens hat sich zunehmend das intramedulläre Stabilisierungsverfahren durchgesetzt, um rasche Mobilität und volle Belastungsmöglichkeit des Patienten zu erreichen. Gilt dies für alle Frakturformen oder sind DHS und Duokopf als gleichwertige Alternative anzusehen.

11.09.

14.00 – 15.45

Kuppelsaal

Material/Methode

Unsere Patienten werden seit 1992 retrospektiv ausgewertet und seit 1998 prospektiv erfaßt. 370 hochbetagte Verletzte, die im Durchschnitt 85 Jahre alt sind (70-105 Jahre) wurden operiert, 19% Männer, 71% Frauen. Folgende Frakturen lagen vor: 20% A_1 Frakturen , 53% A_2 Frakturen, 17% A_3 Frakturen.

Ergebnisse

Der PFN wurde 1997 eingeführt und hat die Versorgung mittels DCS wegen Sekundärkomplikationen (Dislokation u. Bruch) vollständig verdrängt. Die Osteosyntheseverfahren verteilten sich wie folgt: DHS 47%, Duokopf 25%, PFN 17%, DCS 5%. Die Hospitalisierungsdauer war bei der Duokopfprothese am längsten (20 Tage), bei DHS u. PFN gleich (16 Tage). 80% aller endoprothetisch versorgter Patienten mußten transfundiert werden, 60% der Patienten mit PFN und 55% der Patienten mit DHS. Die Infektionsrate lag für PFN u. DHS bei 1,9%, beim Duokopf bei 2,5% im gesamten Patientenkollektiv. Die Komplikationen (Dislokation, Trochanterlateralisation, Rotation des Kopf / hals Fragmentes, Varusfehlstellung, Sinterung) wurden in Abhängigkeit der Frakturstabiltät erfaßt, stabil galten A_1 Frakturen, instabil die meisten A_2 u. A_3 Frakturen. Bei stabilen Frakturen betrug die Komplikationsrate bei der DHS 2%, Duokopf 4% u, PFN 3%. Die Auswertung der instabilen Brüche ergab 10% Komplikationen bei der DHS, 11% beim Duokopf u. 6% beim PFN.

Schlußfolgerung

Stabile Frakturen werden mittels DHS operiert, allein schon aus ökonomischen Gesichtspunkten. Sollte eine ausgeprägte Osteoporose vorliegen, sodaß eine Fixation der Platte nicht gewährleistet werden kann wird intramedullär vorgegangen. Die Indikation zur endoprothestischen Versorgung erfolgt nur bei klinisch manifester Coxarthrose. Instabile Frakturen werden mittels PFN versorgt, da die Probleme der Trochnaterfixation, die bei DHS und Duokopf notwendig ist aufgrund der biomechanischen Eigenschaften des Nagels entfallen. Sollte eine Coxarthrose vorliegen, auch wenn sie klinisch manifest ist bevorzugen wir die Nagelosteosynthese, um dann sekundär nach Abheilung der Fraktur eine prothetische Versorgung vorzunhmen. Hier hat sich unser Konzept zu früheren Jahren geändert, da das Outcome primär endoprothetisch versorgten Patienten mit instabilen Frakturen schlechter ist im Vergleich zum intramedullären Vorgehen, insbesondere wegen ungenügender Trochaterrefixation und entsprechend schlechter Muskelfunktion beim Laufen.

Das operative Handling und unsere Nachuntersuchungen zeigen eine Überlegenheit der Nagelosteosynthese gegenüber der DHS bei instabilen Frakturen.

11.09.

14.00 – 15.45

Glashalle

Montag, 11. September 2000
14:00 – 15:45 Uhr **Glashalle**

Experimentelle Unfallchirurgie III
Preisträgersitzung

Differentielle Genexpression humaner artikulärer Chondrozyten verschiedener Differenzierungsgrade und komperativer Vergleich mit humanen Fibroblasten

M. Schnabel (Marburg), S. Marlovits, G. Eckhoff, L. Gotzen, V. Vécsei, J. Schlegel

Zielsetzung

Grundlagenforschung zum Knorpelstoffwechsel in vitro. Komparative molekularbiologische Untersuchungen mit cDNA Expression Arrays an humanen artikulären Chondrocyten (HAC), in Monolayerkultur dedifferenzierten fibroblastenähnlichen Zellen, in 3D-Alginate-Kultur redifferenzierten chondrocytenähnlichen Zellen und humanen Fibroblasten (HF).

Problemstellung

Zur Autologen Chondrocyten Transplantation (ACT) werden HAC zur Zellzahlvermehrung kultiviert. Darunter ändern HAC ihren Phänotyp und nehmen ein „fibroblastenähnliches“ Aussehen an und verlieren ihre knorpelspezifischen Eigenschaften (u.a. zur Kollagen-II- und Chondromodulin Synthese). In einem 3D-Kultursystem redifferenzieren die Zellen und werden dann als „chondrocytenähnliche“ Zellen beschrieben. Das Ausmaß der Veränderungen, die Reversibilität des Prozesses und die zugrundeliegenden Mechanismen sind nicht bekannt. Zur Klärung der offenen Fragen ist eine umfangreiche Grundlagenforschung erforderlich.

Material und Methoden

HAC und HF wurden unter Standardbedingungen als Monolayer kultiviert. HAC wurden bis zur Dedifferenzierung in Kultur gehalten und anschließend zur Redifferenzierung in eine 3D-Alginate-Kultur überführt. Die Zellen wurden histologisch und immunzytochemisch charakterisiert. Nach Lyse und mRNA Extraktion wurde die differentielle Genregulation von HAC in verschiedenen Differenzierungsstadien und HF mit dem cDNA Expression Array (Atlas-Filter, Fa. Clontech) komparativ untersucht. Zur Validierung der Ergebnisse wurden RT-PCRs und Northern blots durchgeführt.

Ergebnisse

Im Mittel nach 21 Tagen (14-28) in Monolayerkultur ändern die HAC ihren Phänotyp und verloren ihre knorpelspezifischen Fähigkeiten u.a. zur Synthese von Kollagen II und Chondromodulin. Mit den cDNA Expression Arrays und weiteren molekularbiologischen Untersuchungsverfahren wurden Veränderungen der Genexpression u.a. auch für Kollagen I und III, BMP-7, BMP-8, TNF receptor 1, TGFß-2, VEGF, MCP-1 receptor, I-CAM, V-CAM-1 und Protein-C-Inhibitor nachgewiesen. Während HAC und redifferenzierte Zellen große Homologien aufwiesen zeigten sich deutliche Unterschiede zu den dedifferenzierten Zellen und den HF, die sich wiederum ähnlich waren. Hieraus ergibt sich der Hinweis, daß HAC nach einiger Zeit unter Kulturbedingungen nicht nur phänotypisch wie Fibroblasten erscheinen, sondern den HF auch in ihren molekularbiologischen Charakteristika sehr ähnlich werden.

Schlußfolgerungen

Da HAC in Monolayerkultur dedifferenzieren, ihre knorpelspezifischen Eigenschaften verlieren, phänotypisch Fibroblasten ähnlich werden und dann ein den HF vergleichbares Expressionsmuster aufweisen, gehen wir davon aus, daß eher Fibroblasten als Chondrocyten im Rahmen der ACT transplantiert werden. Da das Redifferenzierungsverhalten in vivo nicht geklärt ist, muß die ACT als im Experimentalstadium befindlich angesehen und durch weitere wissenschaftliche Untersuchungen validiert werden.

Vergleich der Zytokin mRNA Expression in verschiedenen Organsystemen in einem two-hit Modell in der Ratte

M. Grotz (Hannover), H.C. Pape, M. v. Griensven, H.Tscherne

Zielsetzung

Dem Darm wird eine wesentliche Bedeutung in der Pathogenese des Multiorganversagen nach Trauma zugesprochen. In vorhergehenden Untersuchungen konnten wir eine Zytokinfreisetzung durch das Ileum nach intestinaler Ischämie zeigen. Ziel dieser tierexperimentellen Studie war es nun, die Zytokin mRNA Expression verschiedener Organsysteme nach intestinaler Ischämie und Endotoxin-Gabe zu vergleichen.

Material und Methoden

Bei männlichen Sprague-Dawley Ratten wurde in Pentobarbital-Narkose die A. mesenterica superior für 45 Minuten (SMAO) unterbunden, 6 Stunden später erfolgte die intraperitoneale Gabe von Endotoxin (ET; 1,5mg/kgKG) bzw. physiologischer Kochsalzlösung (NaCl); nicht instrumentierte Kontrollgruppe (KON). Dokumentation der 24 Stunden-Letalität. Bestimmung der mRNA Expression von TNF-a, IL-1ß, IL-6 und IL-10 (ag/fg GAPDH mRNA) in Lunge, Leber und Ileum mittels kompetitiver RT-PCR (house-keeping Gen GAPDH) eine Stunde nach ET/NaCl-Gabe. Statistik: Mittelwerte ± SEM; t-Test, ANOVA;* p<0,05 vs. andere Organe; + p<0,05 vs. SMAO/NaCl; § unterhalb der Nachweisgrenze.

Ergebnisse

24 Stunden-Letalität: SMAO/ET: 5/12; SMAO/NaCl: 0/12; KON: 0/6

	TNFα mRNA			IL-1β mRNA		
	Lunge	Leber	Ileum	Lunge	Leber	Ileum
SMAO/ET	18,7±5.3*	5,3±3,4+	12,4±6,1+	29,5±15.9*+	7,4±4,2+	2,1±0,4+
SMAO/NaCl	12,5±10,0*	0,2±0,1	1,1±1,0	0,1±0,1	0,2±0,1	§
	IL-6 mRNA			**IL-10 mRNA**		
	Lunge	Leber	Ileum	Lunge	Leber	Ileum
SMAO/ET	6,8±4,7*	4,5±2,7	2,2±1,1+	49,8±9,1*+	28,1±1,5+	1,4±0,6+
SMAO/NaCl	2,4±1,6	3,2±1,9	0,1±0,1	§	§	§

Alle Zytokin mRNA Werte lagen in der KON-Gruppe unterhalb der Nachweisgrenze.

Schlußfolgerung

Die Lunge zeigt für alle untersuchten Zytokine die höchste mRNA Expression nach intestinaler Ischämie und ET-Gabe, ausschließlich für TNF-a finden sich im Ileum ähnlich hohe Werte. Die Zytokin mRNA Expression ist in der SMAO/ET- im Vergleich zur SMAO/NaCl-Gruppe signifikant erhöht. Zusammenfassend bestätigt diese Untersuchung jedoch das Konzept, daß intestinale Mediatoren über die intestinale Lymphbahn und nicht über die Pfortader zu einer peripheren Organschädigung (Lunge) führen.

In-vitro-Effekte dynamischer Dehnungen auf die Proliferation und Stoffwechselaktivität humaner Osteoblasten

11.09.

14.00 – 15.45

Glashalle

D. Kaspar (Ulm), W. Seidl, A. Ignatius, L. Claes

Zielsetzung

Mechanische Belastung als ein Faktor, der die Knochenbildung stimuliert, hat in den letzten Jahren für die Beschleunigung der Frakturheilung, die Behandlung und Vorbeugung von Osteopenien und die Implantatentwicklung zunehmend an Bedeutung gewonnen. Die zellulären Reaktionen humaner Osteoblasten auf physiologische Dehnungen sind bisher noch weitgehend unbekannt. In der vorliegenden Studie wurde die Zellaktivität von aus Knochenproben isolierten Osteoblasten nach mechanischer Stimulation mit zyklischer, uniaxialer Dehnung untersucht. Ziel war der Nachweis metabolischer und mitotischer Zellreaktionen auf mechanische Dehnung mit physiologischer Amplitude, wie sie im normal belasteten Knochengewebe auftritt. Es ist immer noch unbekannt welche zellulären Mechanismen zur Adaptation des Knochengewebes an die mechanische Situation von Bedeutung sind, die vermehrte Proliferation knochenbildender Zellen und/oder eine gesteigerte Matrixbildung.

Material

Die Knochenzellisolation erfolgte nach einer etablierten Methode. Humane Osteoblasten wurden hierzu aus Spongiosabiopsien 5 gesunder Spender isoliert.

Methoden

Die Knochenzellen wurden in DMEM in einer Dichte von 10.000 Zellen/cm^2 in elastischen Silikonschalen ausgesät. Nach 3d wurden die Zellkulturen in einem speziell entwickelten Stimulationsgerät (Biomed Tech (1997) 42(11):305-309) mit 1800 Zyklen/Tag, 1Hz und einer Amplitude von 1000 µstrain gedehnt. 48h nach dem zweiten Stimulationszyklus wurden die Zellen geerntet und die Zellzahl mit einem Coulter Counter bestimmt. Die zellgebundene Alkalische Phosphatase (AP) Aktivität wurde mit einem kolorimetrischen Assay, die Konzentrationen an Osteocalcin (OC) und Kollagentyp I carboxyterminalem Propeptid (CICP) mit Enzymimmunoassays bestimmt. Die Analyse von Transforming Growth Factor-β (TGF-β) erfolgte mithilfe eines Bioassays. Unstimulierte Zellen dienten als Kontrollen. Statistik: Einweg-Varianzanalyse.

Ergebnisse

In allen Zellpopulationen erfolgte nach mechanischer Stimulation eine signifikante Zunahme der Zellzahl (10-48%) und CICP-Freisetzung (7-49%) ($p<0.001$) und gleichzeitig eine Abnahme der AP-Aktivtät (9-25%) ($p<0.001$) und OC-Freisetzung (5-32%)

($p<0.017$). Die TGF-β-Freisetzung ins Medium war in den mechanisch stimulierten Zellkulturen ebenfalls signifikant erhöht ($p<0.001$).

Schlußfolgerung

Es wurde gezeigt, dass zyklische Dehnung zu einem Anstieg der Matrixproduktion (erhöhte Zellproliferation und CICP-Freisetzung) führt, wohingegen Aktivitäten, die für den differenzierten Osteoblasten charakteristisch sind (AP und OC) abnehmen. Diese neuen Befunde bestätigen In-vivo-Beobachtungen über die Bedeutung dynamischer Dehnung für die Knochenbildung. Die Aufklärung zellulärer Reaktionen von Osteoblasten auf mechanische Dehnung könnte deshalb einen grundlegenden Beitrag in der Entwicklung von Therapien im Hinblick auf Osteopenien ebenso wie auf die Gewebeanpassung im gesunden Knochen leisten.

Titan und Stahl – Molekularbiologie der Adhaesion von Osteoblasten auf zwei klinisch relevanten Biomaterialien

D. W. Sommerfeldt (Stony Brook, NY.), K.J. McLeod, W. Linhart, J.M. Rueger

Zielsetzung

Es ist klinisch bei jeder Metallentfernung auffällig wie sehr sich Titan und Stahl *in vivo* bezüglich Gewebekontakt und Pseudokapselbildung unterscheiden. Die Grundlagen hierfür sind im Adhaesionsverhalten von Fibroblasten, Osteoblasten und deren Vorläuferzellen an diesen Materialien zu suchen, welche wiederum von Proteinadsorptionsvorgängen an der Grenzfläche Biomaterial/Blut bzw. Biomaterial/Implantatlager bestimmt werden. In diesem Zusammenhang ist die integringebundene Signalübertragung mit der Aktivierung von Proteinen über den Mechanismus der Tyrosinphosphorylierung von grosser Bedeutung. In dieser Studie wurde die Modulierung dieses Signals durch die physikochemischen Eigenschaften zweier klinisch relevanter Legierungen (Titan-Vanadium-Aluminium vs. Chrom-Kobalt-Molybdän) und der an diesen Biomaterialien stattfindenden Proteinadsorptionsvorgänge in einem *in vitro* Modell untersucht.

Material und Methoden

MC3T3-E1 Zellen wurden fuer 30 min. auf Chrom-Kobalt-Molybdän (CC) und Titan-Vanadium-Aluminium (TI) kultiviert. SDS-PAGE-Elektrophorese, Western Blots und Immunpräzipitationen mit monoklonalen Antikörpern gegen Phosphotyrosin, Paxillin und FAK wurden durchgefuehrt. Abschliessend wurde konfokale Lasermikroskopie mit

Doppelmarkierung von Phosphotyrosin und Paxillin bzw. FAK zur intrazellulären Lokalisation sowie zur Beurteilung der Zellmorphologie durchgeführt.

Ergebnisse

Zellmorphologisch zeigten sich Unterschiede bei der Zellausbreitung als Funktion der Oberflächenenergie der Substrate und der nachfolgenden Proteinadsorption. Im Western Blot mit einem anti-phosphotyrosin-Antikörper konnten diverse Proteinbanden identifiziert werden, die gegenüber nichtadhaerenten Zellen phosphoryliert waren. Zwei Banden mit MW von 125 bzw. 70kDa zeigten signifikant unterschiedliche Aktivierung auf den beiden Oberflächen, durch Immunpräzipitation wurden diese Proteine als $pp125^{FAK}$ und Paxillin identifiziert, zwei wesentliche Proteine in der integrin-mediierten Signaltransduktion. Immuncytochemisch konnte die Kolokalisation von phosphoryliertem Paxillin und FAK an Fokalkontakten der Zelle, vor allem peripher gezeigt werden.

Schlußfolgerungen

Die integringebundene Signaltransduktion ist ein wesentlicher Mechanismus, mit dem die Zelle Umgebung wahrnimmt (outside-in) und auf diese Veränderungen reagiert (inside-out). Die bereits erwähnten Unterschiede im Langzeitverhalten nach Implantation von Stahl bzw. Titanlegierungen im Rahmen einer Osteosynthese lassen sich zumindest teilweise auf das unterschiedliche Serumproteinadsorptionsmuster und die daraus resultierenden Veränderungen in der intrazellulaeren Signaltransduktion zurückführen. Ein besseres Verständnis dieser Vorgänge ist essentiell für die Weiterentwicklung dieser Biomaterialien und die in dieser *in vitro*-Studie durchgeführten Experimente stehen als erweiterte Biokompatibilitätsprüfungen mit klinischer Relevanz zur Diskussion.

Beschleunigung der Frakturheilung im Großtiermodell durch bioaktive Implantate mit kontinuierlicher Freisetzung von Wachstumsfaktoren (r-IGF-I und r-TGF-beta1)

G. Schmidmaier (Berlin), H.J. Bail, B. Wildemann, M. Raschke

Zielsetzung

Die kontinuierliche Freisetzung von Wachstumsfaktoren wie r-IGF-I und r-TGF-beta1 aus einer biodegradierbaren Poly(D,L-lactid) (PDLLA) Beschichtung von Implantaten könnte die Frakturheilung beschleunigen und die Komplikationsrate reduzieren.

11.09.

14.00 – 15.45

Glashalle

In Vorstudien konnte gezeigt werden, daß die PDLLA-Beschichtung eine hohe mechanische Stabilität aufweist und eingearbeitete Wachstumsfaktoren kontinuierlich nach einem initialen Peak freigesetzt werden. In einem Kleintierversuch an der Ratte zeigte sich in biomechanischen und histomorphologischen Untersuchungen eine signifikant ($p<0{,}05$ Mann-Whitney-Test) beschleunigte Frakturheilung bei PDLLA alleine und PDLLA + IGF-I + TGF-beta1 beschichteten Implantaten gegenüber der unbeschichteten Kontrollgruppe. Ziel der vorliegenden Arbeit war es, den Effekt dieser Beschichtung in einem Osteotomie-Modell am Schwein zu untersuchen.

Material und Methoden

Titan-Tibianägel (0,5cm) wurden mit PDLLA, r-IGF-I (5% der Beschichtungsmasse) und r-TGF-β1 (1% der Beschichtungsmasse) beschichtet. Eine standardisierte Osteotomie (1mm) der rechten Tibia von 12 Monate alten Yucatan mini pigs (mean 35kg) wurde intramedullär mit beschichteten vs. unbeschichteten Implantaten stabilisiert und statisch verriegelt.

Gruppe I (n=10): Implantat unbeschichtet
Gruppe II (n=10): Implantat beschichtet mit PDLLA
Gruppe III (n=10): Implantat beschichtet mit PDLLA + r-IGF-I + r-TGF-beta1

Es erfolgten Röntgenuntersuchungen in 2 Ebenen im zeitlichen Verlauf. Nach 4 Wochen wurden die Implantate entfernt und die fakturierten Tibiae im Vergleich zur unbehandelten Gegenseite biomechanisch torsional getestet sowie Kallusvolumen (archimedisches Prinzip) und Kallusdurchmesser (radiologisch) bestimmt.

Ergebnisse

In der radiologischen Auswertung zeigten sich bei der Gruppe III nach 4 Wochen eine vollständige Kallusüberbrückung der Osteotomie im Vergleich zu einer inkompetenten Konsolidierung der Gruppe II und fehlender Heilung in der Kontrollgruppe. Die beschichteten Gruppen hatten ein signifikant ($p<0{,}05$ T-Test, Bernoulli) höheres Kallusvolumen und Kallusdurchmesser im Vergleich zu Gruppe I.

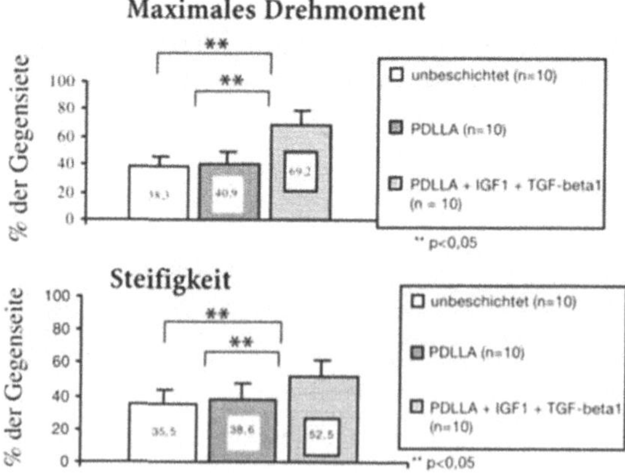

In der biomechanischen Untersuchung zeigte sich ein signifikant ($p<0,05$) höheres maximales Drehmoment und höhere Steifigkeit der mit Wachstumsfaktoren beschichteten Gruppe sowie eine höhere Stabilität der PDLLA-Gruppe im Vergleich zur Kontrollgruppe.

Schlußfolgerung

Die Untersuchungen im Großtiermodell belegen übereinstimmend mit den biomechanischen und histologischen Kleintierversuchen, daß eine Beschichtung von PDLLA + r-IGF-I + r-TGF-beta1 signifikant die Frakturheilung beschleunigt. PDLLA ohne eingearbeitete Wachstumsfaktoren zeigt bereits einen stimulierenden Effekt. Implantate mit einer abriebsfesten und biologisch aktiven Beschichtung könnten als neues Behandlungskonzept in der traumatologischen und orthopädischen Chirurgie die Therapie günstig beeinflussen.

Der resorbierbare Knochenzement Biobon im Tibiasegmentdefekt beim Schaf nach 3, 6 und 12 Monaten Beobachtungszeit

B. W. Wippermann (Hannover), F. Zailskas, M. Fehr, T. Blokhuis, R. Wenz, P. Patka

Zielsetzung

In einem Vorversuch zur dieser Untersuchung hatten wir zeigen können, daß mit dem kaltsetzenden resorbierbaren HA-Zement Biobon ein 3cm langer Tibiasegmentdefekt beim Schaf zuverlässig überbrückt werden kann. In dieser Studie sollte nun gezeigt werden, ob es mit längerer Beobachtungszeit zu einer Resorption des Zementes sowie zu einem Remodelling des Defektes kommt.

Material und Methoden

Vor Beginn der Untersuchung wurde die Genehmigung der Bezirksregierung eingeholt. In Intubationsnarkose wurde ein linksseitiger 3 cm langer osteoperiostaler Tibiasegmentdefekt bei ausgewachsenen weiblichen Schwarzkopfmutterschafen mit einem sonderangefertigten, unaufgebohrten, statisch verriegelten Tibianagel stabilisiert. Der Defekt wurde mit Biobon aufgefüllt. Die Tiere wurden 3 Monate ($n=8$), 6 Monate ($n=5$) und 12 Monate ($n=6$) beboachtet. Bei 5 von 6 Tieren in der 12 Monatsgruppe wurde nach 8 Monaten der Marknagel entfernt. Die Tiere wurden in Gruppen ohne Restriktion gehalten. Am Ende der Beobachtungszeit wurden die Tiere getötet, beide Tibiae explantiert und die Nägel entfernt. Es erfolgte die Torsionprüfung der Tibiae in einer Materialprüfmaschine im Seitenvergleich bis zum Versagen mit einer Winkelgeschwindigkeit von 20°/Min.

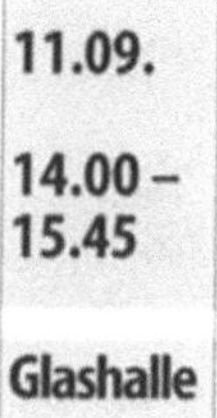

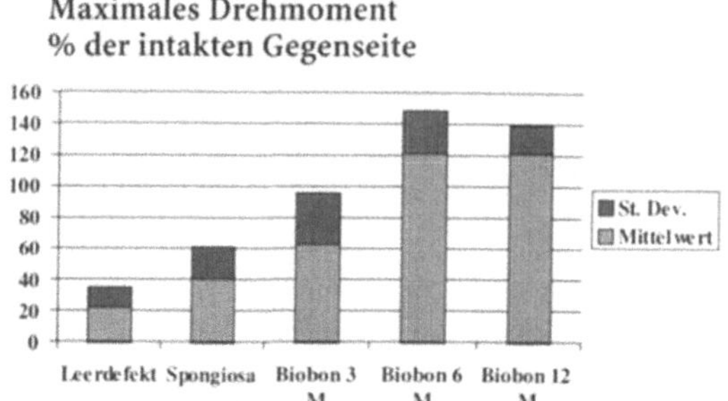

Ergebnis

In obenstehender Grafik sind die biomechanischen Ergebnisse zusammengefaßt. Der Mann-Withney U Test zeigte einen signifikanter Unterschied zwischen den Gruppen. In Vorversuchen wurde am gleichen Modell gezeigt, daß der leerbelassene Defekt bei 5 von 7 Tieren zu einer Pseudarthrose führte (max. Drehmoment 22%). Bei Auffüllung des Defektes mit autologer Spongiosaplastik wurden nach 3 Monaten etwa 40% erreicht.

Röntgenologisch kam es während der Beobachtungszeit zu einer zunehmenden Umbau des Knochenersatzmaterials bei gleichzeitiger Ausbildung eines zunächst voluminösen im Verlauf dann aber zunehmend kortikalisiertem Kallus. Nach 6 und 12 Monaten Beobachtungszeit waren von dem ursprünglich verpflanzten Material lediglich einzelne kleine Fragmente erkennbar.

Schlußfolgerungen

Der Knochenersatzstoff Biobon wird also in 6 Monaten nahezu komplett durch biomechanisch voll belastbaren Knochen ersetzt, welcher auch nach der Entfernung des Osteosynthesematerials eine Stabilität aufweist, dir der intakten Seite zumindest ebenbürtig ist. Die mechanischen Eigenschaften des Materials machen allerdings eine stabile Osteosynthese notwendig.

Kryotherapie nach Skelettmuskeltrauma – die antiinflammatorische Wirkung basiert auf einer Reduktion der mikrovaskulären Permeabilität, reguliert über eine verminderte zelluläre Entzündungsreaktion

W.A. Menth-Chiari (Wien), T.L. Smith, W.W. Curl

Zielsetzung

In vorangegangenen Arbeiten konnten wir Pathomechanismen der Mikrozirkulation des Skelettmuskels nach Kontusion [„closed soft tissue injury"-CSTI] mittels

Intravitalmikroskopie *(IVM)* auf zellulärer Ebene darstellen: die lokale Entzündungsreaktion, charakterisiert durch Erhöhung von Leukozyten/Endothelzell-Interaktionen und der mikrovaskuläre Permeabilität).

Ziel der Studie: Nachweis der Wirkung von lokaler Kryotherapie nach Muskelkontusion auf die mikrovaskuläre Permeabilität mittels *IVM.*

Material und Methoden

Design: Prospektiv randomisierte Tierstudie; institutionelle Ethikkommission nach *NIH-* und *FDA*-Richtlinien; 3 x 8 männl. Sprague-Dawley Ratten (150 ± 10 g): *Gruppe T:* (Trauma); *Gruppe K* (Kryotherapie nach Trauma), *Gruppe N:* Kontrollgruppe ohne Trauma und/oder Kryotherapie; chronische Instrumentation eines mikrovaskulären Lappens; Implantation einer Rückenhautkammer zur IVM-Mikrozirkulationsstudie; Standardtrauma („drop mass technique") auf Skelettmuskel; lokale Kryotherapie; IVM; Evaluation der mikrovaskuläre Permeabilität durch Bestimmung der Transportrate eines Makromoleküls [fluoreszierendes (FITC-) Albumin, i.v., BSA, MW 77.000 Da, *Sigma Chemical Co., St.Louis, MO, USA*] ins Interstitium; Quantifikation des integrierten Grauwerts *(IGSV)* als Parameter für die Leakage des Endothels (IGSV intra- und extravasal gemessen) mittels Grauwertanalyse in digitaler Bildverarbeitung [*MetaMorph 3.0, Universal Imaging, West Chester, PA, USA*] vor und nach dem Trauma sowie nach 360 Minuten. Bestimmung der Leukozytenadhärenz: quantitativ per *IVM (Anzahl an adhärenten Leukos/100µm Länge der postkapillären Venole/min); Statistik:* mean ± SD, p≤0.05, ANOVA, *Spearman* rank-correlation.

Ergebnisse

Gruppe [0 min/360 min] [mean ± SD]	Trauma [T]	Kryotherapie [K]	Kontrolle [N]
IGSV (x 10^3) (=„Leakage")	0/56.46 ± 2.04	0/27.95 ± 1.83	0/22.34 ± 1.28
Adhärente Leukos	1.2 ± 0.9/9 ± 2.2	1.15 ± 1.0/3.5 ± 1	1.5 ± 1.0/1.9 ± 1.3

360 Minuten nach Trauma [T] waren Leukozytenadhärenz und Leakage signifikant erhöht. Dagegen trat zum selben Zeitpunkt unter Kryotherapie [K] nach CSTI keine signifikant erhöhte Leakage oder erhöhte Leukozytenadhärenz auf. Zwischen Gruppe K und der Kontrollgruppe zeigte sich nach 360 Minuten ebenfalls kein signifikanter Unterschied bezüglich der Leakage und der Leukozytenadhärenz. Zwischen den Stellen erhöhter Leakage und Leukozytenadhärenz an den postkapillären Venolen bestand ein signifikanter Zusammenhang *(Spearman rank-corr).*

Schlußfolgerung

Kryotherpie nach CSTI zeigt neben der analgetischen eine antiinflammatorische Wirkung. Posttraumatisch besteht ein signifikanter Zusammenhang zwischen der Aktivierung von Leukozyten mit anschliessender Adhärenz derselben am Endothel und einer Steigerung der mikrovaskuläre Permeabilität an denselben Lokalisationen der Mikrogefässe. In diesem Model konnte eine Reduktion der Entzündungsreaktion auf zellulärer Ebene (Leukozytenadhärenz) nachgewiesen werden, die mit einer Permeabilitätsverminderung der postkapillären Venolen einhergeht.

N-acetylcystein reduziert die mikrovaskuläre Dysfunktion nach geschlossenem Weichteilschaden (gWTS)

T. Mittlmeier (Berlin), L. Schewior, M. Menger, B. Vollmar, N.P. Haas, K. Schaser

Zielsetzung

Prüfung der Effizienz des Antioxidans und Glutathionprekursors N-acetylcystein (NAC) zur Therapie des Sekundärschadens beim gWTS.

Material und Methoden

Am li. Unterschenkel von 14 SD-Ratten wurde ein gWTS induziert (Controlled-Impact). Nach Kompartmentdruckmessung wurde der M. ext. digit. long. (EDL) zur intravitalen Fluoreszenzmikroskopie (IVM) präpariert. Aufteilung der verletzten Tiere in 2 Gruppen: *Gr. I (n=7):* 15 min Infusion von NAC (400mg/kg/KG); *Gr. II (n=7):* isovol. Gabe von 0.9% NaCl. Unverletzte, schein-operierte Tiere (n=7) dienten als Kontrollen (*Gr.: III*). Die Bestimmung der Blutgase, Hb, Hkt und Kreatinkinase (CK) erfolgte vor dem Trauma (Basalwerte), 1 h post Trauma und nach NAC-/NaCl-Gabe. Der Erythrozytenflux (EF) wurde mit Laser-Doppler Flowmetrie vor und nach Gabe von NaCl oder NAC bestimmt. Mit IVM wurden die mikrovask. Durchmesser (D in µm), funkt. Kapillardichte (FCD), die Leukozyten-Endothelzell-Interaktion und mikrovask. Permeabilität gemessen. Nach Tötung Entnahme beider EDL zur intramusk. Ödemindexbestimmung.

Ergebnisse

Der gWTS führte zu einer signifik. Reduktion der FCD, zu einer signifik. Zunahme der Leukozyten-Endothelzellinteraktion sowie zu erhöhter mikrovask. Permeabilität. Im Vergleich zu NaCl bewirkte NAC eine signifikante Zunahme der FCD und endothelialen Integrität als auch eine Abnahme der Leukozytenadhärenz. Es fanden sich keine Unterschiede in den kapill. (5,4 ± 0,2 vs. 5,2 ± 0,2) und venösen (24,1 ± 1,4 vs. 23,3 ± 2,9) D (µm) zwischen NaCl- und NAC-therap. Tieren. Analog zur IVM fand sich ein signifik. erhöhter EF nach NAC auf 120,3±5,1 % der Basalwerte im Vergleich zu NaCl (90,3 ± 8,7 %). Im Vergleich zu NaCl kam es zur signifik. Abnahme der posttraumat. erhöhten CK in NAC-therap. Tieren. Das Ödem (ÖI) nach NAC (1,09 ± 0,01) war im Vergleich zu NaCl (1,13 ± 0,02) weniger ausgeprägt, jedoch noch signifik. erhöht vs. den Kontrollen (1,01 ± 0,01).

Gr.	FCD (cm^{-1})	Kapillar-diameter (µm)	Leukozyten rolling (%)	Leukozyten adhärenz ($1/mm^2$)	Leakage
Kontr.	388,1 ± 13,1	5,1 ± 0,2	22,4 ± 2,7	157,9 ± 27,1	0,54 ± 0,03
NaCl	288,9 ± 23,4[a]	5,4 ± 0,2	42,9 ± 5,1[a]	937,0 ± 114,4[a]	0,60 ± 0,04
NAC	494,2 ± 13,1[b]	5,2 ± 0,2	23,7 ± 3,4[b]	348,4 ± 64,1[a, b]	0,52 ± 0,03

Mikrozirk. Parameter nach gWTS und Therapie mit NaCl und NAC. ANOVA: [a]$p<0.05$ vs. Kontrollen, [b]$p<0.05$ vs. NaCl).

CK (U/l)	vor Trauma	1h nach Trauma (vor Gabe)	2h nach Trauma (nachGabe)
NaCl	90,3 ± 11,9	188,3 ± 15,8[a]	194,4 ± 25,2
NAC	108,0 ± 6,6	163,3 ± 13,3[a]	122,3 ± 9,3[b]

Kreatinkinase (CK) vor, 1h nach Trauma (vor Therapie) und 1h nach NAC- bzw. NaCl-Therapie (2h nach Trauma). Paired t-test: [a]$p<0.05$ vs vor Trauma; t-test: [b]$p<0.05$ vs. NaCl.

Diskussion und Schlußfolgerung

NAC bewirkt nach gWTS eine effektive Restitution der posttraumatisch gestörten Mikrozirkulation sowie zu einer signifik. Reduktion des Sekundärschadens. In Anbetracht der posttraum./postischäm. auftretenden endothelialen Dysfunktion und gestörten Redoxsysteme erscheint die Gabe von NAC als ein wirkungsvoller Therapieansatz zur frühzeitigen Reduktion sekundärer Gewebsschäden.

11.09.

14.00 – 15.45

Glashalle

Biomechanical properties and vascularity of an anterior cruciate ligament graft can be predicted by contrast enhanced magnetic resonance imaging – a two year study in sheep

A. Weiler (Berlin), G. Peters, J. Mäurer, F. N. Unterhauser, H.J. Bail, N. P. Südkamp

Purpose

MRI is a useful tool to determine graft integrity after ACL reconstruction. It has also been used to study the remodeling process of ACL grafts morphologically in humans. To our knowledge correlations between graft signal intensity (SI) and morphology and biomechanical and histological parameters do not exist. The goal of the present study was to compare MRI SI and morphology with biomechanical and histological parameters in a long-term animal model.

Material and Methods

Thirty sheep underwent ACL reconstruction with an autologous Achilles tendon split graft and were sacrificed after 6, 12, 24, 52 and 104 weeks. Each group consisted of 6 specimens. Prior to sacrifice all animals underwent plain and contrast enhanced (gd-DTPA) MRI (1.5Tesla, proton density weighted, 2mm sections) of their operated knees. The signal-/noise-quotient (SNQ) was calculated and data were correlated to the maximum load to failure, tensile strength, and stiffness of the grafts. To compare plain and contrast enhanced MRI SI and morphology with vascularity of the graft, tissue was immunohistochemically stained for endothelial cells (factor VIII).

Results

We found that a high SI in MRI follow-up reflects the decrease of mechanical properties of the graft during its early remodeling. Correlation analyses revealed significant negative linear correlations between the SNQ and the load to failure, stiffness, and tensile strength. In general, correlations for contrast enhanced measurements of SI were stronger than those for plain MRI. Immunohistochemistry confirmed that contrast medium enhancement reflects the vascular status of the graft tissue during remodeling.

Conclusion

We conclude that quantitative determined MRI SI may be a useful tool to follow the graft remodeling process in a non-invasive. To our knowledge no previous animal study evaluated MRI signal changes during ACL graft remodeling over time, thus no data are available comparing MRI imaging data with histological and biomechanical parameters. These data may be useful to understand the variables of graft remodeling after ACL reconstruction also in humans. The present data may further present a scientific base to compare animal and human data with respect to possible differences in the graft remodeling process.

Lungenveränderungen nach Femurschaftstabilisierung im Polytrauma-Modell: Ergebnisse einer experimentellen Studie

11.09.

14.00 – 15.45

Glashalle

A. Kröpfl (Salzburg), U. Berger, H. Redl, G. Schlag, H. Hertz

Zielsetzung

Durch die Einführung der unaufgebohrten Verriegelungsnagelung des Femurs ist die Diskussion über die Art der Stabilisierung des Oberschenkelschaftbruches beim polytraumatisierten Patienten belebt worden. Zielsetzung der Studie war zu evaluieren, inwieweit sich differente Stabilisierungstechniken des Femurschafts in der Polytraumasituation bei gleichzeitig bestehender Lungenkontusion hinsichtlich der pulmonalen Folgereaktionen unterscheiden.

Material

Die experimentellen Untersuchungen erfolgten an Pavianen der Gattung papio ursinus.

Methoden

In einem kombinierten traumatisch-hypovolämischen Schock- und Lungenkontusionsmodell erfolgte die Stabilisierung einer Femurschaftosteotomie bei acht Tieren mittels Fixateur externe, bei acht Tieren mit aufgebohrter und bei weiteren acht Pavianen mittels unaufgebohrter Femurverriegelungsnagelung. Messungen der hämodynamischen Daten, der Lungenmechanik, Blutgasanalysen und Auswertungen der Bronchiallavagen erfolgten bis zum siebten postop. Tag. Die statistische Auswertung der Daten erfolgte mit Hilfe des Mann-Whitney U-Testes.

Ergebnisse

Das intrapulmonale Shuntvolumen stieg in beiden Nagelungsgruppen postoperativ signifikant im Vergleich zur Fixateur externe Gruppe an ($p<0.05$). Der alveolo-arterielle Sauerstoffgradient erhöhte sich in beiden Nagelungsgruppen 24h postop. signifikant verglichen mit der Fixateur externe Gruppe ($p<0.001$), und war nach Aufbohrung der Markhöhle 48h postop. weiter deutlich erhöht ($p<0.05$) im Vergleich zur unaufgebohrten Nagelung und Fixateur-Gruppe. Die Analysen der Bronchiallavageflüssigkeit zeigten in der primär unverletzten Lungenseite 72h postop. in beiden Nagelungsgruppen einen signifikanten Anstieg von Interleukin-6 verglichen mit der Fixateur-Gruppe ($p<0.01$), sowie einen signifikanten Anstieg der Alveolarpermeabilität 24h postop. in der aufgebohrt genagelten Gruppe und in beiden Nagelungsgruppen 72h postop. ($p<0.05$).

Schlußfolgerung

Im kombinierten traumatisch-hypovolämischen Schock- und Lungenkontusionsmodell zeigten beide Femurnagelungstechniken massive Auswirkungen hinsichtlich der Lungenfunktion und der inflammatorischen Mitreaktion der primär unverletzten Lungenareale verglichen mit der Fixateur externe-Stabilisierung des Oberschenkelschafts. Basierend auf diesen Beobachtungen sollte die Fixateur externe-Stabilisierung der Femurschaftfraktur sowohl der aufgebohrten als auch der unaufgebohrten Femurverriegelungsnagelung in der klinischen Situation des traumatisch-hypovolämischen Schocks nach erfolgter Stabilisierung des Schockgeschehens und gleichzeitig bestehender massiver Lungenkontusion vorgezogen werden.

Montag, 11. September 2000

14:00 – 15:45 Uhr Beethoven Saal

„Worst Case" Szenario – Salvage-Verfahren I

Salvage Verfahren am Handgelenk-Radius-Scaphoid-Lunatum-Fusion und mediokarpale Teilarthrodese als Alternative zur kompletten Handgelenksarthrodese

R. Meier (Bad Neustadt a.d. Saale), C. Weinand, K. Beyermann, H. Krimmer

Zielsetzung

Das führende Behandlungskonzept posttraumatischer Arthrosen im radiokarpalem und mediokarpalem Gelenkanteil stellt unverändert die Totalarthrodese des Handgelenks dar. Während nach intraartikulären distalen Radiusfrakturen der radiokarpale Gelenkabschnitt von der Arthrose betroffen ist, sind diese Veränderungen beim karpalem Kollaps nach Kahnbeinpseudarthrose (SNAC-wrist) oder skapho-lunärer Dissoziation (SLAC-wrist) im radioskaphoidalem und mediokarpalem Gelenk zu beobachten. Teilarthrodesen basieren auf dem Prinzip in den noch erhaltenen Gelenkabschnitten eine Restbeweglichkeit aufrecht zu erhalten. Die Wertigkeit der Radius-Skaphoid-Lunatum Fusion (RSL) und der mediokarpalen Teilarthrodese (MKTA) als Alternativen zur totalen Handgelenksversteifung soll im folgendem beurteilt werden.

Material

18 Patienten mit Radius-Skaphoid-Lunatum Fusion (RSL) und 125 Patienten mit mediokarpaler Teilarthrodese (MKTA) gingen in die prospektive Studie ein.

Methoden

Präoperativ und 2 bzw. 2,5 Jahre nach Teilversteifung wurden die Patienten untersucht und neben den Standartparametern Beweglichkeit, Kraft und Schmerz (VAS: 0=schmerzfrei, 100=unerträglicher Schmerz) zur Beurteilung des Behandlungsergebnisses der patientenorientierte Funktionsscore für die Obere Extremität (DASH: 0=keine, 100=maximale Einschränkung) dokumentiert.

Ergebnisse

In beiden Gruppen resultierte eine deutliche Verbesserung der groben Griffkraft um 21 kp bei RSL-Fusion und 30 kp bei MKTA. Die Handgelenksbeweglichkeit betrug nach RSL-Fusion in Extension/Flexion 24-0-21° und in Radialduktion/Ulnaduktion 16-0-10°. Bei MKTA verblieb ein Bewegungsumfang in Extension/Flexion von 28-0-26° und in Radialduktion/Ulnaduktion von 16-0-14° gemessen nach der Neutral-Null-Methode. Beide Maßnahmen führten zu einer signifikanten Reduktion der Schmerzempfindung auf der visuellen Analogskala um 28 (RSL) bzw. 34 (MKTA) Punkte. Das funktionelle Ergebnis wurde von den Patienten (DASH Score) bei RSL Fusion mit 26 und bei MKTA mit 33 Punkten bewertet.

Schlußfolgerung

Unsere Ergebnisse zeigen, daß mit RSL Fusion bei Destruktion des radioskaphoidalem Gelenkabschnittes und MKTA bei karpalem Kollaps, zwei moderne, leistungsfähige Verfahren zur Verfügung stehen, die im Vergleich zur kompletten Handgelenksarthrodese ein erheblich besseres funktionelles Ergebnis bei vergleichbarer Schmerzreduktion erwirken.

Die Therapie lang bestehender Oberarmpseudarthrosen mit hochgradiger Osteopenie durch antegrade Verriegelungsnagelung

B. Wolfgarten (Köln), K. Mader, T. Gausepohl, D. Pennig

Zielsetzung

Die Behandlung lang bestehender Oberarmpseudarthrosen stellt sowohl in Bezug auf die Entferung des Originalimplantates als auch auf die Stabilisierung eine Herausforderung dar, insbesondere bei hochgradiger Osteopenie.

11.09.

14.00 – 15.45

Beethoven Saal

Material und Methoden

Fünf Patienten (vier Frauen und ein Mann) im Alter zwischen 52 und 84 Jahren stellten sich mit einer therapierefraktären Pseudarthrose des Humerus vor. Der Abstand zwischen Unfall und Sanierung lag bis zu 35 Jahre zurück. Insgesamt waren 15 Voroperationen vorausgegangen. Die Lokalisation der Pseudarthrosen lag in vier Fällen in der Oberarmschaftmitte und einmal im proximalen Drittel des Humerus. Die Knochensubstanz war erheblich reduziert un Probleme in der Implantatverankerung entsprechend zu erwarten. Nach Materialentfernung und Freilegung des N. radialis wurde zur Stabilisierung ein Verriegelungsnagel antegrad eingebracht und proximal durch drei, distal durch zwei Querschrauben gesichert. Eine Dynamisierung erfolgte nicht.

Ergebnisse

12 Monate postoperativ zeigten alle Patienten eine vollständige knöcherne Durchbauung bei fest liegendem Osteosynthesematerial. Die Patienten waren hinsichtlich der ehemals bestehenden Pseudarthrose beschwerdefrei. Der N. radialis wurde in vier Fällen geschont, bei einem Patienten zeigte sich eine nach vier Wochen reversible Radialisparese.

Schlußfolgerung

Die antegrade Verriegelungsnagelung alter Oberarmpseudarthrosen bei Osteopenie kann in das therapeutische Spektrum miteinbezogen werden.

Die Delta III-Prothese nach Grammont als Salvage Procedure nach fehlgeschlagener Frakturprothetik am Schultergelenk

S. Lichtenberg (Heidelberg), L. Lehmann, G. Engel, P. Habermeyer

Zielsetzung

Die Prothesenluxation und Prothesenfehlstellung nach primär oder sekundär endoprothetisch versorgter mehrfragmentärer Humeruskopffraktur stellt ein weiterhin ungelöstes Problem dar. Ziel der Untersuchung war es, den Einsatz des inversen Prothesensystems, welches von P. Grammont für die Defektarthropathie entwickelt wurde, als Salvage-Procedure bei Versagen von posttraumatisch implantierten Standard-Schulterprothesen zu überprüfen. Durch den Einsatz des inversen Prothesensystems kann unter Zugewinn von Funktion und Kraft die Arthrodese als ultima ratio auch bei traumatologischen Defektzuständen umgangen werden.

Material und Methode

11.09.

14.00 – 15.45

Beethoven Saal

Die umgekehrte Kombination aus Humeruspfanne und Glenosphäre ist das markante Konzept der inversen Prothese. Bei eingetretenem Humeruskopfhochstand und Verlust der Rotatorenmanschette wird so die Stabilität und Mobilität des Gelenkes wiederhergestellt. Die Medialisierung und Caudalisierung des Scapulo-Humeralgelenkes stärkt die Aktion des M. deltoideus, damit sich die aktive Abduktion und die Kraft des Armes verbessert.

In einem Zeitraum von 3 Jahren wurden 164 Schulterendopothesen implantiert, darunter 28 Grammont Prothesen. Von darunter 14 Revisionseingriffen handelte es sich in 7 Fällen um einen Z.n. mehrfragmentärer Humeruskopffraktur, die in 4 Fällen primär endoprothetisch, in 3 Fällen primär osteosynthetisch, sekundär endoprothetisch versorgt wurde und nach 1-4 (∅ 2) Voroperationen und nun bestehender Prothesenluxation ein worst-case Szenario boten und einer Revision bedurften.

Ergebnisse

Klinisch kam es bei 6 Patienten zu einer deutlichen Steigerung des Bewegungsumfanges. Der Mobilitätsscore (max. 40) stieg von prae-OP 4,6 auf post-OP 14. Der Schmerzscore (max.15) verbesserte sich von prae-OP 6,1 auf post-OP 11,7. Der Gesamt-Constant Score stieg von prae-OP ∅15 (min.:7, max.:26) auf post-OP ∅39,7 (min.: 36, max.: 53).

In 6 von 7 Fällen zeigte sich eine radiologisch korrekte Lage der inversen Prothese ohne Dislokations- oder Lockerungszeichen. In einem Fall kam es 6 Monate postoperativ zu einer antero sup. Luxation der inversen Prothese.

Schlußfolgerung

Durch Ihre besonderen anatomischen und biomechanischen Eigenschaften hat sich die inverse Delta III Schulterprothese nach GRAMMONT insbesondere bei der Defektarthropathie des älteren Patienten ausgezeichnet. Die Ergebnisse unserer Arbeit zeigen, daß Ihr Einsatz darüber hinaus auch im traumatologischen Bereich nach mehrfragmentärer HK-Fraktur und mehrfachen Voroperationen, insbesondere als Revisionsprothese bei superiorer Luxationsfehlstellung als Salvage Procedure indiziert ist.

Notfallthorakotomie und direkte Herzmassage – eine Herausforderung für die Schockraummannschaft

K. Hallfeldt (München), K.-G. Kanz, E. Wiedemann, W. Mutschler

Zielsetzung

Darstellung von Problempunkten und Entscheidungshilfen für das Vorgehen bei traumatisch bedingtem Herzkreislaufstillstand.

Material

Sowohl für das Traumaregister der DGU wie auch für das klinikinterne Qualitätsmanagement wird prospektiv der Datensatz aller Schockraumversorgungen der Klinik erfasst.

Methoden

In die Auswertung einbezogen wurden alle Patienten der Jahre 1997 bis 1999, die im Rahmen der Schockraumversorgung wegen eines Herzkreislaufstillstandes thorakotomiert und bei denen eine direkte offene Herzmassage durchgeführt wurde.

Ergebnisse

	1997	1998	1999	1997-1999
Schockraumversorgungen	94	183	212	489
Offene Reanimationen	2	6	2	10
Überleber	1	0	0	1
Hiervon				
Stumpfe Verletzung	1	3	2	6
Überleber	0	0	0	0
Penetrierende Verletzung	1	3	0	4
Überleber	1	0	0	1

Die Inzidenz für eine direkte offene Herzmassage im Schockraum beträgt 2% (95% KI 1%-3%). Einer von 10 Patienten überlebte einen Herzstich ohne neurologisches Defizit (95% KI 0%-29%), wobei dieser Patient vom Notarzt ohne Versorgung direkt in den Schockraum verbracht wurde, dort einen Herzkreislaufstillstand erlitt und unverzüglich über eine anterolaterale Thorakotomie durch den diensthabenden Unfallchirurgen definitiv versorgt wurde.

Schlußfolgerungen

Der Eintritt eines Herzkreislaufstillstandes im Schockraum erfordert die sofortige Entscheidung zur Durchführung einer Thorakotomie und offenen Herzmassage oder zum Abbruch aller Massnahmen. Da sowohl die Inzidenz der offenen Herzmassage wie auch die Überlebensrate, insbesondere bei stumpfen Verletzungen, gering ist, können sowohl aufgrund der eigenen Ergebnisse wie auch aufgrund der Mehrzahl der Literaturstellen keine wesentlichen evidenzbasierten Empfehlungen erstellt werden. Die vorliegenden Verläufe ermöglichen es jedoch exemplarisch Problempunkte darzustellen und Entscheidungshilfen für ein individuelles Vorgehen anzubieten.

Der Einfluß von Sekundäroperationen polytraumatisierter auf inflammatorische Parameter und postoperative Komplikationen – eine klinische Studie

11.09.

14.00 – 15.45

Beethoven Saal

H.C. Pape (Hannover), M.van Griensven, M. Winny, H. Tscherne

Zielsetzung

Überprüfung der prädiktiven Wertigkeit traumarelevanter proinflammatorischer Zytokine auf die posttraumatische Organdysfunktion.

In einer prospektiven klinischen Studie wurden perioperativ systemische inflammatorische Mediatoren bestimmt und mit der Entwicklung posttraumatischer Komplikationen korreliert.

Material und Methoden

Einschlusskriterien: Polytrauma (ISS>20), Überleben>8 Tage, kein Tod durch SHT oder häm. Schock. Zwei Gruppen mit vergleichbarer Inzidenz der Primäroperation wurden hinsichtlich des Zeitpunktes der Sekundäroperation unterschieden (Frühsekundär (FS): Tag 2-4 post Trauma, Spätsekundär (SS: Tag 6-8 post Trauma). Definitionen: Multiorganversagen: Knaus'sche Kriterien; sekundäre Operation: Rekonstruktive Eingriffe>3 Std. Dauer und>24 Std. nach Trauma. Proinflammatorische Zytokinspiegel (Interleukin-6, Interleukin-8) wurden präoperativ und täglich nach Sekundäroperationen aus zentralvenösen Blutabnahmen bestimmt. Statistik: SPSS, T-Test, mult. log. Regression, $p<0.05$.

Ergebnisse

Studienzeitraum 1.1.1996 – 15.7.1999, n=128 Patienten, 82 m./46 w.

	Gruppe FS	Gruppe SS	p-Wert
Anzahl (n)	71	57	n.s.
Alter (Jahre)	39.2 ± 4.5	36.7 ± 4.9	n.s.
ISS (Punkte)	33.8 ± 6.1	32.8 ± 6.9	n.s.
Rettungsd. (min.	64 ± 48	59 ± 43	n.s.
Inz. Primär-OP (%)	72.1	74.3	n.s
MOV-Inzidenz (%)	47	15	0.01
Initial Il-6 (pg/ml)	1200 ± 220	1350 ± 210	n.s.
prä-OP Il-6 (pg/ml)	560 ± 90	610 ± 230	n.s.
post-OP Il-6(pg/ml)	820 ± 190	660 ± 70	0.02
Prädikt. Wert: Il-6>500	(r=0.96, p<0.001)	(r=0.57, p<0.07)	

Keine Signifikanz bei: PaO_2/FiO_2, Thrombozyten, Flüssigkeitsbilanz. Die Beeinflussung des posttraumatischen Verlaufes durch den Zeitpunkt der Sekundäroperation war mit erhöhten inflammatorischen Werten vergesellschaftet, die nur bei Gruppe FS positiv korrelierten.

Schlußfolgerungen

Da die Kombination von Op-Zeitpunkt und Il-6-Werten prädiktiv für eine MOV-Vorhersage, und konventionellen Parametern (PaO_2/FiO_2) überlegen ist, erscheint ein zusätzliches inflammatorisches Monitoring dieser Patienten sinnvoll.

Nekrotisierende Fasciitis in der Traumatologie

N. Schwarz (Klagenfurt)

Zielsetzung

Kasuistische Darstellung von fünf Patienten mit nekrotisierender Weichteilentzündung nach Trauma.

Material / Methoden

In einer 100 Betten großen Unfallklinik wurden innerhalb der vergangenen zehn Jahre fünf Patienten, davon allerdings je zwei in den beiden letzten Jahren, mit nekrotisierender Fasciitis behandelt. Das Alter der Patienten lag zwischen 29 und 41 Jahren, drei waren männlich. Die primäre Diagnose (Therapie) lautete: Verdacht auf Gichtarthritis der Großzehe (Injektion eines NSAR intragluteal), geschlossene Unterschenkelfraktur (UTN), stumpfes Weichteiltrauma am Rücken mit großflächiger Subcutis-Fascienlösung (Hämatomdrainage), Hautabschürfung und Bursitis präpatellar (Bursarevision), sowie Hautabschürfung und Bursitis am Ellbogen (Bursarevision). Als Erreger wurde Staphylococcus aureus einmal, Streptococcus haemolyticus Typ A dreimal und Typ B einmal nachgewiesen. Drei Patienten entwickelten eines toxisches Schocksyndrom. Die Behandlung erfolgte mit Ausnahme der Patientin mit Unterschenkelfraktur, welche innerhalb weniger Stunden im toxischen Schock verstarb, durch aggressives und wiederholtes chirurgisches Debridement und hochdosierte Antibiotikatherapie. Ein Patient wurde einer hyperbaren Sauerstofftherapie zugeführt.

Ergebnisse

Es überlebten drei Patienten, davon einer von dreien mit einem toxischen Schocksyndrom. Mögliche Risikofaktoren für diese Art der Infektion und die Entwicklung eines toxischen Schocks fanden sich (Reihenfolge wie unter „Diagnose“): ein metabolisches Syndrom und chronische HNO-Infektionen in den letzten sechs Monaten, eine okkulte myeloische Leukämie, Adipositas, keine und keine. Während eine Erregertypisierung nur in einem Fall vorgenommen werden konnte, ließ eine krankenhaushygienische Umgebungsuntersuchung kein Indiz für einen nosokomialen Ursprung der Infektionen erkennen.

11.09.

14.00 – 15.45

Beethoven Saal

Schlußfolgerung

Diese eigene Erfahrung und die Information aus der Literatur zeigen, daß in Zukunft auch in der Traumatologie mit einer Zunahme aggressiver Infektionen und daraus resultierender lebensbedrohender Schocksyndrome selbst in vermeintlich banalen Situationen zu rechnen ist. Jeder Unfallchirurg muß deshalb über Symptome, diagnostische Kriterien und Grundsätze der Therapie informiert sein.

Die Deckung von Weichteildefekten und instabilen Narben über der Achillessehne durch freie mikrochirurgische Lappenplastiken

M. Sauerbier (Ludwigshafen), D. Erdmann, H. Menke, G. Germann

Zielsetzung

Zur adäquaten Deckung von Weichteildefekten und chronisch instabilen Narben mit exponierter Achillessehne ist die Übertragung von dünnem, geschmeidigem Gewebe erforderlich. Erstrebenswert ist das möglichst optimale Wiederherstellen der ursprünglichen Kontur und Funktion der distalen Unterschenkelregion. Die Deckung verschiedenartiger Defekte sollte die Größe des Areals berücksichtigen und kann sowohl durch lokale, als durch freie Lappenplastiken erfolgen.

Material

Von Juli 1993 bis September 1998 wurde bei 14 Patienten (3 weibliche, 11 männliche) im Alter zwischen 15 und 74 Jahren (Durchschnittsalter 47 Jahre) eine Weichteildefektdeckung im Bereich der Achillessehne durch eine freie, mikrochirurgische Lappenplastik durchgeführt.

Methode

Alle Patienten wurden im Rahmen einer retrospektiven Studie nachuntersucht. Von besonderem Interesse war die auf einer Skala von 1 bis 4 eingestufte Patientenzufriedenheit mit dem Operationsresultat sowie die Beurteilung des ästhetischen Resultates im Unterschenkelbereich und an der Lappenentnahmestelle.

Ergebnisse

Der durchschnittliche Nachuntersuchungszeitpunkt betrug 33,3 Monate. Es wurden sechs Paraskapularlappen (davon drei mit Skapulafaszien-Extension), vier Radialislappen, sowie vier M. latissimus dorsi Lappen (davon ein Lappen kombiniert mit Serratusfaszie) zur Defektdeckung verwendet. Die Größe des zu verschließenden Defektes variierte zwischen 8x8 bis 25x28 cm. Die Spendermorbidität im Rückenbereich war für den Großteil der Patienten akzeptabel, im Unterarmbereich befriedigend. Die postoperative Beweglichkeit im oberen Sprunggelenk betrug im Mittel 15-0-40° (Extension-Flexion). Alle Patienten waren mit dem Operationsresultat hinsichtlich Funktion und Ästhetik im Vergleich zur Situation vor der Operation zufrieden (Mittelwert Berurteilungsskala: 2.0)

Schlußfolgerung

Weichteildeckungen über der exponierten Achillessehne erfordern die Berücksichtigung funktioneller und ästhetischer Gesichtspunkte. Zum Erhalt der Sehnengleitfähigkeit, dem Verstärken der Sehne selbst und zur Konturierung des Unterschenkeldefektes haben sich im Falle größerer Defekte freie Lappenplastiken bewährt. Die Komplikationsrate freier Lappenplastiken ist am distalen Unterschenkel mit der von lokalen Lappenplastiken vergleichbar.

Montag, 11. September 2000
14:00 – 15:45 Uhr Blauer Saal

Minimal – invasive Unfallchirurgie III

Die minimal-invasive Versorgung von Unterarmfrakturen: Ist die Verriegelungsnagelung von Radius und Ulna das Verfahren der Zukunft?

C. Weißer (Würzburg), R. Wagner, A. Weckbach

Zielsetzung

Die Verriegelungsnagelung setzt sich bei der Versorgung von Frakturen langer Röhrenknochen immer weiter durch und hat an Femur, Tibia und Humerus bereits den

Rang von Standardverfahren. Mit dem Foresight-Ulna/Radius-Nagel (Smith & Nephew Richards) ist nun auch ein Implantat für die Verriegelungsnagelung von Unteramfrakturen des Erwachsenen verfügbar, dessen Leistungsfähigkeit überprüft wird.

Material, Methode

Der Nagel eignet sich für die Stabilisierung von Frakturen des 2. bis 6. Schaftsechstels von Ulna und Radius, muß individuell vorgebogen werden und wird proximal und distal mit jeweils einer Schraube verriegelt. Im Rahmen einer prospektiven Beobachtungsstudie wurde der Foresight-Nagel von Juni 1997 bis Dezember 1999 bei 19 (15 mehrfachverletzten) Pat. mit 24 Frakturen (2 offen) von Ulna (15) und/oder Radius (9) eingesetzt.

Ergebnisse

Die geschlossene Reposition der Frakturen war nicht in allen Fällen möglich, so daß 7 mal offen reponiert werden mußte (davon 1 offene Fraktur); in 22 Fällen wurde die Markhöhle aufgebohrt. Die Insertion des Nagels selbst machte keine Schwierigkeiten; dafür ist die Verriegelung diffizil (schlechte Führung der Schraube am Nagelende, unausgereifte röntgendurchlässige Bohrhülse für die Verriegelung an der Nagelspitze, schwache Verbindungsstelle des Zielbügels mit dem Nagel) und erfordert deshalb eine verlängerte Lernphase. Bisher sind 16 Frakturen bei 12 Pat. nach durchschnittlich 3,7 (2,6–4,9) Monaten mit gutem subjektivem und funktionellem Ergebnis ausgeheilt; bei 1 Fraktur kam es zu einer atrophen Pseudarthrose (mit Schraubenbruch), die nach Verfahrenswechsel auf eine Plattenosteosynthese ausgeheilt ist; 1 hypertrophe Pseudarthrose konsolidierte nach „Dynamisierung"; bei 1 Fraktur war eine verzögerte Frakturheilung zu beobachten (Heilung nach 6,3 Mo.); weitere 4 Frakturen weisen eine normale Knochenheilung auf und sind noch in Behandlung; 1 Pat. (1 Frakt.) ist an den Folgen ihres Polytraumas verstorben. Sonstige Komplikationen: kein Infekt, 1 Brückenkallus bei einer ansonsten zeitgerecht heilenden Fraktur.

Bei 3 Pat. wurde der Nagel bereits entfernt: in allen Fällen liegt die Metallentfernung bereits mehr als 12 Monate zurück, ohne daß eine Refraktur zu beobachten war.

Schlußfolgerung

Als erste Bilanz ist festzuhalten, daß das Instrumentarium für die Verriegelung noch der Verbesserung bedarf und daß möglicherweise eine geringfügig erhöhte Inzidenz von verzögerten Frakturheilungen und Pseudarthrosen zu erwarten ist. Trotzdem scheint der Foresight Ulna/Radius-Nagel durchaus als Alternative zur Plattenosteosynthese in Frage zu kommen. Inwieweit durch die Verwendung des Verriegelungsnagels die nach Plattenosteosynthese bekannte Refrakturrate nach Metallentfernung von 6–11% reduziert werden kann und ob verlängerte Operations- und Durchleuchtungs-Zeiten durch die Vorteile des minimal invasiven Verfahrens aufgewogen werden, bleibt der Beobachtung eines größeren Patientenkollektivs vorbehalten.

11.09.

14.00 – 15.45

Blauer Saal

Computersimulation der Pro-und Supination – Können Einschränkungen vorhergesagt, bzw. Korrekturen berechnet werden?

A.-M. Weinberg (Hannover), H.-C. Pape, M. Helm, M. Krefft, H. Hesselbach, H. Tscherne

Zielsetzung

Einschränkungen der Umwendbewegung können im Alltag im Schultergelenk kompensiert werden, jedoch verbleibt eine deutliche Beeinträchtigung bei dauerhafter Beanspruchung. Ziel dieser Studie war es, Einschränkungen der Umwendbewegungen nach knöchernen Läsionen im Bereich des Unterarmschaftes zu simulieren.

Material und Methode

Nach Erstellung und experimenteller Bestätigung eines neuen kinematischen Prinzips zur biomechanischen Modellierung der Umwendbewegung wurde unter „Matlab" ein Programm zur Simulation von Fehlstellungen erstellt. Es wurden insgesamt 25 Röntgenbilder von Patienten, die entweder eine Einschränkung oder eine erhebliche Fehlstellung aufwiesen, standardisiert anhand unterschiedlicher Meßpunkte ausgemessen. Anhand des Programmes wurde das Bewegungsausmaß der Patienten simuliert. Die ermittelten Daten wurden mit den klinischen Messungen der Beweglichkeit der Patienten verglichen. (Statistik SPSS 9.0, Mittelwert, gepaarter t-Test).

Ergebnisse

Von den insgesamt 25 Patienten konnte nur in einem Fall die Art der Bewegungseinschränkung nicht simuliert werden und zeigte eine erhebliche Diskrepanz von 30° gegenüber der klinischen Messung, deren Ursache am ehesten durch narbige Veränderungen am distalen Radio-ulnar Gelenk zu erklären war, ein Rotationsfehler bestand nicht. Der errechnete Mittelwert der klinischen Messungen lag nach Prüfung der Normalverteilung bei 55,1 +/- 23,4 Grad, der der Simulation bei 55,9 +/- 26,5 Grad. Es zeigte sich im t-Test für gepaarte Stichproben keine signifikanter Unterschied zwischen beiden Messungen.

Schlußfolgerung

Anhand der Erstellung eines kinematischen Modells und der entsprechenden Umsetzung in ein Computermodul konnte die Fehlfunktion in 24 von 25 Fällen erfolgreich simuliert werden. Die Übereinstimmung der klinischen und der simulierten Messungen ließen eine Vorhersage über eine Einschränkung, vor allem der Pronation zu. Derzeitiger Nachteil der Methode ist die Notwendigkeit des seitenvergleichenden Röntgen. Dieses Modell dient als Basis für spätere Möglichkeiten der Berechnung der notwendigen Winkel und Lokalisation eines geplanten Korrektureingriffs.

Less Invasive Radius Augmentation – eine minimal-invasive Technik zur Versorgung von distalen Radiusfrakturen

11.09.

14.00 – 15.45

Blauer Saal

M. Scherer (München), G. Metak, S.v. Gumppenberg

Zielsetzung

Die Unterfütterung von spongiösen Defekten bei Gelenks-Impressionsfrakturen stellt einerseits ein Standardverfahren dar, andererseits wird in der klinischen Routine bei (dorsalen) Trümmerzonen der Radiusfraktur häufig darauf verzichtet und eher eine längere Immobilisation mit entsprechenden negativen trophischen und die Gelenksbeweglichkeit beeinträchtigenden Auswirkungen in Kauf genommen. Ziel der Entwicklung war ein Instrumentarium, das sowohl die Entnahme autogener Spongiosa als auch die Transplantation soweit wie möglich in der Invasivität reduziert, das einfach zu handhaben ist und schlußendlich über eine erhöhte Stabilität im Frakturbereich eine frühere Terminierung der Immobilisationsphase ermöglichen soll.

Material und Methoden

Das gesamte Instrumentarium bestcht aus 6 Teilen, die – Bohrbuchsen vergleichbar – ineinander versenkbar sind. Die Technik von der Spongiosaentnahme am vorderen Beckenkamm bis zur Transplantation am Radius: (i) Bohrbuchse für 2mm Kirschner-Draht mit einem Handgriff und Phalangen-Hohmann-Haken ähnlicher Lippe, die nach Stichinzision 2 Querfinger lateral der Spina iliaca anterior superior an der Innenseite des Os ilium „eingehängt“ wird. Damit wird ein konstanter Abstand zwischen Entnahmestelle und pelviner Corticalis erreicht, der eine Perforation vermeiden helfen soll; (ii) Eröffnung der Corticalis der Crista iliaca mit einem AO-Standardbohrer (4.5mm Durchmesser); (iii) Entnahme von 3 Spongiosazylindern mit einem 4mm Hohlfräser von Hand (jeweils Kippung von knapp 45 Grad); Ausschlagen der gewonnenen, Spongiosa-Zylinder mit einem in den Hohlfräser passenden, am Ende bündig abschließenden Ausschlagbolzen (iv); Stichinzision dorsal über dem Radius, proximal des Tuberculum Listeri, Intubation des Markraumes mit einem stumpfen 4mm Trokar (v) mit konischem, im Spitzenbereich angedeutet Entenschnabel-förmig (1,5mm) auslaufenden Metallmandrin (vi); Rückzug des Mandrins (vii), Befüllen des Trokars (viii) mit den Spongiosazylindern und/oder Chips, Einstösseln des Transplantates mit dem bündig abschließenden 4mm Ausschlagbolzen (ix).

Ergebnisse

Die bisherige klinische Erfahrung (n=18) mit dem Prototypen bzw. provisorischen Konstruktionen seit 06/98 hat bis auf eine passagere Bewegungseinschränkung mit Schmerzen im Bereich der Sehne des Extensor digitorum longus durch Materialverlust im Bereich des Sehnenfachs bei akzidentelle Eröffnung keine Technik-spezifischen Komplikationen bei hinsichtlich des Weichteiltraumas deutlich reduzierter Invasivität gezeigt.

Schlußfolgerungen

Die LIRA-Technik erlaubt bei minimaler Invasivität eine Defektauffüllung der Frakturzone und simultane direkte und indirekte Reposition der Fraktur mit einem Instrumentensatz.

Der Stellenwert der Arthroskopie bei der minimal-invasiven Osteosynthese der Radiusfraktur

G. Boehringer (Marburg), M. Schädel-Höpfner, L. Gotzen

Zielsetzung

Evaluierung des Stellenwertes der Arthroskopie bei der Radiusfraktur.

Seit 1994 wurden an unserer Klinik insgesamt 185 Radiusfrakturen arthroskopisch assistiert versorgt. Die Indikation zur Arthroskopie wurde bei Verdacht auf scapholunäre Dissoziation im Röntgen gestellt und bei Typ C-Frakturen und Frakturen mit sagittal verlaufendem Bruchspalt.

Material und Methoden

Es wurde eine Reposition intraoperativ durch Fingerextension durchgeführt. Anschliessend eine Arthroskopie in üblicher Weise. Dann wurde die minimal-invasive Osteosynthese mit K-Drähten, kanülierten Schrauben oder resorbierbaren Knochenstiften unter arthroskopischer und Bildwandlerkontrolle durchgeführt.

Die scapholunäre Dissoziation wurde mittels temporärer SL-Transfixation behandelt und TFCC-Verletzungen arthroskopisch debridiert (Typ Palmer 1A oder C) oder refixiert (Palmer 1B oder D).

Ergebnisse

Wir sahen insgesamt in 65% der Fälle eine SL-Dissoziation. Die TFCC-Verletzungen wurden in den ersten Jahren nur ungenau diagnostiziert. Im Jahre 1999 sahen wir in 37% der Fälle eine TFCC-Verletzung. Die minimal-invasive Behandlung der SL-Dissoziation zeigte unbefriedigende Ergebnisse, so dass wir jetzt eine offene Reposition und Bandnaht der SL-Dissoziation bevorzugen. Die arthroskopische Behandlung der TFCC-Verletzung zeigt hervorragende Ergebnisse, besonders bei Anwendung von all-inside Refixationstechniken.

Die Reposition der Frakturen gelingt in 86% der Fälle allein durch die Extensionsbehandlung und manueller Techniken. Die Reposition der restlichen 14% geschieht unter

Bildverstärkerkontrolle in den meisten Fällen zufriedenstellend und einfacher als unter arthroskopischer Kontrolle. Unter arthroskopischer Kontrolle können noch kleine Gelenkstufen von 1-3mm beseitigt werden, die unter BV-Kontrolle schlechter einzustellen sind. Dies kann auch nach der osteosynthetischen Versorgung geschehen.

Schlußfolgerung

Der Stellenwert der Arthroskopie liegt unserer Meinung nach in der Diagnostik und Behandlung der Begleitverletzungen und nicht in der Erleichterung der Reposition der Fraktur. Allenfalls in der Wiederherstellung des Knorpelalignement sehen wir noch einen Vorteil der Arthroskopie gegenüber dem Bildverstärker.

Minimal-invasive Ilizarov-Technik versus konventionelle Operationsverfahren in der Therapie von Pilon-tibiale-Frakturen

T. Endres (Dresden), R. Grass, H. Zwipp

Zielsetzung

Studienziel war es, die minimal-invasive Ilizarov-Technik mit konventionellen Operationsverfahren hinsichtlich ihrer Ergebnisse zu vergleichen.

Material

An der Klinik und Poliklinik für Unfall- und Wiederherstellungschirurgie der Carl-Gustav-Carus Universität der TU-Dresden wurden von Oktober 1993 bis September 1998

52 Pilon-tibiale-Frakturen bei 49 Patienten primär operativ behandelt. In einer retrospektiven Untersuchung konnten 41 Patienten mit 43 Pilon-tibiale-Frakturen (84%) im Durchschnitt nach 29 Monaten nach der operativen Versorgung klinisch und radiologisch nachuntersucht werden.

Methoden

In der Gruppe I (n=10) wurden 6 Patienten mit einer Hybrid-Ilizarov-Konstruktion und 4 Patienten mit einer Ilizarov-3-Vollringmontage versorgt. In allen Fällen erfolgte entweder percutan oder über einen kleinen anteromedialen Zugang eine zusätzliche Minimalosteosynthese durch Schrauben oder Kirchnerdrähte. Die Reposition wurde in 4 Fällen arthroskopisch gestützt durchgeführt.

In der Gruppe II (n=33) mit konventioneller Operationstechnik erfolgte die Versorgung in 7 Fällen durch eine Plattenosteosynthese (2x primär, 5x sekundär) und in 26 Fällen durch eine Minimalosteosynthese in Form einer Schraubenosteosynthese mit oder ohne zusätzliche Retention durch Fixateur-externe Systeme.

Ergebnisse

In der Evaluierung der Ergebnisse konnte in der mit Ilizarov behandelten Gruppe I ein erheblich höherer Anteil an offenen Frakturen und höhergradigem Weichteilschaden als in der mit konventioneller Technik behandelten Gruppe II verifiziert werden. Entsprechend fand sich auch ein höher Anteil an komplexer Frakturmorphologie (C2-,C3-Frakturen) in der Gruppe I (über 2/3 d.F.) als in der Gruppe II (ca. 1/3 d.F.).

Trotz des statistisch signifikanten höheren Anteils an schwerem Weichteilschaden und komplexer Frakturmorphologie in der mit Ilizarov versorgten Gruppe I waren die funktionellen Ergebnisse, die Ergebnisse nach dem Maryland-Foot-Score sowie die subjektiven Einschätzungen tendentiell besser als in der Gruppe II mit konventioneller Technik. Lag in der Gruppe II eine Osteitisrate von 8,4% und eine Arthrodesenrate von 10,7% vor, so war nach Anwendung der Ilizarov-Technik weder eine Arthrodese notwendig noch eine schwerwiegende Komplikation aufgetreten.

Schlußfolgerung

Die Ilizarov-Technik mit ihrer kaum zu überbietenden Gewebeschonung und hohen primären Belastungsfähigkeit durch zentralen Kraftfluß ist in der Therapie von Pilon-tibiale-Frakturen mit schwerem Weichteilschaden und komplexer Frakturmorphologie konventionellen Operationsverfahren überlegen.

Minimal-invasive, arthroskopisch gestützte Osteosynthese von Calcaneusfrakturen

J. M. Gavlik (Dresden), S. Rammelt, H. Zwipp

Zielsetzung

Calcaneusfrakturen sind in einem hohen Prozentsatz von einem erheblichen Weichteiltrauma begleitet. Die offene Reposition und Osteosynthese stellt einen zusätzlichen Risikofaktor für die Entstehung von Komplikationen dar, weshalb bei geeigneter Frakturanatomie zugunsten einer minimal-invasiven Osteosynthese auf den offenen Zugang verzichtet wurde.

Material und Methoden

Im Rahmen einer Pilotstudie erfolgte bei 10 Patienten mit geschlossenen intraartikulären Calcaneusfrakturen die arthroskopisch gestützte perkutane Reposition und Schraubenosteosynthese. Voraussetzung war das Vorliegen von einer Frakturlinie in der posterioren Facette des Calcaneus (Typ Sanders II). In 6 Fällen lag eine 1-Gelenk-, in 4 Fällen eine 2-Gelenk-Verletzung mit zusätzlicher Beteiligung des Calcaneo-Cuboid-Gelenkes vor. Bei 3 Patienten bestand ein I°, bei 7 Patienten ein II°iger Weichteilschaden. Der OP-Zeitpunkt lag 4,1 Tage nach der Verletzung.

Zunächst wurde über einen posterolateralen Zugang eine orientierende Arthroskopie der posterioren Facette durchgeführt. Unter Sicht erfolgte anschließend die Reposition des tuberositären Hauptfragmentes mittels einer in das Tuber calcanei eingebrachten Schanz-Schraube. Falls erforderlich, wurden anschließend mit einem von plantar eingebrachten Stößel Feinkorrekturen der Gelenkfläche vorgenommen. Die Retention erfolgte mittels perkutan eingebrachter Kortikalis-Zugschrauben, wobei generell 2 Schrauben parallel zur Gelenkfläche lagen. Die erforderliche Anzahl der Schrauben (n=3-6) richtete sich nach dem individuellen Frakturmuster. Im Falle einer Beteiligung des Calcaneo-Cuboid-Gelenkes wurde jeweils eine perkutane Reposition und Verschraubung unter Bildwandlerkontrolle ohne direkte arthroskopische Sicht durchgeführt. Die Nachbehandlung erfolgte frühfunktionell und gipsfrei mit aktiven krankengymnastischen Bewegungsübungen ab dem 1. postop. Tag, Motorschiene und Mobilisation unter Teilbelastung der verletzten Extremität mit 20kp für 6-10 Wochen. Die mittlere Kankenhausverweildauer lag mit 11,3d deutlich unter derjenigen bei offener Versorgung (28,9d).

Ergebnisse

Alle Patienten verblieben in unserer ambulanten Nachbetreuung und waren ausnahmslos mit dem bisherigen Behandlungsergebnis sehr zufrieden. Weichteilbedingte Komplikationen wie Hautnekrosen, Hämatome, Nervenirritationen oder Infekte wurden in keinem Fall beobachtet. Bei bislang 6 nachuntersuchten Patienten lag nach 6 Monaten der durchschnittliche Maryland Foot Score bei 92,3 (verglichen mit 81,8 im Gesamtkollektiv 101 nachuntersuchter, operativ versorgter Frakturen).

Schlußfolgerung

Die minimal-invasive, arthroskopisch gestützte Schraubenosteosynthese erlaubt bei geschlossenen Sanders-II-Frakturen des Calcaneus eine minimale Weichteiltraumatisierung sowie die frühfunktionelle Nachbehandlung. Im Rahmen einer Pilotstudie wurden bei hohem Patientenkomfort und sehr guten kurzfristigen Ergebnissen bislang keine Frühkomplikationen gesehen.

11.09.

14.00 – 15.45

Blauer Saal

Arthroskopisch assistierte perkutane Verschraubung intraartikulärer Calcaneusfrakturen – OP-Technik und erste Ergebnisse

D.H. Boack (Berlin), T. Mittlmeier, N.P. Südkamp, N.P. Haas

Zielsetzung

Die anatomische Reposition ist eine Voraussetzung für ein gutes funktionelles Ergebnis intraartikulärer Calcaneusfrakturen. Daher sind offene Verfahren etabliert. Allerdings führen Wundrand-/Knochennekrosen, Infektionen, Nerven- und Sehnenläsionen teilweise zu unbefriedigenden Resultaten. Daher wurde die Möglichkeit der subtalar arthroskopisch assistierten geschlossenen Reposition und perkutanen Schraubenosteosynthese untersucht.

Material / Methoden

In einer prospektiven Studie wurden von 8/98 bis 12/99 acht dislozierte intraartikuläre Calcaneusfrakturen minimal-invasiv versorgt. Alle Patienten erhielten prä-/postoperativ ein CT. Es wurden nur „tongue-type"-Frakturen Sanders 2, ohne ausgeprägte „lateral bulge"-Bildung und ohne Trümmerzone der medialen Wand, sogenannte „3-Fragment-1-Gelenk-Frakturen" einbezogen. Die Reposition der posterioren Facette wurde mit einer in den proximalen Tuber eingebrachten Schanzschraube unter Sicht durch ein antero-/posterolaterales subtalares Portal mit einer 1,9- bzw. 2,7-mm-Optik durchgeführt. Nach temporärer KD-Fixation mit BV-Kontrolle erfolgte die percutane Plazierung der 3,5-mm-Kortikalisschrauben. Postoperativ wurde eine frühfunktionelle Nachbehandlung mit Sofortmobilisation unter 15-kg-Teilbelastung durchgeführt. Nach 6 wöchiger Teilbelastung erfolgte nach Röntgenkontrolle eine symptomadaptierte Vollbelastung. Frühestens nach 6 Monaten postoperativ wurde klinisch und radiologisch nachuntersucht.

Ergebnisse

Ein Verfahrenswechsel war in keinem Fall erforderlich und Komplikationen wurden nicht beobachtet. Alle Patienten wiesen im postoperativen CT eine anatomische Reposition im Bereich des Subtalargelenkes und eine regelrechte Schraubenlage auf. In den nach Vollbelastung durchgeführten Röntgenaufnahmen im Stehen zeigten sich zeitgerecht konsolidierte Frakturen mit regelrechter Fersenbeingeometrie ohne Korrekturdefizit. Die bis jetzt nach frühestens 6 postoperativen Monaten nachuntersuchten 4 Patienten wiesen ein sehr gutes Ergebnis (AOFAS-Hindfoot-Score) und funktionelles „steady state" auf.

Schlußfolgerungen

Die arthroskopische assistierte geschlossene Reposition und perkutane Verschraubung dislozierter intraartikulärer Calcaneusfrakturen stellt in ausgewählten Fällen nach erster Einschätzung eine minimal-invasive, komplikationsarme Therapieoption mit guten Ergebnissen dar.

Bedeuten klinisch neue Implantate immer einen Vorteil für den Patienten – Beispiel LISS – PLT

11.09.

14.00 – 15.45

Blauer Saal

S. Matschke (Ludwigshafen), V. Heppert, P. Hochstein, A. Wentzensen

Zielsetzung

Die häufig ungünstigen Ausheilungsergebnisse nach operativ versorgten proximalen Tibiafrakturen, insbesondere bei ausgeprägtem Weichteilschaden (hohe Infektrate bei B3- und C3-Verletzungen) sind Anlass für die Entwicklung neuer wenig invasiver Implantate.Ziel der Studie war es herauszufinden, ob durch dies neue winkelstabile Implantat, welches i. S. einer biologischen Osteosynthese eingebracht wird, sich eine Reduktion der bekannt hohen Komplikationsraten erzielen lässt.

Material

In die Studie konnten 14 Patienten mit einer proximalen Tibiafraktur bei einem Durchschnittsalter von 57 Jahren eingeschlossen werden. Entsprechend der AO-Klassifikation handelt es sich um 3 Typ A Frakturen, 2 B3 Verletzungen sowie 9 C-Verletzungen (1 × C1, 3 × C2, 5 × C3).

Der Weichteilschaden , klassifiziert nach Tscherne / Oestern, umfasst 1 × GO, 4 × GII, 5 × GI, 3 × GIII und 1 × OII.

An Implantaten wurde 3 × eine 5-Loch, 10 x eine 9-Loch sowie 1 x eine 12-Loch Platte verwendet. Zusätzlich war es erforderlich, in 8 Fällen Schrauben zur Abstützung des Tibiaplateaus sowie bei einem Patienten zusätzlich eine schmale LCDCP von medial einzubringen.

Methode

Im Rahmen einer prospektiven Studie erfassten wir von 9/98 bis 12/99 alle proximalen Tibiafrakturen die mit einer LISS-PLT operativ versorgt wurden. Alle Patienten wurden aktuell nachuntersucht.

Ergebnisse

Alle Frakturen konnten unter dieser OP-Technik zur Ausheilung gebracht werden ohne dass ein Infektverlauf auftrat. Bei 5 Patienten war eine Spongiosaplastik erforderlich, wobei in 2 Fällen diese sekundär bei verzögerte Frakturheilung nach 1 bzw. 2 Monaten erfolgte. Reponiert wurde 7 x über den Fixateur externe, 11 x manuell.

Operationstechnisch bedingte sekundäre Korrekturen waren in 2 Fällen erforderlich (Valguskorrektur bzw. falsche Plattenpositionierung).

4 Patienten wiesen nach Ausheilung eine Valgusfehlstellung auf. Das ROM betrug Ext./Flex. nach 12 Monaten im Durchschnitt 0-10-120°.

Schlußfolgerungen

Die kleine Fallzahl lässt einen ersten Trend erkennen. LISS Implantate stellen an den Operateur hohe Anforderungen (korrekte Positionierung, keine Reposition über den Plattenfixateur) und können hierdurch Komplikationen bedingen. Vorteile, bedingt durch die minimal-invasive OP-Technik, ergeben sich in der Frakturheilung. Insbesondere bei Problemfrakturen (B3, C3 proximalen Tibia) mit hohem Weichteilschaden sahen wir keine Infektverläufe.

Achsabweichungen bei C-Frakturen der proximalen Tibia lassen sich auch unter Verwendung der LISS Implantate nicht sicher verhindern.

LIS-System Femur – Indikationen, Nachbehandlung und Komplikationen bei 43 Patienten

T.J. Hockertz (Braunschweig), A. Gruner

Zielsetzung

Die vorliegende prospektive Studie soll die möglichen Indikationen des LISS vorstellen, Fehlerquellen bei der operativen Anwendung aufzeigen und erste Langzeitergebnisse dokumentieren.

Material und Methoden

In der Zeit von Juli 1998 bis Dezember 1999 wurden in unserer Klinik 43 Patienten mit dem LIS-System für den distalen Oberschenkel versorgt.

Indikationen	n
Frakturen AO-Klassifikation 33 A	10
Frakturen AO-Klassifikation 33 C	10
Periprothetische Fx, Hüft-TEP	12
Periprothetische Fx, Knie-TEP	4
Interprothetische Fx	3
Frakturen AO-Klassifikation 32 A (bei liegendem PFN)	1
Umstellungsosteotomien	2

Alle Patienten bekamen CPM ab dem ersten postop. Tag. Die Mobilisation mit (Teil-) Belastung erfolgte am 2. postop. Tag. Nach radiologisch Verlaufskontrolle wurde die

Belastung gesteigert. Bei allen Patienten war nach spätestens 6 Wochen eine Vollbelastung möglich. Die Patienten mit periprothetischen Frakturen haben bis auf einzelne Ausnahmen eine initiale Vollbelastung durchgeführt.

Ergebnisse

Sämtliche Frakturen und Osteotomien (n=43, bis Sommer 2000 aktualisiert) kamen zur Ausheilung. Es wurden keine Infektionen beobachtet. Radiologisch war eine beschleunigte Kallusbildung zu beobachten. Auch bei Osteoporose und/oder Trümmer-Fx war keine Spongiosaplastik notwendig.

Bei zwei Patienten mit höhergradigen 33C 3 Frakturen kam es im Rahmen der Frakturkonsolidierung zu einer überschiessenden Kallusbildung mit nachfolgender Beeinträchtigung der Kniegelenkbeweglichkeit.

Bei einem Patienten wurde postop. eine Valgusfehlstellung > 10° beobachtet. Es wurde eine Achskorrektur durch Umsetzen und Refixation des proximalen Fragments durchgeführt.

Bei einer Patientin mit Johanson-II-Fx und Z.n. 3-fachem Bruch konventioneller Plattenosteosynthesen brach das LISS. Bei einem Patienten mit Johanson-III-Fx kam es zum Implantatausbruch. In beiden Fällen konnte eine technisch falsche Fixierung des Systems für dessen Versagen verantwortlich gemacht werden. Nach Auswechseln der Systeme und technisch richtiger Fixierung sind beide Frakturen ausgeheilt.

Bei einer Patientin wurde eine 33A 2-Fraktur bei sehr osteoporotischem Knochen mit einem 5-Loch-System versorgt. Die Patientin litt unter Beugekontrakturen in Hüft- u. Kniegelenken. Im Rahmen der Mobilisation der Patientin (Bett-Stuhl-Transfer) brach das System im proximalen Anteil aus. Auch hier konnte nach Systemwechsel (9-Loch-Fixateur) eine Frakturkonsolidierung erzielt werden.

Die Gesamtkomplikationsrate beträgt 9,2%, wobei drei der vier Komplikationen in der „Learning curve" (innerhalb der ersten 10 Eingriffe) auftraten.

Schlußfolgerung

Das LIS-System ist ein technisch anspruchsvolles Verfahren. Es überzeugt insbesondere bei der Versorgung sogenannter „Problemfrakturen" wie peri- u. interprothetischen Frakturen und der distalen intraartikulären Femurtrümmerfraktur und ist hier intramedullären Verfahren überlegen. Die Komplikationsrate ist bei der Schwere der vorliegenden Frakturtypen als sehr gering zu bewerten.

11.09.

14.00 – 15.45

Blauer Saal

Problematische Frakturen im Oberschenkelbereich! Winkelstabiles Implantat und minimal-invasives Vorgehen: Die Lösung?

M. Faschingbauer (Hamburg), A. Stütz, M. Wenzl, D. Wolter

Zielsetzung

Spätrekonstruktionen und unbefriedigende Heilverläufe nach mehreren vorausgegangenen Operationen nach Oberschenkelfrakturen sowie Osteosynthesen bei polytraumatierten Patienten, bei Kettenverletzungen und bei liegenden Implantaten sind problematisch zu versorgen. Durch Kombination von winkelstabilen Implantaten mit einer minimal-invasiven Operationstechnik sollen Heilstörungen sowie Reeingriffe reduziert werden.

Material

Der von uns benutzte Fixateur interne ist vor allem durch seine Winkelstabilität zwischen der Schraube und der Platte gekennzeichnet. Der Druckplattenfixateur (DPF) wird im Schaftbereich eingesetzt. Er liegt in 2 Längen vor. Die Platte ist aus Reintitan. Die Winkelstabilität wird durch Aufschrauben von Druckplatten, welche die Schraubenköpfe verriegeln, erreicht. Die Fixateur interne Kondylenplatte (Ti-Fix Femur) besteht aus einem weicheren Titan (Titan 0) und aus einer hochfesten Reintitanschraube (Titan 4). Der Schraubenkopf trägt ein Gewinde mit einer unterschiedlichen Grundsteigung, so daß es zu einem Anpressen der Platte auf die Knochenoberfläche kommt. Das Gewinde im Schraubenloch wird vorgedrängt, um den Kraftaufwand für das Einbringen des Schraubenkopfes in die Platte zu reduzieren. Die Kondylenplatte steht in 4 Längen, jeweils für die linke und rechte Seite, zur Verfügung.

Methode

Seit Januar 1993 haben wir 103 Patienten mit 112 Fixateur interne Systemen operativ am Oberschenkel versorgt (85 Mal Druckplattenfixateur, 27 Mal Ti-Fix Femur). Es handelte sich um 72 Männer und 31 Frauen. Das Durchschnittsalter betrug 41,3 Jahre. 25 Patienten wurden minimal-invasiv (seit 1998) operiert.

Ergebnisse

Bei allen Patienten heilten die Wunden primär und es wurde keine postoperative Infektion beobachtet. 76 Patienten haben inzwischen die Vollbelastung erreicht. Bei den übrigen ist die Behandlung noch nicht abgeschlossen (2 Patienten sind zwischenzeitlich verstorben). An Komplikationen fanden sich 2 cerebro-vasculäre Insulte, 3 tiefe Beinvenenthrombosen, 2 revisionspflichtige Haematome, 1 Verschlechterung einer vorbestehenden Peronaeusparese, 1 verbliebener Rotationsfehler nach Korrekturosteotomie sowie 1 Plattenbruch nach Fehlbelastung. Im Rahmen einer geplanten Spongiosaplastik am distalen Oberschenkel zeigte sich der einliegende Ti-Fix gelockert, weshalb dieser gewechselt wurde. Ein Mal kam es zu einem proximalen Ausriß des Druckplattenfixateurs bei periprothetischer Fraktur nach Kniegelenksendoprothese.

Schlußfolgerung

Die Titan Fixateur interne Systeme wurden im Oberschenkelbereich vor allem bei Problempatienten mit kompliziertem Verlauf eingesetzt. Die klinischen Ergebnisse bestärken uns im vermehrten Einsatz dieser Implantate. Nicht zu unterschätzen ist die minimalinvasive Implantierbarkeit, welche nur eine geringe Weichteilkompromitierung bedeutet und somit eine gute Durchblutung der knöchernen Strukturen gewährleistet.

Montag, 11. September 2000
14:00 – 15:45 Uhr **Bonatz Saal**
Innovation II

Neue Konzepte in der Therapie zugbelasteter Frakturen. Die Zuggurtungskompressionsnagelosteosynthese (ZKN) bei der Versorgung von Olecranonfrakturen

W. Friedl (Aschaffenburg), J. Gehr, T. Niebauer

Zielsetzung

Wegen der alternierenden Zugbelastung weisen Olecranonfrakturen wie andere zugbelastete Frakturen eine erhebliche Komplikationsrate auf. Die Anwendung eines zentralen Kraftträgers mit Verriegelungs- oder Kompressionselementen und somit symmetrischer Druckbelastung der Frakur ohne die Probleme der Weichteilinterposition ist auch für das Olecranon anzustreben.

Material und Methode

Der ZKN ist ein 4mm Verriegelungsnagel mit intramedullärer Kompressionsschraube. Er wird nach klassischer Reposition und Lagervorbereitung mit einem Kirschnerdraht und einem Lochbohrer mit einem Zielbügel eingebracht. Im Zeitraum 15.05.1999 bis 15.12.1999 wurden alle Patienten mit Olecraninfrakturen prospectiv dokumentiert. Der Verlauf wurde bis zur Metallententfernung verfolgt und alle Patienten klinisch und radiologisch nachuntersucht. Es wurden insgesamt 18 Patienten mit Olecranonfrakturen behandelt. 2 Patienten wurden wegen einer zu ausgeprägten Zertrümmerung mit einer Platte, 16 im Rahmen dieser Pilotserie nach CE-Zertifizierung des Implantates mit einem ZKN versorgt. In 8 dieser Fälle lag eine Mehrfragmentfraktur (2mal offen) und nur 4 mal eine 2-Fragmentfraktur vor. In 4 Fällen lag eine Pseudarthrose oder Reosteosynthese nach Zuggurtung oder Schraubenfixation vor. Es wurden 7 bis 9-Loch-ZKN-Osteosynthesen mit dynamischer Kompression durchgeführt. Der klinische und radiologische Befund wurde nach Einlieferung, nach Operation, nach 6, 12 Wochen und zur Metallentfernung nach 4-6 Monaten erhoben.

Ergebnisse

Bei allen Patienten war eine funktionelle Behandlung ohne Schiene möglich. Die röntgenologische Untersuchung zeigte in allen Fällen eine knöcherne Ausheilung ohne Dislokation oder Stufenbildung. Die bisher letzte klinische Nachuntersuchung nach 5 ± 1,9 Monaten zeigt ein Beugedefizit von 16°, ein Streckdefizit von 18°, ein Pronationsdefizit von 6° und ein Supinationsdefizit von 2,5°. Als wesentliches technisches Problem war ein Wandern der nicht unter Druck stehenden Verriegelungsdrähte zu beobachten, weshalb nun Gewindedrähte verwendet werden.

Schlußfolgerung

Der ZKN stellt ein grundlegend neues Prinzip in der Versorgung von Olecranonfrakturen dar. Es weist den Vorteil der Unabhängigkeit der Kompressionswirkung von Weichteilansätzen, der symmetrischen Frakturkompression aber auch der Fixation multipler Fragmente auf. Die Indikationsgrenze stellt die totale Zertrümmerung des proximalen Fragmentes dar.

Verringerung des Repositionsverlusts Fixateur-externe-versorgter Radiusfrakturen durch zusätzliche Defektauffüllung

G. Metak (München), M.A. Scherer, S. v. Gumppenberg

Zielsetzung

Die Indikation zur operativen Versorgung von distalen Radiusfrakturen der AO-Klassifikation A3 und C1-3 wird von manchen Autoren extrem weit gestellt. In einer prospektiv angelegten, offenen Studie soll bei Fixateur externe-Versorgung mit zusätzlicher Defektauffüllung nicht nur das klinische, funktionelle Resultat, sondern auch das meßtechnisch objektivierbare Repositionsergebnis mindestens 3 Monate p.op. erfaßt werden, um eine quantifizierbare Aussage zu Repositionsgewinn und Repositionsverlust über die Zeit treffen zu können.

Material und Methoden

42 von den Autoren mit Fixateur externe versorgte distale Radiusfrakturen wurden nach einer minimalen Nachbeobachtungszeit von 3 Monaten nach folgenden Kriterien untersucht:

1. klinische Parameter wie Bewegungsumfang, Funktionstests für Fingeropposition und Feinmotorik;
2. Lidstroem-Klassifikation und
3. Vermessung des praeoperativen, postoperativen und des abschließenden Röntgenbildes a. p. und streng seitlich, 30° angehoben (Gelenksflächentangenten a. p. und seitlich, Ulna-Vorschub).

Nach Patienteneinwilligung wurde bei unverletzter Gegenseite ebenfalls eine Kontrollaufnahme angefertigt und die Meßergebnisse auf die Kontrolle normalisiert.

Ergebnisse

Sämtliche Frakturen sind im Beobachtungszeitraum knöchern konsolidiert, wobei kein Patient die kontralaterale bzw. die nach der Neutral-o-Methode statistisch normale Beweglichkeit erreichte. Über 80% der Patienten fallen in die Lidstroem-Kategorien „sehr gut“ und „gut“, was sowohl mit der Lidstroem-Klassifikation als auch mit den objektiven radiologischen Meßergebnissen in gewissem Widerspruch steht: Ausgehend von mittleren praeoperativen Werten für den im lateralen bzw. im ap-Strahlengang gemessenen Radius-Gelenkflächenwinkel (-24 Grad bzw. 16,4 Grad) sowie für den Ulnavorschub (2,8mm) , wird im Durchschnitt ein Repositionsgewinn von 22,6 Grad bzw. 8,7 Grad und 3,5mm erreicht. Bei der Abschlußkontrolle beträgt der Repositionsverlust je 1 Grad lateral bzw. a. p. und 1,3mm Ulnavorschub. In Relation zur gesunden Gegenseite beträgt der Verlust 9 Grad im seitlichen Strahlengang bei einer Überkorrektur von 1 Grad a. p.

Schlußfolgerung

Bei insgesamt in der subjektiven Patienteneinschätzung guten Ergebnissen der Fixateur externe Osteosynthese des distalen Radius, findet sich objektiv keine restitutio ad integrum sowohl was die klinische Beweglichkeit als auch den regelhaft auftretenden Repositionsverlust bei alleiniger Fixateur externe–Versorgung (Werber 1999) bei den genannten Parametern betrifft. Die Autoren postulieren eine agressivere Defektauffüllung mit Erhöhung der Primärstabilität der Reposition auch beim alten Menschen, wodurch der Repositionsverlust verringert werden kann.

11.09.

14.00 – 15.45

Bonatz Saal

Erkennen eines vorgetäuschten Kraftverlustes an der Hand durch Messung der Druckverteilungsmuster

N.J. Wachter (Ulm), M. Mentzel, F. Hofmann, T. Ebinger, J. Gülke, L. Kinzl

Zielsetzung

In der Handchirurgie erfolgt die Messung der Greifkraft mit Dynamometern. Geräte zur Messung des Spitzgriffes und des Kraftgriffes stehen zur Verfügung. Die Messungen sind jedoch abhängig vom Untersuchten und dessen Motivation. Ziel dieser Studie ist die objektive Unterscheidung der Druckverteilungsmuster an der Hand bei submaximaler und maximaler Kraft bei primären Greifformen mit einem Sensorhandschuh.

Material

An 5 Probanden wurden die Druckverteilungsmuster bei 5 verschiedenen Griffen in jeweils 3 aufeinanderfolgenden Messungen bei submaximaler und bei maximaler Kraft an den einzelnen Strahlen bestimmt.

Methode

Mit einem neuentwickelten Sensorhandschuh können die Greifformen der Hand durch dynamische Aufzeichnung der Druckverteilungsmuster an den einzelnen Strahlen computergestützt erfaßt werden. Der Sensorhandschuh ist auf der Greifseite mit 10 Drucksensoren ausgestattet. Die Aufzeichnung der Daten erfolgte in Druck-Zeit-Diagrammen. Dabei zeigte jeder Greifvorgang eine Meßkurve mit nahezu konstanten Meßsignalen in einem zeitlich definierten Intervall (Plateau).

Ergebnisse

Die Dynamik der Meßsignale zeigte statistisch signifikante Unterschiede zwischen Griffen mit submaximaler und maximaler Kraft. Als Unterscheidungskriterium diente einerseits die Differenz der Plateaus bei aufeinanderfolgenden Griffen, andererseits die Struktur der einzelnen Plateaus (Oszillation). Plateaudifferenzen und Oszillationen sind bei Greifzyklen mit submaximaler Kraft statistisch signifikant größer als bei maximaler Kraft ($p<0{,}01$).

Schlußfolgerung

Die aus unseren Daten ermittelten Unterschiede der Druckverteilungsmuster ermöglichen die Objektivierung der Kraftmessung der Hand, was für die Diagnostik, Rehabilitation und Begutachtung in der Handchirurgie und Neurologie von Bedeutung ist.

Experimentelle Laseranwendung in der Hand und Mikrochirurgie

11.09.

14.00 – 15.45

Bonatz Saal

T. Ebinger (Ulm), M. Mentzel, D. Russ, W. Mohr, K. Wachter, K. Orth, L. Kinzl

Zielsetzung

Zu den mechanischen chirurgischen Instrumenten stellt der Laser aufgrund seiner physikalischen Eigenschaften eine Alternative dar. Die bereits in der Gelenkchirurgie eingesetzten Lasersysteme konnten aufgrund der kontaktlosen präzisen Dosierbarkeit zu einer Verbesserung der Operationstechnik beitragen, allerdings wurden Folgeschäden aufgrund thermischer Schädigungen der Randgebiete beschrieben. Aufgrund hoher Gewebeabsorption bietet der Erbium-YAG Laser eine effektive Abtragsleistung bei weitgehender Schonung des periläsionalen Gewebes. Mit diesen Vorgaben bietet sich der Er-YAG Laser für den Umgang im mikrochirurgischen Bereich an. Unsere Zielsetzung war die erstmalige Erprobung eines gepulsten Er-YAG Lasers an Strukturen der Leichenhand und im Tiermodell unter Berücksichtigung möglicher Alterationen der Randgebiete und Nachbarstrukturen.

Material und Methoden

Mit einem gepulsten Er-YAG- Laser (Erbium-Yttrium-Aluminium-Granat, Y3, AL5,O12) wurde im Laserinstitut Ulm eine experimentelle Gewebeablation an der Leichenhand und im Tiermodel durchgeführt. In der ersten Versuchsserie an der Hand wurden Spaltungen der Ringbänder, des Ligamentum carpi transversum sowie eine lokal definierte Knorpelabtragung vorgenommen. In einer zweiten Serie erfolgte die Durchtrennung des Leistenbandes über den Inguinalgefäßen bei Ratten. Die Pulsenergien lagen zwischen 240-340mJ mit einer Repetitionsrate von 2 Hz. Beurteilt wurde die Gebrauchsfähigkeit des Lasers unter Berücksichtigung der Applikationspräzision. Die bearbeiteten Strukturen wurden histologisch ausgewertet.

Ergebnisse

Der getestete Laser zeichnete sich durch eine präzise Ablations- und Schnittcharakteristik im Milimeterbereich aus. Serie 1: Die Lig. Carpi transversi sowie die Ringbänder konnten komplett durchtrennt werden. Makroskopisch zeigten die durchtrennten Strukturen eine deutliche Dehiszens der Ränder. Der am Gelenkknorpel umschriebene Abtrag ergab Kratertiefen von ca. 0.5mm. Serie 2: Das Leistenband der Ratten ließ sich mit 3-4 Pulswellen durchtrennen ohne Beeinträchtigung der direkt darunterliegenden vasa femoralis. Die histologische Aufarbeitung beider Serien ergab glatte Absetzungsränder mit einer thermischen Schadenszone im Randbereich von ca. 0.01mm. Der umschrieben Knorpeldefekt erreichte die Tide-Mark nicht. Die ebenfalls feingeweblich aufgearbeiteten Nachbarschaftsstrukturen wie Sehnen, Nerven und Gefäße beider Serien ließen keine Anzeichen einer Schädigung erkennen.

11.09.

14.00 – 15.45

Bonatz Saal

Schlußfolgerung

Anhand der Ergebnisse birgt der Er-YAG Laser aufgrund der hohen Abtragungsrate bei weitgehender Schonung des periläsionalen Gewebes in der Umgebung gerade feiner Strukturen als variables Kombiinstrument enormes Potential. Das gilt für die vielfältigen Anwendungsmöglichkeiten wie Schneiden, Bohren, Abtragen, und Glätten verschiedener Gewebearten. Zur Verlaufsbeurteilung des Knorpels sind Langzeituntersuchungen obligat.

Accuracy of the radiological and clinical determination of knee extension

M. Jagodzinski (Regensburg), V. Kleemann, V. Schönhaar, K.W. Iselborn, W. Eisenmenger, M. Nerlich

Purpose

The purpose of this study was to analyze the accuracy of different techniques that are commonly used for the measurement of knee extension.

Material and methods

An external fixation device was applied to the legs of 15 cadavers. Radiographs of the femur and tibia including the hip, knee and ankle joints were taken. The axis that define the knee extension angle were constructed on the radiograph and were compared with the angle that is obtained when the contours of tibia and femur 15cm proximal and distal of the knee joint are used. The bars of the external fixation were aligned parallel with the lines that defined knee extension and were attached to a goniometer. An independent observer determined knee extension in various positions using a generic goniometer and a newly developed knee extension measurement device.

Results

The radiological measurement of knee extension angles that were restricted to the shaft of the femur and tibia had an average offset of -2.2 ± 1.3° and −3.0 ± 1.1° (i. e. a total of –5.2 ± 1.9°) compared with the angles obtained when using the hip and ankle as reference points. With the generic goniometer, a mean deviation of 3.92 ± 1.41 ° was obtained. Using the extension measurement device, the difference was cut down to 1.22 ± 0.20°, the variance of the measurements was significantly lower (2.64 ± 0.28) than with the goniometer (23.72 ± 4.39; $P<0.05$). Full passive knee extension was determined at −2.1 ± 6.1°. Extension angles with the knees extended on a flat surface averaged +1.52 ± 4.07°.

Conclusion

11.09.

14.00 – 15.45

Bonatz Saal

The radiological measurement of knee extension may lead to a misinterpretation of the true extension angle when it is restricted to the proximal and distal 15cm of the knee joint. A goniometer can be used if a mean error of ≥3.5° is acceptable. An improvement in accuracy can be achieved using the knee extension measurement device introduced in this study.

Prospektive klinische Studie nach Knieendoprothesen-Implantation mit einer mobilen Meniskuskomponente

R. Hente (Regensburg), P. Angele, H. Faltermeier, M. Nerlich

Zielsetzung

Herkömmliche Knietotalendoprothesen gewährleisten aufgrund der fixierten Meniskukomponente eine gute postoperative Stabilität. Dabei auftretende Spannungen können jedoch zu hohem Polyethylen-Abrieb mit Lockerung der Prothese führen. Dieses Grundproblem der Knie-Endoprothetik soll durch den Einsatz einer ungekoppelten Prothese mit mobiler Meniskuskomponente vermindert werden. In einer prospektiven Studie wurde der Einsatz eines solchen Prothesentypes (Self-Aligning Total Knee Replacement-Prothese, SAL, Firma Sulzer) untersucht.

Material und Methode

54 Patienten (44 weibl./10 männl.) wurden in einer prospektiven Studie aufgrund einer Gonarthrose mit einer SAL-Prothese bei einem Follow-Up von bis zu 5 Jahren versorgt. Die Altersstruktur zeigte 9 Patienten bis 60 Jahre, 16 von 61 bis 70 Jahren, 23 von 71 bis 80 Jahren, 6 Patienten waren über 80 Jahre. Subjektiv wurden festgehalten: Treppensteigen, Gehvermögen, Schmerzempfinden, Stabilitätsgefühl und Zufriedenheit. Objektiv wurden gemessen: antero-posteriore und medio-laterale Stabilität und der Bewegungsumfang.

Ergebnisse

1 Jahr postoperativ beurteilten 96,4% der Patienten das erzielte Ergebnis mit gut oder sehr gut. 95.5% der Patienten gaben an, ein stabiles Knie zu haben. Dauerschmerzen waren präoperativ bei 79,2% der Patienten zu finden, während postoperativ 82,1% der Patienten schmerzfrei waren.

28,8% der Patienten konnten präoperativ nicht oder nur im Hausbereich gehen, postoperativ betrug die Gehstrecke für alle Patienten mehr als 500m, wobei 40% unbegrenzt gehen konnten.

Die antero-posteriore Stabilität nahm im Mittel postoperativ ab, die medio-laterale Instabilität hingegen konnte verbessert werden und betrug bei 96,4% der Patienten weniger als 10°. Der Bewegungsumfang wurde durchschnittlich von präoperativ 0/12/90 auf postoperativ 0/5/105 verbessert. Radiologisch konnten innerhalb des ersten Jahres keine Lockerungszeichen und keine Osteolysen nachgewiesen werden. An Komplikationen während des ersten postoperativen Jahres zeigten sich bei drei Patienten Thrombosen, bei zwei Wundheilungsstörungen und bei einem Patienten war eine operative Revision (nachträglicher Patellaersatz) notwendig. Zwei Patienten verstarben aufgrund einer nicht operationsbedingten kardialen Erkrankung. Die drei bis fünf-Jahresergebnisse der prospektiven Studie sind derzeit noch laufend und in 8 Wochen abgeschlossen.

Schlußfolgerungen

Alle subjektiv festgehaltenen Ergebnisse zeigten postoperativ eine Verbesserung. Vor allem die Schmerzfreiheit von 82,1%, die subjektive Zufriedenheit mit sehr gut bei 96,4% der Patienten und die durchschnittliche Beugefähigkeit von 105 Grad scheint bemerkenswert. Die objektiven Ergebnisse zeigten eine postoperative Verminderung der antero-posterioren Gelenkstabilität. Dies verdeutlicht die Wichtigkeit des Vorhandensein des hinteren Kreuzbandes beim Einsatz einer Knieprothese mit mobiler Meniskuskomponente.

Beurteilung der Meniskusverformung unter Belastung mit Hilfe der Kernspintomografie

D. Mastrokalos (Heidelberg), C.O. Tibesku, M. Jagodzinski, H.H. Pässler

Zielsetzung

Messung der Meniskusverformung in vivo unter Gewichtsbelastung und in verschiedenen Beugegraden in einer experimentellen Studie.

Material und Methode

Sagittale T1-gewichtete MRT-Bilder von 15 kniegesunden Probanden wurden untersucht. Die Probanden (9m, 6w, Durchschnittsalter 30 Jahre) wurden in einer speziell angefertigten Fußarretierung positioniert, welche eine Messung der Gewichtsbelastung ermöglichte. Es wurden Bilderserien vom Innen- und Außenmeniskus ohne Belastung, mit halbem und vollem Körpergewicht, jeweils in voller Streckung und in 30° Beugung angefertigt.

Ergebnisse

Das Innenmeniskushinterhorn war im Mittel 6,8mm, das Außenmeniskushinterhorn 7,6mm hoch. Unter Belastung mit halbem und vollem Körpergewicht verringerte sich die Höhe statistisch signifikant ($p<0,05$). Bei fester Gewichtsbelastung und geändertem Kniegelenkswinkel (0 bzw. 30°) zeigte sich kein signifikanter Unterschied. Der Innenabstand betrug im Mittel 20mm für den Innenmeniskus und 12,3mm für den Außenmeniskus. Sowohl bei halbem als auch vollem Körpergewicht vergrößerte sich der Abstand signifikant ($p<0,05$). Der Kniegelenkswinkel hatte keinen signifikanten Einfluss auf den Innenabstand. Der Außenabstand betrug im Mittel 45mm für den Innenmeniskus und 34mm für den Außenmeniskus. Sowohl bei halbem als auch vollem Körpergewicht vergrößerte sich der Abstand signifikant ($p<0,05$). Der Außenabstand sowohl des Innen- als auch Außenmeniskus verringerte sich statistisch signifikant bei Beibehaltung des Gewichts und Änderung des Winkels von 0 zu 30°.

Schlußfolgerungen

1. Die Höhe des Innen- und Außenmeniskushinterhorns nimmt unter Gewichtsbelastung ab. 2. Der Innenabstand nimmt unter Gewichtsbelastung zu. 3. Der Außenabstand wird größer unter Gewichtsbelastung. 4. Der Kniegelenkswinkel hatte nur auf den Außenabstand signifikanten Einfluß. 5. Die vorliegenden Daten sollen als Referenz für nachfolgende Untersuchungen an refixierten und transplantierten Menisken dienen. Die Vermessung des gesunden, gegenseitigen Meniskus nach dieser Methode ermöglicht ein exaktes Größenmatching vor geplanten Meniskustransplantationen.

Charakterisierung von Knorpelläsionen und Verlaufskontrolle nach autologer Knorpelzelltransplantation durch MR-Monitoring

T. Krackhardt (Tübingen), P.L. Pereira, C. Gaissmaier, W. Loewe, K. Weise

Zielsetzung

Durch optimierte MR-Sequenzen soll die Regeneratbildung von Gelenkknorpelschäden insbesondere nach ACT beurteilt werden können.

Material und Methode

Zwischen 1998 und 1999 wurde bei 25 Patienten mit Knorpeldefekten am Kniegelenk eine autologe Chondrozytentransplantation durchgeführt. Als Verlaufskontrolle zur Beurteilung des Knorpelregenerats und der Vitalität der Knorpelzellen wurde im Abstand von 3, 6 und 12 Monaten nach der Transplantation eine MR-Tomografie und 12 Monate nach Transplantation eine Kontrollarthroskopie durchgeführt.

Die Darstellbarkeit von Gelenkknorpeldefekten im MR hängt vom Kontrast zwischen Knorpelbelag, Gelenkflüssigkeit und subchondralem Knochen sowie von der Verwendung einer großen Bildmatrix und Volumen- oder 3D-Techniken ab.

In eigenen Vorversuchen haben wir die Einstellparameter optimiert und neue Sequenzen programmiert.

Ergebnisse

Erste Ergebnisse zeigen, daß optimierte MR-Sequenzen eine einfache, nicht invasive Diagnostik von Gelenkknorpelschäden und Verlaufskontrollen von Regeneratbildung nach ACT ermöglichen, die mit den Ergebnissen der Arthroskopie übereinstimmen.

Schlußfolgerungen

Ungeklärt ist, ob und nach welcher Zeit transplantierte Chondrozyten festen, belastbaren Knorpel bilden. Möglicherweise gibt es auch Unterschiede in bezug auf die Qualität der transplantierten Zellen. Zur Durchführung von Verlaufs- und Qualitätskontrollen ist die Arthroskopie geeignet, hierzu ist jedoch ein weiterer operativer Eingriff notwendig, mit dem nicht jeder Patient einverstanden ist.

Nach unseren Vergleichen zwischen Arthroskopie und MRT stellt die MR-Tomografie einen geeigneten Kompromiß zur Verlaufskontrolle nach stattgehabter ACT dar.

Innovatives kanüliertes Implantatsystem zur dorsalen C1/2-Instrumentierung mit Adaptierung an ein CAS-System

M. Richter (Ulm), P. Kluger, W. Puhl

Zielsetzung

Ziel der der Implantatsystemneuentwicklung war es die dorsale C1/2-Instrumentierung zu vereinfachen und das Risiko iatrogener Schäden zu reduzieren.

11.09.

14.00 – 15.45

Bonatz Saal

Material

Es handelt sich um die Neuentwicklung eines Implantatsystems.

Methoden

Basierend auf unserer bisherigen Erfahrungen mit der dorsalen C1/2-Instrumentierung sowie einer ausführlichen Literaturübersicht wurde ein neues Implantatsystem entwickelt.

Das System sollte folgende Eigenschaften vereinen:

1. Innenkanüliertes System mit kanülierten Schrauben.
2. Adaptierung an ein CAS-System.
3. Verzicht auf sublaminäre Cerklagen.

Ergebnisse

Im Gegensatz zu bisher auf dem Markt verfügbaren kanülierten Systemen wie z.B. dem McGuire-System mit einer starren Außenkanülierung haben wir ein kanüliertes System im eigentlichen Sinne mit kanülierten Schrauben entwickelt. Es werden selbstschneidende und selbstbohrende 4,0mm Schrauben mit einer Kanülierung von 1,6 mm verwendet. Der passende K-Draht hat einen Durchmesser von 1,5mm.

Die Schrauben haben einen Kugelkopf an den eine Atlasklammer winkelstabil fixiert werden kann. Die Verwendung einer Atlasklammer hat 2 Vorteile. Zum einen wird mit der zusätzlichen dorsalen Abstützung die biomechanische Stabilität in Extension/Flexion erhöht und zum anderen kann auf eine sublaminäre Cerklage zur Spanfixation verzichtet werden.

Die Applikation des K-Drahtes erfolgt mit einem speziellen Zielinstrument, welches an ein CAS-System gekoppelt werden kann. Das Einbringen der Schrauben erfolgt mit einem biegsamen kanülierten Schraubendreher.

Die Verwendung eines CAS-Systems reduziert das Risiko einer Implantatfehllage. In einer in-vitro Feasibility-Studie an 13 humanen HWS-Präparaten wurde gezeigt, daß unter Verwendung eines CAS-Systems die K-Drähte in jedem Fall korrekt eingebracht werden konnten.

Der K-Draht und die Schrauben werden perkutan über zwei hochthorakale Zusatzinzisionen appliziert. Danach erfolgt die Applikation der Atlasklammer.

Schlußfolgerung

Das neuentwickelte Implantatsystem zur dorsalen C1/2-Instrumentierung hat das Potential die Instrumentierung zu vereinfachen und das Risiko iatrogener Schäden zu reduzieren.

11.09.

14.00 – 15.45

Bonatz Saal

Strain regulating fusion cage for improving intervertebral spinal fusion

S. Bresina (Davos)

Purpose

The strain regulating fusion cage could provide improvements in intervertebral fusion by increasing the strain across the cancellous autograft.

Spinal fusion is an accepted treatment for spinal instability, spondylolisthesis, and discogenic pain. The use of intervertebral cages packed with a cancellous autograft is becoming the method of choice. However, the clinical results and the rate of fusion are varied. One reason for this could be the stiffness of the cages. The cages are relatively stiff and the cancellous autograft is therefore protected from strain. Studies, examining the influence of strain on fracture healing, have shown that even a few cycles per day of strain at levels of up to 20 percent can promote fracture healing.

Material

A cage designed for experimental evaluation of fusion in the sheep lumbar spine has been modified by a special wire-cutting pattern through the side of the cage. The vertical openings through the cage for bone ingrowth are undisturbed. This pattern leaves horizontally oriented flexible beams which allow the top of the cage to displace vertically relative to the bottom of the cage. The amount of displacement is controlled by a gap thickness. After the desired displacement has been reached, the gaps close and the cage becomes as rigid as a normal cage.

Methods

Finite element analysis has been utilized to optimize the cutout geometry to meet the following requirements: a vertical strain of 5 percent, a load of 300 N to close the gap, and a von Mises stress below the endurance limit of the cage material.

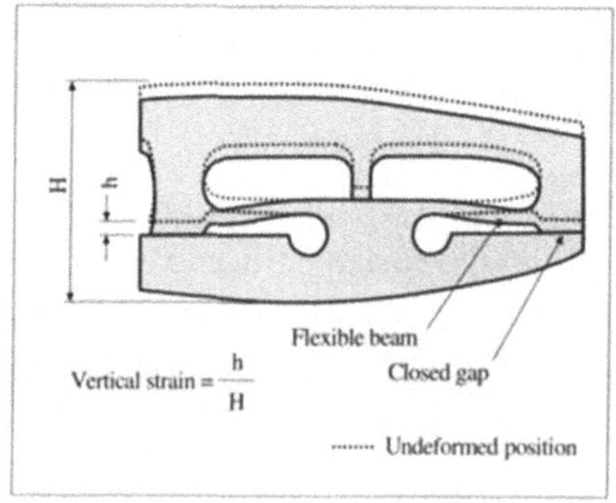

Side view of strain regulating cage in fully loaded condition.

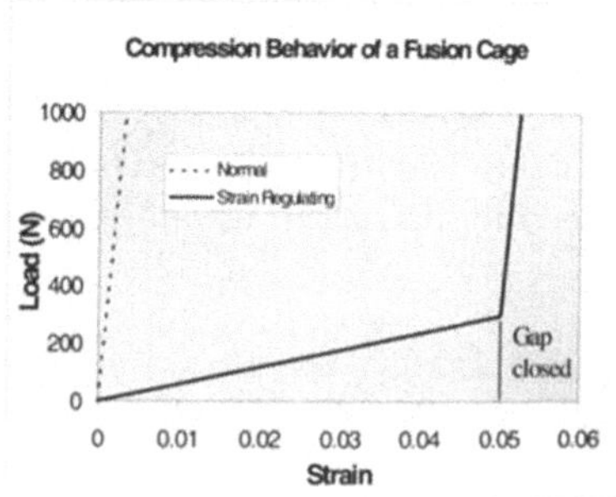

Results

Load displacement curves for the two different cages show that the normal cage is very stiff. The strain regulating cage has two distinct stiffnesses. Up until the point at which the gap closes, the cage is very flexible. After the gap closes, the cage behaves similar to the normal cage. This permits a fairly uniform level of strain to be reached for all levels of load greater than the gap closure load.

Conclusion

It has been demonstrated that it is possible to design a cage that can control the level of strain across the graft in an intervertebral fusion. The clinical significance of this is currently being evaluated in a pilot project in which two levels (L2-L3 and L4-L5) of the lumbar spine in five sheep are being instrumented with the strain regulating cage and a normal cage.

Montag, 11. September 2000
16:00 – 17:30 Uhr **Kuppelsaal**
Alterstraumatologie II – Proximales Femur II

Ein Implantat zur Zementaugmentierung bei pertrochantären Frakturen des osteoporotischen Knochens

P. Augat (Ulm), S. Rapp, L. Claes

Zielsetzung

Ziel dieser Studie war die Entwicklung eines neuen Implantats für pertrochantäre, osteoporotische Frakturen, welches es erlaubt die Stabilität der Frakturfixierung mit Hilfe einer Zementaugmentierung zu erhöhen. Basierend auf einem System einer dynamischen Verriegelungsosteosynthese (INTRASYS, Sulzer, Bern, CH) wurde die, im Femurkopf zu verankernde Hüftschraube so modifiziert, dass durch die Schraube eine Augmentierung mit Knochenzement durchgeführt werden kann. Dazu wurde der Gewindeteil der Schraube modifiziert und mit Schlitzen versehen, die die Ausbreitung und Verteilung des Knochenzements im Femurkopf ermöglichen ohne das Knochenzement in den Hüftgelenkspalt oder den Frakturbereich gelangt.

Material und Methoden

Um den stabilisierenden Effekt der Zementaugmentierung nachzuweisen, wurden 9 paarige Femora von 4 weiblichen und 5 männlichen Spendern im Durchschnittsalter von 90 Jahren (79 J.–100 J.) verwendet. Zur Abschätzung des Ausmaßes einer Osteoporose wurde bei allen Femora mit Hilfe der DXA und der QCT die Knochenmineraldichte (BMD) quantitativ bestimmt. Zur Simulation einer unabgestützten, pertrochantären Fraktur, wurden die Femora standardisiert von der Mitte des Trochanter major zum proximalen Absatz des Trochanter minor osteotomiert. Danach wurden die modifizierten Implantate eingebracht und statistisch alternierend entweder leer belassen oder mit konventionellem, niedrigviskösem Knochenzement (DURACEM3, Sulzer, Bern, CH) aufgespritzt. Nach Einbringen der Implantate und Aushärtung des Zementes über 24h wurden alle Femora einer dynamischen Prüfung im simulierten Einbeinstand unterzogen. Dabei wurden 100 Zyklen mit einer maximalen Drucklast von 2100N bei einer Frequenz von 0,2Hz auf den Femurkopf aufgebracht und dabei das Setzverhalten des Implantats in alle Raumrichtungen mit einem Goniometermeßsystem gemessen.

Ergebnisse

In Richtung der Femurlängsachse reduzierten sich die bleibenden Verformungen des Implantats im Femurkopf durch das Zementieren der Schrauben im Mittel um 31% ($p<0{,}05$). Während bei knochengesunden Femora (BMD>250 mg/cm^3) die Unterschiede in der Stabilität relativ gering waren, ergaben sich bei stark osteoporotischen Knochen ((BMD<180 mg/cm^3) Stabilitätsverbesserungen von bis zu 90%. Für die Bewegungsmessungen in den anderen Raumachsen waren die Stabilitätsverbesserungen etwas besser und lagen auch in derselben Größenordnung (31%–37%; $p<0{,}05$). Die Applikation des Zements verlief immer problemlos ohne Ausbreitung des Zements in die Osteotomieregion oder den Gelenkspalt.

Schlußfolgerung

Die Applikation von Knochenzement durch eine modifizierte Hüftschraube führte vor allem bei osteoporotischem Knochen zu einer signifikanten und klinisch relevanten Verbesserung der Verankerungsstabilität des Implantats. Durch die Anwendung dieser neuen Technik könnten die Komplikationsraten bei der osteosynthetischen Versorgung von proximalen Femurfrakturen bei älteren, osteoporotischen Patienten reduziert werden.

Prädiktive Faktoren zur Einschätzung der postoperativen Alltagsaktivität (Barthel-Index) von Patienten mit hüftgelenksnaher Fraktur. Eine prospektive Beobachtungsstudie mit Ein-Jahres-Follow-up

11.09.

16.00 – 17.30

Kuppelsaal

C. Simanski (Köln), B. Bouillon, R. Lefering, N. Zumsande, T. Tiling

Zielsetzung

Ziel der vorliegenden prospektiven Studie war es, aussagekräftige präoperative Prognosefaktoren für das postoperative Outcome bei Patienten mit hüftgelenksnaher Fraktur zu finden.

Material und Methode

Vom 01.10.1996 bis zum 30.09.1997 wurden alle 98 hüftgelenksnahen Frakturen in unserer Klinik prospektiv erfasst und im Rahmen einer systematischen Follow Up nach drei, sechs und zwölf Monaten untersucht. Hauptzielkriterium waren die Aktivitäten des täglichen Lebens gemessen am Barthel Index. Es wurden die Variablen Alter, Geschlecht, ASA-Klassifikation, Frakturart, Osteosyntheseart, Liegedauer und Rehabilitation univariat untersucht und mit dem Barthel Index korreliert. Weiterhin wurde in einer schrittweisen logistischen Regressionsanalyse mit multivariatem Ansatz versucht prädiktive Einflußvariablen für das postoperative Outcome zu identifizieren.

Ergebnisse

Die Letalität 12 Monate nach dem Unfall betrug 30%. Überlebende Patienten mit einem Alter unter 75 Jahren hatten nach einem Jahr ihr präoperatives Aktivitätsniveau wieder erreicht ($ADL_{prä}$ 97 Pkt. [± 7] versus $ADL_{12 Mo.}$ 95 Pkt. [± 12]). Die älteren Patienten büßten 20% ihres Aktivitätsniveaus ein (74 Pkt. $ADL_{prä}$ [± 28] versus 55 Pkt. $ADL_{12 Mo.}$ [± 36]. Die ADL-Unterschiede beider Patientengruppen zu allen Follow up Meßzeitpunkten waren signifikant (t-Test: $p<0{,}001$). Die durchschnittlichen ADL-Werte von Patienten mit durchgeführter Rehabilitationsmaßnahme zeigten zwar ein um 13 Scorepunkte höheres Aktivitätniveau nach 12 Monaten auf (77 Pkt. [± 33] $ADL_{12 Mo./ Reha}$ versus 64 Pkt. [± 36] $ADL_{12 Mo./ no Reha}$), jedoch zeigte sich keine Signifikanz zu den jeweiligen Meßzeitpunkten verglichen mit der nicht rehabilitierten Gruppe. Die multivariate Analyse zeigte, daß der präoperativ gemessene Barthel Index der beste Prognosefaktor für das erreichbare Aktivitätsniveau nach dem Unfall war.

Schlußfolgerung

Patienten mit einem Alter <75 Jahre erreichen ein Jahr postoperativ mit und ohne Rehabilitation das gleiche Aktivitätsniveau wie zum Zeitpunkt vor dem Trauma. Der ADL-Unterschied der Reha-Gruppe ist, verglichen mit den nicht rehabilitierten Patienten, zu den jeweiligen Follow up Zeitpunkten nicht signifikant. Im Kliniksalltag sollte dem präoperativen Aktivitätsniveau mehr Gewicht bei Therapieentscheidungen bei Patienten mit hüftgelenksnahen Frakturen eingeräumt werden.

Ökonomische Aspekte der Versorgung von 31-A-Frakturen alter und betagter Menschen mit dem proximalen Femurnagel (PFN)

J. Windolf (Frankfurt am Main), M. Hakimi, M.S. Krämer, D.A. Hollander

Zielsetzung

Kritische Diskussion der Wirtschaftlichkeit des PFN zur operativen Stabilisierung von 31-A-Frakturen bei alten und betagten Menschen.

Material

106 Patienten aus dem Zeitraum 1/97 bis 12/99 mit einer 31-A–Fraktur und einem mittleren Lebensalter von 83 Jahren (65–100 Jahre). 75 Patienten waren mit einem PFN und 31 Patienten endoprothetisch versorgt worden (19 Duokopf- und 12 Totalendoprothesen).

Methoden

Prospektive Erhebung der Behandlungsdaten. Dauer, Verlauf und Outcome des Krankenhausaufenthaltes wurden analysiert und die entstandenen Kosten kalkuliert.

Ergebnisse

Alle Patienten wurden innerhalb der ersten 24 Stunden nach dem Unfall operiert. Die Letalität betrug 2,8%. Patienten, die vor dem Unfall gehfähig waren, konnten alle in der ersten postoperativen Woche an Gehhilfen unter Belastung der verletzten Extremität mobilisiert werden. Der PFN erwies sich mit kurzen Operationszeiten und geringem Operationstrauma als hervorragendes Verfahren, so daß wir eine deutliche Verkürzung der Behandlungsdauer erwarteten. Die mittlere Liegezeit war aber mit 16 bzw. 17 Tagen in beiden Gruppen annähernd gleich. Bei Verlegung in eine akutgeriatrische Abteilung erfolgte die Übernahme der endoprothetisch versorgten Patienten auf der Basis der Fallpauschale 17.023 sogar bis zu 10 Tagen früher als bei den mittels PFN stabilisierten Patienten, die von vielen Kliniken mit Verweis auf die Grenzverweildauer der Fallpauschale (FP) 17.04 nur zögernd übernommen wurden.

Konnte eine Weiterverlegung in eine Akutgeriatrie nicht realisiert werden, verblieben unserem Klinikum im Falle der endoprothetischen Versorgung nach Abzug der Implantatkosten (im Mittel DM 1.300) von den ohnehin nicht kostendeckenden FP´s 17.021 und 17.022 DM 10.700. Bei Versorgung mittels PFN verblieben nach Abzug der Implantatkosten (DM 1.000) von der ebenfalls nicht kostendeckenden FP 17.04 nur noch DM 9.200. Geht man von gleichen allgemeinen Behandlungskosten aus, bedeutete die Stabilisierung mittels PFN gegenüber einer prothetischen Versorgung für das Klinikum einen rechnerischen Verlust von DM 1.500 pro Fall (d.h. DM 112.500 im Beobachtungszeitraum).

Schlußfolgerung

1. Der PFN ist ein optimales Implantat zur belastungsstabilen Versorgung von 31-A-Frakturen alter und betagter Menschen. Die Indikation zu seiner Anwendung darf nicht durch ökonomische Zwänge eingeschränkt werden.
2. Kooperationsverträge mit akutgeriatrischen Einrichtungen könnten unter sinnvoller Aufteilung der Fallpauschale 17.04 die Wirtschaftlichkeit des PFN optimieren.
3. In diesem Zusammenhang sollte vom Gesetzgeber die Aufspaltung der FP 17.04 nach dem Muster der FP´s 17.021, 17.022 und 17.023 gefordert werden.

Ein-Jahresergebnis der operativen Versorgung coxaler Femurfrakturen

H.-J. Andress (München), M. Grubwinkler, H. Forkel, G. Lob

Zielsetzung

Die operative Versorgung coxaler Femurfrakturen ist durch die Verbesserung anaesthesiologischer und operationstechnischer Verfahren sowie der Implantatentwicklung gekennzeichnet. Dadurch konnte die Komplikationsrate und die Letalität entscheidend verbessert werden. Es gibt allerdings kaum Berichte über längerfristige Verläufe, insbesondere über Stabilität der Implantate und die Lebensqualität der Patienten. Ziel dieser prospektiven Studie sollte es sein, ein Jahr nach Fraktur die klinischen und radiologischen Ergebnisse zu evaluieren.

Material und Methode

In einem Zeitraum von zwei Jahren wurden alle Patienten mit Frakturen des coxalen Femurendes prospektiv klinisch und radiologische erfaßt. Die Stabilisierung dislozierter Schenkelhalsfrakturen erfolgte durch eine zementierte (SL Zement-

11.09.

16.00 – 17.30

Kuppelsaal

prothese, *Gruppe 1*) oder zementfreie (Helios Prothese, *Gruppe 2*) Hüftprothese und die Stabilisierung der trochantären Frakturen durch den Gamma-Nagel (*Gruppe 3*). Die Nachuntersuchung erfolgte 6-18 Monate nach Operation.

Ergebnisse

Insgesamt 144 Patienten wurden in die Studie aufgenommen. An intraoperativen *Komplikationen* traten in *Gruppe 1* (n=35) ein Todesfall aufgrund einer Zementreaktion auf und in *Gruppe 2* (n=37) 8% intraoperative Femurfrakturen, die unter Entlastung ausheilten. In *Gruppe 3* (n=72) kam es zu zwei Femurfrakturen und einer Fehlplazierung der distalen Verriegelung. Die Kliniksletalität betrug 5%. Zum Zeitpunkt der Nachuntersuchung (im Mittel 12 Monate) waren alle Frakturen verheilt und die Prothesen stabil eingebaut. Die Letalität betrug 20%. Waren vor Fraktur 83%, 53% bzw. 71% der Patienten ohne Hilfsmittel gehfähig, so waren es zum Zeitpunkt der NU nur noch 38%, 26% bzw. 33%. In Bezug auf das Auftreten von Hüftschmerzen erreichten fast alle Patienten den gleichen Status wie vor dem Trauma. Die klinischen Ergebnisse sind zwischen den drei Gruppen unabhängig vom Operationsverfahren nicht signifikant unterschiedlich.

Schlußfolgerung

Durch moderne Anaesthesieverfahren, Implantate und Operationstechniken läßt sich die Kliniksletalität coxaler Femurfrakturen unter 5% senken, nach einem Jahr sind allerdings 20% der Patienten verstorben. Nur die Hälfte der Patienten erreicht wieder die Gehfähigkeit wie vor dem Unfall, wohingegen die Hüftschmerzen nicht zunehmen.

Ein Prädiktormodell für Mortalität, funktionelle Fähigkeiten und soziale Probleme nach proximalen Femurfrakturen

E. Weikert (Ulm), F. Gebhard, R. Muche, T. Nikolaus, L. Kinzl, C. Becker

Zielsetzung

Proximale Femurfrakturen gehören zu den wichtigsten Erkrankungen des hohen Lebensalters. Die Inzidenz der proximalen Femurfrakturen liegt momentan in Deutschland bei 110-130/100000 Einwohner/Jahr. Bisher gab es in Deutschland keine systematischen prospektiven Studien, die die Behandlungsergebnisse nach proximalen Femurfrakturen beschreiben. Entwicklung eines Prädiktormodells zur Vorhersage der Mortalität, Mobilität und Institutionalisierungsrate (Umzug in ein Heim).

Material und Methoden

Es wurden 146 Patienten über 65 Jahre in einem Zeitraum von 2 Jahren in die Studie aufgenommen. Die Studienteilnahme erfolgte populationsbezogen und konsekutiv. Die Methodik erfolgte nach SAHFE-Protokoll (Standardised Autorised Hip Fractures in Europe). Als statistisches Modell wurde eine multiple logistische Regressionsanalyse (Hosmer und Lemeshow) durchgeführt.

Ergebnisse (Angabe der Odds Ratios – OR)

Gehfähigkeit: 37,7% konnten ohne Hilfe außer Haus gehen. Es wurden folgende unabhängige Risikofaktoren ermittelt: Alter über 80 Jahre (OR 2,9), Parkinsonanamnese (OR 9,2), Apoplexanamnese (OR 6,0), kognitive Störungen (OR 2,9). 19% der Patienten mußten in ein Heim umziehen. Prädiktoren dafür waren: Nächtliche Verwirrtheit (OR 2,0), kognitive Störungen (OR 4,6) und Sturzangst (OR 2,8). Die Mortalität betrug nach einem halben Jahr 16,3%. Risikofaktoren waren: Männliches Geschlecht (OR 4,6), unselbständiges Essen (OR 4,8), kognitive Störungen (OR 8,8) und arterielle Hypertonie (OR 3,8). Allerdings zeigt die Bestimmung der ROC Kurven erhebliche Unterschiede hinsichtlich der Sensitivität und Spezifität.

Schlußfolgerung

Mobilitätseinschränkungen sind häufig vorhersehbar und besonders häufig bei neurodegenerativen und cerebrovaskulären Erkrankungen. Die Heimaufnahme wird meist durch gerontopsychiatrische Probleme und nicht durch funktionelle Einschränkungen determiniert. Vorhersagen zur Mortalität sind sehr viel schwieriger.

Instabile per- und subtrochantäre Femurfrakturen beim alten Menschen – Welche nachweisbaren Fortschritte hat der Gamma-Nagel gebracht?

R.E. Hilgert (Hamburg), H. v. Kroge, J.M. Rueger

Zielsetzung

Der Gamma-Nagel und ähnliche Marknägel mit Hüftkomponente haben sich zur Versorgung der instabilen per- bis subtrochantären Femurfraktur beim alten Menschen durchgesetzt. Die klinische Erfahrung vermittelt den Eindruck, daß diese Nägel einen kürzeren und komplikationsärmeren Verlauf haben als die Vorgängerimplantate. Langfristige Vorteile für den Patienten werden dadurch impliziert. Mit der vorliegenden Arbeit soll anhand objektiver Parameter untersucht werden, inwieweit der Gamma-Nagel im Vergleich zur Condylenschraube als direktes Vorgängerimplantat wirklich Vorteile für den Patienten gebracht hat.

Material und Methoden

Heutzutage ist es aus ethischen Gründen nicht mehr vertretbar, den Gamma-Nagel randomisiert mit seinen Vorgängern zu vergleichen. Um die Therapiefortschritte zu analysieren, wurden daher 68 konsekutive, innerhalb eines Jahres mit Gamma-Nägeln versorgte, per- bis subtrochantäre Femurfrakturen prospektiv dokumentiert und einem historischen Krankengut der letzten 68 Patienten gegenübergestellt, bei denen bei gleicher Indikation Condylenschrauben-Osteosynthesen in unserer Abteilung durchgeführt worden waren.

Ergebnisse

Durchschnittsalter (Gamma-Nagel 82, DCS 81), Komorbidität und Frakturtypen nach AO waren vergleichbar, überwiegend wurden 31-A3.3-Frakturen versorgt. Der Gamma-Nagel verzeichnete kürzere OP-Zeiten (73 [30-180] vs. 120 [60-270] Minuten), weniger Zusatzeingriffe (Schrauben, Drahtcerclagen, Spongiosaplastiken, 0 vs. 38), keine Wundinfekte (DCS 6%) und kein Implantatversagen (DCS 6%). Die 1-Jahres-Überlebensrate war in beiden Kollektiven vergleichbar, die Todesursachen größtenteils unfallunabhängig durch Begleiterkrankungen bedingt. Mehr Gamma-Nagel-Patienten als CS-Patienten konnten auf das zum vor dem Unfall bestehende Mobilisationsniveau rehabilitiert werden (90% vs. 75%).

Schlußfolgerung

Die Marknägel mit Hüftkomponente ermöglichen bei instabilen Frakturen am überzeugendsten eine Kombination aus vereinfachter OP-Technik, niedrigen Komplikationsraten, früher Belastbarkeit und damit abgekürztem und kostengünstigem Gesamtverlauf. Trotz dieser Fortschritte wird die Sterblichkeit der meist alten und multimorbiden Patienten hauptsächlich von Osteosynthese-unabhängigen Faktoren bestimmt. Eine Verlängerung der durchschnittlichen Lebenserwartung ist durch den Gamma-Nagel zwar nicht zu erreichen, die den Patienten verbleibende Zeit wird jedoch in deutlich geringerem Maße von der Frakturbehandlung und -rehabilitation beeinträchtigt.

Prothetischer Ersatz des Hüftgelenkes bei hüftgelenksnahen Femurfrakturen im hohen Lebensalter

R. Ketterl (Traunstein), E. Mayer

11.09.

16.00 – 17.30

Kuppelsaal

Zielsetzung

Alte Patienten sind ausnahmslos als Risikopatienten einzuordnen. Eine operative Versorgung von Frakturen im Bereich des coxalen Femurendes muß daher eine sofortige Wiederherstellung der Vollbelastungsstabilität und die Minimierung des operativen Traumas beinhalten. Die prothetische Versorgung durch Hemi- oder Totalendoprothese (TEP) ist bei medialen Schenkelhalsfrakturen unumstritten. Der Einsatz einer prothetischen Versorgung ist bei hoch instabilen per- und subtrochantären Femurfrakturen und bei Frakturen mit begleitendem Hüftleiden ebenfalls zu diskutieren.

Material

Im Zeitraum 1990–1999 wurden an unserer Klinik 507 Patienten, älter als 80 Jahre, mit einer Hemi- oder Totalendoprothese des Hüftgelenkes versorgt. Es handelte sich dabei um 394 Frauen und 113 Männer mit einem Durchschnittsalter von 87,2 (80-100) Jahren.

Methode

In 454 Fällen erfolgte der prothetische Ersatz bei medialen Schenkelhalsfrakturen, in 40 Fällen bei pertrochantärer Femurfraktur, in 13 Fällen bei subtrochantärer Femurfraktur. Zur Anwendung kam in nahezu 80% der Fälle (405 Pat.) eine Hemiarthroplastik mit Duokopf. In den übrigen Fällen wurde eine TEP eingesetzt. Bei den eingesetzten Femurschäften handelte es sich in 459 Fällen um einen Müller-Geradschaft zementiert. In 35 Fällen erfolgte ein zementfreies Vorgehen mit einem Heliosschaft und bei 13 Pat. wurde ein Wagner-Revisionsschaft zementfrei eingebracht.

Ergebnisse

Trotz des hohen Durchschnittsalters der betroffenen Pat. mit verschiedenen Begleiterkrankungen verloren wir nur 17 Pat. (3,4%) während des Klinikaufenthaltes. An postoperativen Komplikationen zeigte sich ein tiefer Infekt bei 9 Pat. (1,8%), ein revisionsbedürftiges Hämatom bei 9 Pat. und eine Nekrose des proximalen Anteiles des Vastus lateralis in einem Fall. Luxationen waren bei den mit Duokopf versorgten Pat. nicht zu beobachten, während bei 2 Pat. mit TEP eine Luxation auftrat.Bei 32 Pat. (6,3%) zeigte sich postoperativ eine Beinlängendifferenz von mehr als 1cm als wesentlich zu beobachtende Auffälligkeit. Mit Ausnahme von 14 Erkrankten (2,7%) konnten alle Pat. wieder mobilisiert werden, wobei mehr als die Hälfte wieder ihre Aktivität vom Zeitraum vor dem Unfall erlangten. Abschließende Untersuchungen bei 204 Pat. nach einem Zeitraum 6-48 Monaten, ergaben für die Pat. eine unverminderte Gehfähigkeit,

11.09.

16.00 – 17.30

Kuppelsaal

keinen Hinweis für eine Lockerung der Prothesenkomponenten und eine ungestörte Funktion des Duokopfes. Die Hüftfunktion nach Merle/d'Aubignè ergab bei 82% gute und sehr gute Resultate. 13% waren als mäßig und 5% als schlecht einzustufen.

Schlußfolgerung

Die Implantation einer TEP oder Duokopfprothese bei alten Pat. mit Frakturen im Bereich des proximalen Femurendes stellten eine suffiziente und komplikationsarme Methode dar, mit der die Gehfähigkeit schnell und dauerhaft erhalten werden kann. Bei hochinstabilen per-/subtrochantären Frakturen und bei begleitendem Hüftleiden ist ebenfalls der prothetische Ersatz anzustreben.

Stabilisierungskonzept für Femurfrakturen bei gleichseitiger Hüfttotalendoprothese

M. Rothe (Göttingen), T. Rudy, K.M. Stürmer

Zielsetzung

In Deutschland werden pro Jahr über 100 000 Hüftgelenksprothesen implantiert. Die Femurfraktur bei gleichzeitig einliegender Hüftprothese ist somit bei einer Inzidenz zwischen 0,8 und 1,6% eine im unfallchirurgischen Krankengut an Häufigkeit zunehmende Verletzung. Es sollte deshalb die Frage nach einer dem Frakturtyp entsprechenden Versorgung und der Bandlungsergebnisse analysiert werden.

Material, Methoden

Das Patientenkollektiv unserer Klinik der letzten 4 Jahren mit 33 periprothetischen Frakturen bei 31 Pat. (22 Frauen, 11 Männer) mit einem Durchschnittsalter von 75 Jahren ± 15,1 wurde retrospektiv analysiert. Die Therapie erfolgte in Abhängikeit von der Frakturlokalisation. Bei Frakturen kranial des Prothesenschaftes (Typ I nach Johansson) ohne Schaftlockerung erfolgte keine operative Therapie. Frakturen kranial und im Bereich des Prothesenschaftes (Typ II nach Johannson) mit Schaftlockerung wurden mit einer Revisions-Langschaftprothese versorgt. Typ II-Frakturen mit festem Schaft wurden durch Plattenosteosynthesen stabilisiert. Die Versorgung der Frakturen distal der Schaftspitze (Typ III) erfolgte durch Platte, Kondylenplatte oder Seligson-Marknagel.

Ergebnisse

13 Frakturen waren distal der Prothesenspitze (Typ III), 18 im Bereich des Prothesenschafts (Typ II) und nur 2 kranial des Prothesenschaftes (Typ I). Bei 15 Fällen lagen

biomechanisch ungünstige Begleitumstände wie Rezidivfrakturen, eine beidseitige Femurfraktur, Zustand nach beidseitiger TEP oder TEP-Wechsel, Knie-TEP, generalisierte Osteoporose oder Infektionen vor.

30 der 33 Frakturen wurden operativ versorgt. Nur 2 Pat. mit einer Typ I-Fraktur und 1 Pat. mit einer Typ II-Fraktur ohne Prothesenlockerung wurden konservativ behandelt. Bei 5 der Typ II-Frakturen wurde die Prothese gegen eine Revisions-Langschaftprothese gewechselt. Bei 12 wurde bei Fraktur im Schaftbereich der Prothese mit einer zusätzlichen (Verbund-) Plattenosteosynthese stabilisiert. Von den 13 Typ III-Frakturen wurden 6 durch Platten-, 6 durch Winkelplatten und eine mit einem Seligson-Nagel versorgt.

2 Pat. verstarben während des Kliniksaufenthaltes, alle übrigen Frakturen heilten in angemessener Zeit aus. 21 von 31 Pat. konnten im follow-up bezüglich ihrer Beschwerden, Mobilität und Gehfähigkeit nach dem Merle d'Aubigné-Score bewertet werden. 19 Pat. hatten ein gutes bis zufriedenstellendes Ergebnis. 2 Pat. erreichten keine ausreichende Mobilität. Die restlichen Pat. konnten unter intensiven Rehabiltationsmaßnahmen ihre zuvor bestehende Mobilität wiedererlangen.

Schlußfolgerung

Bei den meist multimorbiden Pat. sollte der operative Eingriff so klein wie möglich gehalten und nicht gelockerte Prothesenschäfte erhalten werden. Unter zusätzlichen Plattenosteosynthesen heilten diese Frakturen aus. Die limitierte operative Versorgung bei gelockertem Schaft geht allerdings mit persistierenden Beschwerden einher.

Montag, 11. September 2000
16:00 – 17:45 Uhr **Glashalle**

Experimentelle Unfallchirurgie IV
Knorpel – Tissue Engineering

Inkomplette Redifferenzierung humaner artikulärer Knorpelzellen in Alginatbeads nach mehrfacher Passagierung in der Monolayerkultur

C. Gaissmaier (Tübingen), J. Fritz, F. Maurer, W. Aicher, D. Höntzsch, K. Weise

Zielsetzung

In der Monolayerkultur dedifferenzieren artikuläre Knorpelzellen mit zunehmender Kultivierungsdauer und Passagenzahl. Ob es nach Transplantation in vivo und in geeigneten dreidimensionalen Zellkultursystemen zu einer vollständigen Redifferenzierung humaner Knorpelzellen kommt, ist noch nicht ausreichend geklärt. Ziel der vorliegenden Arbeit war es, die Redifferenzierungsfähigkeit isolierter artikulärer Knorpelzellen in Alginatbeads nach unterschiedlicher Passagenzahl zu untersuchen.

Material und Methoden

Von 6 Spendern wurden (2w, 4m, ∅: 36,5 Jahre) Knorpelbiopsien aus nicht tragenden Anteilen des Kniegelenks entnommen. Der entnommene Knorpel zeigte in keinem Fall degenerative Veränderungen. Die Chondrozyten wurden duch sequentielle enzymatische Digestion isoliert. Als Basismedium wurde für alle Zellkulturen DMEM/Hams F12 verwendet. Das Medium war mit 10% autologem Patientenserum und 25µg Vit. C/ml substituiert. Antibiotische Zusätze wurden nicht verwendet. Das Transkriptionsprofil von Kollagen Typ I und II sowie morphogener Faktoren der TGF-β Superfamilie wurde mittels RT/PCR-Analytik ausgehend von primären Chondrozyten bis hin zur 4 Subkultur im Monolayer und in den Alginatbeads untersucht. In den Alginatbeads wurde in Abhängigkeit der vorausgegangenen Subkultivierungszahl durch immunhistochemische Färbungen die Kollagen Typ I, II, Proteoglykan, Chondroitinsulfat und Aggrekan-Ablage in der perizellulären Matrix 10 Tage nach Zelleinsaat untersucht.

Ergebnisse

Im Monolayer aller Primärkulturen war Kollagen Typ II und Typ I mRNA Expression nachweisbar. Bereits in der ersten Subkultur war in allen Fällen die Kollagen Typ II Transkription nahezu vollständig verschwunden. Für CDMP-1 konnte in der Transkriptionsanalyse eine deutliche Signalaktivierung in der Monolayerkultur festgestellt werden. Auf Proteinebene konnte in den Alginatbeads bei frisch isolierten Chondrozyten und Zellen der Primärkultur in der gebildeten perizellulären Matrix Kollagen Typ II, Chondroitinsulfat, Proteoglykan und Aggrekan, jedoch kein Kollagen Typ I nachgewiesen werden. In den Alginatbeads konnte dann bereits von Zellen der zweiten Subkultur in zwei von sechs Fällen auch Kollagen Typ I im Matrixring mancher Zellpopulationen dargestellt werden.

Schlußfolgerung

Die vorgestellten Ergebnisse deuten darauf hin, daß bei höherer Passagenzahl nicht mehr alle Zellen zu einer vollständigen chondrogenen Redifferenzierung befähigt sind oder zumindest bis zum Eintritt vollständiger Redifferenzierung auch Matrixproteine synthetisiert werden, die normalerweise im gesunden Gelenkknorpel nicht vorkommen. Die in der Literatur unterschiedlich berichteten Ergebnisse nach autologer Knorpelzelltransplantation oder auch des Differenzierungsverhaltens von Knorpelzellen in verschiedenen Trägermaterialien könnten unter anderem in den hier beobachteten Veränderungen der Redifferenzierung in Abhängigkeit der vorausgegangenen Expansionsbedingungen begründet sein.

Tissue Engineering von humanem artikulärem Knorpelgewebe unter stimulierter Mikrogravitation

11.09.

16.00 – 17.45

Glashalle

S. Marlovits (Wien), M. Schnabel, B. Tichy, M. Grasslober, V. Vécsei

Zielsetzung

Eine mechanisch stabile, langfristige Reparatur lokalisierter Gelenkknorpeldefekte mit histiotypischem Gewebe scheint mit Techniken des Tissue Engineerings möglich. Diese Studie beschreibt die Bildung von humanem artikulärem Knorpelgewebe aus isolierten Chondrozyten unter Verwendung rotierender Bioreaktoren mit simulierter Mikrogravitation.

Material

Humane artikuläre Chondrozyten wurden nach enzymatischer Isolierung zunächst in Monolayerkultur vermehrt und danach als Einzelzellen ohne Trägersubstanz in einen rotierenden Bioreaktor gebracht und für den Zeitraum von 10 Wochen kultiviert.

Methoden

Während dieser Kulturzeit wurden wöchentlich die Zunahme der Gewebsgröße und die Stoffwechselparameter (pH-Wert, Glukose, GOT, GPT, pO_2 und pCO_2) bestimmt. Der Phänotyp der kultivierten Zellen wurde mit immunhistochemischen Methoden unter Verwendung spezifischer monoklonaler Antikörper gegen humanes Kollagen Typ I und Typ II, Protein S-100, Keratansulfat und Vimentin determiniert. Die sulfatierten Proteoglykane wurden mit Alcianblau und Safranin-O dargestellt. Mit Hilfe der Transelektronenmikroskopie wurde die Ultrastruktur der Zellen und der extrazellulären Matrix untersucht. Als Kontrollzellen dienten humane Fibroblasten, die unter identen Bedingungen kultiviert wurden.

Ergebnisse

Die aus humanem Knorpelgewebe gewonnenen und in Monolayerkultur vermehrten Einzelzellen zeigen nach Einbringung in den rotierenden Bioreaktor eine spontane Aggregation und die Bildung eines soliden Gewebes. Die Histologie der kultivierten Gewebe bietet die Charakteristika von hyalinem Knorpelgewebe mit der Ausbildung einer dichten extrazellulären Matrix. Die immunzytochemische Analyse bestätigt das Vorhandensein differenzierter Knorpelzellen mit positiver Färbung von Kollagen Typ II, Protein S-100 und Vimentin. Die Ultrastruktur der Zellen zeigt sämtliche Charakteristika stoffwechselaktiver Zellen mit der Ausbildung eines prominenten rauhen endoplasmatischen Retikulums und Golgi Komplexes. In der extrazellulären Matrix lassen sich Kollagenfibrillen mit typischer Bänderung darstellen. Die Stoffwechselparameter wie pH-Wert, pO_2 und pCO_2 zeigen weitgehend konstante Werte, während der Glukosekonzentration im Kulturverlauf abnimmt. Bei den parallel kultivierten humanen Fibroblasten kommt es ebenfalls zur Ausbildung von dreidimensionalen Gewebskonstrukten, aber mit fehlender Bildung einer hyalinen extrazellulären Matrix.

Schlußfolgerung

Unter Verwendung eines rotierenden Bioreaktors für die dreidimensionale Kultur von humanen artikulären Chondrozyten gelingt es histiotypisches Knorpelgewebe aus Einzelzellen zu bilden. Die Vorteile dieser Kulturform liegen in der kontrollierten Oxygenierung und der Reduktion der Scherkräften, die einerseits eine Aggregation von Einzelzellen und anderseits die Ausbildung einer knorpelspezifischen extrazellulären Matrix ermöglicht.

Mechanische Eigenschaften von TE hyaline-artigen Knorpel nach 6 und 12 Wochen in vivo

G.N. Duda (Berlin), A. Haisch, M. Endres, J.-E. Hoffmann, M. Sittinger

Zielsetzung

Zur Füllung von Defekten der Gelenknorpel ist nur begrenzt autologes Material vorhanden; heterologe Transplantationen sind durch das Infektionsrisiko bedingt geeignet[1]. Mit der Methode des Tissue Engineering (TE) ist es grundsätzlich möglich, ausreichende Mengen an Knorpelgewebe zu erzeugen[2,3]. Ein kritischer Faktor ist jedoch die mechanische Qualität des TE Gewebes[4]. Selten wurden bisher mechanische Eigenschaften von Regeneraten bestimmt. Ziel dieser Studie war mit einem standardisierten Verfahren die mechanische Qualität des TE Gewebes zu ermitteln und somit den Prozess des TE zu optimieren.

Material und Methoden

Aus frischem, bovinem Gelenknorpel wurden Zellen gelöst und in vitro vermehrt (Ham´s F12). Die Chondrozyten wurden mit Hilfe einer Fibrinsuspension in resorbierbaren Ko-Polymer Fleece aus Vicryl fixiert (2mm dick, 1cm^2; Poly-L-lactid-poly-L-glycolid; 30 x 10^6 Zellen/cm^3) [2,3]. Die Gewebe wurden 8 Tage kultiviert und dann in subcutane Taschen im Rücken von 33 Nacktmäusen implantiert (Alter 60-80 Tage, Gewicht: 35-45g). Nach 6 (n=17) und 12 Wochen (n=16) wurden die Gewebe entnommen, biomechanisch getestet und histologisch aufgearbeitet. Gleichgroße frische, bovine Knorpelpräparate (n=17) dienten als Kontrolle. E-Modul und Versagenslast wurden bestimmt (Indentation, 5mm/min, Lagerung in Ringerlösung) und statistisch ausgewertet (Mann-Whitney-Test). Nach Fixierung in Formalin erfolgte eine HE-Färbung und Auswertung der Präparate.

Ergebnisse

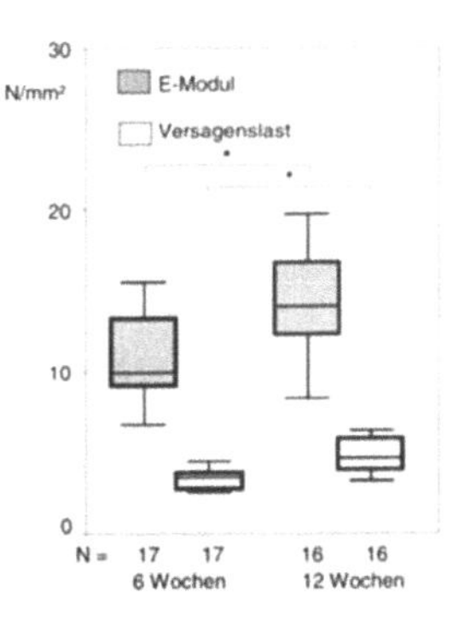

Abb. 1

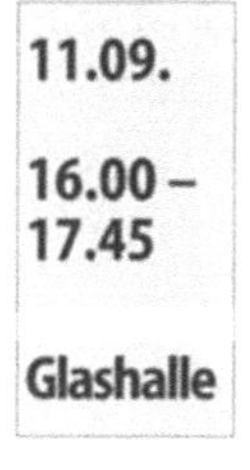

Während des Experiments wurden keine Infektionen beobachtet. Die TE Präparate zeigten ein knorpelartiges Aussehen, waren flexibel und von fester Konsistenz. Die 12 Wochen Implantate zeigten eine höhere Steifigkeit und Versagenslast als die 6 Wochen Implantate (Abb. 1 *$p<0.001$). E-Modul und Versagenslast waren jedoch nur 30%-40% der nativen Kontrollgruppe. In der makroskopischen und histologischen Untersuchung zeigten die Präparate hyaline-artige Strukturen. Zu beiden Zeitpunkten zeigte sich in der HE-Färbung eine gleichmässige Verteilung der rundlichen Chondrozyten in der Knorpelmatrix.

Schlußfolgerung

Die makroskopische und histologische Untersuchung zeigte eine hyaline-artige Struktur der Knorpelproben nach 6 und 12 Wochen. Die mechanische Qualität nahm zwischen den beiden Beobachtungszeitpunkten zu (*$p<0.001$). Dennoch sind auch nach 6 Wochen die Eigenschaften des intakten, nativen Gelenknorpels noch nicht erreicht. Der signifikante Anstieg der mechanischen Stabilität deuten jedoch einen Reifungsprozess der Gewebe in vivo an. Neben dem biologischen Umfeld könnte die Implantation in einen lebenden Organsimus einen zusätzlichen, mechanischen Stimulus für die Reifung der Gewebeproben darstellen.

[1] Vacanti et al., 1994, OtolaryngolClinNorthAm, 27, 263-76; [2] Haisch et al., 1996, HNO, 44, 624-9; [3] Sittinger et al., 1994, Biomaterials, 15, 451-6; [4] Brittberg et al., 1994., NEnglJMed, 331, 889-95.

Differenzierung von mesenchymalen Vorläuferzellen in Hyaluronsäure/ Gelatine Kompositmatrix zum Tissue Engineering von osteochondralem Gewebe

C. Englert (Regensburg), P. Angele, R. Kujat, M. Nerlich, J.U. Yoo, B. Johnstone

Zielsetzung

Mesenchymale Vorläuferzellen aus dem Knochenmark besitzen osteochondrales Differenzierungspotential und dürften sich daher zur Regenerierung von skeletalen Defekten eignen. Für viele klinische Anwendungen wird eine konduktive biodegradable Matrix benötigt, die diese Zellen in den Gewebedefekt transportiert und daraufhin die Differenzierung der Reparaturzellen unterstützt. Diese Studie sollte das Potential einer neu entwickelten Hyaluronsäure/Gelatine Kompositmatrix untersuchen, mesenchymale Vorläuferzellen aus dem Knochenmark zu Knorpel und Knochen zu differenzieren.

Material und Methoden

Mesenchymale Vorläuferzellen aus dem Knochenmark von Kaninchen wurden in in γ-sterilisierte, in Eigenproduktion hergestellte Hyaluronsäure/Gelatine Kompositmatrices gegeben. Zell-beladene (Gruppe 1) und zellfreie Matrices (Gruppe 2) wurden subkutan in immundefiziente Mäuse implantiert. Replikate wurden für 14 Tage in chondrogenem Medium kultiviert und dann *in vivo* implantiert (Gruppe 3). Als Referenzmatrices wurden kommerziell erhältliche Kollagenmatrices (Innocoll GmbH) verwendet (Gruppe 4). Toluidinblau gefärbte Paraffinschnitte wurden auf das osteochondrale Differenzierungspotential untersucht und ein „Knochen-Knorpel-Bindegewebe-Verhältnis" ermittelt.

Ergebnisse

Nach 14 Tagen in chondrogenem Medium waren die initial weichen, zellbeladenen Matrices ausgehärtet. Im Gegensatz zur kommerziell erhältlichen Kollagenmatrix (Gruppe 4) zeigte die Hyaluronsäure/Gelatine Kompositmatrix keine Größenschwankungen bei Zellbeladung und Kultivierung *in vitro*. Zudem war histologisch eine homogenere Verteilung der eingebrachten Zellen im Vergleich zu Matrices der Gruppe 4 erkennbar.

Nach 3 Wochen *in vivo* erschienen die Implantate, die für 14 Tage in vitro vorkultiviert wurden (Gruppe 3), qualitativ härter als die nicht vorkultivierten Zell-Matrix Implantate (Gruppe 1). Implantate beider Gruppen zeigten osteochondrale Differenzierung, jedoch war der Anteil an differenziertem Gewebe in den Implantaten der Gruppe 3 höher („Knochen-Knorpel-Bindegewebe-Verhältnis": Gruppe 1: 40%-20%-40%; Gruppe 3: 85%-10%-5%). Im Gegensatz zu den kommerziell erhältlichen Kollagenmatrices, die sich vollständig resorbierten und somit *in vivo* keine Differenzierung der Zellen zulassen konnten (Gruppe 4), waren die verwendeten Hyaluronsäure/Gelatine Kompositmatrices nach 3 Wochen noch nachweisbar. Wurden zellfreie Implantate verwendet (Gruppe 2) ließ sich keine osteochondrale Differenzierung nachweisen und die Poren waren mit Bindegewebe aufgefüllt.

Schlußfolgerung

Die Kompositmatrix, bestehend aus derivatisierter Hyauronsäure und Gelatine, eignet sich aufgrund ihrer Formstabilität, des verzögerten Resorptionsverhaltens und der Differenzierungsfähigkeit von mesenchymalen Vorläuferzellen zum Tissue Engineering von osteochondralem Gewebe. Eine Vorkultivierung in chondrogenem Medium vergrößert den Prozentsatz differenzierten Gewebes in der Matrix nach 3 Wochen *in vivo*.

Zyklische mechanische Dehnung aktiviert den Transkriptionsfaktor NF-κB in humanen Fibroblasten

11.09.

16.00 – 17.45

Glashalle

J. Zeichen (Hannover), M. van Griensven, M. Skutek, C. Trautwein, U. Bosch

Zielsetzung

Wie wird der Transkriptionsfaktor NF-kB in humanen Fibroblasten bei mechanischer Dehnung moduliert?

Problemstellung

Im Binde- und Stützgewebe des Bewegungsapparates ist Dehnung der zentrale mechanische Stimulus für die zellulären Reaktionen im Rahmen von Adaptations- und Heilungsprozessen. Auf zellulärer Ebene werden nach Aktivierung von mechanosensitiven Ionenkanälen oder Oberflächenrezeptoren Signale über eine komplexe Signaltransduktionskaskade zum Zellkern weitergeleitet, wo die Transkription von Genen aktiviert oder deaktiviert wird. NF-κB nimmt in der Signaltransduktionskaskade eine zentrale Rolle ein. NF-κB kann zu einer vermehrten Transkription von proinflammatorischen Zytokinen, Zelladhäsionsmolekülen und Stressproteinen führen und ist auch bei der Regulation der Zellproliferation und Zelldifferenzierung beteiligt. Welchen Einfluß zyklische Dehnung auf die Aktivierung von NF-κB in humanen Fibroblasten hat ist unbekannt.

Material und Methoden

Für die Durchführung der Versuche wurde eine Zellinie, ausgehend von humanen Fibroblasten, verwendet. Die Zellen wurden in Petrischalen in Dulbecco's Modified Eagle Medium (DMEM, 10% fetales Kälberserum, Amphotericin B, Gentamycin) kultiviert. Die Inkubation erfolgte bei 37°C, 5% CO_2, 95% Luft. Nach Konfluenz wurden jeweils 500.000 Zellen auf Silikonschalen transferiert. 24 Stunden vor Versuchsbeginn wurde das fetale Kälberserum auf 1% reduziert um die Zellen zu synchronisieren. Die Schalen wurden dann mit einem elektromechanischen Stimulationsgerät zyklisch mechanisch in der Längsachse gedehnt. Dehnung 5%, Frequenz 1 Hz, Stressdauer 15 Minuten. 5 (n=3) und 15 Minuten (n=3) nach Dehnung wurde der Versuch beendet und die Proben aufgearbeitet. Nach Extraktion der Kernproteine wurde die Aktivierung von NF-κB mit einem Electromobility-Shift-Assay bestimmt. Als Kontrolle dienten Fibroblasten aus gleicher Passage ohne mechanische Dehnung.

Ergebnisse

Bereits 5 Minuten nach Stressende kommt es zu einer Aktivierung von NF-κB. 15 Minuten nach Stressende hatte die Aktivierung weiter zugenommen. In den Kontrollgruppen war keine Aktivierung des Transkriptionsfaktors erkennbar.

Schlußfolgerung

Mit diesem Versuch konnte erstmals gezeigt werden, dass zyklische mechanische Dehnung von humanen Fibroblasten zur Aktivierung des Transkriptionsfaktors NF-κB führt. Zwischen 5 und 15 Minuten nach 15 Minuten zyklischer Dehnung nimmt die Aktivierung von NF-κB zu. Somit kommt NF-κB in der Signaltransduktion bei mechanischer Dehnung von humanen Fibroblasten eine besondere Bedeutung zu.

*Gefördert durch: Dr. h.c. Robert Mathys Stiftung

In vitro Stimulierbarkeit humaner Osteoblasten durch zyklischen hydrostatischen Druck

W.G. Seidl (Ulm), D. Kaspar, A. Ignatius, L. Claes

Zielsetzung

Der Einfluß von mechanischer Belastung auf den Verlauf der Frakturheilung ist aus tierexperimentellen Studien und klinischen Erfahrungen bekannt. Mikrobewegungen wirken sich positiv auf den Heilungsverlauf aus während große interfragmentäre Bewegungen zu verzögerter Heilung oder Pseudarthrosen führen. Die optimalen mechanischen Bedingungen für eine rasche und ausreichende Frakturheilung sind noch nicht bekannt. In dieser Studie sollte im in vitro System der Einfluß unterschiedlich großer hydrostatischer Drücke auf die Physiologie von humanen Osteoblasten untersucht werden.

Material

Als zelluläres Modell dienten primäre humane Osteoblasten die in DMEM mit 10% FCS in Plastikpetrischalen kultiviert wurden.

Methoden

Für die Applikation von zyklischem hydrostatischem Druck auf Zellkulturen haben wir ein neues Gerät entwickelt. Die kultivierten Zellen befanden sich in einer abgedichteten Druckkammer, in welcher die Gasphase zyklisch komprimiert wurde. Ein Tag vor der mechanischen Stimulation wurde die Serumkonzentration auf 2% reduziert. Für die Stimulation wurden zwei unterschiedliche Ansätze durchgeführt. Im ersten Ansatz wurden die Zellen einmal für 5min bei 1Hz (bei 0,15MPa 0,5Hz) stimuliert. Die Druckamplituden betrugen 0,025 / 0,05 / 0,075 / 0,1 und 0,15MPa. In einem zweiten Ansatz wurde an zwei aufeinanderfolgenden Versuchstagen für 30 min bei jeweils 1Hz stimuliert. Die Amplituden betrugen 0,0015 / 0,025 und 0,2 MPa. Als Kontrollen dienten stets mechanisch nicht stimulierte Zellen. Alle Versuchsansätze wurden in drei parallelen Kulturen bestimmt. Eine Woche nach Versuchsbeginn wurden die Zellzahlen (Coulter Counter) und die Alkalische Phosphatase (AP) Aktivität (kolorimetrischer Assay, ALP MPR2, Boehringer Mannheim) der Kulturen bestimmt.

11.09.

16.00 – 17.45

Glashalle

Ergebnisse

In beiden Versuchsansätzen zeigte sich ein Einfluß der Druckamplitude auf die Proliferation von humanen Osteoblasten. Das Zellwachstum wurde durch die mechanische Stimulation mit 0,025MPa am stärksten gefördert. Bei den getesteten Amplituden die höher als 0,1MPa oder niedriger als 0,025MPa waren, unterschied sich die Proliferation nicht von nicht stimulierten Kontrollkulturen. Die AP-Aktivität war bei gesteigerter Proliferation vermindert.

Schlußfolgerung

Erstmals konnte quantitativ ein Zusammenhang zwischen Druckamplitude und Zellreaktion gezeigt werden. 0,0015MPa reichen für die Proliferationssteigerung nicht aus. Die obere Schwelle, die niedriger als 0,15MPa liegt, ist in guter Übereinstimmung mit einer mathematischen Abschätzung der Belastungsverhältnisse in einer Frakturzone die in unserem Institut durchgeführt wurde. Für eine knöcherne Überbrückung der Frakturenden wurden dort kleine Dehnungen und hydrostatische Drücke von weniger als 0,15MPa bestimmt. Eine gesteigerte Zellproliferation von knochenbildenden Osteoblasten kann den Heilungsprozess unterstützen bzw. beschleunigen.

Transcription patterns of cytokines in human articular chondrocytes cultured in monolayer or in alginate beads

P. M. Zwart (Tübingen), F. Maurer, W. Aicher, T. Würz, K. Weise, C. Gaissmaier

Purpose

In the absence of extracellular matrix, i.e. in monolayer culture, articular chondrocytes switch their phenotyp to a proliferative fibroblast-like cell and the initial quality of matrix synthesis is replaced by the expression of type I collagen and a low level of

11.09.

16.00 – 17.45

Glashalle

proteoglycans. However, little is known about the changes in expression of mito- and morphogenic cytokines which may be induced by matrix deprivation during in vitro culture. We therefore analyzed changes in TGF-β_{1-3}, BMPs, IGFs, FGFs and CTGF transcription in human chondrocytes cultured in 2D vs. 3D systems by semi-quantitative RT/PCR.

Material and Methods

Articular cartilage with no history of degenerative joint disease or chemotherapy was obtained after written consent from human donors (n=6, 2w, 4m, ∅: 36,5 years). Chondrocytes were isolated by the use of proteases. To analyze gene transcription patterns of chondrocytes cultured in monolayer vs. alginate beads mRNA was extracted from chondrocytes 10 days after seeding. cDNA was generated from mRNA extracted from 2D and 3D cells. PCR primers were generated using the Oligo software programm and EMBL DNA sequence informations.

Results

Steady state mRNA levels encoding collagen type II but also type I was apparent in primary monolayer cultures of chondrocytes. First passage chondrocytes showed a marked decrease in collagen type II signals when compared to primary chondrocytes. Chondrocytes expanded up to the 3. passage in monolayer and subsequently cultured in alginate beads showed distinct transcription for collagen type II. Transcription for collagen type I could be also detected. TGF-β_1, TGF-β_2 and TGF-β_3 transcription could be detected in monolayer culture of chondrocytes as well as in chondrocytes entrapped in alginate beads. Interestingly, GDF-5, a key regulator of cartilage development, was shown to be activated in monolayer culture. Also, CTGF but not IGF-I or IGF-II was activated. β-microglobulin or GAPDH RT/PCR proved quality and sufficient quantity of cDNA in all samples.

Conclusion

For severall genes we could not detect major changes in expression activities by RT/PCR. This includes the TGF-βs and IGFs. Factors associated with induction of matrix synthesis i.g. GDF-5 and CTGF were activated and prominent RT/PCR signals were obtained in 2D cultures. Still these cells did not transcribe high amounts of type II collagen mRNA. In contrast elevated collagen type II signals were obtained by RT/PCR from cells in alginate. Characteristically these cells transcribe less GDF-5 and CTGF. The data suggest that two signals (matrix plus mediator) are required for optimal matrix synthesis. Enhanced GDF-5 transcription/expression is not suficcient for enhanced matrix production in monolayer chondrocytes.

Mineralisationsverhalten humaner Osteoblasten im dreidimensionalen Kulturmodell von Titan und Keramikimplantaten

11.09.

16.00 – 17.45

Glashalle

K.-H. Frosch (Göttingen), F. Barvencik, V. Viereck, C. Lohmann, J. Breme, K.M. Stürmer

Zielsetzung

Bekannt ist, dass die Oberflächenstruktur und Zusammensetzung eines Implantatmaterials Proliferation und Differenzierung von Osteoblasten beeinflusst. Welche Wirkung das Implantatmaterial auf die Mineralisation von humanen Osteoblasten nimmt, fand in der Literatur bisher kaum Beachtung.

Ziel der Arbeit war es, neben quantitativen auch qualitative Charakteristika des Mineralisationsverhaltens humaner Osteoblasten in Abhängigkeit von Implatatmaterial und der Makrostruktur von Probekörpern zu untersuchen.

Material und Methoden

Titanimplantate, Aluminiumoxid- und Zirkoniumoxidkeramiken wurden zu humanen Osteoblastenkulturen gegeben, und das Einwachsverhalten der Osteoblasten in die Porenkanäle mit den Durchmessern 800, 600, 400, 300, und 150μm licht- und elektronenmikroskopisch kontrolliert. Von jedem Material wurden je 10 Porenkanäle mit humanen Osteoblasten inkubiert. Das Mineralisationsverhalten wurde durch Mikroradiographie histologischer Schnitte mit Kodak High Resolution Plates untersucht.

Ergebnisse

Die Osteoblasten wuchsen unter Ausbildung von füsschenartigen Fortsätzen dreidimensional in die Porenkanäle der Implantate ein. Unabhängig vom Implantatmaterial zeigte sich bei einem Bohrkanldurchmesser von 600μm die schnellste und dichteste Bohrkanalbesiedelung. Poren mit einem Durchmesser von 800μm wurden nicht vollständig besiedelt. In allen Bohrkanälen begann ab 4 Wochen mikroradiographisch von zentral beginnend die Mineralisation. Elektronenmikroskopisch zeigten sich bereits ab der 3. Woche Mineralisationskristalle in der extrazellulären Matrix. Nach 6 Wochen fand sich in allen Poren ein zentral gelegener „bone-like-nodule", dessen Grösse sowohl vom Implantatmaterial als auch vom Bohrkanaldurchmesser abhängig war. Die beste Mineralisation zeigte sich bei einem Bohrkanaldurchmesser von 600μm, bei dem ca. 20% des Querschnittes mit röntgendichtem Gewebe ausgefüllt wurde. Bei Titan und Ti6Al4V waren sämtliche Bohrkanäle gut mineralisiert. Bei den Keramiken wie Aluminium- und Zirkoniumoxid fand sich eine gute Mineralisation nur bei den 600μm Poren, die kleineren Bohrkanäle waren unzureichend mineralisiert, bei 150μm Poren war kaum röntgendichte Substanz zu erkennen. In den 800μm Poren war eine randständige, deutlich geringere Mineralisation als in den 600μm Poren nachweisbar.

11.09.

16.00 – 17.45

Glashalle

Schlußfolgerung

Das vorgestellte Osteoblastenkulturmodell zeigt, dass die Makrostruktur und die Materialzusammensetzung erheblichen Einfluss auf das Mineralisationsverhalten von Osteoblasten haben. Ti6Al4V und Reintitan zeigen gegenüber Aluminium- und Zirkoniumoxid deutliche Vorteile. In allen Implantaten bevorzugten die Osteoblasten einen Bohrkanaldurchmesser von 600µm, unabhängig von der Materialbeschaffenheit. Die Einwachsgeschwindigkeit der Osteoblasten korreliert mit der Menge mineralisierten Gewebes in den Bohrkanälen. Das dreidimensionale Osteoblastenkulturmodell stellt eine einfache Methode dar, Mineralisation auf Zellkulturebene nachzuweisen.

Enhanced production of collagen and glycosaminoglycans by mesenchymal progenitor cells with intermittent physiological hydrostatic pressure

P. Angele (Regensburg), J. Mansour, C. Jepsen, M. Nerlich, B. Johnstone, J.U. Yoo

Purpose

Mesenchymal progenitor cells can differentiate to chondrogenic cells under appropriate culture-conditions and, therefore, could be used for the repair of cartilage defects. Previous animal and tissue explant studies have shown that time-varying dynamic tissue loading can increase the synthesis and deposition of matrix molecules in an amplitude, frequency and spatially dependent manner. In this study, the influence of cyclic hydrostatic pressure on the chondrogenic differentiation of undifferentiated, mesenchymal progenitor cells into chondrocytes should be examined.

Material and Methods

Human, bone-marrow-derived mesenchymal progenitor cells ($2x10^5$cells/pellet) were spun down in 15ml polypropylene conical tubes. In a defined chondrogenic medium the pelleted cells formed an aggregate and underwent *in vitro* chondrogenesis.

On various days within the first 7 days of culture, aggregates were transferred to medium-filled tubes with flexible seals, which were placed into a custom-built hydrostatic pressure chamber. Hydrostatic pressures were applied to the chamber with a computer-controlled servopneumatic materials testing system. Cyclic hydostatic pressure was applied to the aggregates for 4 hours on day 1 or day 3 or on multiple days (day 1 through 7) (730 psi, 1 Hz). Control aggregates were manipulated in the same manner except for the application of hydrostatic pressure. At 14 and 28 days, aggregates were harvested for biochemistry (DNA, proteoglycan, collagen), histology (toluidine blue) and immunohistochemistry (collagen type II, X). For statistics a student-t-test was used.

Results

Aggregates, loaded for a single day (day 1 or day 3), showed no obvious differences to unloaded controls (histological, immunohistochemical staining, proteoglycan or collagen contents). In contrast, multi-day loaded aggregates had an increase in macroscopic size and a quantitatative increase in extracellular matrix production in comparison with unloaded controls and single-day loaded samples. There were no statistically significant differences between groups in DNA at either time point. However, a significant increase in both proteoglycan and collagen was found in the multi-day loaded aggregates. This was found at day 14 ($p<0.002$ for proteoglycan, $p<0.02$ for collagen) and day 28 in culture ($p<0.002$ for proteoglycan, $p<0.0005$ for collagen). Aggregates from all groups stained similarly for collagen types II and X.

Conclusions

Multi-day loading with cyclic hydrostatic pressure enhanced the chondrogenic differentiation of mesenchymal progenitor cells with a significant increase in production of extracellular matrix components (collagen and glycosaminoglycans). These results could help to engineer better cartilaginous tissue for the repair of chondral defects.

The influence of transforming growth factor ß1 on mesenchymal cell repair of cartilage defects

C. Perka (Berlin), O. Schultz, R.S. Spitzer, K. Lindenhayn

Purpose

In order to find a method that would improve cartilage repair, we studied the potential of multipotent periosteal cells embedded in the previously developed mixed matrix-culture of alginate and fibrin under the influence of TGF-β1.

Material

Twenty-eight skeletally mature male rabbits were included in this study. The rabbits were divided into 4 groups: two experimental groups with cell transplants treated without TGF-β1 (group I) and with TGF-β1 (group II) compared to two control groups with either tranplants without cells (group III) or untreated defects (group IV). The rabbits were sacrificed 4 and 12 weeks after surgery.

Methods

Isolated allogenic periosteal cells were mixed with alginate and fibrinogen to achieve a final concentration of 1.2% alginate and 5.6% fibrinogen. Alginate served as a temporary supportive matrix component for chondrocytic differentiation and was removed prior to transplantation (group I). The same suspension was prepared with addition of 5ng/ml TGF-β1 for experimental group II and without cells for group III (control group). An osteochondral defect in the articular cartilage and subchondral bone in the patellar groove (3.0mm in diameter) was made with a manual drill. The defects were analysed macroscopically, histologically and electron microscopically. Additionally blinded samples were graded with the use of a histological scale described by Wakitani and Pineda.

Results

Periosteal cell transplants showed a chondrogenic differentiation, which results in the development of embryonic-like cartilage tissue after 4 weeks and complete resurfacing of the patellar groove after 12 weeks. In the control groups no repair was observed. Under the influence of TGF-β1 we observed a reduction of the cartilage layer, whereas the osteochondral integration and the zonal architecture were improved.

Conclusion

The controlled modification of the cell carrier structure and the application of multipotent chondrogenic progenitor cells are encouraging approaches to improve in-vivo maturation and tissue integration of newly formed cartilage. Periosteal cell-beads are stable cartilage transplants and have stiffness and elasticity enough for easy and sufficient transplant fixation, but further investigations are necessary to optimise the application of TGF-β1 for cartilage repair.

Montag, 11. September 2000
16:00 – 17:45 Uhr Beethoven Saal
Verbleibende Problemfrakturen II – Wirbelsäule – Becken

Die konservative Behandlung von Densfrakturen – ein zeitgemäßes Konzept

E.J. Müller (Bochum), I. Schwinnen, M. Wick, G. Muhr

Zielsetzung

Die adäquate Therapie von Frakturen des Dens axis wird nachwievor sehr kontrovers diskutiert, wobei sich in der Literatur tendenziell eine zunehmende Favorisierung einer operativen Stabilisierung zeigt. Im Gegensatz hierzu wird unser Konzept der konservativen Therapie von stabilen Frakturen analysiert und unter besonderer Berücksichtigung der aufgetretenen Komplikationen analysiert und der Stellenwert diskutiert.

Material

In den Jahren 1984 bis 1999 wurde bei 26 Patienten – 13 Frauen und 13 Männer, Durchschnittsalter 59,1 Jahre (15-86) – eine Densfraktur Typ II oder III ohne neurologische Ausfälle lediglich mit einer Zervikalstütze ruhiggestellt. Einschlusskriterien waren eine Frakturdiasthase von < 2mm, eine initiale ap-Verschiebung von < 5mm und Angulation von < 11°, sowie eine Verschiebung von < 2mm auf seitl. Funktionsaufnahmen. Ursächlich standen Stürze im häuslichen Milieu (n=15), sowie Verkehrsunfälle (n=9) im Vordergrund. Von den 19 Typ II-Frakturen waren initial 12 unverschoben, von den 7 Typ-III Läsionen war die 3mal der Fall. Insgesamt wurden 15 Begleitverletzungen bei 11 Patienten dokumentiert.

Methode

Retrospektive Analyse der Krankenakten hinsichlich der epidemiologischen Daten sowie des Verlaufes, radiologische Frakturklassifikation nach Anderso/d'Alonzo, klinische und radiologische Nachuntersuchung aller Patienten nach durchschnittlich 24,4 Monaten (6-75).

Ergebnisse

Abgesehen von einer pulmonalen Embolie (3,8%) bei einem Mehrfach-Verletzten waren keine allgemeinen Komplikationen aufgetreten. Eine sekundäre operative Stabilisierung mußte bei 2 Patienten (7,6%) bei sekundärer Dislokation durchgeführt werden. 20 (78%) der verbliebenen 24 Frakturen zeigten im Verlauf eine knöcherne Konsolidierung der Fraktur, davon 10 in anatomischer Stellung. Bei 4 (15%) Patienten war radiologisch eine knöcherne Durchbauung der Fraktur nicht nachweisbar, bei fehlenden Instabilitätszeichen wurde dies als stabile Pseudarthrose gewertet. Alle 4 Patienten waren älter als 65 Jahre. Zur Nachuntersuchung waren 38% der Patienten vollkommen beschwerdefrei, bei einem ¼ wurde eine signifikante Einschränkung des Bewegungsumfanges dokumentiert, und 44% klagten über Nackenschmerzen. Eine Korrelation zwischen der Heilung bzw. Stellung der Dens axis Fraktur konnte nicht hergestellt werden. Sekundäre neurologische Ausfälle waren bei keinem der Patienten zu verzeichnen.

Schlußfolgerung

Stabile Typ II und III Frakturen des Dens axis können lediglich mit einer Zervikalstütze erfolgreich zur Ausheilung gebracht werden. Eine sorgfältige Patientenselektion anhand einer exakten radiologischen Evaluation einschliesslich seitl. Funktionsaufnahmen zur Stabilitätsbeurteilung ist unerlässlich. Ältere Patienten haben tendentiell eine höhere Pseudarthrosenrate ohne klinische Konsequenz. Eine Korrelation zwischen radiologischen Befunden und dem klinischen Ergebnis konnte nicht hergestellt werden.

Funtionelle Ergebnisse nach ventraler Spondylodese der unteren HWS

H. Scheele (Duisburg), C. Chylarecki, K. Hiersemann, I. Meyer

Zielsetzung

Welche Funktionseinschränkungen sind nach Spondylodesen der HWS zu erwarten?

Material und Methode

58 Patienten mit einer standardisierten ventralen Spondylodese der HWS (Platte und kortikospongiöser Spann) nach einer Luxation bzw- Luxationsfraktur wurden durchschnittlich 5 Jahre (MW) nach dem Trauma (Min: 1; Max: 19 J.) einer umfangreichen Untersuchung unterzogen. Sie umfaßte neben einer klinischen Untersuchung, eine konventionelle und funktionelle Röntgendiagnostik (standardisierte Messung nach Penning) sowie eine computergestützte 3-D-Echtzeit-Bewegungsanalyse (Zebris). Die Bewegungsanalyse erfolgte aus der Neutralstellung in der Sagital- und Frontalebene; die Rotation wurde in Neutralstellung, in maximaler Flexion- und Extension gemessen. Die Patienten waren zum Unfallzeitpunkt in Mittel 37 ± 15 (MW ± SD) Jahre alt, es überwogen Männer (69%). Bei 13 (22%) Patienten erfolgte die Spondylodese bisegmental, bei den anderen monosegmental; die meist verletzte Höhe lag bei C6/C7 (48%). Bei der Auswertung wurden 3 Patienten mit Morbus Bechterew ausgeschlossen.

Ergebnisse

Bei der subjektiven Einschätzung beklagten 55% der Patienten keine bzw. nur leichte Einschränkung der Beweglichkeit. Die klinischen Prüfung ergab eine Flexion von 38 ± 14°(MW ± SD), Extension 48 ± 18°(MW ± SD), Lateralflexion sowohl rechts als auch links von 26 ± 10°(MW±SD), Rotation in der Neutralstellung rechts von 59 ± 20°(MW ± SD), und links von 58 ± 20°(MW ± SD). Die Messungen der Inklination und Reklination nach Penning zeigten einen Bewegungsumfang in der Sagitalebene von 42 ± 17°(MW ± SD) und nach Einbeziehen der Co/C1 sowie C1/C2-Segmente (Kopfgelenke) von 71 ± 24°(MW ± SD). In der maximalen Inklination verringerte sich die Rotation rechts auf 43 ± 14°(MW ± SD), links auf 46 ± 13°(MW ± SD) und in der maximalen Reklination rechts auf 35 ± 17°(MW ± SD) und links auf 43 ± 14°(MW ± SD).Die Funktion der HWS war vom Geschlecht ($0{,}177<p<0{,}958$ in t-Test) und Nachuntersuchungsintervall ($r=0{,}211$, $p=0450$), unabhängig. Hingegen zeigte sich klinisch relevante und statistisch signifikante Zusammenhänge zwischen dem Bewegungsausmaß und Alter zum Unfallzeitpunkt ($r=-0{,}659$, $p=0{,}008$) sowie Alter zum Zeitpunkt der Nachuntersuchung ($r=0{,}739$, $p=0{,}002$). Die Höhe des fusionierten Segmentes hatte keinen Einfluß auf den Bewegungsumfang in der sagitalen ($r=0{,}055$, $p=0{,}845$) und frontalen ($r=0{,}077$, $p=0{,}785$) Ebene. Die Rotation der HWS in der Neutralstellung ($r=0{,}022$, $p=0{,}939$), in der max. Inklinations- ($r=-0{,}155$, $p=0{,}581$) und in der max. Reklinationsstellung ($r=0{,}054$, $p=0{,}849$) waren von der Höhe der Spondylodese ebenfalls unabhängig (r jeweils Rangkorrelations).

Schlußfolgerungen

Nach einer ventralen Spondylodese mit einer Platte und kortikospongiösen Span sind bei jüngeren Patienten keine klinisch relevanten Einschränkungen zu erwarten. Die Bewegungseinschränkungen nehmen im Alter signifikant zu. Die Höhe der Verletzung und der Spondylodese erlaubt keine Rückschlüsse auf die künftige Funktion der HWS.

Beeinflußt die Ausdehnung einer ventralen Spondylodese das Ergebnis nach Luxationsfrakturen der unteren Halswirbelsäule?

C. Chylarecki (Duisburg), K. Hiersemann, H. Scheele, I. Meyer

Zielsetzung

Bei den Luxationsfrakturen der unteren HWS ist man bestrebt, Fusionsstrecke so gering wie möglich zu halten. Verbessert dies tatsächlich das Spätergebnis? Um hierzu therapeutische Empfehlungen abzugeben, werden die Ergebnisse bei mono- und bisegmentalen Spondylodesen an der unteren HWS analysiert und anhand eines umfangreichen Patientenkollektivs gegenübergestellt.

Material und Methode

In den Jahren 1990-96 wurden 78 Patienten mit Luxationen und Luxationsfrakturen der unteren HWS ohne neurologische Symptomatik operativ behandelt: bei diesen erfolgte in Abhängigkeit vom Ausmaß der Verletzung eine ventrale mono- bzw. bisegmentale Spondylodese mit Platte und kortikospongiösen Spann. Nach Ausschluß von Patienten mit Morbus Bechterev konnten 48 Patienten nachuntersucht (klinisch, Lebensqualität SF-36, röntgenologisch: konventionell, Funktionsaufnahmen, 3-D-Echtzeit-Bewegungsanalyse) werden. Es wurden zwei Gruppen gebildet: 35 Patienten mit monosegementalen (1. Gruppe) und 13 Patienten mit bisegmentalen Spondylodesen (2. Gruppe). Diese waren hinsichtlich der allgemeinen Charakteristika vergleichbar: Frauenanteil - 26% vs. 46% (p=0,157 in Fisher-test), Alter - 40 ± 14 J. vs. 35 ± 16 J. (jeweils MW ± SD, p=0,278 in t-Test), verletzte Höhe - C6/C7 vs. C5/C6 (jeweils Median, p=0,287 in Wilcoxon-Test).

Ergebnisse

Bezüglich der subjektiven Einschätzung von Beschwerden ergaben sich keine signifikante Differenzen: 57% beschwerdefreie Patienten in der 1.Gruppe vs. 46% in der 2. Gruppe (p=0,361 in Fisher-Test). Auch die Beweglichkeit der HWS war in beiden Gruppen vergleichbar: Flexion+Extension: 89 ± 30° vs. 86 ± 26° (p=0,861); Lateralflexion rechts+links 52 ± 22° vs. 55 ± 17° (p=0,476); Rotation rechts+links (Neutralstellung) 120 ± 38° vs. 115 ± 37° (jeweils MW ± SD, p für Wilcoxon-Test). Die 3-D-Echtzeit-Bewegungsanalyse zeigte ebenfalls analoge Werte der Rotation in der maximalen Flexion- und Extensionsstellung: 88 ± 30° vs. 96 ± 24°(p=797) und 80 ± 31 vs. 81 ± 34° (p=0,898) (jeweils MW ± SD, p für Wilcoxon-Test). Die radiologische Auswertung bestätigte die klinische Untersuchung: sowohl in den benachbarten (jeweils Median des Arthrosegrades von 1 bei p=0,801) als auch in entfernt der Spondylodese liegenden Segmenten (Median des Arthrosegrades 1 vs. 0 bei p=0,731) war das Ausmaß der Degeneration vergleichbar.

Schlußfolgerungen

Sowohl mono- als auch bisegmentalen ventralen Spondylodesen der unteren HWS sind bezüglich der verbleibenden Restbeschwerden, der Funktion und der resultierenden posttraumatischen Arthrose vergleichbar. Wenn eine bisegmentalen Spondylodese erforderlich ist, ist Zurückhaltung hinsichtlich der Durchführung nicht zu begründen.

Nichtossäre Verletzungen der HWS-Vergleich zwischen MRT und Präparatuntersuchung

11.09.

16.00 – 17.45

Beethoven Saal

U. Fischer (Göttingen), K. Dresing, K.S. Saternus, E. Grabbe

Zielsetzung

Der Stellenwert der Magnetresonanztomographie (MRT) bei nichtossären Verletzungen der HWS wird evaluiert.

Material

Nach einem tödlich verlaufenden Trauma mit anzunehmender Verletzung der HWS erfolgte in 49 Fällen eine kernspintomographische Untersuchung der unfixierten Halspräparate (Th1-C1 einschließlich der Schädelbasis).

Methoden

Die MRT wurde an einem 1.5T System mit einer Hals-Oberflächenspule durchgeführt. Zur Verwendung kamen 6 unterschiedliche Messprotokolle in verschiedenen Angulierungen. Die Ergebnisse der MRT wurden mit den Resultaten der präparativen Aufarbeitung nach Formalinfixierung verglichen.

Ergebnisse

In 9 der 49 Fälle lagen Frakturen vor, in weiteren 8 Fällen fanden sich keine traumabedingten Veränderungen. In den restlichen 32 Fällen fanden sich Verletzungen des Bandapparates, der Kopfgelenke und der Bandscheiben sowie Weichgewebshämatome. Die MRT zeigte etwa 60% der Bandscheibenverletzungen (Ablösungen, Einblutungen), etwa 50% der ligamentären Verletzungen und etwa 50% der Hämatome.

Schlußfolgerung

Im Vergleich zu röntgenologischen Verfahren stellt die MRT das sensitivste bildgebende Verfahren zum Nachweis von nichtossären traumabedingten Veränderungen der HWS dar. Insbesondere für den Nachweis kleinerer Einblutungen und diskreter ligamentärer oder diskogener Verletzungen ist die Aussagekraft dieses Verfahrens allerdings limitiert.

11.09.

16.00 – 17.45

Beethoven Saal

Langzeitergebnisse nach operativer Behandlung von Brustwirbelsäulenverletzungen

L. Bastian (Hannover), M. Zdichavsky, C. Knop, H.-W. Kuensebeck, M. Bruett, M. Blauth

Zielsetzung

Die operative Versorgung von Verletzungen der Brustwirbelsäule wird auch in Zukunft eine besondere Herausforderung darstellen. Das Ziel dieser retrospektiven Studie war es, Langzeitergebnisse operativ behandelter BWS-Verletzungen mit dem Schwerpunkt subjektiver Parameter zu evaluieren.

Material

41 Pat. (M: 28; F: 13) mit operativ behandelten BWS-Verletzungen (1975-1994). Nachuntersuchung von 25 der 36 lebenden Pat. (69%) nach 10,1 ± 6,1 Jahren: 20 Männer, 5 Frauen, Durchschnittsalter 28,1 ± 13,0 Jahre. Häufigste Unfallmechanismen: Verkehrsunfälle (n=15), Stürze aus großer Höhe (n=6). Lokalisation der führenden Verletzungen siehe Tab. 1. Neurologische Ausfälle (n=8): 6 Pat. mit kompletter (Frankel A) und 2 Pat. mit inkompletter (B und D) Querschnittssymptomatik (QS). Magerl-Klassifikation: 13 A-, 1 B- und 11 C-Verletzungen. Operative Versorgung mit unterschiedlichen Implantaten: 13 Pat. von ventral, 9 Pat. von dorsal und 3 Pat. kombiniert dorsoventral.

	T 1	T 2	T 3	T 4	T 5	T 6	T 7	T 8	T 9	T 10
n	0	0	1	1	4	4	2	4	8	1

Methode

Retrospektive Studie: Klinisch und mit Hilfe validierte Fragebögen (EDLQ-Every Day Life Questionaire, SF36-Short Form-36, FSR-Fragebogen zur Schmerzregulation, FFBH-Funktionsfragebogen Hannover). Statistik: t-Test für unabhängige Stichproben.

Ergebnisse

Zwei revisionspflichtige Komplikationen, aber keine neurologische Verschlechterung. Ein Pat. verbesserte sich postoperativ von Frankel B zu D, der neurologische Status der anderen Pat. war unverändert zum präoperativen Befund. EDLQ: Im Vergleich zu dem Status vor dem Unfall in allen Bereichen signifikante Verschlechterungen: körperliches Befinden ($p<0,001$), psychische Verfassung ($p<0,005$), Funktionsfähigkeit im Alltag ($p<0,001$), Sozialleben ($p<0,05$), Lebensfreude ($p<0,01$). Die Pat. mit QS waren durch die Verletzung in den meisten Bereichen dieses Fragebogens subjektiv nicht mehr beeinträchtigt als die Patienten ohne QS. FFBH: Im Gegensatz zum EDLQ signifikant mehr Einschränkungen im täglichen Leben bei Pat. mit QS ($p<0,001$). FSR: nur bei einem der sieben Parameter ("Einschätzung zur Stärke der Schmerzen") signifikante Unterschiede zwischen diesen beiden Gruppen ($p<0,05$).

11.09.

16.00 – 17.45

Beethoven Saal

Schlußfolgerung

Die retrospektive Untersuchung hat gezeigt, daß im Gegensatz zu Untersuchungen an der LWS und im thorakolumbalen Übergangsbereich die operative Behandlung der Brustwirbelsäulenverletzungen nur selten (1/8 Pat.) zu einer neurologischen Befundbesserung führt. Alle 6 Pat. mit kompletter Querschnittssymptomatik zeigten keine Änderung des neurologischen Status. Die Auswertung der subjektiven Parameter anhand der genannten validierten Fragebögen hat gezeigt, daß die Pat. mit Querschnittssymptomatik nicht unbedingt eine schlechtere Lebensqualität im Vergleich zu den Pat. ohne neurologische Ausfälle haben müssen. Die Bedeutung dieser Ergebnisse ist am ehesten bei der Beratung und Führung von Pat. nach Unfällen mit Verletzungen der Brustwirbelsäule und neurologischen Ausfällen zu sehen.

Therapie und Komplikationen bei Wirbelsäulenfrakturen von Patienten mit Ankylosierender Spondylitis

M. Zdichavsky (Hannover), L. Bastian, U. Lange, M. Ueser, J. Lotz, M. Blauth

Zielsetzung

Wirbelsäulen (WS)-Frakturen bei Patienten mit ankylosierender Spondylitis (AS) sind extrem instabil und häufig mit einer Vielzahl an Komplikationen verbunden. Das Ziel dieser Studie ist die retrospektive Untersuchung der Komplikationen und der Behandlung von WS-Frakturen bei AS zum besseren Verständnis und Management dieser Verletzungen.

Material

Von 1981 bis 1999 wurden 28 Patienten (M: 27, W: 1) mit 30 traumatischen WS-Frakturen und klinisch gesicherter AS im Alter von 32 bis 86 Jahren in diese Studie eingeschlossen.

Methoden

Konventionelle Röntgen- und CT-Bilder dienten der Diagnostik und Lokalisation der WS-Frakturen. Der Traumamechanismus wurde in sieben Kategorien eingeteilt (Tabelle). Die operative Therapie war ventral, dorsal oder dorso-ventral und mit oder ohne Spaneinbringung. Neurologische Defizite wurden prä- und post-operativ eingeteilt in: kein neurologisches Defizit, Wurzelläsion, inkompletter Querschnitt (QS) und kompletter QS. Post-operative Komplikationen wurden erfaßt.

Ergebnisse

Von 28 Patienten mit 30 Frakturen waren 22 im HWS-Bereich lokalisiert, davon 15 im Bereich C5-Th1: 6/22 auf Höhe C5/6, 4/22 bei C6/7 und 5/22 bei C7/Th1. Drei Frakturen waren im BWS-Bereich, eine bei Th12/L1 und vier im LWS-Bereich. Ein Patient hatte eine HWS und LWS Fraktur. Der Traumamechanismus kann Tabelle 1 entnommen werden.

Tabelle

	Sturz			Unfall			
	Banal	Höhe	Treppe	Kfz	Fußgänger	Fahrrad	Sonstiger
n=30	13	2	4	5	1	3	1

Von 22 HWS Frakturen wurden 13 ventral, 3 dorsal und 4 dorso-ventral stabilisiert. Vier Patienten wurden primär konservativ stabilisiert, zwei davon konservativ austherapiert, zwei Patienten wurden sekundär operativ bei nicht konsolidierter Fraktur stabilisiert. Die BWS und LWS Frakturen wurden von dorsal oder ventral versorgt. Von 28 operativ stabilisierten Frakturen waren prä-operativ 10 mit keinem neurologischen Defizit, 5 mit Wurzelläsion, 12 mit inkomplettem QS und 1 mit komplettem QS verbunden. Post-operativ verbesserte sich bei 10/28 operativ stabilisierten Frakturen die neurologische Symptomatik, 1/28 verschlechterte sich. Ein konservativ anbehandelter Patient mit LWS Fraktur entwickelte einen inkompletten QS und wurde mittels Fixateur interne versorgt. Die häufigste Komplikation post-operativ war bei 5/28 Patienten eine Pneumonie, die bei einem Patienten zum Tod führte. Ein weiterer Patient verstarb post-operativ an einer respiratorischen Insuffizienz. Drei Patienten wurden revidiert, zwei wegen erneuter Frakturdislokation und einer ein Jahr nach auswärtiger Voroperation wegen einer Ösophagusperforation.

Schlußfolgerungen

Bagatelltraumen können bei Patienten mit AS zu instabilen WS-Frakturen führen, wobei der röntgenologisch kritische cervicothorakale Übergangsbereich am häufigsten betroffen ist. Wir halten bei relativ niedriger Komplikationsrate die operative Stabilisierung für die Therapie der Wahl zur raschen Mobilisierung, und zur Vermeidung weiterer Komplikationen der zumeist respiratorisch eingeschränkten Patienten.

Komplikationen bei Acetabulumfrakturen

T. Lowatscheff (Tübingen), F. Maurer, K. Weise

11.09.

16.00 – 17.45

Beethoven Saal

Zielsetzung

Darstellung traumatisch und operativ bedingter Komplikationen von Acetabulumfrakturen unter Berücksichtigung der konservativen Behandlung gegenüber der operativen Therapie.

Material

Erfassung aller Pat. mit Acetabulumfrakturen vom 01.01.1998–31.12.1999 im Rahmen einer prospektiven Studie.

Methoden

Einteilung der Pat. nach der OTA-Klassifikation. Auswertung der Verletzungsschwere und sämtlicher Komplikationen, unfallbedingt sowie im weiteren Verlauf.

Ergebnisse

In einem Zeitraum von 2 Jahren wurden 58 Pat. mit einer Acetabulumfraktur erfaßt. In 23 Fällen lag eine isolierte Acetabulumfraktur vor, in 35 Fällen kombiniert mit Beckenringverletzungen. Mit knapp 50% überwogen Frakturen vom Typ A nach der OTA-Klassifikation, gefolgt von 30% Frakturen vom Typ B sowie den 2-Pfeiler-Frakturen vom Typ C mit 20%.

20% der Pat. waren polytraumatisiert, der durchschnittliche ISS betrug 16.Bereits posttraumatisch traten in 5 Fällen primäre Läsionen im Bereich des N. ischiadicus auf, vorwiegend als motorische Peronäusläsion ohne wesentliche Rückbildungstendenz.

Ein Pat. wies eine Gefäßläsion auf, die nur nach angiographischer Intervention zu beherrschen war. Kreislaufwirksame retroperitoneale Hämatome fanden sich in 5 Fällen.

In 45 Fällen erfolgte eine operative Versorgung (65% dorsaler Zugang nach Kocher-Langenbeck, 5% isolierter ilioinguinaler Zugang, 30% kombinierter vorderer und hinterer Zugang), 13 Pat. konnten aufgrund der Frakturmorphologie konservativ behandelt werden.

In 5 Fällen kam es zu revisionspflichtigen Infektionen, in einem weiteren Fall wurde eine lagerungsbedingte postop. Peronäusläsion beobachtet.

Bereits intraoperativ festgestellte Knorpeldefekte des Femurkopfes mündeten in 2 Fällen in eine Hüftkopfnekrose und nachfolgenden endoprothetischen Hüftgelenksersatz.

5 Pat. verstarben in der Primärphase aufgrund der Gesamtverletzungs-schwere, 1 Pat. verstarb intraoperativ im Rahmen einer fulminanten Lungenembolie.

11.09.

16.00 – 17.45

Beethoven Saal

Schlußfolgerungen

Trotz deutlich sinkender Letatlität und stetiger Abnahme der operativ bedingten Komplikationen durch subtilere Technik und zunehmende Erfahrung weisen die Acetabulumfrakturen nach wie vor traumatisch bedingte Komplikationen auf, die operativ häufig nicht beeinflußbar sind. Darunter fallen traumatische Knorpelkontusionen die in Hüftkopfnekrosen münden, ebenso wie die hohe Rate an Peronäusläsionen bei den sog. einfachen A-Frakturen.

Langzeitergebnisse kindlicher Acetabulumfrakturen

A. Gänsslen (Hannover), T. Pohlemann, T. Hüfner, S. Zech

Zielsetzung

Acetabulumfrakturen im Kindesalter sind selten mit einer Inzidenz von 0,3% der Frakturen im Kindesalter und 5-12% der Beckenverletzungen. Nur wenige Analysen betrachten typische Komplikationen sowie Langzeitergebnisse. Ziel der Arbeit war die Analyse der Spätergebnisse nach kindlichen Acetabulumverletzungen.

Material

Zwischen 1972 und 1998 wurden 138 Kinder (bis 14 Jahre) mit Beckenverletzungen behandelt. 19 wiesen eine Verletzung des Acetabulums auf (13,8%). Ein Kind verstarb an den Unfallfolgen. 14 der 18 Überlebenden (78%) wurden nach durchschnittlich 11,8 Jahren nachuntersucht.

Methoden

Analyse demographischer Daten, Verletzungsmechanismus, Art der Fraktur, Verletzungsschwere (ISS), neurologischer Begleitverletzungen, Behandlungsart und früher Komplikationen. Zur Nachuntersuchung erfolgte eine detaillierte klinische und radiologische Untersuchung anhand des Outcome-Scores der AG Becken (DGU/AO).

Ergebnisse

18 Kinder verunfallten im Straßenverkehr. 5 erlitten eine isolierte Acetabulumverletzung, 11 zusätzlich eine Beckenringverletzung (5x Typ B, 6x Typ C). Begleit-

verletzungen lagen bei 16 Kindern vor, der mittlere ISS betrug 20,6 Punkte. Nur bei 2/19 Kindern (13 und 14 Jahre) wurde eine operative Behandlung des Acetabulums durchgeführt, bei 4 Kindern wurde der Beckenring stabilisiert ansonsten wurde nicht-operativ vorgegangen.

11.09.

16.00 – 17.45

Beethoven Saal

Zur Nachuntersuchung waren 5 Kinder schmerzfrei, 8 hatten leichte, 1 Kind mittelgradige Schmerzen. Begleitende Nervenschäden lagen nicht vor. Radiologisch war der Beckenring in 93% anatomisch ausgeheilt (1 x 12mm residuale dorsale Fehlstellung nichtoperativ behandelter Typ C-Verletzung). An den Hüftgelenken fanden sich keine periartikuläre Ossifikationen bzw. Zeichen einer posttraumatischen Hüftkopfnekrose. Radiologisch wiesen 3 Kinder eine leichte, 1 Kind eine mittelgradige Coxarthrose auf. Eine posttraumatische Acetabulumdysplasie lag bei 3 Kindern vor, alle nach nicht-operativer Therapie. 2 weitere Kinder zeigten unspezifische Hüftgelenksveränderungen. 3 dieser 5 klagten über leichte und 2 über mittelgradige Beschwerden. Die retrospektive Analyse der Primärröntgenbilder/-dokumentation zeigte, daß 7 Acetabulumverletzungen primär unerkannt blieben. Das Langzeitergebnis wurde bei 12 Kindern als gut bis sehr gut bewertet, bei 2 Kindern als mäßig (beide mit Acetabulumdysplasie). Alle Kinder waren sozial integriert bzw. Schüler/berufstätig.

Schlußfolgerung

Kindliche Acetabulumverletzungen werden häufig primär übersehen (7/19) und erst anhand sekundär erkennbarer radiologischer Veränderungen erkannt. Sie weisen eine relativ hohe Rate posttraumatischer Veränderungen wie Acetabulumdysplasien bzw. Arthrosen auf. Eine verbesserte Primärdiagnostik (z.B. MRI) läßt ggf. die pathophysiologischen Grundlagen dieser Spätveränderungen weiter aufklären und Therapiemöglichkeiten erkennen. Trotz dieser im weiteren Verlauf noch nicht sicher zu prognostizierenden Veränderungen war das klinische Langzeitergebnis insgesamt gut.

Montag, 11. September 2000
16:00 – 17:45 Blauer Saal

Physiotherapie
Indikationen und Grenzen

Intradiskale Druckmessungen bei dynamischen Bewegungen

H.-J. Wilke (Ulm), P. Neef, M. Caimi, T. Hoogland, L. Claes

Zielsetzung

Die Belastung der Wirbelsäule bis heute nicht detailliert bekannt. Die zuverlässigsten in vivo Daten lieferten die intradiskalen Druckmessungen aus den 60-er und 70-er Jahren bei quasistatischen Alltagsbelastungen und Physiotherapie Übungen. Ziel dieser Arbeit war es mit einer modernen Meßtechnik herauszufinden, ob die Ergebnisse von Nachemson bestätigt werden können. Ferner sollten die Daten durch dynamische Körperübungen ergänzt werden.

Material

Bei unserem freiwilligen Probanden (45 Jahre, 70kg) wurde mit Genehmigung der Ethikkommision unter sterilen Bedingungen ein flexibler Druckaufnehmer mit einem Durchmesser von 1,5mm in den Nukleus Pulposus der nicht degenerierten Bandscheibe L4-L5 implantiert und intradiskale Druck über einen Zeitraum von ca. 24 Stunden aufgezeichnet.

Methoden

Quasistatische Messungen in Liegepositionen; Sitzpositionen auf einem normalen Stuhl, in einem Armlehnstuhl, beim Niesen und Lachen sowie beim Gewichtheben wurden zum Vergleich mit den früheren Messungen herangezogen. Danach wurden dynamische Messungen beim normalen Gehen; Gehen mit Krücken und Achselstützen, Treppensteigen; Ziehen und Schieben eines Bettes mit Patient, Seilhüpfen, Trampolinspringen, bei chiropraktischen Manipulationen und beim Muskeltraining in MedX-Geräten durchgeführt.

Ergebnisse

Für die meisten Übungen wurde eine gute Übereinstimmung mit Nachemsons Werten gefunden, nicht jedoch für den Vergleich zwischen Stehen und Sitzen und verschiedenen Liegepositionen. Bei den dynamischen Messungen lagen die Druckwerte beim langsamen und schnellen Gehen mit Turnschuhen oder barfuß zwischen 0,53-0,56 MPa, beim Joggen mit weichen Schuhen zwischen 0,35–0,85 MPa, mit harten Schuhen waren es 0,35 - 0,95 MPa, beim Treppen steigen eine Stufe (zwei Stufen) auf einmal 0,5 - 0,7 MPa (0,3-1,2 MPa), beim Treppe runtergehen 0,38–0,6 MPa (0,3-0,9 MPa), beim Gehen mit Krücken sowie Achselstüzten lag die Amplitude 0,3–0,9 MPa, beim Ziehen des Bettes mit Patient lag der Druckwert 0,8–1,2 MPa, beim Schieben nur 0,3–0,9 MPa. Trampolinspringen erzeugte Drücke 0,35–1,9 MPa, beim Seilhüpfen von 0,45–1,2 MPa. (Sprunghöhe ca. 15cm), 0,6 bis 1,6 MPa (25cm). Manipulationen erzeugten Vakuumphänomene und Druckspitzen bis 0,3 MPa, isometrische und dynamische Übungen in MedX-Geräten Maximalwerte bis 2,3 MPa.

11.09.

16.00 – 17.45

Blauer Saal

Schlußfolgerung

Bei dieser Studie werden erstmals dynamische Bandscheibendruckmessungen durchgeführt. Leider war diese Studie aus ethischen Gründen nur mit einer Person möglich. Es ist deshalb schwierig die Ergebnisse zu verallgemeinern. Gleichzeitig sind diese Ergebnisse umso wichtiger, da sie erstmals Größenordnungen verschiedener Belastungen zeigen. Die Unterschiede zu den früheren Messungen sind auf die Technik der unterschiedlichen Druckaufnehmer zurückzuführen. Diese Ergebnisse sind von großer Bedeutung für die Begutachtung und Therapie und Rehabilitation von Wirbelsäulenverletzten.

Grenzen der Physiotherapie am Beispiel der HWS-Beschleunigungsverletzung II

M. Kramer (Ulm), E. Hartwig, F. Schneider, T. Medwed, L. Kinzl

Zielsetzung

Anhand eines Fragebogen sollte aus Sicht des Arztes und des Physiotherapeuten die Indikation, die Bedeutung und die Grenzen der Physiotherapie bei der Behandlung der HWS-Beschleunigungsverletzung II° evaluiert werden.

Material

Ein umfangreicher Fragebogen wurde an Ärzte und Krankengymnasten verschickt. Der Fragebogen enthält Informationen zur Ausbildung und Tätigkeit des Befragten, zum behandelten Patientengut, zum Rezept, zur Interaktion zwischen Arzt und KG, zu Therapiestandards und deren Bedeutung sowie zu Einflüssen der Patientenwünsche auf

11.09.

16.00 – 17.45

Blauer Saal

die Therapie. Die Ergebnisse dieser Umfrage wurden den Ergebnissen einer aktuellen Metaanalyse zur Therapie der HWS-Beschleunigungsverletzung gegenübergestellt.

Ergebnisse

Die Therapie der HWS-Beschleunigungsverletzung wird durch den Arzt nur anhand der Anzahl der Anwendungen auf dem Rezept beeinflußt. Informationen werden an den Krankengymnasten nicht weitergegeben. Der Krankengymnast gestaltet die Therapie in Abhängigkeit von seinem Alter, seinen Zusatzausbildungen, und den Vorstellungen/Wünschen des Patienten (Massage kontra Übungstherapie).

Einen einheitlichen Therapiestandard gibt es nicht.

Die Metaanalyse ergibt keine gesicherten Erfolge durch den Einsatz von Physiotherapie. Es besteht ein Informationsbedarf, da nur wenige aussagekräftige, prospektiv, randomisierte Studien vorliegen. Die wenigen gesicherten Ergebnisse der Literatur sind weder den Ärzten noch den Physiotherapeuten bekannt.

Schlußfolgerung

Am Beispiel der HWS-Beschleunigungsverletzung II°, als typische Indikation für eine konservative Therapie wird klar, daß Mechanismen der Qualitätssicherung nicht umgesetzt werden. Eine Interaktion zwischen Arzt und Physiotherapeut besteht praktisch nicht. Die Realität der täglichen KG Praxis weicht von den bestehenden gesicherten Grundsätzen häufig ab. Als Lösungsvorschlag wird unter anderem eine wissenschaftlich orientierte Ausbildung von Physiotherapeuten gefordert.

Chronifizierung von Beschwerden nach HWS Distorsion. Was bringt die Physiotherapie?

T. Vassiliou (Marburg), G. Kaluza, M. Schmidt, T. Schmidt, M. Schnabel

Zielsetzung

Ziel der Studie war es den Effekt der frühfunktionellen Physiotherapie bei isolierter HWS-Distorsion im Vergleich zu einer immobilisierenden Therapie zu untersuchen.

Problemstellung: Der Anteil der Patienten mit persistierenden Beschwerden nach HWS-Distorsion aufgrund eines Pkw-Kollisionsunfalls wird nach sechs Wochen übereinstimmend mit etwa 60% angegeben. Die derzeitige Standardtherapie besteht in einer Immobilisation der HWS mittels einer weichen Halskrawatte. In der Literatur finden sich erste Hinweise auf eine Überlegenheit der aktiven physiotherapeutischen Frühbehandlungen.

Material und Methoden

11.09.
16.00 – 17.45
Blauer Saal

In einer prospektiven, randomisierten Therapievergleichsstudie mit Kontrollgruppe wurden die Effekte einer aktiven physiotherapeutischen Frühmobilisation von Patienten mit HWS-Distorsion nach Pkw-Kollisionsunfall (sog. Schleudertrauma der Halswirbelsäule) im Vergleich zu einer passiven immobilisierenden Behandlung mit einer HWS-Krawatte untersucht. 163 Patienten (62m, 101w, ∅-Alter 29,26 [STD 9,92]) mit isolierter HWS-Distorsion nach Pkw-Kollisionsunfall wurden per Randomisierung zwei verschiedenen Therapieverfahren zugeteilt:

Therapie A (Standardtherapie): Weiche Zervikalstütze und antiphlogistische Medikation. Therapie B (Alternativtherapie): Frühfunktionelle Physiotherapie mit aktiven Übungen und antiphlogistischer Medikation. Alle Patienten wurden zu drei Erhebungszeitpunkten untersucht: innerhalb von 48 Stunden (T1) sowie eine Woche (T2) und sechs Wochen (T3) nach dem Unfall. Die Zielvariablen „Schmerz" und „Beeinträchtigung" wurden mit einem Schmerztagebuch (Numerische Rating Skala) in der ersten und der sechsten Woche nach dem Unfall erhoben. Zur Überprüfung der Überlegenheit einer Therapie wurde der Wilcoxon-Test angewandt.

Ergebnisse

Mittelwert „Schmerz" bei Erstkontakt (T1): Therapie A (4,62); Therapie B (4,59)

Mittelwert „Schmerz" nach sechs Wochen (T3): Therapie A (1,85); Therapie B (1,09)

Mittelwert „Beeinträchtigung" bei Erstkontakt (T1): Therapie A (4,90); Therapie B (4,49)

Mittelwert „Beeinträchtigung" nach sechs Wochen (T3): Therapie A (1,78); Therapie B (0,85)

Es zeigte sich eine signifikante Reduzierung der Zielvariablen „Schmerz" ($p \leq 0,05$) und „Beeinträchtigung" ($p \leq 0,05$) bei den Patienten, die mit der aktiven Frühmobilisation behandelt wurden. Bei gleichen Ausgangswerten für die Zielvariablen zu T1 zeigten die Patienten der Therapie B sechs Wochen nach dem Unfall (T3) im Vergleich zu den Patienten der Therapie A eine signifikant ($p < 0,05$, Wilcoxon Test) geringere Schmerzintensität und Beeinträchtigung.

Schlußfolgerungen

Die aktive Frühmobilisation führt zu einer signifikanten Verbesserung des Therapieergebnisses im Vergleich zur immobilisierenden Behandlung gemessen an den Zielvariablen „Schmerz" und „Beeinträchtigung". Durch die konsequente Anwendung der frühfunktionellen physiotherapeutischen Behandlung von Unfallverletzten mit isolierter HWS-Distorsion können damit verbundenen Folgekosten gesenkt werden.

11.09.

16.00 - 17.45

Blauer Saal

Indikationen und Grenzen der Physiotherapie bei der Behandlung der hinteren Schulterluxation

H. Röhrig (Aachen), D.C. Wirtz, K. Birnbaum, K.-D. Heller

Zielsetzung

Die hinteren Schulterinstabilitäten sind selten und werden im Rahmen der Erstdiagnostik in ca. 50% nicht erkannt oder fehlgedeutet. Während für die wichtigsten Luxationsformen klare Therapiealgorithmen bezüglich des operativen Vorgehens erarbeitet werden konnten, wird der konservativen Therapie in der internationalen Literatur kaum Beachtung geschenkt. Ziel dieser Studie ist, den Stellenwert der Physiotherapie bei dieser seltenen Luxationsform darzustellen und deren Prinzipien aufzuzeigen.

Material und Methoden

Da sich effiziente diagnostische Maßnahmen aus dem Krankengut einer einzelnen Klinik nicht fundiert ableiten lassen und somit weder eine aussagekräftige prospektive noch eine retrospektive Studie möglich sind. Es wurden erstmals ca. 300 wissenschaftliche Publikationen des internationalen Schrifttums (800 Patienten aller Klassifikationsgruppen) bezüglich der Wertigkeit der Physiotherapie ausgewertet.

Ergebnisse

Bei den konservativ therapierbaren *akuten und persistierenden Luxationen* besteht während der Immobilisation des Schultergelenkes das Hauptziel darin, durch gezielte Krankengymnastik eine Versteifung der angrenzenden Gelenke oder des thorakoskapulären Gleitlagers zu vermeiden. Nach der Immobilisation wird in Abhängigkeit von der Gelenkpathologie vorgegangen. (Pendelübungen, passive Mobilisation, leichte aktive Bewegungs- u. Kräftigungsübungen, Kräftigung stabilisierenden Außenrotatoren, zusätzlich eine Dehnung der kontrakten ventralen Schultermuskulatur). Im Falle der *rezidivierenden Instabilitäten* sollte, sofern keine gravierende Gelenkathologie vorliegt (z.B. große vordere Hill-Sachs-Läsion), immer eine konservative Behandlung, mit dem Ziel der Gelenkstabilisierung, durchgeführt werden Die Kräftigung, insbesondere der Außenrotatoren, erfolgt abhängig von der Schmerzausprägung und dem Grad der Instabilität statisch, dynamisch oder isokinetisch. Neben der Muskelkräftigung muß auch die Koordinationsfähigkeit geschult werden. Erst, wenn nach konsequenter konservativer Therapie (mindestens 6 Monaten) weiterhin eine Luxationstendenz besteht und eine Gelenkpathologie bildgebend feststellbar ist, sollte die Indikation zur operativen Therapie gestellt werden. Eine Sonderform stellen die *willkürlichen hinteren Schulterinstabilitäten* dar. Diese sollten ausschließlich konservativ therapiert werden (Muskelkräftigung, Koordinationsübungen, Verhaltensschulung, Optimierung der scapulo-thorakalen Fixation). Eine psychiatrische Mitbetreuung kann indiziert sein.

Schlußfolgerungen

Die Physiotherapie hat, entgegen ihrer Bedeutung in den internationalen Publikationen, einen großen Stellenwert bei der Behandlung der hinteren Schulterinstabilitäten. Die Art der anzuwendenden Physiotherapie richtet sich nach der vorliegenden Gelenkpathologie und der jeweiligen Klassifikationsgruppe.

11.09.

16.00 – 17.45

Blauer Saal

Ein neues Messinstrument zur Evaluierung der Lebensqualität nach Kreuzbandersatz und verschiedenen Rehabilitationsformen – Entwicklung und erste Ergebnisse zu Reliabilität und Validität

A. Junge (Marburg), I. Celik, B. Ishaque, U. Happel, J. Petermann, M. Koller

Zielsetzung

Zur Überprüfung zweier krankengymnastischer Nachbehandlungsregimes (EAP versus konventionelle Krankengymnastik) soll eine prospektive randomisierte Studie zu Outcome und Lebensqualität nach Ersatz des vorderen Kreuzbands durchgeführt werden. Entscheidend ist dabei neben der klinischen Einschätzung (IKDC etc.) die Erfassung kniespezifischer Symptome, über die die Patienten klagen, und anhand derer sie den Therapieerfolg festmachen. Daher war zur Therapieevaluation die Entwicklung einer kniespezifischen Skala notwendig, die die entsprechenden Symptome der Patienten erfasst. Die Ergebnisse zur Relabilität und Validität sollen vorgestellt werden.

Material und Methode

Wir entschieden uns, eine Knie-Skala zu entwickeln, die in modularer Ergänzung zu dem im deutschen Sprachraum entwickelten und validierten PLC angewandt werden soll. Der PLC schien als generisches Instrument besonders geeignet, da er positiv gefärbte Inhalte wie Genussfähigkeit, positive Stimmung und Sozialkontakte beinhaltet, lauter Aspekte, die bei der jungen, aktiven Patientengruppe in Mitleidenschaft gezogen sein dürften. Die Entwicklung der Knie-Skala erfolgte in einem schrittweisen Prozeß, an dem Unfallchirurgen, Methodiker, Krankengymnasten und Patienten beteiligt waren. Die erste Testversion umfasste 20 Symptome. Wie bei anderen PLC-Symptomskalen wurde eine 6-stufige Antwortskalierung („hatte ich nicht" bis „hatte ich und belastete mich sehr stark") gewählt. Stichprobe 1 (41 m, 11 w, Durchschnittsalter 36 Jahre) bestand aus 24 Kniepatienten und 28 anderen unfallchirurgischen Patienten, die sich zur Behandlung in einer ambulanten Rehabilitationseinrichtung befanden. Eine verbesserte 19-Itemversion der Symptomskala wurde Stichprobe 2 (33 m, 17 w, Durchschnittsalter 33 Jahre) vorgelegt, die aus 21 Kniepatienten, 18 anderen unfallchirurgischen Patienten und 11 bereits erfolgreich aus der Therapie entlassenen Patienten bestand.

Ergebnisse

Zwei Scores lassen sich bilden: Anzahl der Symptome (0 bis 19) und Gesamtbelastung durch die Symptome (0 bis 76). Beide Scores hatten eine sehr hohe interne Konsistenz (Cronbachs Alpha=.94 und .92). Mittelwertvergleiche zeigten, dass beide Scores sehr gut zwischen Kniepatienten (Symptomanzahl=14.7, Belastung=23.6) und anderen Patienten (Symptomanzahl=3.9, Belastung=6.4), sowie zwischen aktuellen Kniepatienten und bereits therapierten Kniepatienten (Symptomanzahl=6.8, Belastung=10.4) differenzieren ($p<0.01$). Die Frage, ob der Fragebogen „alle" oder „die meisten" für die Erkrankung zentralen Symptome erfasst, bejahten 87% der Kniepatienten, aber nur 16% der anderen Patienten ($p<0.001$).

Schlußfolgerung

Es liegt eine Skala zur Erfassung von Symptomen bei Knieverletzungen vor, die von den Patienten leicht auszufüllen ist, aus klinischer Sicht hohe Augenscheinvalidität besitzt, aus Patientenperspektive das relevante Symptomspektrum erfasst, und methodisch gesehen hervorragende psychometrische Kennwerte aufweist.

Möglichkeiten und Wertigkeit physiotherapeutischer Maßnahmen in der Thromboseprophylaxe

R. Eisele (Ulm/Donau), L. Kinzl

Zielsetzung

Die Physiotherapie bietet erfolgreiche Ansätze zur Thromboseprophylaxe in der Unfallchirurgie. Hypothetisch geht man davon aus, daß die Steigerung des venösen Rückflusses an der unteren Extremität die wirksamste Maßnahme in der Thromboseprophylaxe an sich darstellt. Die Wertigkeit der physiotherapeutischen Prophylaxe soll anhand ihrer power dargestellt werden.

Material und Methoden

Die power errechnet sich aus dem Produkt von Übungen/Minute (Ü), der Dauer des Einzeleffektes in Sekunden (D) und dem maximalen Faktor der Flußsteigerung im

Relation zum Ruhefluß im Einzeltest (F). Die dopplersonografischen Messungen in der vena femoralis superficialis erfolgten bei 20 Probanden bei unten beschriebenen Übungen:
- Bewegungsübung des OSG, Arthroflow
- Fußsohlenkompression, AV-Impuls-System
- Beinkompression, Hydroven
- Beinkompression, AT-Strümpfe
- Elektrostimulation der Wade
- Atemgymnastik
- aktives Zehenbeugen
- aktive Dorsalextension im OSG
- Lagerung
- Teil- und Vollbelastung (20kp/Voll).

Ergebnisse

Die Ergebnisse der Messungen sind in der folgenden Abbildung zusammengefaßt:

– Atemgymnastik	Ü=12, D=1,2, F=2, MP 28,8
– Zehenbeugen aktiv	Ü=20, D=1,1, F=1,8, MP 39,6
– Teilbelastung 20 Schritte/Minute	Ü=20, D=1, F=3, MP 6
– Vollbelastung 20 Schritte/Minute	Ü=20, D=1, F=3, MP 60
– OSG Extension	Ü=20, D=1,1, F=3, MP 66
– Elektrostimulation	Ü=60, D=0,5, F=1,5, MP 45
– Hochlagerung	Ü=1, D=10, F=7, MP 70
– Antithrombosestrumpf (AT) lang	Ü=1, D=60, F=1,3, MP 7
– AT-Strumpf kurz	Ü=1, D=60, F=1,2, MP 72
– AV-Impuls-System, Fußplexuskompression	Ü=5, D=1, F=1,8. MP 9
– Hydroven, Dynamische Pneumatische Beinkompression	Ü=3, D=5, F=3, MP 45
– Arthroflow, OSG passive Mobilisation	Ü=20, D=1, F=2,5 MP 50

Ü = Pulsfrequenz, MP = Median Power

Diskussion und Schlußfolgerung

Die physiotherapeutischen Maßnahmen zeigen eine unterschiedliche power. Aktive Maßnahmen wie Atemgymnastik und aktive Bewegungsübungen des OSG sowie Belastung einer Extremität haben hohe thromboprophylaktische Potenz. Die von uns angewandte Strategie, Patienten mit 20kp Belastung einer Extremität und 20° ROM im OSG keiner ambulanten medikamentösen Thromboseprophylaxe zuzuführen, konnte prospektiv an 1321 ambulanten Patienten erfolgreich bestätigt werden.

Im stationären Bereich wird in unserer Klinik die Physiotherapie in der Routineprophylaxe der TVT eingesetzt. Neben Heparin, Analgetika, Antiphlogistika werden mindestens 3 physiotherapeutische Maßnahmen pro Patient täglich wie beispielsweise Atemgymnastik, AT-Strümpfe, passive Bewegungsübungen des OSG bzw aktive Mobilisation oder Pumpsysteme angewandt. Trotz dieser kombinierten Thromboseprophylaxe ist es nicht gelungen die TVT-inzidenz bei 1000 stationären Patienten prospektiv unter 4% zu reduzieren. Eine neue Form der TP mit dem Vena flow im Dauerbetrieb wird in unserer Klinik zur Zeit prospektiv untersucht.

Moderne Nachbehandlung nach Eingriffen im Bereich des OSG und Fusses – klinische und experimentelle Untersuchungen

A. Biewener (Dresden), F. Teistler, M. Holch, H. Zwipp

Zielsetzung/Einleitung

Die Entwicklung der modernen Unfallchirurgie hat in vielen Bereichen die konservative Behandlung mit immobilisierenden Verbänden durch ein operatives Konzept mit der Möglichkeit der gipsfreien Nachbehandlung abgelöst.

Nach Eingriffen im Bereich des Sprunggelenkes und Fusses wird allerdings auch weiterhin häufig der Unterschenkelgehgips zur Protektion der Osteosynthese eingesetzt. Ein spezifisches Problem besteht in der erhöhten Thrombosegefährdung für den Zeitraum der Gipsbehandlung, für die die Einschränkung der venösen Hämodynamik durch Aufhebung der Flexion/ Extension im OSG verantwortlich gemacht wird. Wir setzen daher seit einiger Zeit alternativ einen flexiblen Arthrodesenstiefel in der Nachbehandlung von OSG- Frakturen und Arthrodesen des OSG und USG ein.

Fragestellung:
1. Führt dieses Nachbehandlungskonzept zu einer erhöhten Rate an Osteosyntheseversagen?
2. Wie ausgeprägt ist die Einschränkung der venösen Hämodynamik im Vergleich Unterschenkelgehgips/Arthrodesenstiefel?

Methoden

1. Retrospektiv untersucht (klinisch und radiologisch) wurden OSG-Frakturen (Weber A-C, uni-trimalleolär, n=42) und Arthrodesen des OSG (n=15) und USG (n=18) die nach operativer Versorgung mittels Arthrodesenstiefel (Adipromed Variostabil) und Voll-belastung (Ausnahme: 20kg Teilb. bei Instabilität der Syndesmose) nachbehandelt wurden (Zeitraum 1/96–12/99).
2. venöse Hämodynamik: vergleichende Untersuchung an 8 venengesunden Probanden. Hochauflösende kontinuierliche Erfassung des Druckverlaufs (Fußrückenvene) beim Stehen und während Kniebeugen. Statistik: Varianzanalyse, t-Test.

Ergebnisse

1. Nachuntersuchung: im Mittel 28 Monate postop. Ausgezeichneter Patientenkomfort. Keine Weichteilprobleme. Keine klinisch apparenten Thrombosen. Komplikatio-

nen: 1x Osteosyntheseversagen einer trimalleolären OSG- Fraktur, allerdings bei biomechanisch ungenügender Osteosynthese. 3 nicht-durchgebaute Arthrodesen.

2. venöse Hämodynamik (Werte in mmHg). Intraindividueller Vergleich
f=frei
G=Unterschenkelgehgips
A=Arthrodesenstiefel

Ruhewert im Stehen: 95,3 ± 27,9

minimaler Druck während Kniebeugen:	f: 21,2 ± 20,7	G: 20,0 ± 26,9	A: 22,8 ± 20,5
max. Amplitude während Kniebeugen:	f: 39, 8 ± 14,4	G: 48,8 ± 10,6*	A: 24,3 ± 9,8*
Kurvenabfall (=Pumpleistung, mmHg/s):	f: 12,3 ± 8,1	G: 29,1 ± 16,5*	A: 9,6 ± 5,4*
Kurvenanstieg (=Wiederauffüllung):	f: 5,2 ± 5,6	G: 5,6 ± 4,1**	A: 2,6 ± 1,1**

* p<0,05. **p=0,06

Schlußfolgerung

Die Nachbehandlung mit dem flexiblen Arthrodesenstiefel ermöglicht bei überlegenem Patientenkomfort eine sichere Protektion der Osteosynthese. Durch die gute Wundkontrolle kann der stationäre Aufenthalt verkürzt werden. Gegenüber der Nachbehandlung im Patientenschuh (bei OSG-Frakturen) besteht der Vorteil der sofortigen Vollbelastung. Dadurch kann die Dauer des Krankenstandes verkürzt werden. Wesentlicher Nachteil sind die hohen Kosten, die Kosten- Nutzenanalyse wird präsentiert.

Bei den Messungen zur venösen Hämodynamik zeigt sich beim Kniebeugenmodell kein Unterschied ohne und mit Unterschenkelgehgips. Dieses Ergebnis deckt sich mit bisherigen Untersuchungen. Der Arthodesenstiefel hingegen zeigt – offensichtlich durch eine flexible Kompression der Wadenmuskulatur – statistisch signifikant die beste venöse Hämodynamik.

Montag, 11. September 2000
16:00 – 17:45 Uhr Bonatz Saal
Junges Forum II

Propriozeptives Reflextraining zur Prävention von Sprunggelenksverletzungen im Basketballsport – eine prospektive Studie

P. Heinz (Dresden), F.M. Teistler, H. Zwipp

Zielsetzung

In einer prospektiv randomisierten Studie werden Einflüsse eines regelmäßigen propriozeptiven Reflextrainings auf die Häufigkeit und Schwere fibularer Bandverletzungen untersucht.

Material

64 Basketballer (49m/15w), mittleres Alter 21,6 Jahre.

Methoden

Gruppe 1 trug eine Mikros Bandage zur externen Stabilisierung beim Basketballspiel, Gruppe 2 führte täglich ein propriozeptives Reflextraining auf einem Therapiekreisel durch, Gruppe 3 war Kontrollgruppe. In einer Aufnahmeuntersuchung wurde eine exakte Anamnese erlittener Sprunggelenksverletzungen erhoben. Es folgte eine klinische Untersuchung, das Erheben des propriozeptiven Reflexstatus unter Zuhilfenahme eines modifizierten Romberg-Testes sowie eines Koordinationstestes auf einem Therapiekreisel, das Anfertigen gehaltener Röntgenaufnahmen beider oberer Sprunggelenke in 2 Ebenen und eine isokinetische Muskelkraftmessung der sprunggelenksstabilisierenden Muskulatur auf dem Cybex 340 Dynamometer. Alle Verletzungen wurden dokumentiert, alle Sprunggelenksverletzungen nachuntersucht. Patienten mit nachgewiesener fibularer Bandruptur schieden aus der Studie aus. Nach 3 Jahren wurde die Aufnahmeuntersuchung wiederholt.

Ergebnisse

Bei den 64 Probanden traten 47 Distorsionen und 14 fibulare Bandrupturen auf. Die vor Studienbeginn vorgeschädigten Sprunggelenke wurden im Studienverlauf häufi-

11.09.

16.00 – 17.45

Bonatz Saal

ger von einem erneuten schweren Trauma betroffen als nicht vorgeschädigte Gelenke (Chi-Quadrat-Test: p=0,001). Bei den durch ein schweres Supinationstrauma vorgeschädigten Sprunggelenken war der modifizierte Romberg-Test bei der Aufnahmeuntersuchung häufiger positiv, als bei den nicht vorgeschädigten Sprunggelenken (Chi-Quadrat-Test: p<0,001). Die unteren Extremitäten, bei denen der modifizierte Romberg Test bei der Aufnahmeuntersuchung positiv war, wurden häufiger von einem schweren Supinationstrauma betroffen, als jene bei denen der modifizierte Romberg Test negativ war (Chi-Quadrat-Test: p<0,001). Vorbestehende mechanische Instabilitäten nahmen keinen signifikanten Einfluß auf die Häufigkeit von Verletzungen des fibularen Bandapparates.In der Gruppe 2 (Propriozeptives Reflextraining) traten mit 8 schweren Supinationstraumen verglichen mit 18 schweren Supinationstraumen in der Gruppe 3 (Kontrolle) weniger Verletzungen auf (Asymptotische Signifikanz: p=0,028).

Schlußfolgerungen

Wesentlich für die Prävention von Sprunggelenksverletzungen im Basketballsport ist eine exakte Analyse möglicher Störungen der Sprunggelenksstabilisierung. Das rechtzeitige Erkennen einer Störung ermöglicht durch eine gezielte Therapie eine positive Einflußnahme und damit das Verhindern einer Verletzung. Funktionelle Störungen nehmen statistisch signifikant Einfluß auf die Häufigkeit schwerer Supinationstraumen. Regelmäßiges propriozeptives Reflextraining verbessert den propriozeptiven Reflexstatus, trainiert die sprunggelenksstabilisierende Muskulatur und verringert die Häufigkeit schwerer Supinationstraumen signifikant.

Der Effekt von Rotation und Angulation auf die Elongation von HKB-Transplantaten

R. Pflugmacher (Berlin), F. Kandziora, N.P. Südkamp, A. Weiler

Zielsetzung

Das Problem der hinteren Kreuzband(HKB)chirurgie liegt in einer hohen Versagerquote. Neben insuffizienter posterolateraler Stabilisierung und inadequater Nachbehandlung postulieren wir, daß die Angulation von HKB-Transplantaten zu einer inhomogenen Belastung der Transplantatfasern führt und demzufolge potentiell zum Transplantatversagen beiträgt. Ziel dieser Untersuchung war es, das Elongationsverhalten von HKB-Transplantaten in Abhängigkeit von Angulation (Ang) und Rotation (Rot) zu untersuchen.

Material

48 humane 10mm starke Knochen-Patellarsehnen-Knochen-Transplantate (BTB) wurden gewonnen und randomisiert auf folgende Testgruppen aufgeteilt (n=8):
1. 0° Ang/ 0° Rot;
2. 45° Ang/ 0° Rot,
3. 90° Ang/ 0° Rot,
4. 0° Ang/ 360° Rot,
5. 45° Ang/ 360° Rot,
6. 90° Ang/ 360° Rot.

Methoden

Die Transplantate wurden mit Hilfe einer computergesteuerten Materialprüfmaschine zyklisch belastet. Zunächst wurde mit einer Vorlast von 50N über 100 Zyklen präkonditioniert. Anschließend wurden mit einer Geschwindigkeit von 4mm/s 100 Zyklen inkrementale Belastung von 50-150N, 50-300N und 50-450N durchgeführt. Zwischen den Belastungszyklen wurden 60 min Pause zur viskoelastischen Relaxation des Transplantats eingehalten. Transplantatelongation, Steifigkeit und absorbierte Energie wurden bestimmt.

Ergebnisse

Mit zunehmender Angulation und zunehmender Rotation kommt es zu einer signifikanten Elongation des Transplantats ((1) 0.29 +/- 0.12mm, (2) 0.73 +/ -0.20mm, (3) 0.96 +/ -0.38mm, (4) 0.81 +/- 0.50mm, (5) 1.45 +/- 0.46mm, (6) 1.63 +/- 0.52mm) bei Belastung mit 50-150N), die bis zu 562% des nicht angulierten und rotierten Transplantats beträgt. Die Steifigkeit des Transplantats und die Hysteresefläche als Maß für die absorbierte Energie verhalten sich reziprok. Mit zunehmender Kraft kommt es zu einer signifikanten Zunahme der Elongation, Steifigkeit und Hysteresefläche.

Schlußfolgerung

Angulation und Rotation erhöhen in vitro die Elongation des BTB-Transplantats und können klinisch zum Transplantatversagen beitragen. Operationstechniken, die eine minimale Angulation und Rotation des HKB beinhalten, könnten eine Transplantatelongation reduzieren.

Vergleichbarkeit von Hüft- und Beckenaufnahmen zementfreier Pressfit-Pfannen zur Digitalen Migrationsanalyse

L. Özokyay (Bochum), K. Bernsmann, J. Krämer

11.09.

16.00 – 17.45

Bonatz Saal

Zielsetzung

Vergleichbarkeit von Hüft- und Beckenaufnahmen zur Digitalen Migrationsanalyse (DMA) zementfreier Pressfit-Pfannen bei Hüftendoprothesen

Material und Methoden

In dieser retrospektiven Untersuchung wird die Vergleichbarkeit von Hüft- und Beckenaufnahmen evaluiert, um sie einer Digitalen Migrationsanalyse mittels des System DiagnostiX 2048 (GEMED, Freiburg) zuzuführen. Es wurde bei 45 Patienten mit 47 Pfannen das Modell Plasmacup (Aesculap) und bei 16 Patienten mit 17 Octofit-Pfannen (Endotec/Tornier) die postoperative Hüftaufnahme mit der nach durchschnittlich 38 (25 bis 56) Monaten durchgeführten Beckenübersicht verglichen. Grundlage des Meßvergleichs ist der von Müller et al. (1996) in Leichenpräperaten ermittelte Grundtangentenwinkel (GTW), der durch Übertragung einen Vergleich der Hüft- und Beckenaufnahmen gestattet. Das Meßsystem gestattet mit Hilfe der integrierten Software einen Vergleich der Aufnahmen anhand des horizontalen und vertikalen Beckendurchmessers. Referenzmeßdistanz ist der implantierte Prothesenkopf. Die Software ermittelt anhand von benutzerdefinierten Meßpunkten die horizontale und vertikale Lage der Pfanne. Zudem läßt sich die Änderung des Inklinationswinkels der Pfannen berechnen. Anhand der Verlaufsbilder lassen sich Migrationswerte in beide Richtungen sowie Winkelverschiebungen angeben.

Ergebnisse

Die durchgeführten Messungen ergaben für die abgeflacht hemisphärische titanbeschichtete Pfanne Plasmacup eine mittlere Migration von 1,77mm (-2,06 bis 8,09 mm), für den hemisphärischen HA-beschichteten Octofit von 2,34mm (-3,67 bis 6,27 mm). In vertikaler Richtung zeigt sich eine Migration im Mittel von 1,35 mm (-5,39 bis 6mm) für den Plasmacup und 1,97mm (-4,27 bis 10,88mm) für den Octofit. Die Änderung des Inklinationswinkels betrug 2,3° bzw. 3,4°. Die Übertragung des Grundtangentenwinkels auf die Hüftaufnahmen sowie der Vergleich der Beckenparameter ergeben eine durchschnittliche Übereinstimmung zwischen Becken- und Hüftaufnahme von 94,2% (78,4 bis 99,1%) der Übertragungsparameter.

Schlußfolgerung

Anhand der durch die Software durchgeführte Vergleichsanalyse der Hüft- und Beckenaufnahmen sowie die Übertragung des Grundtangentenwinkels von der

Becken- auf die Hüftaufnahme lassen sich Migrationsmeßwerte mit einer Meßgenauigkeit von 1mm ableiten, die durch den nicht immer eindeutig abzugrenzenden Hüftkopf sowie die Übertragungsungenauigkeit des Grundtangentenwinkels erfolgt. Somit wird bei dem Migrationsmeßsystem lediglich eine Beckenübersicht im gesamten postoperativen Verlauf benötigt. Dies führt zu einer Senkung der Strahlenbelastung des Patienten und ermöglicht eine häufigere Einbeziehung von Fremdaufnahmen in die Migrationsanalyse.

Biomechanische Untersuchung verschiedener Osteosyntheseverfahren zur Versorgung proximaler Tibiaschaftfrakturen

E. Schreitmüller (Davos), J. Goldhahn, C.A. Müller, U. Pfister, M. Hehli

Zielsetzung

Trotz der Vielzahl von Osteosyntheseverfahren stellt die Versorgung proximaler Tibiaschaftfrakturen bisher ein noch unzureichend gelöstes Problem dar. Neben OP-technischen Schwierigkeiten kann auch eine nicht ausreichende Stabilität des Knochen-Implantat-Verbundes (KIV) zu Fehlstellungen, verzögerter Frakturheilung oder Pseudarthrose führen.

Zur Zeit besteht noch kein Konsens über das zu wählende Osteosyntheseverfahren, deshalb war es Ziel dieser Arbeit, die Primärstabilität verschiedener Implantatsysteme im KIV zu untersuchen.

Material

Von 10 humanen, kältekonservierten Tibiapaaren wurde mittels qCT die Knochendichte (BMD) bestimmt und auf 4 Versuchsgruppen gleichmässig aufgeteilt (n=5). Es wurden folgende SYNTHES-Implantate aus Titan/ Titanlegierung getestet:

Unaufgebohrter Tibianagel (UTN, Ø 8mm), Kanülierter aufgebohrter Tibianagel (CTN, Ø 12mm), laterale Tibiakopfabstützplatte (APO, 9-Loch), Less Invasive Stabilisation System (LISS, 9-Loch, in klinischer Testung).

Methoden

Ein Osteotomiespalt von 10mm am meta-diaphysären Übergang simulierte eine instabile Querfraktur.

Um einen möglichst physiologischen Testaufbau zu erhalten, wurde für jede Tibia anhand eines validierten Finite-Elemente-Modells der exakte Ort der Krafteinleitung berechnet. Diese erfolgte proximal über ein Kugel-Gelenk. Distal wurde die Tibia über ein Kardan-Gelenk beweglich in die Testmaschine eingespannt. Die Testung erfolgte quasistatisch, Weg-gesteuert mit einer uniaxialen Testmaschine (Instron) unter Aufzeichnung einer Kraft-Weg-Kurve. Die Bewegung jedes Fragments und des Implantates wurden mittels eines video-optischen Systems (MacReflex, Qualysis) aufgezeichnet. Die Achsabweichungen bei 300N und 500N sowie die Steifigkeit bei 100N wurden ausgewertet. Die statistische Auswertung erfolgte mittels multipler Regressionsanalyse und Tukey's multiplen post-hoc Test.

Ergebnisse

Die grössten Fragmentbewegungen traten in der Frontalebene (Valgus/Varus) auf. Dabei zeigten APO und LISS signifikant höhere Werte als die Nagelsysteme (bei 500N: APO 7.6 u. LISS 8.2 vs. UTN 2.9 u. CTN 1.0 Winkelgrad).

Der UTN führte in der Sagittalebene (Ante-/ Rekurvation) tendenziell zu den grössten Abkippungen (3.4 Winkelgrad). Rotation und Translationen zeigten nur tendenzielle Unterschiede. Der CTN führte zu den geringsten Fragmentbewegungen in allen Richtungen. Alle Nägel waren signifikant steifer als die Plattensysteme (370 vs. 140N/mm).

Ein Zusammenhang zwischen Knochenqualität und Steifigkeit des KIV konnte nicht nachgewiesen werden.

Schlußfolgerung

APO und LISS verhalten sich im statischen Test ähnlich. Ihre hohe Elastizität führt bereits bei niedrigen Kräften zu grossen Winkelabweichungen. Die Marknägel, insbesondere der dickere CTN, tolerieren dagegen wesentlich grössere Krafteinleitungen. Die gewonnenen Informationen über die Primärstabilität lassen Aussagen über die Frühbelastbarkeit zu. Aussagen über Dauerbelastbarkeit oder Frakturheilung müssen durch andere Methoden evaluiert werden.

Results of flexor tendon repair of the hand by the motion stable wire suture by Towfigh

L.C. Olivier (Essen), S. Assenmacher, G. Schmidt, K.P. Schmit-Neuerburg

Background

To prove the savety and the functional outcome of the motion stable suture in comparison to conventional flexor tendon repair in order to promote further technical improvement.

The motion stable wire suture consists out of a polyfile flexible steel wire and two y-shaped hooks; all remains in situ. It allows early physiotherapy without rubberband protection.

Out of 115 patients with flexor tendon repairs two groups were selected for a retrospective follow-up:

Materials and Methods

A. 21 (72.4%) patients treated by motion stable wire sutures (MSWS). In these patients 72 flexor tendons of 40 digits were cut. 56 (77.8 %) of these flexor tendons were repaired by MSWS.
B. 20 (74.1%) patients treated by modified Kessler suture (MKS). In 31 digits 47 tendons were cut.

To improve the comparability all patients had to meet including criteria:clean cut,no fracture, no opened joint, no cut annular ligament, no soft-tissue defect or contusion, surgery on the day of accident, age < 65 years.The scoring scheme by Buck-Gramcko was used.Differences between the groups were assessed with the Mann-Whitney U test or student´s t-test; differences were assessed using the Wilcoxon Matched-Pairs Signed-Ranks test or the t-tests for paired samples.

Results

In group A with MSWS the follow-up was on average 50 months (21–76) after the procedure. The mean age at the date of the injury was 31 years (18–62). The time off work of these patients after the injury ranged from 2 to 36 weeks (mean: 13). We found in 32 (80.0%) of 40 digits an "excellent" result, 3 (7.5%) were scored as "good" and 5 (12.5%) as "fair". In 3 (14.3%) patients the motion stable sutures had to be removed due to local irritation. In further 3 (14.3%) patients the removal was performed on the occasion of a secondary tenolysis or the scheduled removal of a tubing of a median nerve. All 6 patients showed at the date of the follow-up an "excellent" functional outcome. In the 3 (13.6%) patients with additional injury of the flexor carpi ulnaris or radialis which were also repaired by motion stable sutures no impairment of the range of motion of the wrist was seen.

In group B with MKS the follow-up was on average 26 months (11–62) after the procedure. The mean age was 32 years (15–64). The patients in this group stayed off work after the injury on average for 16 weeks (3–42). The scoring of the follow-up findings showed 23 (74.2%) "excellent", 7 (22.6%) "good" and 1 (3.2%) "fair" results. In 4 (20.0%) patients a tenolysis was performed.

Concerning the patients´ age, sex, the involved zone, the digit or the side no significant difference between the groups (excluding the number of cut tendons/digit) or any usable trend related to the score and the type of repair was found.

Conclusion

The motion stable wire suture shows comparable and good results in contrast to conventional flexor tendon repair. Its use is safe. Further development of a resorbable motion stable suture is justified.

Qualitätsmanagement klinischer Studien im unfallchirurgischen Alltag

11.09.

16.00 – 17.45

Bonatz Saal

M. Schmidt (Marburg), T. Schmidt, G. Kaluza, M. Schnabel

Zielsetzung

Qualitative und quantitative Erfassung von Problemen und Fehlermöglichkeiten bei der Planung, Durchführung und Wertung klinischer Studien am Beispiel einer prospektiv randomisierten Therapievergleichsstudie an Patienten nach HWS-Beschleunigungsverletzung.

Problembeschreibung

Nur die sorgfältige und vorausschauende Planung einer klinischen Studie unter Berücksichtigung studientheoretischer Erkenntnisse sowie die fortlaufende Überwachung der Studienbedingungen garantiert eine reproduzierbare Datengrundlage und bei korrekter Interpretation gültige Aussagen. Viele Fragestellungen werden an kleinen inhomogenen Kollektiven unter biasträchtigen klinikspezifischen Gegebenheiten untersucht. Die Qualität vieler klinischer Studien wird in der Literatur zunehmend kritisch bewertet. Die einwandfreie Studiendurchführung ist auch bei korrekt erstelltem Studienprotokoll aufwendig und gerät oft in Konflikt mit den Notwendigkeiten des Arbeitsalltags. Die Analyse der Probleme und die Suche nach Auswegen aus diesem Dilemma ist ein wichtiger Beitrag zur notwendigen Verbesserung klinischer Studien in der Unfallchirurgie.

Material und Methode

Grundlage der Untersuchungen ist eine eigene kontrollierte prospektive randomisierte Therapievergleichsstudie an über 160 Patienten mit einer HWS-Beschleunigungsverletzung, der ein umfangreiches Studienprotokoll und eine Genehmigung durch die Ethikkommission zugrunde liegt. Im Vorfeld wurde versucht mögliche Fehlerquellen zu identifizieren und durch entsprechende Maßnahmen, die in das Studienprotokoll eingearbeitet wurden, zu vermeiden. Probleme während der Studiendurchführung wurden systematisch erfaßt und analysiert. Die hohe Anzahl von Escape-Patienten veranlaßte uns das Studienkollektiv im Hinblick auf soziodemographische und unfallspezifische Parameter mit dem Gesamtkollektiv von Patienten mit HWS-Distorsion unserer Klinik intensiv zu verglichen.

Ergebnisse

Zur Halbzeit der Studie (120 Studienpatienten eingeschlossen) betrug die Anzahl der Escape-Patienten 346. Für die meisten erfaßten Faktoren, die im Verdacht stehen, den Therapieverlauf zu beeinflussen, wie Alter, Geschlecht und Unfallmechanismus, fanden sich nur geringe, nicht signifikante Unterschiede. Ein signifikanter Unterschied

($p<0{,}05$) im Wilcoxon-Test fand sich nur für die Faktoren „Wochentag des Unfalls" und „Ausländeranteil" (Studie:3.74%/Escape-P.:9,83%).

Schlußfolgerungen

Die interdisziplinäre Zusammenarbeit mit Kooperationspartnern (theoretische Chirurgie, Med. Psychologie, Biomathematik etc.) ist zur Qualitätssteigerung klinischer Studien notwendig. Die Rahmenbedingungen (logistisches Umfeld, interdisziplinäre Zusammenarbeit, Multicenter-Studien, etc.) der klinischen unfallchirurgischen Forschung sind wie die Bedingungen für die Anerkennung wissenschaftlicher Leistungen grundlegend zu überdenken.

Ergebnisse nach operativer Versorgung intraartikulärer Calcaneusfrakturen

S. Barthel (Dresden)

Zielsetzung

Die durchschnittlichen 1½-Jahres-Ergebnisse sollten anhand von Nachuntersuchungen mit standardisiertem Untersuchungschema erfasst und der Schwere der Verletzung gegenübergestellt werden

Material

Im Zeitraum vom 01.10.1993 bis 30.09.98 wurden insgesamt 279 Calcaneusfrakturen bei 253 Patienten behandelt. Die häufigste Ursache war der Sturz aus großer Höhe (82%), gefolgt von Verkehrsunfällen (13%) und Privat- bzw. Sportunfällen (5%). Ein sehr hoher Anteil (56%) entfiel auf Arbeitsunfälle. Mit 82% waren die männlichen Patienten überdurchschnittlich vertreten. Von insgesamt 279 Frakturen waren 246 (88,2%) intraartikulär und 33 (11,8%) extraartikulär. Insgesamt waren 66 Patienten (26%) polytraumatisiert, 26 Patienten (18,6%) erlitten eine beidseitige Calcaneusfraktur, bei 8 Patienten (3,2%) lag eine ipsilaterale Talusfraktur vor.

Methoden

Von 226 offen rekonstruierten intraartikulären Calcaneusfrakturen konnten bis zum 01.07.99 128 Patienten im Mittel 18 Monate (10-46 Monate) postoperativ nach dem ± 200-Punkte-Score nach Zwipp und modifiziertem Merle-d'-Aubigne-Score nachuntersucht werden.

Weiterhin wurden die Frakturen nach der 12-Punkte-Klassifikation nach Zwipp analysiert, welche eine exakte Klassifikation des Knochen- und Weichteilschadens darstellt.

Ergebnisse

Nachuntersuchungsergebnisse waren entsprechend dem Funktionsscore nach Merle d' Aubigne (45% sehr gut, 41% gut, 11% befriedigend und 3% schlecht) signifikant besser, als nach dem ± 200-Punkte-Score nach Zwipp (10% sehr gut, 57% gut, 30% befriedigend und 3% schlecht), wobei letzterer strenge subjektive, funktionelle, radiologische und computertomographische Kriterien beinhaltet.

Schlußfolgerungen

Die Resultate geben die Schwere der behandelten intraartikulären Calcaneusfrakturen wieder, wobei die negativen Nachuntersuchungsergebnisse mit der Schwere der Verletzung und somit mit der 12-Punkte-Klassifikation korrelieren. Damit ist eine prognostische Aussage schon anhand der 12-Punkte-Klassifikation zu treffen.

Molekularbiologische Untersuchungen zur differentiellen Genexpression humaner Chondrocyten in Monolayer- und 3D-Alginate-Kultur

O. Klinger (Marburg), S. Marlovits, M. Schnabel

Zielsetzung

Molekularbiologische Analyse der differentiellen Genexpression von humanen artikulären Chondrozyten (HAC) in Monolayer- und 3D-Alginate-Kultur sowie komperativer Vergleich mit humanen Fibroblasten (HF).

Problembeschreibung

Unter zweidimensionalen Kulturbedingungen dedifferenzieren HAC und nehmen ein fibroblastenähnliches Aussehen an. Nach Überführung in ein dreidimensionales Kultursystem redifferenzieren die Zellen und nehmen ein dann wieder chondrozytenähnliches Aussehen an. Die autologe Chondrocyten Transplantation (ACT) beruht auf der Kultivierung von HAC mit dem Ziel die Zellzahl zu vermehren. Die kultivierten Zellen werden in dedifferenziertem Zustand transplantiert. Die Redifferenzierung nach erfolgter Transplantation wird angenommen, ohne das bis heute der Beweis erbracht wurde. Die den Differenzierungsvorgängen zugrundeliegenden Mechanismen sind nicht bekannt, wobei weder das genaue Ausmaß der Dedifferenzierung noch die Reversibilität dieses Prozesses geklärt sind.

Material und Methode

HAC und HF wurden unter Standardbedingungen in einem zweidimensionalen Kultursystem kultiviert. Nach der Dedifferenzierung der HAC wurden die Zellen in eine 3D-Alginate-Kultur übernommen. Nach ca. 20 Tagen redifferenzierten die Zellen. Von HAC, den de- und redifferenzierten Chondrozyten sowie den HF wurde das mRNA-Expressionsmuster als Fingerprint nach Zell-Lyse, mRNA-Extraktion, RNA-AP-PCR und Polyacrylamid-Gelelkrophorese komperativ mittels Silberfärbung dargestellt. Mit der RT-PCR und zum Teil auch Northern-blots wurde die differentielle Genexpression u.a. für Kollagen I, II und III, Vimentin, Protein S-100, Chondroitin-4-Sulfat, Chondromodulin, BMP-7 und BMP-8 untersucht.

Ergebnisse

Der mit der RNA-AP-PCR angefertigte Fingerprint zeigte deutliche Unterschiede zwischen HAC und dedifferenzierten, fibroblastenähnlichen Chondrocyten. HAC und redifferenzierte Zellen wiesen starke Homologien auf. Große Übereinstimmungen fanden sich auch zwischen dedifferenzierten Chondrozyten und HF. Kollagen II, Chondromodulin, BMP-7 und BMP-8 war nur in HAC, Kollagen I und III war sowohl in den dedifferenzierten Zellen als auch in den HF nachweisbar. Die Expression von Kollagen Typ II mRNA stellte sich in den redifferenzierten Zellen, bei nachweisbarem Kollagen Typ III, deutlich schwächer dar. Die Ergebnisse für Kollagen II und Chondromodulin, als wesentliche chondrocytenspezifische Faktoren, wurden mit Northern blots, bei denen die mRNA anders als mit der RT-PCR direkt nachgewiesen wird, ebenfalls bestätigt.

Schlußfolgerungen

Chondrocyten ändern unter Kulturbedingungen ihren Phänotyp. Damit einhergehend sind erhebliche regulative Veränderungen nachweisbar. Zur Klärung der Zusammenhänge und zum Verständnis der Differenzeirungsvorgänge sind grundlegende Untersuchungen erforderlich. Die ACT kann bis zur Klärung der offenen Fragen nur als im Experimentalstadium befindlich angesehen werden.

Lowering the rate of i.v. bacterial contamination by technical modification of infusion syringes

11.09.

16.00 – 17.45

Bonatz Saal

D.O. Kendoff (Essen), L.C. Olivier , W. Schirsching, H. Esche, M. Yazici, D. Nast-Kolb

Purpose

To permit the reuse of infusion syringes the effect of a simple modification of the plunger for maintaining the syringe´s sterility with multiple reuse is examined. First economical data for its use should be gathered.

Material

A plunger of a conventional 50 cc infusion syringes was modified by integrating a second sealing ring slightly displaced from its geometrical middle.

With even complete aspiration and injection both sealings never contact the same area inside the syringe barrel. Accidental transfer of bacteria should be prevented. The modified plunger was manufactured out of polypropylen by an injection moulding process. Using the conventional 50 cc barrel the modified plunger was assembled including the two rubber sealings and prepared for experimental use by plasma sterilisation.

Methods

The plunger of 100 modified syringes was moistened according to the european pharmakopoeia by I). 1 ml of B.subtilis II). 200µl ^{14}C marked protein solution. Repeated aspirations and injections – up to 100 – followed. In experiment I. 5ml of Trytone-Yeast-medium was aspirated and moved repeatedly under sterile conditions. The number colony forming units (cfu//ml/plate) were counted in the medium after 24 hours of incubation at 37° C. In experiment II 5 ml of szintillation liquid was used and the counts per minute (cpm) were detected in liquid szintillation analyzer. The same experiments were also performed with non-modified plungers using conventional 50 cc syringes. A standard form for investigation of the use of infusion syringes was mailed to 31 intensive care units in Germany. Beside the question of practised reuse the query asked for the number of patients and syringes used at these institutions.The mean price per conventional syringe was taken from the market.

Results

In none of the modified syringes after up to 100 repeated aspirations and injections transfer of B.subtilis or ^{14}C marked proteins was detected. In conventional syringes transfer of both occured with the second aspiration and injection. All 31 ICUs answered. Annually 636.369 infusion syringes were used for 40075 patients. 5 (16.1%)

ICUs stated occasional reuse. On the basis of an average infusion rate of 3–5ml/hour an emptied syringe has to be renewed 2 to 3 times a day; costing 1.40–2.10 DM per day.

Conclusion

The multiple reuse of modified syringes in the same patient with the same medication can be permitted. In case of a price of 1.40–2.10 DM per piece its use is costeffective.

Verlauf biochemischer Knochenmarker bei der osteoporotischen Frakturheilung am Beispiel der distalen Radiusfraktur

M. Pausch (Giessen), C. Heiss, U. Wehr, E. Schneider, W. Rambeck, R. Schnettler

Zielsetzung

Ziel dieser experimentellen Studie war, anhand von biochemischen Knochenmarkern den Heilungsverlauf der distalen Radiusfraktur bei prä- und postmenopausalen sowie bei osteoporotischen und nicht-porotischen Patientinnen darzustellen. Desweiteren sollte überprüft werden, ob durch Knochenmarker Aussagen über die Qualität der Therapiekonzepte getroffen werden können.

Material und Methoden

Insgesamt nahmen 10 prä- (36J. +/- 6,5J.) und 40 postmenopausale Patientinnen (68,5J. +/- 7,4J.) mit distaler Radiusfraktur, sowie 10 prä- (34,3J. +/- 3J.) und 20 postmenopausale Frauen (64,4 +/- 7,2J.) ohne Fraktur an der Studie teil. Mit Hilfe der qCT-Messung der LWS (Z- und T-Wert-Bestimmung) wurden die postmenopausalen Patientinnen in eine osteoporotische und eine nicht-porotische Patientengruppe unterteilt. Alle Patienten mit distaler Radiusfraktur wurden zusätzlich nach der Therapiemethode (konservativ/operativ) aufgegliedert. Jeweils am 0., 2., 4., 10. und 14. Tag sowie bei 6 Pilotpatientinnen über insgesamt 6 Wochen, wurden Blut- und Urinproben gewonnen und auf die nachfolgenden biochemischen Knochenmarker untersucht:
Serum: Crea, Ca, P, ALP, bALP, PICP, OC, ucOC, Vit. K, BSP
Urin: Crea, Ca, P, PYD, DPD, NTx

Ergebnisse

Bei Betrachtung der Kontrollpatienten fiel auf, daß die Konzentrationen der einzelnen Marker deutlich geringer waren als die Werte während der osteoporotischen und nicht-porotischen Frakturheilung. Beim Vergleich der prä- und postmenopausalen Frakturheilung konnten geringere Konzentrationen bei den jungen Patienten gemessen werden. Die postmenopausalen Patienten zeigten höhere Aktivitätswerte (vermehrter Knochenumsatz). Bei den Verläufen der osteoporotischen und nicht-porotischen Frakturheilung konnten deutliche Divergenzen beobachtet werden. Die Resorptionsmarker (PYD, DPD, NTx) zeigten einen Anstieg in den ersten 4 Tagen mit einem Abfall am 5. Tag post fractionem. Die Resorptionsphase konnte durch diese Marker in 4 Phasen unterteilt werden. Die Formationsmarker (ALP, bALP, PICP, OC, ucOC) zeigten dagegen eine langsam ansteigende Aktivitätszunahme während der Frakturheilung und deutliche Konzentrationsunterschiede zwischen der Knochenheilung beim porotischen und dem nicht-porotischen Knochen. Auch liessen sich Unterschiede bei den differenten Therapiemethoden innerhalb der einzelnen Gruppen aufzeigen. Auffällig waren dabei die Verläufe des PICP und NTx bei konservativer versus operativer Versorgung der distalen Radiusfraktur.

Schlußfolgerung

Die Ergebnisse zeigten, daß mit Hilfe klassischer und neu etablierter biochemischer Knochenmarker eine Beurteilung der osteoporotischen und nicht-porotischen Frakturheilung möglich ist und zur Beurteilung konservativer und osteosynthetischer Therapiekonzepte geeignet sind. Inwieweit ein Unterschied zwischen den differenten Osteosyntheseverfahren im porotischen und nicht porotischen Knochen erkennbar ist, bleibt abzuwarten und muss in weiteren Studien überprüft werden.

12.09.

10.15 – 12.00

Kleine Eilenriedehalle

Dienstag, 12. September 2000
10:15 – 12:00 Uhr Kleine Eilenriedehalle

Prävention von Verletzungen

Vermeidung schwerer Handgelenksverletzungen beim Snowboarden durch einen biomechanisch optimalen Handgelenksprotektor – eine prospektiv randomisierte Studie

W. Machold (Wien), O. Kwasny, P. Eisenhardt, A. Kolonja, E. Bauer, S. Lehr

Zielsetzung

In jeder Wintersaison gibt es in Österreich rund 6000 Verletzungen beim Snowboarden. Ca. 1/3 aller und 50% aller schweren Verletzungen betreffen den Handgelenksbereich. Die zur Zeit am Markt befindlichen Handgelenksprotektoren reduzieren in Summe das Verletzungsrisiko, jedoch weisen viele Protektoren gravierende Mängel auf, die ihre Wirksamkeit in Frage stellen und zum Teil sogar zu einem erhöhten Risiko führen. Ziel unserer Studie war die Entwicklung eines biomechanisch optimalen Handgelenksprotektors und Evaluation in einer prospektiven randomisierten Studie.

Material

In Zusammenarbeit mit dem Bundesministerium für Unterricht und kulturelle Angelegenheiten wurden an Wintersportwochen österreichischer Schulen nach entsprechender Aufklärung Schüler rekrutiert. Einschlußkriterien waren:
- Einverständnis zur Teilnahme an der Studie
- kein eigener Handgelenksprotektor
- passende Größe und Sitz des Studienprotektors.

Methoden

Anhand der Analyse der mit und ohne Protektoren aufgetretenen Verletzungen und der Analyse des typischen Verletzungsmechanismus wurde ein biomechanisch optimaler Protektor entwickelt und in einer Kleinserie produziert.

Die teilnehmenden Schüler wurden in eine Gruppe ohne Handgelenksprotektor und eine Gruppe mit dem Studienprotektor randomisiert.

Die Ergebnisse wurden anhand einer multivariaten Analyse statistisch (Poisson Regression) ausgewertet.

12.09.

10.15 – 12.00

Kleine Eilenriedehalle

Ergebnisse

379 Snowboarder aus der Nicht-Schienen-Gruppe und 334 aus der Schienengruppe konnten bezüglich Alter, Geschlecht, Snowboardvorerfahrung, dominante Körperhälfte, Position auf dem Snowboard, tatsächlich auf dem Snowboard verbrachte Zeit, aktuelle Pistenbedingungen und eventuell aufgetretene Verletzungen, einschließlich der näheren Verletzungsumstände ausgewertet werden.

In der Nicht-Schienen-Gruppe traten 9 schwere Verletzungen im Handgelenksbereich (Frakturen und Epiphysiolysen) auf.

1 Snowboarder aus der Schienengruppe verwendete in Verletzung des Studienprotokolls nicht den hierfür entwickelten Protektor sondern einen im Handel erhältlichen und zog sich eine Radiusfraktur an typischer Stelle zu. Ansonsten trat in der Schienengruppe keine Verletzung auf. Dies stellt eine signifikante Reduktion des Verletzungsrisikos dar.

Schlußfolgerung

Wie am Beispiel Snowboarding in unserer Studie gezeigt werden kann, läßt sich durch die Verwendung von biomechanisch optimalen Protektoren das Verletzungsrisiko bezüglich der am häufigsten auftretenden Handgelenksverletzungen drastisch reduzieren.

Maßnahmen der passiven und aktiven Sicherheit

M. Rabe (Wolfsburg), K. Friedewald

Die Fortschritte in der passiven Sicherheit, Gurtstraffer und Airbags gehören, mittlerweile zur Grundausstattung moderner Fahrzeuge und spiegeln sich in der von Jahr zu Jahr abnehmenden Zahl der Unfalltoten wider. Aufgrund des inzwischen erreichten hohen Sicherheitsniveaus kann jedoch die Zahl der Verkehrsopfer durch eine weitere Verbesserung des Selbstschutzes der Fahrzeuginsassen nicht mehr so stark wie in der Vergangenheit beeinflußt werden.

Die derzeitigen Entwicklungsrichtungen der Fahrzeugsicherheit werden durch Ergebnisse der Unfallforschung bestimmt. Ein Beispiel für eine solche Neuorientierung ist die Kompatibilität von Fahrzeugen. Anders als bei den etablierten Laborcrashversuchen steht hier das Zusammenwirken zweier unterschiedlicher, realer Fahrzeugstrukturen während eines Zusammenstoßes im Vordergrund. Ziel ist die Entwicklung kompatibler Fahrzeuge, die gemeinsam die Aufprallenergie absorbieren und bei denen nicht ein Unfallbeteiligter zu Lasten des Unfallgegners bevorteilt wird. Die im realen Unfallgeschehen relevanten Paarungen der Unfallgegner ergeben sich aus der Unfallforschung; nur in den seltensten Fällen treffen gleich schwere Fahrzeuge aufeinander. Bei der Auslegung eines Mittelklassefahrzeuges sind aus die-

12.09.

10.15 – 12.00

Kleine Eilenriedehalle

sem Grund sowohl Kollisionen mit größeren als auch mit kleineren Fahrzeugen zu berücksichtigen.

Die Unfallstatistik zeigt die große Bedeutung der seitlichen Kollisionen gegen ein anderes Fahrzeug oder auch gegen einen Pfahl. Gerade der Pfahlaufprall wird durch das elektronische Stabilitätsprogramm ESP vermieden oder in seinen Auswirkungen vermindert. Für den Fall, daß es trotzdem noch zu einem seitlichen Pfahlaufprall kommt, mildert der Kopfairbag in Verbindung mit dem schon etablierten Thoraxairbag die Folgen für den Insassen.

In Zukunft wird die bis vor wenigen Jahren gültige Abgrenzung von passiver und aktiver Sicherheit immer mehr verschwimmen und in einen ganzheitlichen Ansatz zur Unfallfolgenreduzierung und Unfallvermeidung aufgehen. Gleichzeitig wird die Wirkungsweise der Rückhaltesysteme individualisiert. Sogenannte Smart-Restraint-Systeme passen ihre Charakteristik individuell auf den Insassen und die Unfallsituation an.

Unfallprävention durch Analyse von Verkehrsunfällen einer deutschen Großstadt und deren Großraum

O. Steitz (Dresden), K. Piltz, H. Rüsch, M. Reuter, H. Zwipp, H. Brunner

Zielsetzung

Im Rahmen dieser in-depth-Studie sollen Aussagen über das Verletzungsmuster in Abhängigkeit von der jeweiligen Verkehrsteilnahme und dem Alter des Verletzten getroffen werden, um Ansatzpunkte zur weiterführenden Unfallprävention aufzuzeigen.

Material

In einer prospektiven Studie werden seit dem 02.07.1999 in einer deutschen Großstadt und in angrenzenden Kreisen Verkehrsunfälle mit Personenschäden vor Ort untersucht. Eine Auswertung erfolgte bisher für 250 Unfälle mit 293 verletzten Personen.

Methoden

Die Aufnahme der Fälle erfolgt nach einem Stichprobenplan in einem definierten Erhebungsgebiet. Inhalt der Dokumentation sind neben allgemeinen Umweltdaten technische und medizinische Daten. Die Klassifikation des Verletzungsmusters und der Verletzungsschwere erfolgt nach der AIS Skala. Eine 95% Wahrscheinlichkeit für schwere und schwerste Verletzungen besteht ab einem maximalen AIS Wert von 3 (MAIS 3). Die Dokumentation erfolgt auf standardisierten Fragebögen, die Ergebnisse werden einer Datenbank zugeführt.

12.09.

10.15 – 12.00

Kleine Eilen-riede-halle

Ergebnisse

In 5,8% der Fälle verunfallten Fußgänger, ihr Durchschnittsalter lag bei 48,1±18,2 Jahren.

Bei 18% der Verletzten lag ein MAIS 3 vor. Die am häufigsten verletzte Körperregion war mit 58,8% die untere Extremität, gefolgt von 41,2% Verletzungen der oberen Extremität und 29,4% Verletzungen des Kopfes.

Als Fahrradfahrer verunfallten 15,2% der Verletzten, sie waren im Durchschnitt 29,1 ± 19,2 Jahre alt. Einen MAIS 3 hatten 18,3%. In 60% lag eine Kopfverletzung vor, gefolgt von 55,5% Verletzungen der oberen Extremität und 45% Verletzungen der unteren Extremität.

Mit einem motorisierten Zweirad verunfallten 21% der Verletzten, sie waren im Durchschnitt 26,6 ± 8,8 Jahre alt. Einen MAIS 3 wurde bei 21,3% dokumentiert, 3,3% der Patienten verstarben am Unfallort. Die am häufigsten verletzte Körperregion dieser Gruppe war mit 52,5% die untere Extremität, gefolgt von der oberen Extremität mit 41% und dem Kopf mit 23%. In einem PKW/Kleinbus verunfallten 58% der Verletzten. Ihr Durchschnittsalter lag bei 33,6 ± 17,2Jahren. Einen MAIS 3 hatten 11,2%, 3,5% verstarben am Unfallort. Führend in dieser Gruppe waren die Verletzungen des Kopfes mit 40,6%, gefolgt von Verletzungen der unteren Extremität mit 28,8%, sowie des Halses mit 26,5%.

Schlußfolgerungen

Der hohe Anteil der Verletzungen von Kopf (40,6%) der unteren Extremität (28,8%) bei PKW Insassen zeigt die Notwendigkeit der Weiterentwicklung protektiver Maßnahmen im Kopf-, Knie- und Fußraum des PKW.

Das geringe Durchschnittsalter (26,6 ± 8,8 Jahre) der motorisierten Zweiradfahrer erfordert eine intensivere Verkehrserziehung bei Jugendlichen.

Die häufigen Verletzungen im Bereich des Kopfes bei Fahrradfahrern (60%) sollten zur Verbesserung der Fahrradhelme als auch zur neuerlichen Diskussion der Helmpflicht Anlaß geben.

Prävention von Kopfverletzungen bei der Pkw-Seitenkollision: Präsentation und erste Ergebnisse eines neuartigen Seiten-Airbagsystems

O. Pieske (München), G. Lob, G. Meßner, W. Lange, J. Haberl

Zielsetzung

77% aller schweren Schädel-Hirn-Trauma (GCS<8; >6 Stunden) ereignen sich im Straßenverkehr, 34% allein bei Pkw-Kollisionen. In einer interdisziplinären Kooperation zwischen Unfallchirurgen und Technikern analysierten wir mehr als 1000 schwere

Pkw-Verkehrsunfälle, um Insassenverletzungen und Verletzungsmechanik zu evaluieren. Dabei konnte gezeigt werden, daß das Verletzungsrisiko des Kopfes bei Seitenkollisionen (SK) mit 60% im Vergleich zu anderen Kollisionstypen am höchsten ist und daß das SHT die häufigste Todesursache bei SK ist.

Ziel dieser Arbeit war daher, einen neuartigen Kopf-Seiten-Airbag, den sog. ITS (Inflatable Tubular Structure), zu entwickeln und zu testen, der den Kopf im Falle einer Seitenkollision schützt.

Material

Der ITS ist im seitlichen Dachrahmen verstaut und entfaltet sich im Fall einer schweren SK als röhrenförmiges Kopfschutzsystem diagonal zwischen der A- und der B-Säule (s. Abb.).

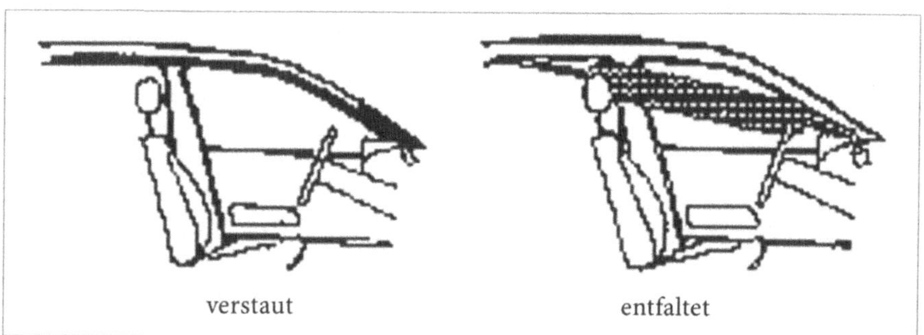

Methoden

Um die Effektivität des ITS zu untersuchen wurden standardisierte Seiten-Crash-Tests (ISO/CC22/SC10/WG3/N121) mit und ohne ITS durchgeführt: Das Testfahrzeug prallt dabei mit 32 km/h seitlich gegen einen starren Pfahl (Durchmesser 25mm), dessen Mittellinie auf den Kopfschwerpunkt des Dummies gerichtet ist.

Ergebnisse

1. *Testergebnis:* Die Testergebnisse zeigten, daß das "Head Injury Criterion, (HIC) (gesetzlicher Grenzwert HIC = 1000) durch den I T S um 80% gesenkt werden konnte (HIC ohne ITS = 4720; HIC mit ITS = 620). Aus high-speed Filmen bei Crashversuchen und der Unfallanalytik ist bekannt, daß es bei SK neben den genannten Kopfbelastungen zur Hyperlateralflexion der HWS kommt. Die gemessenen HWS-Kompressionskräfte konnten in dieser Versuchsanordnung ebenfalls signifikant von 6,5kN ohne ITS auf 1,6kN mit ITS gesenkt werden.

2. *Ergebnis der Unfallforschung:* Der ITS wird derzeit serienmäßig in bestimmte Fahrzeuge eines Automobilherstellers eingebaut. Erste Unfallanalysen bestätigen das im o.g. Testverfahren gezeigte Schutzpotential des ITS zur Vermeidung von Kopf- und HWS-Verletzungen und werden exemplarisch dargestellt.

Schlußfolgerung

12.09.

10.15 – 12.00

Kleine Eilenriedehalle

Der spezielle Pkw-Seiten/Kopf-Airbag (ITS) verringert bei Seitenkollision-Crash-Versuchen die Belastung des Kopfes aber auch der HWS signifikant. Erste Ergebnisse aus dem realen Unfallgeschehen bestätigen diese Messungen.

Zusammenfassend kann gesagt werden, daß die interdisziplinäre Unfallforschung zwischen Medizinern und Technikern die Entwicklung von verletzungsreduzierender Sicherheitssysteme positiv beeinflußt. Sie dient damit nachweislich der Prävention von Insassen-Verletzungen bei Pkw-Kollisionen.

Ergebnisse einer interdisziplinären Zusammenarbeit von Fahrzeughersteller und Unfallchirurgischer Klinik

Siggelkow (Wolfsburg), H. Friedrich, W. Klein, H. Reilmann, R. Zobel

Zielsetzung

Die Volkswagen AG betreibt zusammen mit dem Unfallchirurgischen Klinikum Braunschweig und dem Stadtkrankenhaus Wolfsburg ein Forschungsprojekt zur Unfalldatenerhebung.

Material

Einschlußkriterien für die Studie ist das Auslösen des Airbag oder ein Personenschaden.

Methode

Das Unfallgeschehen wird interdisziplinär durch Ingenieure des Fahrzeugherstellers sowie durch einen Arzt des Unfallchirurgischen Klinikums analysiert. Dabei werden Energieeinwirkung, Deformationsgrad des Fahrzeugs und induzierte Verletzung in Beziehung gebracht. Zu diesem Zweck werden durch die Ingenieure sowohl die Fahrzeuge, als auch die Unfallstelle detailliert betrachtet und eine Unfallrekonstruktion durchgeführt.

Ergebnisse

Im Rahmen dieses Projektes waren an den durch die Polizeidienststellen gemeldeten Verkehrsunfällen im Schnitt 1,8 Fahrzeuge mit 1,36 Personen pro Fahrzeug betei-

12.09.

10.15 – 12.00

Kleine Eilenriedehalle

ligt. Dabei wurden 66% der Unfallbeteiligten wurden verletzt, 7% davon tödlich. 54% aller Verletzten können anhand von Aktenstudium analysiert werden.

21% der Personen wurden ambulant in Krankenhäusern behandelt, 13% der Verletzten lagen im Schnitt 8 Tage auf einer Normalstation und 13% wurden bei einer gesamten Liegedauer von 24,3 Tagen im Schnitt 11,6 Tage auf einer Intensivstation behandelt.

Von allen intensivpflichtigen Patienten hatten 41% ein schweres SHT. 59% erlitten ein Thoraxtrauma. 12% erlitten ein operationspflichtiges Abdominaltrauma, 6% erlitten ein komplexes Beckentrauma und bei 24% fanden sich Frakturen der Wirbelsäule. 18% fanden sich Frakturen der oberen Extremitäten und 18% Frakturen der Clavicula. 35% Patienten erlitten Frakturen der unteren Extremitäten.

Die intensivpflichtigen Patienten hatten beim PTS einen Median von 11 (min. 0; max. 78), beim ISS von 17 (min. 1; max. 57) und beim maximalen AIS von 3 (min. 1; max. 5).

Schlußfolgerungen

Die Unfallforschung hilft, das Verhalten aktueller Fahrzeuge und ihrer Sicherheitseinrichtungen in konkreten Unfallsituationen zu bewerten und leistet damit einen Beitrag zu der Konstruktion und Herstellung zukuenftiger Fahrzeuge, die den Sicherheitserfordernissen des Strassenverkehrs von Morgen gerecht werden.

Ist eine Prävention der HWS-Beschleunigungsverletzung bei PKW-Insassen möglich?

M. Richter (Hannover), T. Pohlemann, D. Otte, M. Blauth

Zielsetzung

Um eine Verletzungsprophylaxe von HWS Beschleunigungsverletzungen (HWS-B) bei PKW-Insassen zu ermöglichen, wurde eine klinische und unfalltechnische Analyse der aktuellen Verletzungssituation durchgeführt.

Material und Methode

Akten der Verkehrsunfallforschung wurden auf das Vorkommen von HWS-B bei gurtgeschützten PKW-Insassen hin untersucht und folgende Parameter analysiert: Abbreviated Injury Scale (AIS), Injury Severity Score (ISS), Delta-v, Kollisionsart. Beschwerdeart, -beginn und –dauer wurden anhand von Fragebögen ermittelt.

Ergebnisse

12.09.

10.15 – 12.00

Kleine Eilenriedehalle

Zwischen 1985 und 1997 wurden bei 10.770 Verkehrsunfällen 3.838 gurtgeschützte PKW Fahrer/-innen verletzt. Bei 30,6% (n=1.176) wurde eine HWS-B diagnostiziert (d.h. AIS_{Hals}=1). Der Anteil stieg von unter 10% 1985 auf über 30% 1997. Das Durchschnittsalter betrug 34 Jahre. 48% waren weiblich. In 15% handelte es sich um reine Heckkollisionen. In je 36% waren es frontale und mehrfache Kollisionen, 11% seitliche Kollisionen und 2% Überschlag. Die frontalen und mehrfachen Kollisionen traten bei allen Unfällen mit verletzten und gurtgeschützten PKW-Insassen (n=3.838) in je 36% auf, Heckkollisionen in 6,7%. Bei Heckkollisionen hatten 60% eine HWS-B erlitten, bei den anderen Anprallarten je etwa 25%. In 23% betrug Delta-v 10 km/h und weniger, in 30% 11-20 km/h, in jeweils 20% 21-30 und 31-50 km/h und in 7% mehr als 50km/h. Delta-v war bei Verletzten mit HWS-B signifikant höher als ohne. 1.136 der Verletzten mit HWS-B wurden angeschrieben. Von den 138 Patienten, die den Fragebogen zurücksendeten gaben 121 (88%) Beschwerden an. Es handelte sich dabei um Schmerzen (74%), Verspannungen (6%) und Bewegungseinschränkungen (5%) im Bereich von Kopf (27%), Nacken (55%) und Schulter (8%). Der Beschwerden hatten in 50% der Fälle sofort begonnen und in 8% nach über 24 Stunden. Die mittlere Beschwerdedauer betrug 336 Tage (Median=42 Tage). 2 Gruppen mit einer Beschwerdedauer von höchstens 60 Tagen (Gruppe I, n=55) und über 60 Tagen (Gruppe II, n=54) wurden gebildet. In Gruppe II war der Anteil älterer und weiblicher Patienten, mehrfacher Kollisionen, späterer Beschwerdebeginn und größerer Verletzungsschwere (ISS) höher. Die Unfallschwere (Delta-v) war aber in Gruppe I höher.

Schlußfolgerung

HWS-B treten in über 50% bei geringer Unfallschwere (Delta-v<20 km/h) und in über 80% bei anderen als reinen Heckkollisonen auf. Für diese große Gruppe von Patienten lassen sich anfängliche Symptome und chronische Beschwerden nicht ohne weiteres im Sinne klassischer, gängiger, hergebrachter o.ä. Vorstellungen durch die Unfallbedingungen begründen und eine Verletzungsprävention erscheint wegen der geringen Unfallschwere und der Unwirksamkeit von Kopfstützen, bei anderen als Heckkollisionen, unmöglich. Neben einem geringen Einfluß der Begleitverletzungen auf die Schmerzdauer müssen nach Ausschluß anderer objektiver Kriterien auch die individuelle Konstitution und Schmerzverarbeitung als bestimmende Faktoren gewertet werden.

12.09.

10.15 – 12.00

Glashalle

Dienstag, 12.September 2000
10:15 – 12:00 Uhr Glashalle

Experimentelle Unfallchirurgie V

The influence of modified reaming parameters and reamer head design on fat intravasation during intramedullary reaming of femur in sheep

M. Mousavi (Wien), R. David, I. Schwendenwein, E. Schaden, A. Kolonja, V. Vécsei

Purpose

This study investigated the influence of the reamer type in combination with driving speed (DS) and revolution rate/min (RPM) on intramedullary pressure (IMP) increases and on subsequent fat intravasation. AO and Howmedica reamers were tested with different combinations of DS and RPM in a sheep model.

Material

48 sheep weighing 30–47kg were used for this study. They were divided into four groups and were operated on randomly. The reaming procedure was performed with two different reamer systems: AO (Synthes) and Howmedica (Stryker, Howmedica, Osteonics). Driving Speed and Revolution rate per minute of the reamers were controlled by a computer assisted reaming control system (RCS), which was especially designed for this study.

Methods

Hemorrhagic shock was induced through the femoral artery during ongoing general anesthesia. After resuscitation intramedullary reaming was performed on both intact femurs with following DS/RPM-combinations: 15/150, 50/150, 15/450 and 50/450. Intramedullary pressure was measured by a supracondylar transducer. Fat intravasation was measured with modified Gurd-Test and transesophageal sonography after each reaming step. Hemodynamic parameters were measured continuously. A multifactorial analysis of covariance and Tukey´s studentized range test was used as post hoc test for the factor reamer type. The influence of interaction between reamer and DS was further investigated using contrast statistics.

Results

Significant differences ($P\text{-value} < 0.05$) were observed between the groups with the variables CVP, MAP, and PH. The reamer type was the most significant factor

(P-value=0.0152), followed by the DS (P-value=0.0223). Reamer-DS interaction had a significant influence on PH and MAP alterations (P-value=0.046).

In all groups the highest IMP values were observed within the first reaming steps with the AO reamer system having produced higher IMP values than the Howmedica reamer.

The evaluation of the Gurd tests with Tukey's studentized range test showed a significant difference between the two reaming systems. The Howmedica reamer caused less fat intravasation and showed lower grades in the Gurd test than the AO reamer. High DS combined with low RPM resulted in higher Gurd test rates than the combination of low DS and high RPM. The same reamer type and reaming parameters led to significantly higher values in Gurd test during the operation of the second side (P-value=0.0046). The highest amount of fat intravasation in TES was seen within the first reaming steps.

12.09.

10.15 – 12.00

Glashalle

Conclusions

Intramedullary reaming should be performed as soon as possible after hemodynamic stabilization. The surgeon is advised to perform the slowest possible driving speed and high RPM and to use smaller core reamer head designs in order to produce the lowest possible pressure increase during reaming and to further minimize the risk of fat intravasation and pulmonary dysfunction.

Einfluß verschiedener Bohrsysteme und Marknageltechniken auf die Qualität der Frakturheilung in der Tibia

C.A. Müller (Karlsruhe), F. Högel, C. Eckhardt, U. Schlegel, E. Schneider, U. Pfister

Zielsetzung

Mit einem experimentellen Bohrsystem mit tiefen Spannuten und dünner Antriebswelle soll der intramedulläre Druck reduziert und damit die Qualität der Frakturheilung im Vergleich zur Aufbohrung mit dem AO-Bohrsystem und der unaufgebohrten Marknagelung verbessert werden.

Material

Die Untersuchung erfolgte an 3 Versuchsgruppen mit je 8 adulten Schweizer Bergschafen. In Tibiaschaftmitte wurde eine standardisierte Fraktur (11/24 A2, 13/24 A3 (AO-Klassifikation)) gesetzt. Danach erfolgte in einer Gruppe die Aufbohrung mit einem experimentellen Bohrsystem mit vergrösserter Spannut und reduziertem Wellendurchmesser (Exp), in einer zweiten Gruppe mit dem AO-Bohrsystem (AO) schrittweise von 7 auf 9mm. Die Tiere wurden nach dem Markhöhlendurchmesser der Tibia selektioniert, so dass in jeder der beiden Gruppen im Durchschnitt 8,5% ± 1,6% der Kortikalis in Tibiamitte aufgebohrt wurde. Eine dritte Gruppe wurde in unaufgebohrter Technik operiert. In allen drei Gruppen wurde als Implantat ein 7,5mm UHN verwandt.

Methode

Intraoperativ wurde der intramedulläre Druck in der distalen Tibia mit einem piezoresistiven Druckaufnehmer (Messgenauigkeit ± 0,5% FS) sowie die Vorschubkraft bei der Aufbohrung gemessen. Nach 10 Wochen wurden die Tiere euthanasiert. Nach Explantation der Tibia wurde die Qualität der Frakturheilung als Torsion und Biegung in zwei Ebenen sowie als Bruchlast mit einer MTS (Bionix) ermittelt. Die statistische Auswertung erfolgte mit dem Kruskal-Wallis-Test.

Ergebnisse

Mit dem experimentellen Bohrsystem konnten bei allen Bohrkopfgrössen die Druckwerte signifikant ($p<0,01$) gesenkt werden. Bei der Implantation des unaufgebohrten Marknagels wurden die höchsten Druckwerte ermittelt ($p=0,006$).

Druck	7 mm		8 mm		8,5 mm		9 mm		Nagel		
[mmHg]	AO	Exp.	AO	Exp.	AO	Exp.	AO	Exp.	AO	Exp.	UN
MW	337	81	223	54	121	61	329	59	104	218	639
SD	95	56	42	37	54	82	154	45	42	110	306

Unterschiede in der Qualität der Frakturheilung konnten im vorliegenden Frakturmodell nach 10 Wochen nicht ermittelt werden. Die Torsions- und Biegesteifigkeiten sowie die Bruchlast unterschieden sich nicht signifikant.

	Torsion [°/mm]			Biegung ap [°/mm]			Biegung ml [°/mm]			Bruchlast [N/Grad]		
	AO	Exp.	UN	AO	Exp.	UN	AO	Exp.	UN	AO	Exp.	UN
MW	33	33	35	45	43	47	38	37	32	67	68	64
SD	8	8	8	5	7	7	4	4	14	10	11	21

Schlußfolgerung

Bei einfachen Frakturen konnte nach 10 Wochen kein Unterschied in der Qualität der Frakturheilung zwischen aufgebohrter und unaufgebohrter Marknagelung festgestellt werden. Auch ein verbessertes Bohrsystem mit signifikanter Druckreduktion konnte die Qualität der Frakturheilung im Untersuchungszeitraum nicht beeinflussen.

Reaming debris in osteotomized sheep tibiae

12.09.

10.15 – 12.00

Glashalle

J.P.M. Frölke (Amsterdam), F.C. Bakker, P. Patka, H.J.T.M. Haarman

Background

Prospective clinical studies have recently pointed out that fractures heal faster when treated with a reamed nail. The exact cause of this observation is not yet clear, but it is assumed that the collection of reaming debris at the fracture site could have local effects on fracture healing. However this concept of stimulation of fracture healing by autografting through reaming, has never been proven.

Therefore a study was designed in order to investigate this concept of autografting. To achieve standard conditions, an animal model was used and reaming debris of the femur was used to fill an osteotomy gap in the ipsilateral tibia.

Material and methods

Thirty sheep were used for this experiment. A transverse osteotomy of the tibia was performed with 5 mm distraction, stabilized with an external fixator. In all animals, the ipsilateral femoral cavity was reamed and reaming debris was collected. Also cancellous bone was harvested from the ipsilateral iliac crest. The animals were divided at random into three treatment groups. In the empty group (n=10), no further grafting took place and the gap was left empty. In the reaming group (n=10) the

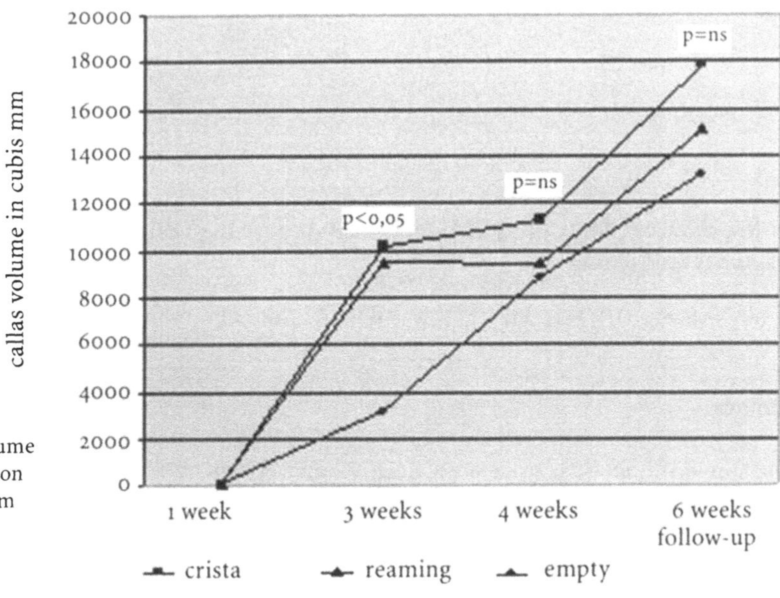

Fig. Callus volume measured on X-rays from 30 sheep tibiae.

osteotomy gap in the tibia was fully packed with this reaming debris. In the crista group (n=10), the osteotomy gap in the tibia was fully packed with cancellous bone. Each group of 10 sheep was subdivided in two subgroups of 5 each at random, and killed three or six weeks after surgery. X-ray follow-up was performed at 1 week and 3 weeks for the subgroup which was killed after 3 weeks and at 1, 4, and 6 weeks for the subgroup which was killed after 6 weeks. Callus volume was measured in two directions and averaged. Data analysis was performed with the Kruskal Wallis test and pairwise comparisons were analysed with the Mann-Whitney test.

Results

Callus volume was undetectable at one week in all treatment groups. At three weeks, the mean callus volume was 3176mm^3 in the empty group and 9489mm^3 in the reamings group. This difference is statistically significant at $p<0.05$. The callus volume in the crista group was 10183mm^3, which also differs significantly with the empty group at $p<0.05$. After 4 and 6 weeks follow-up, differences between the empty group compared to the reamings group and the crista group were still clearly visible, but without statistical significance (figure).

Discussion

This is the first study to prove that reaming debris can stimulate callus formation. Reaming produces debris in the intramedullary cavity, which can be harvested and grafted. These reamings stimulate the formation of callus when grafted at an osteotomy gap. The findings of this study might explain why fractures heal better when treated with a reamed nail.

Finite element modeling of the human pelvic ring among different accident situations

E. Varga (Szeged), P. Hasenfracz, K. Varadi, J.A. Simonka

Purpose

The aim of our study is to create a finite element pelvic model, which is suitable for further examination of medical implants and provide help for the determination of the optimal implants' materials and geometric. A finite element pelvic model was created with two bone layers. Six different load cases were studied.

Material and methods

The geometric model was designed by the Pro/Engineer system, the finite element calculations were completed with the COSMOS/M system. During the finite element mesh generation, several maximal and minimal element sizes were applied. Following the mesh generation, the model contained 28790 TETRA4R elements. This element type had six-degree of freedom in every node. The external bone layer was constructed with using of SHELL3T elements. SHELL3T elements were place to the outer surface of the external elements with an own developed program. After this procedure the model increased with 10918 elements. To modeling the main tissues of the pelvis was aimed, which were implemented with TRUSS3D elements. The cross section of these elements was 20 mm². The shell elements have 53 different thickness between 1.7 and 3.2mm depending on their location on the pelvis. Three material properties were determined in the model. Six different load cases were chosen to investigate the model, five of them were typical accident situation. The first load case was standing on two legs. The further ones were the following in order: „open book" fracture, „straddle" fracture, lateral compression fracture, „bucket handle" fracture and vertical shear fracture. The forces and displacements were applied up to the type of load cases. After making the six models the mathematical analysis were performed.

Results

Based on results, we can say that the stress values of load cases II-VI. are ten times higher than the stress value of load case one. The bone-fracture will occur with high chance in load cases II-VI. The model completely simulated the small movements of bones. The tissues played important role to recognize these movements. The figure shows the stress distributions in the case of standing on two legs. The load derives from the upper side of the sacrum to the acetabulum through the sacroiliac joint. It corresponds with earlier cadaver experiences.

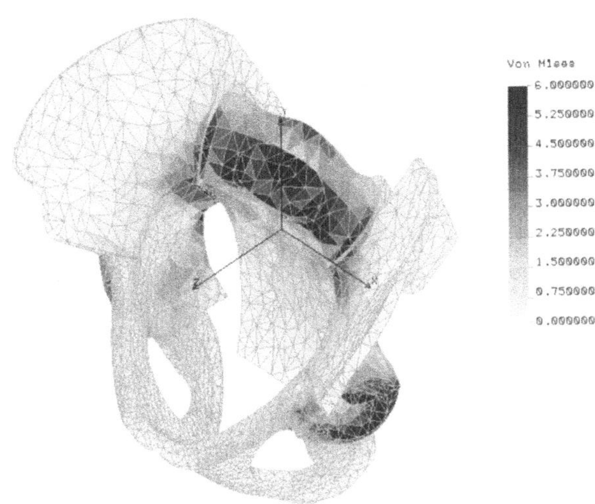

Conclusion

Our results (mainly the place of the fractures) harmonize with the data of literature. The stress results of the calculation of the linear material law are higher than the boundary state value of bone, therefore we could only conclude that the fracture will ensure. This allow us to make a conclusion that the model suitable to investigate the pelvis and the various medical implants together. Using more accurate geometry, material properties and boundary conditions give the chance to increase the accuracy of the results.

Computer assisted reduction of pelvic ring fractures – an experimental study

T. Pohlemann (Hannover), F. Langlotz, L.P. Nolte, M. Citak, N. Rosenthal, T. Hüfner

Purpose

Presently applied techniques of minimally invasive pelvic surgery are limited by the control and quality of reduction. By the introduction of navigation systems this limitation might be overcome. The purpose of the study was to examine the precision of "computer assisted pelvic reduction" in a fracture-model.

Material and methods

As part of a project a new software module was developed for the *Surgigate navigation system*, which allows additionally independent registration and navigation of two and more fragments. The experimental setup was based upon the comparison of accuracy of "direct reduction under vision" and reduction solely controlled virtually by the system. Two models were used: 1.: Two foam cubes, 2.: Plastic pelvis with C1.2 injury (AO/OTA classification/symphyses and SI disruption). Each test included 20 reductions under direct view (A, "accuracy of measurements") and 20 reductions and measurements with completely blinded objects (B, "navigated"). Endpoint of reduction: "anatomical situation" according to examiner. After fixation measurement of displacement at marker points in two planes were made Statistics: Levene test, T-test, significance level: $p<0{,}01$.

Results

Mean deviation from average residual displacement (only plane of maximum displacements shown):

Object	A: "direct sight" (mm)	B: "navigated" (mm)	
1.Foam cubes	0,01±0,01 (0,00-0,01)	0,20±0,20 (0,00-0,80)	n.s.
2.Fracture model (C 1.2)	0,5±0,35 (0,25-1,2)	1,20±0,70 (0,10–2,80)	P=0,001

12.09.

10.15 – 12.00

Glashalle

The quality of reduction of the geometric bodies was comparable, whereas the "fracture model" showed a significantly higher residual displacement with maximum of 1,5mm.

Conclusion

The results support the high precision which can be achieved even in reduction manoeuvres by the use of patient based navigation systems. The results in this fracture model in an experimental set-up support reliable precision for clinical transformation after additional anatomical studies.

Computer assisted reduction of acetabular fractures, an experimental study

T. Hüfner (Hannover), F. Langlotz, L.P. Nolte, M. Citak, N. Bazak, T. Pohlemann

Purpose

Reduced and minimally invasive techniques are limited by the quality of reduction. By the use of navigation this disadvantage might be overcome. The purpose of the was to analyze the precision of a newly developed module for computer assisted surgery of acetabular fractures.

Material and Methods

As part of a project a new software module was developed for the *Surgigate navigation system*, which allows additionally independent registration and navigation of two and more fragments. The experimental setup was based upon the comparison of accuracy of "direct reduction under vision" and reduction solely controlled virtually by the system, measured at defined landmarks. Three models were used: 1.: Two foam cubes, 2.: 2. Hemipelvis (Foam model) with a displaced acetabular transverse fracture (Letournel) and the examiner full blinded to the object. 3. Hemipelvis (Foam model) with a displaced acetabular transverse fracture and the examiner with exposure of the Kocher-Langenbeck approach (KL) and the virtual objects on the screen. Each test included 20 reductions under direct view and measurements (A: "accurracy of measurement") and 20 reductions and measurements with blinded objects (B). Endpoint of reduction: "anatomical situation" according to examiner. After fixation measurement of displacement at marker points in two planes were made Statistics: (Levene Test, T-test), with no significant difference of result of reduction with p>0,01.

Results

1. Blocks: there was no significant difference regarding navigated and real reduction (Tab.).
2. Acetabular fracture with full sight: The remaining average displacement after reduction was 0,6 (0–2mm), however there was a significant difference to reduction with full sight (Tab.).
3. Acetabular transverse fracture (Foam) with sight of Kocher-Langenbeck approach: The remaining displacement was 0,2 (0-0,5mm) without a significant difference to reduction with full sight (Tab.).

Object	Accuracy of Measurement (mm)	Navigation Displacement (mm)	Statistics
1. Block	0,01 ± 0,01 (0-0,01)	0,2 ± 0,2 (0-0,8)	p>0,01
2. Fracture blinded	0,15 ± 0,22 (0-0,58)	1,3 ± 0,6 (0–2)	p<0,01
3. Fracture KL exposure	0,15 ± 0,22 (0-0,58)	0,2 ± 0,01 (0–0,5)	p>0,01

Conclusion

The results support the high precision which can be achieved by the use of patient based navigation systems. Even in the fracture model of this experimental set-up the precision of navigated reduction at least with partial direct view seems to be acceptable for clinical transformation after additional anatomical studies. However, at present the complete navigation of reduction in joint fractures without visual control cannot recommended.

Das sensomotorische Potential ligamentärer Kniegelenksstrukturen – eine elektrophysiologische Studie am Schafsknie

12.09.

10.15 – 12.00

Glashalle

R. Fremerey (Hannover), P. Lobenhoffer, U. Bosch

Zielsetzung

Neben der mechanisch-stabilisierenden Funktion besitzen die artikulären und periartikulären Kniegelenksstrukturen sensomotorische Qualitäten, welche über einen neuromuskulären Regelkreis entscheidend zur komplexen Funktion des Kniegelenks beitragen. Diesbezüglich wurden vorwiegend Mechanorezeptoren in den Kreuzbändern, den Kollateralbändern und dem Kapselbandapparat nachgewiesen. Inhalt dieser elektrophysiolgischen Studie ist die Quantifizierung des sensomotorischen Potentials von vorderem (VKB) und hinterem Kreuzband (HKB) sowie medialem (LCM) und lateralem (LCL) Kollateralband unter Berücksichtigung der Gelenkposition.

Material und Methoden

Insgesamt wurden 24 Kniegelenke von 12 ausgewachsenen, weiblichen Schwarzkopfschafen (Alter 2,6 ± 1,2 Jahre, Gewicht 84,3 ± 7,9 kg) nach entsprechenden Vorversuchen zur Validierung der Anästhesieart (Isofluran-Inhalationsnarkose) getestet. Nach medianer Arthrotomie und stabiler Fixierung von Femur und Tibia in definierter Winkelposition erfolgte die zyklische Belastung von VKB, HKB, LCM und LCL für die Belastungsstufen 5, 10, 15, 20, 50, 100, 150 und 200 Newton mit simultaner Registrierung der neuromuskulären Potentiale an isolateraler Quadriceps-und Hamstringsmuskulatur (Oberflächen EMG, Hochpassfilter 500Hz, Tiefpassfilter 20Hz, Auswertung als IEMG mit Zeitkonstante 500 ms, simultane Registrierung der Ligamentdehnung über Omega-Meßschleife, Empfindlichkeit 0,01mm). *Statistik: t-Test f. verb./unverbund. Stichproben, ANOVA, $p<0,05$.*

Ergebnisse

Die zyklische Belastung des VKB bewirkte eine signifikante, positionsabhängige Zunahme der elektrophysiologischen Hamstringsaktivität (200N, 100 Zyklen: 254 ± 54µVms), wobei zusätzlich eine positionsabhängige Aktivierung bzw. Inhibition der Quadricepsmuskulatur registriert wurde. Die Belastung des HKB initiierte vorwiegend eine ebenfalls positionsabhängige Aktivierung der Quadricepsmuskulatur (200N, 100 Zyklen: 231 ± 87µvms) bei signifikant geringerer Aktivierung der Hamstringsmuskulatur. Die Kollateralbänder zeigten inkonstantere und gegenüber den Kreuzbändern schwächere muskuläre Reflexantworten, wobei der Einfluß der Gelenkposition nicht signifikant war.

Schlußfolgerungen

Sowohl die Kreuzbänder als auch die Kollateralbänder verfügen über ein nachweisbares sensomotorisches Potential, welches bei den Kreuzbändern positionsabhängig

12.09.

10.15 – 12.00

Glashalle

variiert. Das sensomotorische Potential der Kollateralbänder ist schwächer ausgeprägt und wird von der Gelenkstellung nicht beeinflußt. Die Resultate dieser experimentellen Studie stützen die klinische Hypothese, daß Kniegelenksverletzungen durch eine Störung des neuromuskulären Potentials verschiedener Ligamentstrukturen zu einem signifikanten Defizit der Sensomotorik führen, welches zu Funktionseinbußen und Instabilität der betroffenen Extremität führen kann.

Vergleich der Frakturheilung mit einem Fixateur intern und konventioneller Plattenosteosynthese: Ergebnisse einer tierexperimentellen Untersuchung an der Schafstibia

M.J. Kääb (Berlin), K. Ito, A. Schmeling, H.J. Bail, M. Schütz

Zielsetzung

Ein Nachteil konventioneller Plattenosteosynthesen ist die durch Perfusionsstörung im Plattenbett induzierte Vaskularitätsosteoporose, die zu einer verzögerten Frakturheilung führen kann. Die Frakturstabilisierung mit einem Fixateur intern hat diesen Nachteil nicht, da hier keine Kompressionskräfte unter dem Kraftträger auftreten.

Frage

Inwiefern zeigt ein Fixateur intern Vorteile im Frakturheilungsverlauf gegenüber der konventionellen Plattenosteosynthese.

Material und Methoden

Bei 12 Schafen wurde an beiden Hinterläufen eine standardisierte Tibiaschaftfraktur mit definiertem Weichteilschaden erzeugt. 2cm zirkulär um die Frakturzone wurden die Muskeln vom Periost abgeschoben. Die Stabilisierung erfolgte in offener Operationstechnik mit einem Fixateur intern (PC-Fix II, Synthes) ohne Kompression, bzw. mit einer Platte (LC-DCP, Synthes) mit Kompression des Frakturspaltes. Neben radiologischen Verlaufskontrollen wurde eine Fluorochrom-Sequenzmarkierung zur Erfassung der Kallusentwicklung durchgeführt. Eine Belastungsmessung der operierten Hinterläufe erfolgte wöchentlich mittels kapazitiver Druckmeßsohlen. Je 6 Tiere wurden nach 6 bzw. nach 12 Wochen euthanasiert. Nach der Implantatentfernung wurden die Tibiae biomechanisch und histologisch untersucht und statistisch ausgewertet (gepaarter t-Test, Signifikanzniveau $p<0.05$).

12.09.

10.15 – 12.00

Glashalle

Ergebnisse

3 Tiere der 6 Wochen- und 1 Tier der 12 Wochengruppe mußten ausgeschlossen werden, da systembedingt durch die Frakturerzeugung zusätzlich eine Längsfraktur durch die Schraubenlöcher der mit den LC-DCP versorgten Tibiae in der Röntgenkontrolle nach 2 Wochen auffiel. Die mittlere OP-Dauer für den Fixateur interne (46 ± 14min) war signifikant kürzer (p=0.008) als für die LC-DCP (60 ± 15min). Obwohl die Belastungsmessungen der Hinterläufe keinen statistisch signifikanten Unterschied zeigte, belasteten die Schafe in der Frühphase (1-2 Wo) bevorzugt die LC-DCP versorgte Seite, später dann die PC-Fix Seite. Die Beurteilung der Röntgenbilder zeigte ab der 6 postop. Woche eine zunehmende Knochenresorption unter den LC-DCP Implantaten. Trotz der niedrigen Fallzahl zeigte sich 12 Wochen postoperativ ein statistisch signifikanter Unterschied in der biomechanischen Testung zugunsten einer höheren Stabilität der mit Fixateur intern versorgten Frakturen (Biegefestigkeit, p=0.04).

Schlußfolgerung

In dem vorliegenden Tiermodell hatte die Stabilisierung mit einem Fixateur intern Vorteile gegenüber der konventionellen Plattenosteosynthese. Neben einer kürzeren OP-Dauer fanden sich in der radiologischen Beurteilung eine geringere Knochenresorption unterhalb des Kraftträgers im Heilungsverlauf und biomechanisch eine höhere Stabilität in der Fixateur intern Gruppe. Die histologische Auswertung ist noch ausstehend.

LISS und retrograde Marknagelung im biomechanischen Vergleich

A. Partenheimer (Hannover), A. Marti, B. Koenemann, C. Fankhauser, C. Stephan, P. Schandelmaier

Zielsetzung

Vergleich der biomechanischen Eigenschaften von LISS und retrograder Marknagelung (RMN) bei simulierter Defektfraktur am distalen, osteoporotischen Femur.

Material und Methoden

In der Studie wurden paarige humane Femurpräparate mit standardisierten suprakondylären Defekt verwendet. Bei allen Knochen erfolgte vor der Testung eine DEXA Messung. Die Osteosynthese erfolgte randomisiert im direkten Seitenvergleich jeweils mit LISS Implantat und RMN am korrespondierenden Präparat. Die präparierten Femura wurden unter dynamischen Bedingungen mit 5 Wiederholungszyklen und 6 aufsteigenden Kraftstufen be- und entlastet. In zwei Versuchsreihen wurde die Veränderung des Frakturspaltes der Knochen-Implantat-Einheit durch Lasersensoren in 3 Ebenen gemessen. Es wurde reversible (mDR; lDR; mlDR; apDR), und irreversible Deformation (mDiR; lDiR; apDiR; mlDiR) der Knochen-Implantat Einheit ermittelt.

Ergebnisse

Bei Betrachtung der Frakturspalthöhe (n=5) zeigte sich beim LISS eine höhere reversible Verformung (mDR_{liss}=5,65 +/- 1,94mm; lDR_{liss}=1,81 +/- 0,22mm) als bei der Marknagelung (mDR_{rmn}=3,47 +/- 5,38mm; lDR_{rmn}=1,51 +/- 0,22mm), wohingegen bei der irreversiblen Frakturspaltveränderung die Nagelosteosynthese ($mDiR_{rmn}$=3,67 +/ - 3,14mm; $lDiR_{rmn}$=2,05 +/- 1,34mm) einen höheren Verformungsgrad als das LISS ($mDiR_{liss}$=1,66 +/- 0,15mm; $lDiR_{liss}$=0,24 +/- 0,04mm) aufwies. In der zweiten Versuchsreihe wurde die Translation der Frakturenden zueinander beobachtet (n=4). Hier zeigte sich eine deutlich höhere plastische und elastische Änderung der Frakturenden bei der Marknagelung ($mlDR_{rmn}$=3,69 +/- 1,36mm; $apDR_{rmn}$=1,45 +/- 0,88mm; $mlDiR_{rmn}$=2,47 +/- 0,69mm; $apDiR_{rmn}$=0,54 +/- 1,22mm) gegenüber dem LISS ($mlDR_{liss}$=0,45 +/- 1,27mm; $apDR_{liss}$=0,66 +/- 0,21mm; $mlDiR_{liss}$=0,23 +/- 0,26mm; $apDiR_{liss}$=0,44 +/- 0,22mm).

Schlußfolgerung

Die Ergebnisse lassen den Rückschluss zu, dass das LISS vor allem bei hohen Lasten eine bessere Stabilisierungsfähigkeit als die konventionelle retrograde Marknagelung besitzt. Bei einer größeren Schwingungsfähigkeit der LISS Osteosynthese im Vergleich zur Nagelosteosynthese, kommt es bei der Marknagelung, insbesondere bei größeren Belastungen, zu einem Auslockern des Implantates aus dem osteoporotischem Knochen. Diese permanente Verformung ist bei der LISS signifikant geringer.

Biomechanischer Test eines „Locked Internal Fixation System" (LIF)

S. Rupp (Davos), A. Appenzeller, M. Hehli

Zielsetzung

Die unikortikale Verankerung von internen Fixateuren, wie z.B. PC-FIX und LISS, vereinfachen die Applikation, speziell bei der minimal invasiven Operationstechnik.

Diese biomechanische Untersuchung vergleicht die bikortikale Verankerung der LC-DCP Platte mit der unikortikalen Verankerung eines Locked Internal Fixators (LIF) in human Femoras unter Biegebelastung.

Vorgängige Untersuchungen haben gezeigt, dass die reine Ausreisskraft von bikortikal gesetzten Schrauben um 42% höher ist, als bei unikortikalen Schrauben.

Der vorliegende Test soll aufzeigen, inwieweit die Verwendung von unikortikalen Schrauben, die winkelstabil im Fixateur fixiert sind, die Verankerung des Fixateurs im Vergleich zur LC-DCP beeinträchtigen.

12.09.

10.15 – 12.00

Glashalle

Material

Der Test wurde mit sieben human Femorapaaren durchgeführt. Die Femora hatten im Durchschnitt eine Knochendichte von 1.661g/cm^3, welche Mittels qCT (Densiscan 1000; Scanco Medical, Bassersdorf, Schweiz) bestimmt wurde.

Es wurden das LC-DCP System (9 Loch Platten Art.Nr. 426.590; Schrauben Art.Nr. 414.054) und das LISS (Fixateur Art.Nr. 422.349 und 422.348; Schrauben Art.Nr. 422.392) von Synthesâ verwendet.

Methoden

Pro Femurpaar wurde je ein LC-DCP System und eine LISS getestet. Die Platten/Fixateure wurden mit je zwei Schrauben pro Fragment an der lateralen Seite des Femurs fixiert. Der distale Teil des LISS Fixateurs wurde unterhalb der distalsten Schraube abgetrennt um eine Einbettung des Knochens zu ermöglichen.

Bei beiden Systemen wurde ein Schraubenloch direkt über dem Osteotomiespalt positioniert. Zwischen den beiden Schrauben pro Fragment waren zwei Schraubenlöcher unbesetzt. Der Osteotomispalt war keilförmig und betrug 20mm auf der gegenüberliegenden Kortikalis.

Nach dem Einbetten wurden die Proben in einem 4-Punktbiegeversuch getestet (Instron 4302; Instron Ltd, High Wycomb, England). Dabei wurden die Proben mit den Platten/Fixateuren auf der Zugseite positioniert.

Ergebnisse

Alle Testungen, ausser eine, mussten von Hand abgebrochen werden, bevor sich die gegenüberliegende Kortikalis berührte. Bei diesem einen, mit einem LISS-Fixateur bestücktem Präparat, kam es kurz vor dem manuellen Belastungsabbruch zum Ausbrechen einer der Osteotomie naheliegenden Schraube. Der Grund dafür war eine vom Osteotomiespalt ausgehende Fissur, die bei der Präparation des Knochens entstanden war. Es konnte kein Ausreissen einer Schraube beobachtet werden.

Es wurde die Steifigkeit der beiden Systeme auf dem ersten linearen Bereich berechnet. Das LISS System erreichte eine um 1.1Nm/° signifikant höhere Steifigkeit als das LC-DCP System (p=0.1, t-Test). Bei Testabbruch erreichte das LISS System bedeutend höhere Biegemomente als das LC-DCP System.

Schlußfolgerungen

Der Test zeigt, dass die Winkelstabilität der Schrauben des LIF Systems das Defizit der unikortikalen Verankerung betreffend Ausriss bei Biegung kompensieren kann.

Dienstag, 12. September 2000
10:15 – 12:00 Uhr Beethoven Saal

Alterstraumatologie III

Palmare Plattenosteosynthese der distalen Radiusextensionsfraktur beim alten Menschen

C. Dumont (Göttingen), M. Fuchs, K. Dresing, K.M. Stürmer

Zielsetzung

Ziel der Studie war es zu prüfen, ob die Indikation für eine palmare Plattenosteosynthese auch auf distale instabile Extensionsfrakturen des Radius beim alten Menschen erweitert werden kann.

Intraartikuläre und instabile distale Radiusfrakturen beim alten Menschen stellen für den Chirurgen eine therapeutische Herausforderung dar. Die Ergebnisse nach K-Drahtstabilisierung, Fixateur externe und dorsaler Plattenosteosynthese sind überwiegend unbefriedigend. Von palmar lassen sich diese Frakturen dagegen sehr gut reponieren und auch bei osteoporotischem Knochen mit einer T-Platte retinieren.

Material

Prospektiv erfaßt wurden von 1994 bis 1998 42 konsekutiv mit palmarer Plattenosteosynthese versorgte Patienten (>70 Jahre, Mittelwert 77,2 Jahre) mit geschlossenen Colles Frakturen. 35 Patienten (w:m/33:2) konnten in einem Intervall von mindestens 18 Monaten (Mittelwert 26 Monate) nachuntersucht werden (Scores nach Lidström sowie Gartland/Werley). AO-Frakturklassifikation: A2:2x, A3:8x, B1:4x, B2:8x, C1:5x, C2:6x, C3:2x.

Methoden

Der palmare Operationszugang erfolgte 12x ulnar und 13x radial des N. medianus. Bei intraartikulären Frakturen war die Spaltung des Carpaltunnels obligat. Das Gelenk wurde nicht eröffnet, die Frakturreposition erfolgte indirekt. 27 Patienten wurden primär oder postprimär innerhalb der ersten Woche operiert. 20x wurde die Platte solitär eingebracht, Materialkombinationen mit K-Drähten oder freien Schrauben wurden in 15 Fällen verwandt. Nachbehandelt wurde 2 Wochen mit Unterarmgipschiene, danach Physiotherapie.

Ergebnisse

1x trat eine Plattenlockerung auf. Keine Infektion. Wir sahen 2x Algodystrophie, 5x sensible Affektionen des N. medianus (im Trend gehäuft bei Operationszugang radial des N. medianus), die sich teilweise narbenbedingt sekundär entwickelten. 1x sekundäre Ruptur der Flexor pollicis longus Sehne. Entsprechend den Bewertungskriterien von Gartland und Werley bestand bei 60% der Patienten ein sehr gutes, in 24% ein gutes Ergebnis, in 12% ein befriedigendes und in 4% ein schlechtes Ergebnis. Die Handgelenksfunktion nach Lidström zeigte 23% sehr gute, 56% gute, 17% befriedigende und 4% schlechte Ergebnisse. Die radiologische Beurteilung nach Lidström ergab in 88,3% sehr gute oder gute Ergebnisse und in 11,7% befriedigende Resultate. Alle ernsteren Sensibilitätsstörungen konnten durch Neurolyse und erneute Dekompression des Carpaltunnels im Rahmen einer ME beseitigt werden.

Schlußfolgerung

Die palmare Plattenosteosynthese ist auch bei distalen Extensionsfrakturen des alten Menschen ein zuverlässiges Verfahren. Sie gewährt bei sicherer und dauerhafter Retention die knöcherne Heilung und ermöglicht eine frühe funktionelle Nachbehandlung mit gutem funktionellem Ergebnis. Trotz subtiler Operationstechnik und großzügiger Indikation zur Carpaltunnelspaltung ist eine Affektion des N. medianus nicht immer zu vermeiden. Der Operationszugang sollte ulnar des N. medianus liegen.

Zur Gerontotraumatologie der distalen Radiusfraktur

U. Joosten (Münster), T. Frebel, M. Langer, A. Joist

Zielsetzung

Das Behandlungskonzept der distalen Radiusfraktur hat sich in den letzten Jahren deutlich gewandelt. In diesem Zusammenhang wird vielfach die Frage aufgeworfen, ob auch der ältere Patient von diesem Mehraufwand profitieren kann und der Einsatz gerechtfertigt ist.

Material und Methoden

In einer 5jährigen, prospektiven Studie wurden alle Patienten unserer Klinik mit einer distalen Radiusfraktur konsekutiv untersucht. Insgesamt wurden 284 Patienten in die Studie aufgenommen und nach mindestens einem Jahr klinisch nachuntersucht. Die Versorgung der Frakturen richtete sich ausschließlich nach dem Frakturtyp und

12.09.

10.15 – 12.00

Beethoven Saal

unabhängig vom Alter mit der Ausnahme, daß bei älteren Patienten wo notwendig zur Defektauffüllung keine Spongiosaplastik, sondern eine Hydroxylapatitkeramik (Endobone, Merck) verwendet wurde. Die bis zu 65 Jahre alten Patienten und die über 65jährigen wurden vergleichend hinsichtlich des eingesetzten Verfahrens und des funktionellen Langzeitergebnisses ausgewertet. Hierfür wurde die Einteilung nach Gartland und Werley sowie das Bewertungssystem des radiologischen Resultates nach Lidström herangezogen.

Ergebnisse

Hinsichtlich der Seitenlokalisation und der Geschlechtsverteilung ergaben sich keine signifikanten Unterschiede zwischen den beiden Gruppen. Bei den über 65jährigen Patienten überwogen gegenüber den jüngeren Patienten die höhergradigen Frakturen mit Trümmerzonen. Die operativen Verfahren unterschieden sich in Abhängigkeit von der Frakturform nicht zwischen den Gruppen. A_2- und A_3-Frakturen sowie die der Gruppe C der AO-Klassifikation wurden regelhaft mit einem Fixateur externe (Orthofix) und ggf. mit zusätzlichen K-Drähten und/oder Spongiosaplastik bzw. dorsalen Augmentation versorgt. Frakturen der Gruppe B wurden mit Plattenosteosynthesen rekonstruiert. Die Spätergebnisse nach mindestens einem Jahr unterschieden sich weder nach funktionellen, noch nach radiologischen Kriterien signifikant zwischen beiden Gruppen (t-Test für unverbundene Stichproben). In beiden Gruppen ergaben sich über 70% sehr gut und gute Resultate nach der Klassifikation von Gartland und Werley (73,9% bei den über 65jährigen und 71,8% bei den jüngeren Patienten). Die radiologische Sinterung des Radius gegenüber der unverletzten Seite betrug bei den älteren Patienten 2,5 $\pm$ 1,2mm, bei den jüngeren 3,1 $\pm$ 1,4mm. Dieser Unterschied war ebenfalls statistisch nicht signifikant.

Schlußfolgerung

Das Konzept der operativen Versorgung distaler Radiusfrakturen hat sich insgesamt bewährt. Bei älteren Patienten sind bei vergleichbaren Frakturen ebenso gute funktionelle Ergebnisse erzielbar, wie bei jüngeren. Wir halten deshalb den gleichen therapeutischen Einsatz für gerechtfertigt, wie er auch bei jüngeren Patienten zu fordern ist. Der ältere Patient ist gegenüber dem jungen in seinen funktionellen Kompensationsmöglichkeiten häufig im Nachteil, so daß ein optimales Ergebnis von besonderer Bedeutung ist.

Die Komplettversteifung des Handgelenkes – funktionelle Resultate unter Berücksichtigung subjektiver Patienteneindrücke

12.09.

10.15 – 12.00

Beethoven Saal

S. Kluge (Ludwigshafen), M. Sauerbier, B. Bickert, G. Germann

Zielsetzung

Die operative Versteifung des Handgelenkes ist ein bewährtes Verfahren, um Patienten mit posttraumatischen, idiopathischen und degenerativen Handgelenksveränderungen ein hohes Maß an Stabilität, Kraft und Funktion bei ausreichender Schmerzreduktion zu gewährleisten. In der Literatur beschränkt sich die Beurteilung postop. Ergebnisse meist auf die Erfassung klinisch objektiv messbarer Daten. Über postop. subjektive Patienteneindrücke wie Zufriedenheit, Schmerz, Lebensqualität und „Aktivitäten des täglichen Lebens“ liegen bisher wenig Informationen vor. Ziel der vorliegenden Studie war es, im Rahmen einer retrospektiven Analyse bei Patienten mit Handgelenksversteifung, sowohl objektive als auch subjektive Parameter zu erfassen, um mehr Informationen über die Erwartungen, Bedürfnisse und funtionelles Outcome nach totaler Handgelenksversteifung zu erfahren.

Material

Von 85 Patienten, die wegen posttraumatischer oder idiopathischer Arthrose im Handgelenk versteift wurden, konnten 57 Patienten (46 Männer, 11 Frauen) nachuntersucht werden. Bei 29 Patienten wurde die Operation mit einer AO-Arthrodesenplatte durchgeführt, 28 Patienten wurden mit einer konventionellen dynamischen Kompressionsplatte behandelt. Die durchschnittliche Nachuntersuchungszeit betrug 37 Monate, das Durchschnittsalter der Patienten 48 Jahre.

Methoden

Die Grobkraft wurde mit einem JAMAR™-Dynamometer gemessen, der prä- und postop. Schmerz an Hand einer visuellen Analogskala (VAS 0-100) ermittelt. Die Evaluierung von Lebensqualität und subjektiven Patienteneindrücken erfolgte mit dem DASH-Fragebogen (0=keine, 100=max. Einschränkung). Zur Validierung wurden als etablierte Handgelenks-Scores der *Mayo*- und der *Krimmer*-Score verwendet.

Ergebnisse

Die grobe Kraft betrug 52% der Gegenseite, das Schmerzausmaß (VAS 0-100) präop. in Ruhe 58,4, postop. 16,2. Nach Belastung lag der Schmerzwert präop. bei 89,1, postop. bei 54,1. Der DASH-Wert lag mit 51,4 Punkten im mittleren Einschränkungsbereich, die Werte von *Mayo*- und *Krimmer*-Handgelenks-Score betrugen 46,4 bzw. 50,5. Die Korrelation zwischen DASH sowie *Mayo*- und *Krimmer*-Score war reziprok hochsignifikant (t-Test). Hinsichtlich der Lebensqualität beklagten 65% der Patienten postop. eine Reduktion mit funktionellen Einschränkungen, dennoch würde die Mehrzahl der Patienten (82%) die Versteifung nochmals durchführen lassen.

Schlußfolgerung

Die Resultate zeigen, daß funktionelle Einschränkungen nach Komplettversteifung des Handgelenks hingenommen werden müssen. Obwohl es zu ausreichender Schmerzreduktion und Patientenzufriedenheit kommt, kann eine häufig kolportierte komplette Schmerzfreiheit nicht garantiert werden. Der DASH-Fragebogen erwies sich als verläßliches und valides Instrument, um subjektive Empfindungen der Patienten erfassen zu können. Auf der Basis einer patientenorientierten Therapie zeigen unsere Ergebnisse, daß der DASH anderen konventionellen „objektiven" Parametern zur Einschätzung der Resultate überlegen ist.

Verriegelte Bündelnagelung in der Versorgung proximaler Humerusfrakturen beim alten Menschen – Frühergebnisse einer prospektiven Studie

G. Fischer (Potsdam), R. Engel, J. Brzezinski, R. Schulz

Zielsetzung

In einer prospektiven klinischen Studie werden die intraoperativen Daten, postoperativen Komplikationen und funktionellen Ergebnisse der osteosynthetischen Versorgung proximaler Humerusfrakturen mittels verriegelter Bündelnagelung beim alten Menschen untersucht.

Material

Im Rahmen einer prospektiven Studie wurden im Zeitraum 01.01.1998 bis 31.12.1999 76 Patienten (61 Frauen, 15 Männer, Altersdurchschnitt 77,8 Jahre) mit einer verriegelten Bündelnagelung über einen frakturfernen Zugang am distalen Humerus versorgt.

Methoden

Prospektive Studie

Ergebnisse

Bei der chirurgischen Behandlung instabiler proximaler Humerus-2- und -3-Partfrakturen als typische Fraktur des alten Menschen muß ein möglichst wenig invasives Osteosyntheseverfahren gefordert werden, das aufgrund einer hohen Primärstabilität eine frühfunktionelle Nachbehandlung gestattet. Die Operationszeit betrug durchschnittlich 28 Minuten. An lokalen Komplikationen fanden sich 2 revisionsbedürftige Infekte; 6mal traten in der Mobilisationsphase Repositionsverluste auf, von denen 2 revidiert wurden. In der postoperativen Rehabilitationsphase konnte allen Patienten eine symptomadaptierte Nachbehandlung ohne Immobilisation gestattet werden. In der 3-Monatskontrolle konnten 48 Patienten nachuntersucht werden. Bei allen Patienten war die Fraktur radiologisch verheilt, bei 18 Patienten fand sich ein leichtes Heraustreten von Drähten nach cranial, in keinem Fall eine Drahtdislokation nach distal. 82% der Patienten waren zufrieden mit ihrem Ergebnis.

Schlußfolgerungen

Die verriegelte Bündelnagelung ist ein technisch einfaches Verfahren, mit dem sich über einen kleinen, frakturfernen Zugang eine hohe Primärstabilität bei proximalen Humerusfrakturen erzielen läßt. Bei geringer Komplikationsrate kann insbesondere beim alten Menschen eine frühfunktionelle Nachbehandlung ohne Immobilisation der Schulter durchgeführt werden.

Das Polytrauma beim alten Menschen – Komplikationen und Prognose

M. Grotz (Hannover), H.C. Pape, H. Baur, H. Tscherne

Zielsetzung

Durch die zunehmende Verschiebung der Altersstruktur in der Bevölkerung hat auch die Mehrfachverletzung im hohen Lebensalter wesentlich an Bedeutung gewonnen. Ziel dieser klinischen Studie war es, diese Patienten im Vergleich zu einem jungen Patientenkollektiv zu charakterisieren, sowie durch Analyse von Komplikationen bzw. der Letalität Behandlungsstrategien zu diskutieren.

Material und Methoden

Alle polytraumatisierten Patienten der Jahre 1987-1998 mit einer Verletzungsschwere nach PTS ohne Alterskomponente (PTS-A)>20 Punkte wurden in diese klinische Studie aufgenommen. Zwei Altersgruppen (A≥65 J.; B<65 J.) wurden nach Unfallart,

Verletzungsschwere (PTS), Verletzungsmuster, Schockparametern (Laktat (mmol/l)), Komplikationen und Letalität untersucht. Statistik: Mittelwerte ± SD; Chi-Quadrat-Test, Mann-Whitney-U-Test, Signifikanz bei *p<0,05.

Ergebnisse

1230 Patienten (A: n=113 (9,2%); B: n=1117 (90,8%)) wurden dokumentiert. Unfallart: Fußgänger (A: 38,1%*; B: 6,8%), Radfahrer (A: 17,7%*; B: 3,8%), Motorrad (A: 1,8%*; B: 13,2%), PKW (A: 31,0%*; B: 60,1%). Verletzungsschwere: PTS: A: 44,5 ± 10,8*; B: 36,3 ± 12,9; PTS-A: A: 31,3 ± 8,3; B: 35,8 ± 12,8. Verletzungsmuster: Alte Patienten zeigten häufiger Thoraxverletzungen (A: 76,5%; B: 69,2%), abdominelle Veletzungen waren seltener (A: 14,7%*; B 29,6%). Alte Patienten zeigten signifikant häufiger Vorerkrankungen: Herz/Kreislauf (A: 29,1%*, B:5,8%), COPD (A: 12,3%*, B: 3,7%), Diabetes mellitus (A: 7,9%*, B: 2,7%). Schockparameter: Laktat (Tag0): A: 8,47 ± 0,98*; B: 4,58 ± 0,42. Behandlungszeiten (Tage): Gesamtliegedauer: (A: 38,2 ± 20,5; B: 31,2 ± 18,6), Intensivliegedauer: (A: 18,3 ± 13,7; B: 13,7 ± 12,1), Intubationsdauer (A: 12,1 ± 10,5; B: 9,8 ± 10,1), Weaningdauer (A: 4,3 ± 3,5; B:2,6 ± 3,1).

Komplikationen nach 48h	Inzidenz		Letalität	
	≥ 65 Jahre	< 65 Jahre	≥ 65 Jahre	< 65Jahre
Lokalinfekt	7,6%*	1,8%		
Pneumonie	14,7%*	3,3%	37,5%*	5,0%
MOV	21,9%*	12,1%	71,4%*	47,6%

Die Gesamtletalität war in der Gruppe A mit 57,1% nahezu dreimal so hoch im Vergleich zu Gruppe B mit 21,2% (p<0,01).

Schlußfolgerung

Das Polytrauma beim alten Menschen ist mit einer signifikant höheren Letalität vergesellschaftet. Die Alterskomponente im PTS besitzt somit hohe Bedeutung zur Prognoseeinschätzung. Durch aggressive Schocktherapie, frühe Primäroperation, Berücksichtigung von Vorerkrankungen, sowie optimales Beatmungsregime und verbesserte Pneumonieprophylaxe könnte die Komplikationsrate und somit die Letalität beim polytraumatisierten alten Menschen reduziert werden.

Der polytraumatisierte ältere und alte Patient – eine eigene Entität?

J. Korner (Leipzig), H. Lill, T. Amtmann, D. Schreiter, C. Josten

12.09.

10.15 – 12.00

Beethoven Saal

Zielsetzung

Die Polytraumatisierung des älteren und alten Menschen stellt nach wie vor eine besondere Herausforderungen bezüglich der Therapie und der Vermeidung von Sekundärkomplikationen dar. Der häufig zur Einschätzung der Traumaschwere verwendete Injurie-Severity-Score (ISS) bezieht jedoch das Patientenalter bei der Prognose-Abschätzung nicht ein.

Material

In einem Zeitraum von Jan./97 bis Sept./98 wurden 120 polytraumatisierte Patienten (67% männl., 33% weibl., Alter Median 37 Jahre, Min. 16, Max. 89) versorgt (mittlerer ISS 38 Pkte). Entsprechend des Patientenalters erfolgte eine Einteilung des Patientengutes in 2 Gruppen (*G>50*, Patienten älter 50 Jahre, n=23, Alter median 59 Jahre, Min. 51, Max. 89, mittlerer ISS 34 Punkte; *G<50*, Patienten jünger als 50 Jahre, n=97, Alter median 37 Jahre, Min. 16, Max. 48, mittlerer ISS 39).

Methode

Im Rahmen einer retrospektiven Studie erfolgte eine vergleichende Datenanalyse bezüglich der Letalität und der Ursachen.

Ergebnisse

Die Gesamtletalität nach Polytrauma betrug 27,5% (33 Patienten). Verletzungsschwere und therapeutische Strategien in beiden Gruppen waren vergleichbar. Bezüglich der altersabhängigen Gruppenzugehörigkeit fand sich in der *G>50* (n=23) eine Letalität von 35% (n=8), während in der *G<50* (n=97) eine Letalität von 25,7% (n=25) auftrat. In der G>50 zeigte sich ein Letalitätsgipfel von 50% der Todesfälle bei 14–28 Tagen nach Trauma. Ursächlich fand sich in dieser Patientengruppe in allen Fällen ein progredientes therapierefraktäres MODS. In der G<50 stellt sich ein Letalitätsgipfel innerhalb der ersten 6 Stunden nach Trauma von 44% der Todesfälle (n=11) dar. Führende Todesursache war schweres Schädelhirntrauma (n=7) und hämorrhagischer Schock (n=4). Die Dauer der intensivmedizinischen Behandlung betrug median 16,5 (Min. 7, Max. 41) Tage in der G>50 und median 12 Tage (Min. 5, Max. 25) in der G<50.

Schlußfolgerung

Patienten mit einem Alter von über 50 Jahren weisen bei gleicher Verletzungsschwere im ISS eine deutlich höhere Letalität als jüngere Patienten auf. Es kommt zu einem

12.09.

10.15 – 12.00

Beethoven Saal

verzögerten Letalitätsgipfel bei 14 bis 18 Tage nach Trauma als Folge von trauma-assoziierten Sekundärkomplikationen. Die Umsetzung dieser Ergebnisse muß die Betrachtung des polytraumatisierten älteren und alten Patienten als eigene Entität beinhalten und diesbezüglich differenzierte therapeutische Strategien fordern. Die Wertigkeit des ISS für die Abschätzung der zu erwartenden Letalität ist bei fehlendem Bezug auf das Patientenalter fraglich.

Major Trauma in Elderly

D. Brilej (Celje), B. Buhanec, M. Vlaoviæ, R. Komadina

Purpose

Increasing numbers of elderly are becoming candidates for major trauma. Ethical issues have been raised regarding the appropriateness of care for the severely injured elderly patient. The purpose of this study was to evaluate their clinical outcome, mortality, and long-term outcome.

Material

Thirty-six patients of 65 years and older with blunt trauma to at least two body regions and ISS 18 and more were considered to be polytraumatized. Data for all of them were collected prospectivelly.

Methods

Outcome variables were in-hospital mortality and functional status assessed at discharge and one year after injury as measured by modifyed FIM scale. Survival analysis was performed using CaplanMeier methodology. Using the TRISS methodology the probability of survival was estimated. Predictors of mortality using a multivariate logistic regression analysis were evaluated.

Results

The mean age was 72,5 years, mean ISS was 32,3 (SD 11,0). The overall in-hospital mortality was 44%, the survival rate after 12 months was 47,7%. W value showed 6,2 less survivors per 100 such patients treated than would be expected from MTOS norms. Misclassification rate was 22%, 37,5% for nonsurvivors and 10% for survivors. ISS was the only significant predictor of mortality in the multivariate model. Pathologic RTS score was poor outcome predictor. The average FIM score of 16 patients that survived one year was 10,5 and the percentage of patients with FIM score 10 or more was 81%.

Conclusion

Age is an important factor in survival after major trauma, but those that do survive generally return to full activity and independence. Aggressive treatment for elderly trauma victims is warranted. Trauma scoring systems should be applied with caution in elderly patients.

12.09.

10.15 – 12.00

Beethoven Saal

Die Fraktur des Dens axis beim alten Menschen

I. Schwinnen (Bochum), E.J. Müller, K. Fischer, G. Muhr

Zielsetzung

Frakturen des Dens axis sind beim alten Menschen die häufigsten HWS-Verletzungen. In einer Gegenüberstellung von 23 älteren (>70 J.) Patienten und einer zeitgleichen Gruppe von 55 jüngeren Patienten mit einer Fraktur des Dens axis, soll evaluiert werden, ob für diese Patientengruppe die gleichen Therapieprinzipien wie für junge Patienten zur Anwendung kommen können.

Material

In den Jahren 1986 bis 1996 wurden 77 Patienten mit einer traumatischen Fraktur des Dens axis behandelt. 23 (29,9%) davon – 13 Frauen und 10 Männer, Durchschnittsalter 80,9 Jahre (71–96) – waren älter als 70 Jahre. Während bei jüngeren Patienten ursächlich vornehmlich Hochrasanztraumen zugrundelagen, standen bei den älteren Patienten häusliche Stürze im Vordergrund. Hinsichtlich der Frakturverteilung überwogen bei den älteren Patienten die Typ II-Läsionen mit 95%, bei den jüngeren Patienten lagen in 25,9% Typ III-Frakturen vor. Während neurologische Komplikationen mit je 13% gleich verteilt waren, war die Anzahl von Begleitverletzungen bei den jüngeren Patienten deutlich erhöht. Für die älteren Patienten wurde in 78,3% der Fälle primär eine nicht-operative Therapie gewählt, bei jüngeren Patienten war dies in 68,5% der Fall.

Methode

Retrospektive Analyse der Krankenakten hinsichlich der epidemiologischen Daten, des Verlaufes sowie der Komplikationen. Radiologische Frakturklassifikation entsprechend der Klassifikation von Anderson/d'Alonzo. Klinische und radiologische Nachuntersuchung von 49 Patienten nach durchschnittlich 45,7 Monaten (9-108).

12.09.

10.15 – 12.00

Beethoven Saal

Ergebnisse

Die Komplikationsrate war für ältere Patienten signifikant erhöht mit 52,2% vs. 32,7% die Krankenhaus-Mortalität betrug für diese Gruppe 34,8%, wobei u.a. auch alle dre Patienten mit neurologischen Ausfällen, sowie ein Mehrfachverletzter verstarben. Im Vergleich zwischen primärer konservativer und primärer operativer Therapie ergab sich für die älteren Patienten hinsichtlich der Mortalität kein Unterschied. Fatale Folgen hatten u.a. sekundäre Repositionsverluste unter primärer nicht-operativer Therapie (4/18), in dieser Untergruppe betrug die Mortalität 50%. Für die jüngeren Patienten betrug die Mortalität 3,7% (n=2), wobei beide Patienten älter als 60 Jahren waren und beide neurologische Ausfälle aufwiesen.

Schlußfolgerung

Densfrakturen im höheren Lebensalter liegt typischerweise ein Sturz im häuslichen Milieu mit einem Kopfanprall-Trauma zugrunde. Die Komplikationsrate ist sehr hoch und insbesondere die sekundäre operative Intervention bei Repositionsverlust sowie assozierte neurologische Ausfälle gehen mit einer hohen Mortalitätsrate einher. Aufgrund unserer Erfahrungen propagieren wir in dieser Altersgruppe eine aggressive Diagnostik zur Evaluierung instabiler Frakturen, die frühzeitig einer operativen Stabilisierung zugeführt werden sollten, um die Mortalitäts- und Morbiditätsrate zu reduzieren und die Prognose zu verbessern.

Ergebnisse motorischer Ersatzoperationen bei Verletzungen peripherer Nerven

L. Kleinschmidt (Hannover), R. Hierner, U. Rhode, A. Berger

Zielsetzung

Zur gezielten Wiederherstellung von Elementarfunktionen im Schulter, Ellenbogen und Handbereich werden motorische Ersatzoperationen bei Patienten mit einer Läsion des Plexus brachialis eingesetzt, wenn eine nervale Rekonstruktion nicht mehr möglich oder sinnvoll ist oder kein ausreichendes funktionelles Ergebnis erbracht hat.

Material und Methode

In einer retrospektiven klinischen Studie wurden die Ergebnisse nach Muskel-Sehnentransfer im Schulter (n = 15), Ellenbogen (n = 35) und Handbereich (n = 20) untersucht. Untersuchungskriterien waren die aktive Bewegungsfähigkeit gemessen mit der Neutral-o-Methode und die Kraftentwicklung.

Ergebnisse

Die durchschnittliche Abduktionsfähigkeit nach Trapezius-Transfer nach Saha (1967) betrug 38°, wobei ein am Handgelenk befestigtes Gewicht von durchschnittlich 500ml gehoben werden konnte. Für die Rekonstruktion der Ellenbogenbeugung stehen mehrere Verfahren zur Verfügung. Die größte Bewegungsamplitude und meiste Kraft konnte durch den bipolar transponiertem M. latissimus dorsi nach Zancolli und Mitre (1973) (n=10) erreicht werden (0-30-130°, 4kg). Patienten mit einem Trizep-Transfer nach Caroll und Hill (1952) (n=15) zeigten eine durchschnittliche aktive Bewegungsfähigkeit von 0-40-100°, wobei durchschnittliche 2 kg gehoben werden konnten. Durch Verlagerung der Unterarm-Flexor-Pronator Muskelmasse auf den Oberarm (Steindler 1918) in der Modifikation nach Berger (1985) (n=6) konnte eine aktive Bewegungsfähigkeit von 0-20-101° mit einer durchschnittlichen Kraftentwicklung von 3,2kg gefunden werden. Nach mehrzeitiger mikrochirurgischer Rekonstruktion mit primärer Vorlage eines Nerventransplantates an einen Interkostalnerven-Transfer und anschließender sekundärer freier mikrovaskulärem Latissimus dorsi-Lappenplastik (n=4) betrugt die durchschnittliche Bewegungsamplitude 0-40-95°, wobei 2kg gehoben werden können. Nach Transposition des M. flexor carpi ulnaris für die Rekonstruktion der Handgelenks- und Fingerstreckung konnte eine aktive Handgelenksstreckung von 35° erreicht werden. Nur ausnahmsweise war jedoch eine eine komplette Fingerstreckung über die Horizontale möglich.

Schlußfolgerung

Da bei Patienten mit Plexus brachialis-Läsion oft regenerierte Muskel für eine motorische Ersatzoperation eingesetzt werden, müssen einige Besonderheiten beachtet werden. Nur Muskeln mit einer Kraftentwicklung >M3 sind für eine Transposition geeignet. Wegen einer beeinträchtigen Innervation können Muskeln oft nur unergonomisch eingesetzt werden, was bei der Auswahl des Operationsverfahrens zu bedenken ist. Aufgrund des höheren Fibrosegrades, der geringeren Muskelmasse und der beeinträchtigen Innervation sind regenerierte Muskeln weniger wiederstandsfähig. Übermäßige Spannung während der Operation und ein zu schneller Belastungsaufbau nach Mobilisierung müssen vermieden werden.

Dienstag, 12. September 2000
10:15 – 12:00 Uhr Blauer Saal

Resorbierbare Implantate II

Neue resorbierbare Implantate in der Unfallchirurgie. Eine tierexperimentelle radiologische Langzeituntersuchung

A. Prokop (Köln), M. Wollsiefer, M. Bleidistel, C. Krüger, K.E. Rehm

Zielsetzung

Durch den Zusatz von 10% Tricalciumphosphat sollen die Degradationseigenschaften eines Poly L/DL-Lactidstifts verbessert werden.

Einleitung

Der Einsatz resorbierbarer Implantate zählt in der Rekonstruktion von Gelenkbrüchen oder wenig belasteten apikalen Frakturen bereits seit Jahren zur operativen Routine. Probleme in Form von Weichteilschwellungen und Osteolysen um das Implantlager werden den hohen Konzentration der Abbauprodukte während der Degradation angelastet. So sind bei schnell resorbierbaren Polyglykolidimplantaten in der Literatur Osteolyseraten bis zu 60% beschrieben. Bei Polylactidstiften (PL-Stift) sind tierexperimentell ebenfalls vereinzelte Osteolysen beschrieben, die im klinischen Einsatz aber sehr viel seltener sind.

Material und Methoden

Durch eine Beimengung von 10% Tricalciumphosphat zu einem Poly-L/DL-Lactidstift wurde ein Composit-Stift (C-Stift) spritzgegossen der den Osteolysen gegensteuern sollte. An 36 Merino-Schafen wurden am Femur osteochondrale Flakes mit jeweils drei PL- oder C-Stiften fixiert. Über 36 Monate wurden die Tiere radiologisch kontrolliert, die Stiftkanaldurchmesser gemessen und die Osteolysen nach einem Vorschlag von Hoffmann (Unfallchirurg 100:658,1997) bewertet.

Ergebnisse

Bis zum 18. Monat kam es in beiden Gruppen zu geringen Erweiterung der Stiftkanäle bei der Degradation. Bis zum 36. Monat waren die Hälfte aller Stifte in beiden Gruppen aufgelöst. Alle Schafe wiesen bei den klinischen Verlaufsuntersuchngen zu allen

	PL-Stift Osteolyse	Wilcoxon-Test	C-Stift Osteolyse	PL-Stift mm	t-Test	C-Stift mm
3. Monat (n=36)	11%	p=0,38; NS	0%	2,5 ± 0,3mm	p=0,58; NS	2,5 ± 0,3mm
6. Monat (n=24)	59%	p=0,36; NS	24%	2,5 ± 0,5mm	p=0,96; NS	2,5 ± 0,3mm
12. Monat (n=24)	59%	p=0,04; sign.	24%	3,7 ± 0,8mm	p=0,07; NS	3,0 ± 0,8mm
18. Monat (n=24)	70%	p=0,78; NS	65%	4,4 ± 1,2mm	p=0,91; NS	4,3 ± 1,1mm
24. Monat (n=12)	22%	p=0,79; NS	17%	2,2 ± 0,6mm	p=0,30; NS	2,4 ± 0,4mm
30. Monat (n=12)	11%	p=0,85; NS	17%	1,6 ± 0,9mm	p=0,40; NS	2,0 ± 0,4mm
36. Monat (n=12)	5%	p=0,70; NS	0%	0,8 ± 0,3mm	p=0,69; NS	0,9 ± 0,2mm

Zeiten reizlose Kniegelenke auf. Die C-Stifte wurden bei 40 Patienten eingesetzt und führten in bis zu 3 Jahren Nachbeobachtung zu keinerlei Osteolyse.

Schlußfolgerung

Polylactidstifte erfüllen die Kriterien der Bioresorption und lösen sich vollständig auf. Die Degradation ist nach 18 Monaten am stärksten und führt beim Schaf zu geringen asymptomatischen Auflockerungen um die Stiftkanäle. Bei der Zusetzung von 10% Tricalciumphosphat wurde die Degradation verzögert und seltener Knochenreaktionen gesehen. Klinisch waren die radiologisch nachgewiesenen Veränderungen in allen Fällen ohne Bedeutung.

Histomorphologische, histomorphometrische und biomechanische Analyse von synthetischen Knochenersatzstoffen in einem in-vivo Versuch an der belasteten Schafstibia

S. Kessler (Ulm), U. Mayr-Wohlfart, A. Ignatius, W. Puhl, L. Claes, K.-P. Günther

Zielsetzung

Das anzustrebende Gleichgewicht zwischen Implantatdegradation und Knochenneubildung nach Einbringen von synthetischen Knochenersatzstoffen setzt einen adäquaten Abbau des Ersatzstoffes voraus. In einem tierexperimentellen Modell sollte deshalb die Osteointegration einer neuentwickelten Glaskeramik und eines Komposits, die in-vitro eine schnellere Degradation im Vergleich zu α- Tricalziumphosphat (α-TCP) zeigten, geprüft werden.

Material

Es kamen drei synthetische Knochenersatzstoffe [α-TCP* (n=6), eine neutralisierte Glaskeramik (GB9N)* (n=6) und ein Komposit aus GB9N und Polylactid-co-Glycolid* (RG858/GB9N) (n=6)] zur Anwendung. Die Dreiecksimplantate hatten eine Größe von 6 x 12 x 24mm. (*Herstellung: Biovision GmbH, Ilmenau)

Methoden

Das Material wurde in einem belasteten Tiermodell (Press-fit Fixation) in die proximale Tibiaepiphyse von Merino-Schafen implantiert. Neun Monate post operationem erfolgten die histomorphologischen, histomorphometrischen und biomechanischen Untersuchungen. Die histomorphologischen Auswertungen wurden an nicht entkalkten 100μm Schliffen durchgeführt (Masson-Goldner Färbung).

Die Bestimmung der volumetrischen Dichte (Vv) erfolgte semiquantitativ sowohl für Implantatreste als auch für neu gebildeten Knochen (Leitz ASM 68K).

Im Rahmen biomechanischer Untersuchungen wurde die Belastbarkeit der Prüfkörper sowohl vor Versuchsbeginn (in-vitro) als auch nach Explantation (Spannung bei oberer Streckgrenze [σ prop]) bestimmt. Als Kontrolle für die Untersuchungen diente ein Explantat aus der gegenseitigen, unbehandelten Tibiaepiphyse

Ergebnisse

Die Ersatzstoffe zeigten neun Monate nach Implantation eine gute knöcherne Integration. Sie waren gleichmäßig von neugebildeten Knochen durchsetzt, der in engem Kontakt zur Implantatoberfläche stand.

Aufgrund einer etwas geringeren Degradation von α-TCP in Vergleich zu GB9N und dem Komposit war die mittlere volumetrische Dichte von α-TCP und neugebildetem Knochen höher (Vv = 88,76% [SD 11,96]) als von GB9N und neuem Knochen (Vv= 71,48% [SD 6,58]) bzw. von Komposit und Knochen. (Vv= 60,15% [SD 9,01])

Die biomechanischen Untersuchungen erbrachten eine höhere Belastbarkeit von α-TCP und neu gebildetem Knochen (80.5 ± 18.6 [MPa]) im Vergleich zu GB9N und Knochen (53,9 ± 23.3 [MPa]) bzw. im Vergleich zum Komposit und Knochen (46,7 ± 22,8 [MPa]). Die Ergebnisse der mechanischen Tests der Implantate vor Einbau waren: α-TCP: 5.9 ± 1.11 [MPa] resp. GB9N: 2.96 ± 0.56 [MPa].

Schlußfolgerung

Die Knochenersatzstoffe zeigen gute osteokonduktive Eigenschaften. Deutliche Unterschiede fanden sich jedoch bezüglich der biomechanischen Eigenschaften und dem

Degradationsverhalten der Ersatzstoffe, mit einer höheren mechanischen Belastbarkeit und einer geringeren Degradationsrate von α-TCP gegenüber der Keramik und dem Komposit.

12.09.

10.15 – 12.00

Blauer Saal

Resorbierbare Polymerfolien in der Unfall- und Wiederherstellungschirurgie

H.-W. Kranz (Hamburg), T. Porté, C. Grimme, C. Jürgens

Zielsetzung

Ausgehend von ersten überzeugenden Behandlungsresultaten der resorbierbaren Folie bei der Behandlung großflächiger Infektwunden setzten wir diese Folie bei Korrektureingriffen erstmalig ein. Nach Arthrolysen und Tenolysen im Bereich großer Gelenke soll diese Folie vorzeitige Verklebungen und das Auftreten von periartikulären Verkalkungen verhindern.

Material

Bei bisher 12 Patienten wurde die Folie nach Arthrolyse von Ellenbogen-, Hüft- und Kniegelenk verwendet. Bei der Polymerfolie handelt es sich um ein biodegradables Implantat, bestehend aus Polylactid und Polycaprolacton. Die Bioverträglichkeit von Polylactiden und Polycaprolactonen ist in zahlreichen Tests nachgewiesen worden, klinische Anwendung finden diese Substanzen deshalb bereits als Nahtmaterial, Clips, Gewebekissen oder Knochendübel. Der Abbau der Substanzen erfolgt durch Hydrolyse und über den Milchsäurezyklus bzw. die Betaoxidation.

Methoden

In 3 Fällen ist nach offenen Arthrolysen des Ellenbogengelenks die Folie zwischen die Gewebsschichten eingelegt worden, das Wundgebiet primär verschlossen worden. In 2 Fällen ist bei Entfernung periartikulärer Ossifikationen im Bereich des Hüftgelenks diese Folie zur Vermeidung erneuter Ossifikationen eingelegt worden. In 6 Fällen wurde die Folie kniegelenknahe nach Arthrolyse des Kniegelenks oder Mobilisationsoperation nach Judet plaziert, in 1 Fall wurde nach Lösung und Verlängerungstenotomie einer Achillessehne die Sehne mit der Folie eingescheidet.

Ergebnisse

In allen Fällen konnte intraoperativ ein deutlich besseres Bewegungsausmaß erzielt werden. In der postoperativen Nachbehandlungsphase mit intensiver Krankengymnastik konnten erneut auftretende periartikuläre Verkalkungen im Bereich der Ellengelenke und Hüftgelenkes bis zum jetzigen Zeitpunkt nicht nachgewiesen werden, die festgestellten Bewegungsausmaße waren in allen Fällen langfristig besser als der präoperative Ausgangspunkt. Komplikationen, wie Materialunverträglichkeit der Folie oder Infektionen, wurden erfreulicherweise nicht beobachtet.

Schlußfolgerungen

Erste Ergebnisse nach Arthrolysen großer Gelenke unter Verwendung der Folie ermutigen zur weiteren Anwendung der Polymerfolie bei Eingriffen in der Wiederherstellungschirurgie, insbesondere bei Korrekturen eingesteifter Gelenke. Die Polymerfolie zeigt hier antiadhäsive Eigenschaften und scheint somit erneuten Gelenkeinsteifungen vorzubeugen.

Einheilverhalten polyglycolsäure-trimethylencarbonathältiger Schrauben

A. Janousek (Wien)

Zielsetzung

Klinisch und MR-kontrolliertes Einheilverhalten des Knochendübel-, Schraubenbandkomplexes im Bereich des Schienbeinkanals bei der proximalen Press-Fit und distalen Knochendübelkreuzbandersatzoperation.

Material

Vom September 1998 bis Februar 1999 wurden 30 Patienten, davon 24 Männer und 6 Frauen, mit einem Durchschnittsalter von 30 Jahren (16-50) nach einer Kreuzbandverletzung operativ versorgt. Als Transplantat wurde das mittlere Kniescheibensehnendrittel verwendet, tibial mit Knochenblock und von der Kniescheibe ohne Knochenblock abpräpariert. Femoral arthroskopischer Press-Fit, tibial wurde das Weichteilende des Transplantates mit Nähten armiert, über eine Knochenbrücke fixiert. Anschließend wurde ein primär aus dem tibialen Kanal mit der Hohlsäge entnommener Knochenbock eingesetzt und zentral eine aus polyglycolsäure-trimethylencarbonat bestehende bioresorbierbare Interferenzschraube (Fa. Acufex-Endofix) eingebracht (Knochendübeltechnik).

Methode

Das Einheilverhalten wurde klinisch, röntgenologisch und im MR kontrolliert. Es erfolgten klinische und MR-Untersuchungen 6 Wochen, 3, 6 und 12 Monate postoperativ.

Ergebnisse

Die klinische Untersuchung ergab keine Hinweise für eine chronische Entzündung, eine septische Revision mußte nicht durchgeführt werden. Röntgenologisch konnte keine vermehrte Lyse im Bereich des tibialen Kanals nachgewiesen werden. Bei einem Patienten mußte, nachdem postoperativ eine schwere Streptokokkenangina aufgetreten war, dreieinhalb Monate postoperativ eine Rearthroskopie zur Lösung von Verwachsungen durchgeführt werden. Im MR zeigte sich eine homogene Einheilung des Knochenblocks zwischen der 6. und 24. Woche. Die homogene Durchbauung des Kanals trat zwischen 8. und 12. Monat ein.

Schlußfolgerung

Polyglycolsäure und Trimethylencarbonathältige bioresorbierbare Schrauben (Endofix – Fa. Acufex) eignen sich zur Herstellung eines tibialen Knochendübels bei der Kreuzbandersatzoperation.

Microporous membranes from polylactides

M. Glarner (Davos), S. Gogolewski

Introduction

Bioresorbable polymers are finding increasing application in medicine. Internal fixation of bone fractures or scaffolds for tissue engineering are typical examples. More recently, porous resorbable polymeric membranes have been used for the treatment of long bone defects and defects in the cranio- and maxillofacial skeleton. Depending on the intended application the membranes should be of various pore sizes and pore structures.

Purpose

This study aimed at the preparation of polylactide membranes with well-defined porous structures using the liquid system consisting of polymer solution in good or poor solvents and various nonsolvents.

Materials

Membranes were prepared from poly(L/DL-lactide) 80/20% with a viscosity-average molecular weight in the range of 60.000 to 200.000 using a phase-inverse process.

Methods

Polymers were dissolved in chlorine-free solvents mixed with various nonsolvents and the polymer solution was poured onto the glass trays. After evaporation of liquids, the resulting membranes were rinsed with ethanol and dried to a constant weight. The structure of membranes was observed under the scanning electron microscope. In addition, the crystallinity of the solution-cast membranes which may affect the tissue response to implants was estimated from the thermal analyses data.

Results

All the polymers used in the study formed microporous membranes under the conditions used. The membrane pore size and pore structure were dependent on the molecular weight and polydispersity of the polylactides used, concentration of polymer in solution, miscibility of solvent with nonsolvent, temperature, pressure and humidity of the environment. Increasing the polymer concentration in solution and the rate of liquid evaporation decreased the pore size and led to membranes with the closed-cell structure. Increasing the amount of nonsolvents in the polymer solution increased the membrane pore size but reduced the membranes mechanical properties.

Conclusions

Porous polylactide membranes can be produced from polymer solutions in nonchlorinated solvents containing nonsolvents. While the use of nonsolvents miscible with the solvents leads to porous membranes with round-shaped, interconnected pores, the use of nonsolvents which do not mix with the solvent results in canal-like pores running perpendicular to the membrane cross-section.

Langzeituntersuchung zur in-vivo Biostabilität von Endobon

D. Briem (Hamburg), W. Linhart, H. Schöntag, W. Lehmann, F. Weiss, J. M. Rueger

Zielsetzung

In der Therapie knöcherner Defekte gilt die autologe Spongiosa aufgrund ihrer hohen osteogenetischen Potenz als goldener Standard. Schwierigkeiten resultieren aus der limitierten Verfügbarkeit und dem erforderlichen Zweiteingriff zur Gewinnung autologen Materials. Durch Anwendung synthetischer Knochenersatzmittel können potentielle Komplikationen der autologen Spongiosaplastik vermieden werden. Zielsetzung dieser Arbeit ist die Evaluierung der *in-vivo* Eigenschaften von Endobon im Langzeitverlauf.

Material

Endobon ist eine poröse, hitzegesinterte Biokeramik auf Basis eines bovinen Hydroxylapatits. Es gehört zur Gruppe der anorganischen Knochenersatzmittel und zeichnet sich durch mechanische Eigenstabilität aus. Seine makroporöse Struktur erleichtert die Vaskularisation einwachsender Knochentrabekel und erleichtert dadurch die knöcherne Integration.

Methoden

Von 1992–1996 wurden 40 Patienten (Durchschnittsalter 62,3 ± 7,4 Jahre) mit metaphysären Defektfrakturen des distalen Radius (n=5) und des Tibiaplateaus (n=35) in eine prospektive Langzeitstudie eingeschlossen. Die knöchernen Defekte wurden mit Endobon gefüllt, und die Patienten postoperativ zu ambulanten Nachuntersuchungen einbestellt. Zur Auswertung der erhobenen Daten wurden der klinisch-radiologische Score zur Klassifikation von Tibiakopffrakturen nach Rasmussen sowie der DASH-Fragebogen herangezogen. Bei 3 Patienten konnte zum Zeitpunkt der Metallentfernung (t=24 Monate) eine Biopsie gewonnen werden. Die maximale Nachuntersuchungsdauer betrug 8 Jahre bei einer durchschnittlichen Nachuntersuchungsdauer von 60,9 ± 11,6 Monaten.

Ergebnisse

Postoperative Komplikationen mit nachfolgendem Revisionseingriff wurden in 12,5% der Fälle registriert, wobei das implantierte Knochenersatzmaterial jeweils belassen wurde. In zwei Fällen mußte ein endoprothetischer Kniegelenkersatz vorgenommen werden. Im Langzeitverlauf wurden funktionell in 82,6% der Fälle gute Resultate beobachtet, ein stringenter Zusammenhang mit dem radiologischen Status konnte nicht festgestellt werden. In keinem Fall bestanden radiologische Anzeichen einer sekundären Auslockerung, Sinterung, Dislokation oder Diskontinuität des eingebrachten Knochenersatzmaterials. Die histologische Aufarbeitung der entnommenen Biopsien zeigt, daß Endobon *in-vivo* einer vollständigen knöchernen Integration unterliegt. Ferner kommt es im Randzonenbereich zu makrophagocytären Resorptionsreaktionen.

Schlußfolgerungen

Unsere Daten zeigen, daß Endobon auch im Langzeitverlauf über eine hohe *in-vivo* Biostabilität verfügt. Aufgrund seiner unbegrenzten Verfügbarkeit und guten Biokompatibilität bietet sich Endobon bei Problemfrakturen mit hoher mechanischer Beanspruchung weiterhin als ausgezeichnete Alternative zu autologer Spongiosa und resorbierbaren Knochenersatzmitteln an.

12.09.

10.15 – 12.00

Blauer Saal

Der Einsatz von injizierbarem mineralischen Knochenzement bei der Versorgung von Tibiakopffrakturen – eine prospektive Studie an 25 Fällen

P. Lobenhoffer (Hannover), T. Gerich, F. Witte, H. Tscherne

Zielsetzung

Evaluation des biogradablen mineralischen injizierbaren Calciumphosphatzements Norian SRS zur Auffüllung des Knochendefekts bei der operativen Versorgung von Tibiakopfbrüchen. Prospektive Untersuchung derzeit insgesamt 27 Fällen, davon 25 mit mindestens 6-monatiger Nachbeobachtung.

Problembeschreibung

Die Notwendigkeit der anatomischen Wiederherstellung der Gelenksfläche ist bei Impressions- und Impressions/Depressionsfrakturen des Tibiakopfes unbestritten. Die Hebung imprimierter Gelenksanteile hinterläßt allerdings große spongiöse Defektzonen. Die Auffüllung mit herkömmlichen Materialien vermag oft die sekundäre Sinterung mit Korrekturverlust nicht zu verhindern. Ein neuentwickelter resorbierbarer Calciumphosphatzement (Norian SRS) könnte hier eine Verbesserung herbeiführen.

Material

Im Rahmen einer prospektiven Studie wurden ab 12/1996 subchondrale Defektzonen bei Osteosynthesen von Tibiakopffrakturen bei insgesamt 27 Patienten mit Norian SRS aufgefüllt. Von 25 Patienten liegen mittlerweile mindestens 6-Monats-Ergebnisse vor. Es handelt sich um 1 B1-Fraktur, 4 B2-Frakturen, 17 B3- und 3 C3- Frakturen, das Durchschnittsalter der Patienten betrug 46 Jahre.

Methode

Nach Reposition der Gelenkflächen und präliminärer Fixation wurde der subchondral verbleibene Defekt ausgespült, die Ränder wurden kompaktiert und der Zement mittels Injektionsspritzen eingebracht. Die Menge des eingebrachten Zements lag zwischen 4 und 19 ml. Schrauben wurden entweder zuvor plaziert oder vor Härten des Zements in die vorbereiteten Löcher eingebracht. Die Auffüllung des Defekts wurde mittels Bildverstärker überwacht. Die Nachbehandlung entsprach in den ersten 8 Fällen jener bei klassischer Versorgung derartiger Frakturen (Teilbelastung für 9 Wochen). In den letzten 8 Fällen wurde das Regime auf Grund der guten Erfahrungen deutlich verkürzt. Vollbelastung wurde bei B-Frakturen sofort, bei zwei C3-Frakturen nach 6 Wochen gestattet.

Ergebnisse

Alle Frakturen heilten knöchern aus. In 23 Fällen kam es zu keinem Korrekturverlust, 2 Patienten wiesen sekundäre Depressionen nach B3-Fraktur auf. Wundrevisionen bei Seromen erfolgten in zwei Fällen. Im Verlauf zeigte das Material eine Inkorporation und in belasteten Arealen des Tibiakopfes einen partiellen Ersatz durch trabekulären Knochen. Die Patienten mit früher Belastung waren unter der veränderten Nachbehandlung beschwerdefrei, Ganganalysen zeigen die rasche Wiederherstellung der physiologischen Belastung der operierten Extremität.

Schlußfolgerungen

Injizierbarer mineralischer Knochenzement stellt einen Fortschritt in der Behandlung von Tibiakopfbrüchen dar. Die Füllung irregulär geformter Kavitäten nach Hebung imprimierter Anteile der Gelenksfläche gelingt besser als mit anderen Materialien, die initiale mechanische Stabilität ist günstiger. Dies hat es ermöglicht, die Teilbelastungszeiten nach operativer Versorgung von Tibiakopffrakturen im Lauf des Studienzeitraums drastisch herabzusetzen.

Osteosynthetische Versorgung belastungsarmer Frakturen mit Pins und Schrauben aus kortikalem Knochen

C. Hofmann (Marburg), M. Schädel-Höpfner, S. Tuschen, L. Gotzen

Zielsetzung

Ziel der Arbeit sind Untersuchungen zur Verwendung von Kortikalisfixationselementen bei belastungsarmen Frakturen.

Material

1. Als Untersuchungsmaterial dienten 12 Femurknochen von Multiorganspendern. Aus dem Schaft wurden 8 cm lange Knochenblöcke ausgesägt und mit einer Drehmaschine bearbeitet. Dabei wurden 2,0x40, 2,5x60, 3x60 mm Biopins (insgesamt 140) und 40 Bioschrauben (1/8 u. 5/32 W-Gewinde) hergestellt.
2. 34 Patienten mit belastungsarmen Frakturen (10 dislozierte Radiusköpfchenmeiselfrakturen; 5 dislozierte Tuberculum majus-Frakturen 4 Femurkopffrakturen, 6 Malleolus med.-Frakturen 9 anderen belastungsarmen Frakturen) wurden mit Biopins und -schrauben (1/8 u. 5/32 W-Gewinde) versorgt. Patientenalter: 18 bis 82 Jahren.

12.09.

10.15 – 12.00

Blauer Saal

Methode

1. Die Biegefestigkeit der Biopins wurde in einem Dreipunktbiegeversuch mit einer Universalwerkstoffprüfmaschine getestet (DIN-Norm 53457). Die Scherfestigkeit wurde in einer Schertestvorrichtung bestimmt. Bei den Bioschrauben wurden die Anpreßkraft und der max. Drehmoment ermittelt.
2. Bei den Patienten mit belastungsarmen Frakturen wurden prospektiv Komplikationen registriert und radiologisch das Einwachsverhalten untersucht (4-24 Monaten postoperativ).

Ergebnisse

1. Die Biopins zeigten eine Biegefestigkeit von von 257,88N/mm^2, einen E-Modul von 18346,0N/mm^2. Eine Bioschraube (1/8 W-Gewinde, human, autoklaviert) zeigte eine Anpreßkraft von durchschnittlich 527,5 N und einen Anzugsdrehmoment von 493,7Nmm.
2. Die Verwendung von Biopins und -schrauben zur Osteosynthese bei streßarmen Frakturen bietet eine ausreichende Stabilität. Wir beobachteten keine Fremdkörperreaktionen, keine sekunderen Dislokationen, kein Wundinfekt und keine Abweichungen vom normalen Frakturheilungsrozeß.

Schlußfolgerung

Die Kortikalisfixationselemente (Biopins und -schrauben) sind zur Osteosynthese von belastungarmen Frakturen ausreichend stabil, können die konventionelle Osteosynthese weitgehend ersetzen und damit die Metallentfernung ersparen.

Lösungsmittelkonservierte Spongiosa als Knochentransplantat – experimentelle Untersuchungen in unterschiedlichen Tiermodellen

K.P. Günther (Ulm), S. Kessler, H.J. Pesch, A. Ignatius, H.P. Scharf

Zielsetzung

Vor dem Hintergrund eines zunehmenden Bedarfs an biologisch hochwertigem und sicherem Knochenersatzmaterial zur Defektauffüllung soll die Osteointegration lösungsmittelkonservierter Spongiosa in unterschiedlichen experimentellen Modellen überprüft werden.

Material

Im Rahmen einer seriellen Testung unterschiedlicher Knochenersatzstoffe am unbelasteten Modell wurden zunächst 21 zylindrische Bohrlochdefekte (Durchmesser

5,4mm) im Femurcondylus von NZW-Kaninchen mit humaner lösungsmittelkonservierter Spongiosa (Tutoplast-Verfahren) aufgefüllt. Kontrollen waren kryokonservierte allogene Spongiosa und Leerlochbohrungen (jeweils n=21).

12.09.

10.15 – 12.00

Blauer Saal

Methoden

Nach 1, 2, 3, 6 und 12 Monaten wurde die Osteointegration histomorphologisch (unentkalkte 5μ-Schnitte in Masson-Goldner-Färbung) und histomorphometrisch (halbautomatische Bildanalyse) geprüft.

Bei Bestätigung einer guten Biokompatibilität und knöchernem Remodeling erfolgte in einem weiteren Schritt im belasteten Großtiermodell (prox. Tibiaepiphyse von Merinoschafen) die Implantation von 6 dreieckigen Prüfkörpern (6 x 12 x 24mm) mit identischer histomorphologischer bzw. histomorphologischer Auswertung 9 Monate p.op. sowie zusätzlicher biomechanischer Testung (Versagenslast F_{max} im Vergleich zur unbehandelten Gegenseite).

Ergebnisse

Im unbelasteten Kleintiermodell zeigten lösungsmittelkonservierte und kryokonservierte Spongiosatransplantate keine wesentlichen Unterschiede im Einwachsverhalten. Nach initialer Anlagerung neugebildeter Spongiosa an avitale Transplantatbälkchen kommt es anschließend zu einem raschen Remodeling mit vollständigem Umbau zu ausgereifter Spongiosa nach 6 bis 12 Monaten.

Im Großtiermodell sind 9 Monate p.op. noch Transplantatreste zu erkennen, die bei guter knöcherner Integration in einer etwas erhöhten volumetrischen Dichte resultieren. Der knöcherne Umbau scheint dabei noch nicht vollständig abgeschlossen. Die mechanische Prüfung der Explantate zeigt eine Reduktion der Versagenslast (durchschnittl. F_{max}= 750,9N, SD 693N) im Vergleich zu unbehandeltem Knochen (F_{max} = 1219,3N, SD 175N).

Schlußfolgerungen

In Zusammenschau mit den bisherigen in-vitro-Untersuchungen zur Biokompatibilität und Keimfreiheit sprechen die erarbeiteten tierexperimentellen Ergebnisse für eine Eignung der lösungsmittelkonservierten Spongiosa als Knochentransplant in der klinischen Prüfung.

Dienstag, 12. September 2000
10:15 - 12:00 Uhr Bonatz Saal

Innovation III

Neues Testverfahren zur reproduzierbaren Prüfung mechanischer Eigenschaften von Hüftschraubpfannen

J. Klanke (Hannover), G. Hörmansdörfer, K. Westermann

Zielsetzung

Ziel der Untersuchung war die Erstellung einer Versuchsanordnung, mit der eine exakte und reproduzierbare Simulation des Einschraubverhaltens beliebiger Schraubpfannen ermöglicht wird. Anhand der Simulation sollen Parameter definiert werden, die das Einschraubverhalten der Pfannen charakterisieren und einen qualitativen Vergleich der Schraubpfannen untereinander erlauben.

Material und Methoden

Zur Entwicklung der Versuchsanordnung führten wir mit der Schraubpfanne Ultima (Johnson&Johnson) vergleichende Einschraubversuche in Leichenacetabula und verschiedenen Hartschaumblöcken (Polymethacrylimit [PMI], Polyurethan [PUR], Polyvinylchlorid [PVC]) durch. Frische Leichenacetabula wurden nach Entfernung des Weichgewebes gemäß der Technik der Hüftarthroplastik aufgefräst. Ultima-Schraubpfannen geeigneter Größe wurden eingeschraubt. Aus Hartschaumblöcken wurden hemisphärische Exkavationen von 52mm Durchmesser ausgedreht. Ultima-Schraubpfannen der Größe 52mm wurden unter Verwendung von Drehmomentschlüsseln eingeschraubt. Der Einschraubvorgang wurde unter Notierung des Aufsetzpunktes bis zur Überdrehung der Pfanne fortgesetzt. Die Drehmomente wurden in Abhängigkeit vom Eindrehwinkel graphisch aufgetragen.

40 verschiedene Schraubpfannen wurden vergleichend in mit geeigneten Exkavationen versehene Hartschaumblöcke aus PMI und PVC eingeschraubt, die Drehmomentkurven erstellt und die charakteristischen Einschraubparameter bestimmt.

Ergebnisse

Menschlicher acetabulärer Knochen ist als Prüfkörper ungeeignet. PUR ist sehr spröde und aufgrund seiner hohen Dichteunterschiede als Prüfkörper ungeeignet. PVC lieert in einer Dichte von 200 kg/m^3 dem menschlichen Knochen vergleichbare)rehmomentkurven. PMI spiegelt aufgrund seiner geringeren Elastizität die Verhältnisse am menschlichen Knochen nicht so genau wider wie PVC, eignet sich aber beser zur Ermittlung der den Einschraubvorgang charakterisierenden Parameter Einchraubdrehmoment, Überdrehmoment, Überdrehreserve und der sog. „Taktilianz", lie sich am besten als Fühlbarkeit des Aufsetzpunktes beschreiben läßt.

Die getesteten Schraubpfannen zeigen erhebliche Unterschiede hinsichtlich der :inschraubparameter. Der Vergleich von aus der Literatur entnommenen Standzeiten nit den von uns ermittelten Parametern zeigt eine enge Korrelation, sodaß diese ›arameter zur Qualitätsbeurteilung von Schraubpfannen herangezogen werden :önnen.

Schlußfolgerungen

)ie vorgestellte Versuchsanordnung zur Bestimmung der Einschraubparameter von ;chraubpfannen ist technisch wenig aufwendig und leicht reproduzierbar. Erstmals :önnen für jegliche Schraubpfanne charakterisierende Parameter mit hohem ›rädiktiven Wert der zu erwartenden Standzeiten bestimmt werden. Die Versuchsınordnung ermöglicht eine in-vitro-Optimierung von Schraubpfannen vor deren ;erienproduktion und dem Einsatz am Menschen.

Versorgung überdimensionaler großer Pfannendefekte in der Hüftgelenkendoprothetik

Γ. John (Berlin), K. Ipaktschi, F. Enes-Gaiao, R. Rahmanzadeh

Zielsetzung

Die rasante Zunahme der Hüftgelenksendoprothetik in den letzten Jahrzehnten hat :rotz erheblich verbesserter Operationstechnik und neuen Implantaten auch eine .mmer größere Anzahl von aseptischen Prothesenlockerungen zur Folge. Die Pfannen-.ockerung führt dabei zu erheblichen Knochendefekten im Acetabulum, insbesondere ›ei zementierten Pfannen. Bis heute stellt die Schaffung eines neuen Pfannenlagers, das eine stabile und dauerhafte Verankerung der neuen Pfanne bei der Revisionsoperation gewährleistet, und gleichzeitig den biomechanischen Eigenschaften des Beckens Rechnung trägt, ein ungelöstes Problem dar. Nach guten Erfahrungen mit homologen Beckentransplantaten in der onkologischen Chirurgie zur Defektrekonstruktion und Extremitätenerhalt, entschlossen wir uns, in einem Patientenkollektiv mit erheblichem Knochendefekt bei aseptischer Pfannenlockerung eine Rekonstruktion mit homologen Acetabulumtransplantaten durchzuführen.

12.09.

10.15 – 12.00

Bonatz Saal

Material und Methoden

Eingeschlossen wurden Patienten mit erheblichem Acetabulumdefekt (2b nach A.E Gross), bedingt durch endoprothetische Pfannenlockerung, die mit herkömmliche Implantaten nicht zu rekonstruieren waren. Der Defekt wurde durch homolog Acetabulumtransplantate rekonstruiert, die intraoperativ individuell angepaßt, durcl Schrauben fixiert und mit einer zementierten Pfanne versehen wurden. Alle Trans plantate wurden von Eurotransplant bezogen.

Postoperativ wurden die Patienten mit Teilbelastung der betroffenen Extremitä bis zur radiologischen Konsolidierung des Transplantates mobilisiert.

In zwei Jahren wurden 11 Patienten mit einem 2-b Defekt nach A.E.Gross versorgt Die Patienten wurden präoperativ und im Mittel nach 11 Monaten nach dem Scor von Merle-d´Aubigne evaluiert.

Ergebnisse

Der präoperative score lag zwischen 7-10 Punkten im Median bei 9. Postoperativ zeigt sich bei allen Patienten eine deutliche Verbesserung zwischen 14-17 Punkten (Median 16 Punkten). Infekte traten keine auf. Bei einer Patientin mußte nach 13 Monater aufgrund einer Lockerung der zementierten Pfanne ein Pfannenwechsel durchgeführ werden. Die dabei entnommenen Proben zeigten in der histologischen Aufarbeitung einen vollständigen knöchernen Einbau des transplantierten Acetabulums. Die radiologische Untersuchung zeigte bei allen Patienten einen festen knöchernen Einbau des homologen Transplantates.

Schlußfolgerung

Homologe Transplantate stellen eine vielversprechende Alternative in der Behandlung von ausgedehnten Substanzdefekten bei aseptischer Pfannenlockerung nach Hüftgelenksendoprothese und bei der Hüftgelenksdysplasie dar, auch wenn noch keine Langzeitergebnisse vorliegen. Die histologischen und radiologischen Ergebnisse lassen einen vollständigen Einbau der Transplantate vermuten.

Dreidimensionale Analyse und Korrektursimulation komplexer posttraumatischer Fehlstellungen der unteren Extremität mit einer PC-basierten 3D-Software

12.09.

10.15 – 12.00

Bonatz Saal

C. Dahlen (Dresden), J.M. Gavlik, M. Amlang, H. Zwipp

Zielsetzung

Für die Operationsplanung einfacher posttraumatischer Deformitäten der unteren Extremität genügen technisch einwandfreie biplanare Ganzbeinaufnahmen unter Belastung in einer korrekten Frontal- und Sagittalprojektion. Bei multiplanaren Fehlstellungen mit einer zusätzlichen Rotationskomponente, Längenänderung oder Seitversetzung sowie bei multifokalen Deformitäten wird die Analyse und Planung der Korrekturoperation zu einem komplexen räumlichen Problem. Bislang erforderte die präoperative Planung auf der Grundlage von Ganzbeinaufnahmen eine aufwendige mathematische Analyse mittels Vektortrigonometrie. Die Ergebnisse waren wenig anschaulich, außerdem wurde in diesen komplexen Situationen die Genauigkeit der Analyse durch zahlreiche Abbildungs- und Auswertungsfehler beeinträchtigt. Eine Korrektursimulation zur Überprüfung der Planungsergebnisse war mit der konventionellen Methodik nicht möglich.

Material und Methode

Deshalb wurde zur präzisen dreidimensionalen Analyse von Achsfehlstellungen ein Zusatzmodul für die 3D-Software Voxim entwickelt, die umfassende 3D-Visualisierungs- und Manipulationsmöglichkeiten von Schichtbilddatensätzen auf einem Low-Cost-PC bietet. Mit einer Spiral-CT wurden dazu kurzstreckige Segmente der Gelenke und ggf. einzelne relevante Schaftabschnitte eingescannt und der akquirierte diskontinuierliche Volumendatensatz als 3D-Volumenmodell dargestellt. Zur Beurteilung der statischen Biomechanik wurde die Tragachse sowie die mechanischen und anatomischen Schaftachsen von Femur und Tibia eingeblendet. Die räumliche Lage der Gelenke wurde durch eine charakteristische Ebene und Rotationsrichtung in einem orthogonalen anatomischen Koordinatensystem definiert.

Ergebnisse

Anhand der Gelenkebenen und Referenzlinien konnten sämtliche Fehlstellungskomponenten wie Winkel- und Längendifferenzen in allen 6 Freiheitsgraden des Raumes vermessen werden. Zum Vergleich dienten Meßwerte der gesunden Gegenseite oder Normwerte. Gleichzeitig wurde die geplante Korrekturoperation simuliert und auf ihre Durchführbarkeit überprüft. Fehlende Abschnitte der Schaftachsen ließen sich zur Verbesserung der Anschaulichkeit als virtuelles 3D-Modell interponieren.

12.09.

10.15 – 12.00

Bonatz Saal

Schlußfolgerungen

Das entwickelte 3D-Softwaremodul ermöglicht eine umfassende Analyse hochkomplexer 3D-Deformitäten sowie die Simulation einer Korrekturoperation. Die Analyse liefert nicht nur die Korrekturdaten, sondern kann auch für eine dreidimensionale unifokale Fehlstellung die Lokalisation und die Winkel für eine einzeitige Korrekturosteotomie errechnen. Diese Korrekturdaten können von einem Navigationssystem interpretiert und intraoperativ umgesetzt werden. Die Funktionalität des Softwaremoduls ist nicht nur auf die untere Extremität beschränkt, sondern kann auch für jede andere 3D-Analyse, z.B. auch an der oberen Extremität oder am Achsenskelett eingesetzt werden.

Computerunterstützte Planung von Korrekturosteotomien

P. Keppler (Ulm), D. Moskalenko, F. Gebhard, J. Hesser, L. Kinzl, R. Männer

Zielsetzung

Dreidimensionale Planung und Simulation von Korrekturosteotomien auf dem Personal Computer.

Material

Die Methode wurde an einem Modellfemur der AO mit einer dreidimensionalen Fehlstellung im Bereich des Schaftes überprüft. Für dieses Modell lagen genaue Daten über die Fehlstellung vor. Es wurden low dose CT-Aufnahmen, welche in eine speziell entwickelte Software importiert werden können, verwendet. Die Software wurde auf einen handelsüblichen Personal Computer mit Dual Pentium Processor geladen.

Methoden

Low dose CT-Aufnahmen der entsprechenden Körperregion werden in eine speziell entwickelte Software importiert. Zur artefaktfreien genauen Darstellung der gewünschten knöchernen Konturen werden die Daten segmentiert. Anschließend wird anhand beliebig definierbarer knöcherner Punkte oder Querschnitte eine Frontalebene bestimmt. Auf dem Bildschirm erscheint nun simultan die variable dreidimensionale Sicht auf den Knochen und gibt eine genaue Information über das Ausmaß der Fehlstellung. Der Körper kann exakt unter Berücksichtigung aller drei Dimensionen beliebig vermessen werden. Mit einem speziellen Tool kann eine virtuelle Osteotomie durchgeführt werden. Dabei stehen verschiedene Osteotomieformen zur Auswahl. Die zuvor bestimmten Längen und Winkel verändern sich dabei dynamisch und informieren den planenden Arzt ständig über die dreidimensionalen Auswirkungen der Osteotomie. Anschließend wird die virtuelle Operationsplanung abgespeichert und kann auf Papier oder einem Röntgenfilm für die praktische Durchführung im Operationsaal dokumentiert werden.

12.09.

10.15 – 12.00

Bonatz Saal

Ergebnisse

Die optimale Schnittebene am Modellfemur wurde anhand von konventionellen Röntgenbildern zur Achsenbestimmung und computertomographischer Schnittebenen zur Torsionswinkelbestimmung ermittelt. Dabei kam es zu Achsabweichungen von bis zu 5° und Torsionsabweichungen von bis zu 10°. Ursachen hierfür sind insbesondere nicht zu vermeidende Projektionsfehler bei den konventionellen Röntgenaufnahmen und bei der computertomographischen Torsionswinkelbestimmung.

Schlußfolgerung

Die vorgestellte neue Methode erlaubt erstmals eine exakte virtuelle dreidimensionale Planung von komplexen Korrekturosteotomien. Ein bedeutender Fortschritt ist dabei die variable Simulation von Osteotomien mit entsprechend dynamischen Berechnungen von absoluten oder projizierten Längen und Winkel. Die hierfür entwickelte Software ist zwar für die untere Extremität entwickelt worden, erlaubt jedoch durch die universelle Programmgestaltung eine Anwendung auf jeden beliebigen Knochen.

Knochenextraktion aus Ultraschallbildern zum Surface Matching mit CT-Daten

F. Gebhard (Ulm), O. Krivonos, U. Liener, P. Keppler, L. Kinzl, J. Hesser, R. Männer

Zielsetzung

Die Behandlung von Beckenfrakturen benötigt oft ausgedehnte Zugangswege, welche einen zusätzlichen Schaden zur Folge haben. Reposition und Kontrolle der Implantatlage ist mittels C-Bogen nur eingeschränkt möglich. Um den operativen Zugangsweg zu minimieren, wurden in den letzten Jahren Computer assistierte Navigationsverfahren (CAS) entwickelt. Derzeit basieren alle Systeme auf Matching mit den präoperativen CT Daten. Das intraoperative Verfolgen (tracking) von Fragmenten und die Anpassung des virtuellen Bildes an das Repositionsergebnis ist nicht möglich. Ziel dieses Projektes ist die Entwicklung eines auf Ultraschall basierten Matching-Verfahrens für die CAS mittels hochauflösender Bildverarbeitung des Datenvolumens in Echtzeit.

12.09.

10.15 – 12.00

Bonatz Saal

Material und Methoden

Um ein derartiges Project zu realisieren, muß gezeigt werden, daß es möglich ist, die Knochenoberfläche aus Ultraschallbildern in hoher Präzision zu berechnen. Im ersten Teil des Projektes wurde hierzu ein Wirbelsäulensegment benutzt. Der Knochen wird in einem Wasserbecken plaziert und es werden mit einem Ultraschallgerät (Siemens Sonoline, 5 MHz, linearer Schallkopf), welches in einem Schienensystem läuft, Bilder gespeichert. Die parallelen Ultraschallbilder haben einen Abstand von 1mm und sind senkrecht zur Längsachse des Knochens.

Ergebnisse

Zur Segmentierung der Knochenoberfläche aus den Ultraschalldaten wurde folgende Kombination von Bildbearbeitungsoperatoren durchgeführt.: zweifache Glättung mit Median Filtern mit einer Größe von 3 x 3 gefolgt von 5 x 5, lineare Grauwert Skalierung zwischen 0 und 2000, Schwellwertbildung bei einer Grauwertstufe von 1850, Entfernung von Artefakten (extrahierte Interferenzpunkte) in jeder Schicht nach einem Kriterium, bei dem das zusammenhängende Objekt 7 Pixel Länge und 20 Pixel Fläche aufweisen muß und das Verhältnis von Länge zu Fläche 0.3 beträgt. Getrennte Elemente werden durch einen Closingoperator mit einem 1 x 7 strukturierenden Element im 2-D Bild verbunden, gefolgt von einem Openingoperator in einem 3 x 3 x 3 strukturierenden Element im Volumendatensatz. Aus der Blickrichtung der Ultraschallquelle werden alle Voxel unterhalb der wie oben ermittelten Oberfläche gefüllt und zum Schluß der Datensatz durch einen 5 x 5 x 5 Closing-Operator geglättet.

Simultane Ober- und Unterschenkelverlängerung mit voll implantierbaren, programmierbaren Marknagelsystemen

R. Baumgart (München), M. Kettler, C. Zeiler, W. Mutschler

Zielsetzung

Mit voll implantierbaren, programmierbaren Distraktionsmarknägeln konnten bisher am Femur Verlängerungen auch in Kombination mit Achsenkorrekturen und Segmentverschiebungen erfolgreich durchgeführt werden. Ist es technisch möglich, solche Systeme auch an der Tibia einzusetzen? Sind simultane Distraktionen mit voll implantierbaren, automatisch arbeitenden Systemen an Ober- und Unterschenkel vorteilhaft?

Material

12.09.

10.15 – 12.00

Bonatz Saal

5 Patienten zwischen 18 und 35 Jahren wurden mit dem Distraktionsmarknagel am Unterschenkel behandelt. In zwei Fällen erfolgten Verlängerungen nur am Unterschenkel (25mm und 30mm). In 3 Fällen erfolgten simultane Ober- und Unterschenkelverlängerungen, (Oberschenkel, 30–60mm, Unterschenkel 20–40mm), hiervon zweimal in Kombination mit kniegelenksnahen Achsenkorrekturen zwischen 5° und 15°.

Methoden

Basierend auf dem Konzept des programmierbaren Femurdistraktionsmarknagels wurde zur Anwendung an der Tibia der Marknageldurchmesser auf 10mm reduziert und mit einem leistungsfähigen Getriebe und einem Teleskopmechanismus ausgestattet. Diese Konfiguration erlaubt neben Verlängerungen auch Achsenkorrekturen in dem klinisch relevanten proximalen Drittel der Tibia.

Ergebnisse

In allen Fällen wurde das Behandlungsziel erreicht, wobei in einem Fall der Unterschenkelmarknagel wegen technischer Probleme ausgetauscht werden mußte. Der Verlängerungsvorgang, ausgelöst durch Auflage des Senders korrespondierend zu der Antenne im Subcutangewebe, ist gut steuerbar und für den Patienten völlig schmerzlos. Auch am Unterschenkel zeigte sich im Osteotomiespalt eine weitgehend zirkuläre Knochenneubildung. Infektionen traten bisher in keinem Fall auf. Bei simultanen Ober- und Unterschenkelverlängerungen ging während der Verlängerungsphase unter Teilbelastung bis 20kg, bei allen Patienten die Flexion im Kniegelenk vorübergehend trotz Krankengymnastik bis auf 45° zurück, und erreichte erst zum Abschluß der Behandlung wieder den Ausgangsbefund. Da Achsenkorrekturen komplett intraoperativ ausgeführt werden müssen und der Verlängerungsvorgang entlang der anatomischen Achse am Oberschenkel in die Planung und operative Umsetzung eingehen muß, sind hohe Ansprüche an die intraoperative Korrekturkontrolle zu stellen, was in schwierigen Fällen bei simultanen Korrekturen an Ober- und Unterschenkel mit Operationszeiten über 8 Stunden einhergehen kann.

Schlußfolgerung

Ebenso wie die Verlängerung des Oberschenkels ist die Verlängerung des Unterschenkels mit voll implantierbaren, programmierbaren Marknagelsystemen technisch möglich. Die Implantate, derzeit in klinischer Erprobung, offerieren die Option einer kompletten Korrektur hinsichtlich der Länge als auch der Achse, simultan an Ober- und Unterschenkel. Die Implantatkosten und die langen Operationszeiten erscheinen in Anbetracht der Behandlungsergebnisse gerechtfertigt, inbesondere wenn man das deutlich geringere Infektrisiko, die geringe Narbenbildung und auch den hohen Behandlungskomfort einbezieht.

12.09.

10.15 – 12.00

Bonatz Saal

UFO-ein neuer retrograder Marknagel

B. Friemert (Ulm), H. Gerngroß, L. Claes

Zielsetzung

Die retrograde Marknagelung etabliert sich zunehmend als Osteosyntheseverfahren der Wahl bei Femurfrakturen. Vorteilhaft ist der erleichterte Zugang zum Femur, insbesondere bei adipösen Patienten, die erleichterte Reposition und die Anwendbarkeit bei distalen Frakturen. Ein Nachteil ist die Notwendigkeit, den Nagel wieder durch das Kniegelenk entfernen zu müssen. Des weiteren ist eine Durchleuchtung für die proximale Verriegelung erforderlich.

Wir haben daher einen retrograden Marknagel entwickelt, der folgende Innovationen beinhaltet:

1. Der Nagel wird bei der Implantation bis über den Trochanter major hinausgeschlagen, so dass ein proximaler Zielbügel montiert werden kann (Rendezvous-Manöver).
2. Die Metallentfernung erfolgt über den proximalen Zugang (keine erneute Arthrotomie). Die Einschlagöffnung kann mit dem zuvor entnommenen osteochondralen Zylinder wieder verschlossen werden.

Material und Methode

Bisher konnten 15 Femurfrakturen in diese prospektive Studie aufgenommen werden. Erfasst wurden die intraoperativen Daten der Implantation. Eine klinisch/radiologische Nachuntersuchung erfolgte am Entlassungstag sowie 6-12-26 Wochen post op. Erfasst wurden: Frakturtyp, Verriegelungsart, Kniegelenkssymptomatik, Femurlängenbestimmung, Achsfehlerbestimmung, Torsionsfehlerbestimmung, Leunert-Score, Tegner-Score.

Ergebnisse

Der mittlere Nachuntersuchungszeitraum beträgt z.Zt. 4,7 (2-12) Monate. Ein Umstieg auf ein anderes Osteosyntheseverfahren war bislang nicht notwendig. Wesentliche Komplikationen bei der Implantation sind nicht aufgetreten. Infektionen wurden nicht beobachtet. Bei einem Patienten musste eine offene Reposition durchgeführt werden, alle anderen konnten geschlossen reponiert werden. In einem Fall ist ein Bohrer beim Bohren der Verriegelungsschrauben abgebrochen. Bei einem Patienten musste eine distale Verriegelungsschraube frühzeitig entfernt werden. Die Frakturheilung zeigt unauffällige Verläufe. Besondere Kniebeschwerden sind nicht aufgetreten. Der Leunert-Score zeigt 26 Wochen post op einen durchschnittlichen Wert von 82,8 (76-93, n=5), der Tegnerscore einen Wert von 4 (3-5, n=5). Bei 1 Patienten ist es klinisch zu einem Achsfehler (5° Außenrotationsfehler) gekommen. Die VAS Werte im Bereich des Kniegelenkes betrugen durchschnittlich 2,2 (1-3, n=5), im Bereich der Fraktur lagen sie bei 0,6 (0-3, n=5).

Schlußfolgerung

12.09.

10.15 – 12.00

Bonatz Saal

Der neue UFO-Marknagel scheint sich als leicht und komplikationsarm zu implantierender Nagel zu erweisen. Er verbindet die Vorteile der retrograden Marknagelung mit den Vorteilen der antegraden Explantation. Die beiden Zielbügel ermöglichen eine durchleuchtungsfreie distale und proximale Verriegelung. Durch die Replantation des osteochondralen Zylinders wird die Kniebinnenschädigung reduziert.

Ein neues kanüliertes aufgebohrt und unaufgebohrt implantierbares Femurnagelsystem

P. Verheyden (Leipzig), M. Stoll, H. Lill, C. Josten

Zielsetzung

Die Marknagelung der Femurschaftfraktur hat sich insbesondere in der unaufgebohrten Technik zu dem am meisten verbreiteten Standardverfahren entwickelt. Modulare Systeme erlauben die Versorgung auch gelenknaher Frakturen. Weiterhin problematisch sind der proximale Eintrittspunkt, die Druckerhöhung im Markraum bei der Insertion, die Kombination von Schenkelhals- oder trochanteren mit Schaftfrakturen und die geschlossene Reposition.

Material und Methode

Ziele der Entwicklung waren: Eintrittspunkt an der Trochanterspitze zur einfachen perkutanen Insertion, Möglichkeit der aufgebohrten und unaufgebohrten Insertion, kanüliertes System zur Erleichterung der Reposition durch Führungsdrähte und der Druckentlastung im Markraum bei der Insertion und ein modulares System zur Versorgung von sehr gelenknahen und Mehretagenverletzungen.

Anatomische Untersuchungen an 50 Leichenfemora zur Bestimmung der optimalen Radien und Verriegelungslöcherlokalisationen. 20 Implantationen eines Protoypen an Leichenfemora. Klinische Anwendung ab Sept.1999.

Ergebnisse

Um die Trochanterspitze als Eintrittspunkt nutzen zu können, ist eine Krümmung auch im Bereich der Nagelspitze zur Vermeidung von Spannungsspitzen und daraus folgenden iatrogenen proximalen Frakturen erforderlich. Dieses Problem wurde gelöst, indem

12.09.

10.15 – 12.00

Bonatz Saal

die in der sagittalen Ebene gelegene Antekurvation des Femur für die Einführung des Nagels in der coronaren Ebene genutzt wird und der Nagel während der Insertion um 90° gedreht wird. Dieses Prinzip bewährte sich in Computeranimationen, bei den Probeimplantaionen an Leichenfemora und bei den ersten klinischen Anwendungen. Der optimale Antekurvationsradius beträgt in Abhängigkeit der Femurgesamtlänge zwischen 900mm und 1350mm, der laterale Radius zwischen 800mm und 1000mm in der coronaren Ebene und einem Winkel zwischen proximaler Nagelachse und Hüftschrauben von 55°. Im proximalen Schaftbereich besteht eine statische und eine dynamische Verriegelungsmöglichkeit, im distalen Nagelbereich 4 Verriegelungsmöglichkeiten in zwei Ebenen mit einem weiteren dynamischen Loch. Sowohl bei ber Implantation an Leichenfemora als auch bei den ersten klinischen Anwendungen zeigte sich ein erhebliches Austreiben von Blut und Markraumpartikeln über die Kanülierung des Nagels auch bei inneliegendem Führungsdraht als Hinweis auf eine erhebliche Druckentlastung im Markraum im Vergleich zu nicht kanülierter unaufgebohrter Insertion.

Schlußfolgerungen

Die Konfiguration des Nagels mit Krümmungen in beiden Ebenen und der Insertion mit einer 90°-Drehung ermöglicht die vor allem perkutan wesentlich einfachere Insertion an der Trochanterspitze. Die Konfiguration der proximalen Verriegelungslöcher erlaubt die Versorgung auch sehr proximaler Femurfrakturen und der Kombination mit ipsilateralen Schenkelhals- und pertrochanteren Frakturen.

Klinische Erfahrungen mit einem Marknagelsystem der 3. Generation: Erste Ergebnisse einer prospektiven Studie mit dem TriGen-Nagelsystem zur intramedullären Versorgung von Frakturen der unteren Extremität

J. Seifert (Berlin), D. Richter, A. Ekkernkamp, P. Ostermann

Zielsetzung

Im Rahmen einer prospektiven multizentrischen Studie soll über die Anwendbarkeit und Handhabung eines neuen Nagelsystem (TriGen), welches aus lediglich 2 Nageldesigntypen (Femur- und Knienagel) besteht und zur ante- und/oder retrograden Osteosynthese von Unterschenkel-, supracondylären Oberschenkel-, Oberschenkelschaft- sowie subtrochantären Oberschenkelfrakturen und Schenkelhalsfrakturen eingesetzt wird, berichtet werden.

Material und Methoden

Seit Mai 1999 wird bei allen Patienten, die die Studieneinschlußkriterien erfüllen und bei denen die Indikation zur Marknagelosteosynthese des Unter- oder Oberschenkel besteht das TriGen-Nagelsystem verwendet.

Die in diese Studie eingeschlossenen Patienten werden 4, 6 und 12 Monate postoperativ klinisch und radiologisch nachuntersucht.

Ergebnisse

In einem Zeitraum von bisher 8 Monaten wurden insgesamt 78 TriGen Nägel bei 72 Patienten (58 Männer, 14 Frauen) implantiert.

Dabei handelte es sich bei 14 Patienten um ein Polytrauma und bei 12 Patienten um Mehrfachverletzungen.

Die bis zum jetzigen Zeitpunkt durchgeführten Nachuntersuchungen zeigten einen regelrechten Heilverlauf mit Zeichen der zeitgerechten Konsolidierung. Bei 2 Patienten bestand eine funktionell unwesentlich beeinträchtigende Bewegungseinschränkung im Kniegelenk nach gleichzeitiger antegrader Tibia- und retrograder Femurnagelung.

Schlußfolgerungen

Das TriGen Nagelsystem ermöglicht ein multimodales Konzept zur Versorgung einfacher und komplexer Frakturen der unteren Extremität mit lediglich 2 Nageltypen, die ungebohrt oder gebohrt, ante- oder retrograd verwendbar sind.

Somit ist ein weites Spektrum von Frakturtypen mit einem Implantatsystem beherrschbar. Insbesondere bei Mehrfachverletzungen der unteren Extremität läßt sich eine Reduktion der OP-Zeit durch ein vereinfachtes Implantathandling erzielen.

Retrograder Femurkompressionsmarknagel – Erste klinische Erfahrungen in der Akutversorgung und Revisionschirurgie

S. Hauck (Murnau), O. Gonschorek, G.O. Hofmann, V. Bühren

Zielsetzung

Entwicklung und klinische Erprobung eines retrograd einzubringenden Femurmarknagels mit aktiver Kompressionsmöglichkeit zur Versorgung von Frakturen, Pseudarthrosen und Korrekturosteotomien am distalen Femur.

12.09.

10.15 –
12.00

Bonatz
Saal

Material

Während die antegrade Nagelinsertion nach wie vor die Standardtechnik für die Marknagelung am Femur darstellt, ergeben sich Sondersituationen, wenn entweder der proximale Zugang zum Femur nicht möglich ist (z.B. in situ befindliche Implantate, problematische Weichteilverhältnisse in der Hüft- und Gesäßregion) bzw. der Zugang über das Kniegelenk Vorteile bietet (verletzungbedingt eröffnetes Kniegelenk, Kettenverletzungen). Während für die mittlerweile etablierte retrograde Technik der Akutversorgung verschiedene Implantate zur statischen Verriegelungs-marknagelung zur Verfügung stehen, fehlten bisher die für Revisionseingriffe oft hilfreichen Möglichkeiten der Dynamisierung bzw. aktiven Kompression über das intramedulläre Implantat.

Methode

Der für die retrograde Femurmarknagelung vorgesehene Kompressionsmarknagel basiert im Grunddesign auf dem bekannten Interlocking – Kompressionsnagel (ICN) und weist in der Adaptation nachfolgende Besonderheiten auf: Die kniegelenknahe Verriegelung erfolgt über 3-fach Lochung in einer Ebene mit einem für die Condylarregion angepassten Verteilungsmuster, die Kompressionsmöglichkeit über das mittlere Loch mittels innenliegender Kompressionsschraube. Für die hüftnahe Verriegelung stehen Verriegelungslöcher in der a.p. - wie auch lateralen Ebene zur Verfügung, wobei auch eine dynamische Verriegelung im Längsloch möglich ist. Der Nagel ist als ungeschlitztes Rohr aus Titan gefertigt und kann daher über einen Führungsdraht eingebracht werden.

Ergebnisse

Der neu entwickelte retrograde Femurkompressionsnagel kam bisher bei 15 Patienten zur Anwendung, 8 x zur Akutstabilisierung von Frakturen, 7 x in der Revisionschirurgie, dabei 3 x zur sekundären Stabilisierung bei Dislokationen nach primärer antegrader Marknagelung von supracondylär gelegenen Frakturen.

Schlußfolgerungen

Der vorgestellte Kompressionsmarknagel erweitert das Indikationsspektrum für die retrograde Femurmarknagelung im Hinblick auf die Revisionschirurgie. Die Planung des Zugangs über das Kniegelenk bedarf einer strengen Indikationsstellung.

Dienstag, 12. September 2000
10:15 – 12:00 Uhr Neuer Saal
Video II

Treatment of humeral shaft fractures with an unreamed humeral nail (UHN) – retrograde approach

J. Blum (Mainz), P.M. Rommens

Purpose

This video presents a new device for the treatment of humeral shaft fractures. After demonstrating the details of this new device including bolts and instruments, a complete operative procedure with this nail is performed.

Material

Language of the PAL/VHS tape is English. The duration is 15 minutes.

The UHN is an unreamed interlocking humeral nail made out of titanium-alloy. It is designed for anterograde and retrograde insertion. We prefer the retrograde approach, in order not to damage the rotator cuff.

Methods

A 27-year old patient with a transverse humeral midshaft fracture after snowboard accident is presented. X-rays with fracture classification are explained.

The positioning of the patient for retrograde nailing is visible in a drawing and in the operation theater.

Results

The approach is explained including opening of the medullary canal. Assembly and insertion of the nail can be seen. Under the image intensifier determination of nails´ length and diameter, fracture reduction and final positioning of the nail are visible.

Distal interlocking through the insertion handle and proximal interlocking with a radiolucent drive in free hand technique is demonstrated. Views of the image intensifier explain the effect of a special compression device for transverse and short oblique fractures.

Wound closure demonstration, the postoperative x-rays and the postoperative treatment concept will finish this video presentation.

12.09.

10.15 – 12.00

Neuer Saal

Conclusion

The Unreamed Humeral Nail is a reliable and safe implant for the treatment of humeral shaft fractures. For the retrograde approach, caution has to be made during shaping of the insertion hole, in order not do risk additional fissures or fractures.

Die minimal-invasive Technik der retrograden Femur-Nagelung

S. Raphael (Marburg), M. Baacke

Zielsetzung

Entwicklung einer minimal-invasiven Technik zur retrograden Marknagelung mit dem ACE Nagel.

Material und Methode

Von Juli 1997 bis November 1999 wurden in der Klinik für Unfallchirurgie der Philipps-Universität Marburg 72 Patienten mit Femurschaftfrakturen durch eine Marknagelosteosynthese operativ versorgt. In 41 Fällen wurde ein retrograder Femurnagel verwendet. Bei 18 dieser Patienten kam die zu beschreibende minimal invasive Technik zur Anwendung. Hierbei wurde ein neuentwickeltes Instrumentarium (RDS – retrogrades Dilatationssytem) zur Nagelinsertion und distalen Verriegelung, sowie ein transligamentärer Dilatationszugang benutzt.

Ergebnisse

Das Durchschnittsalter der Patienten (7 Männer und 11 Frauen) betrug 49 (± 21) Jahre. Es wurden 8 Typ-A, 6 Typ-B und 4 Typ-C Frakturen nach der AO-Klassifikation operiert. Der mittlere ISS (injury severity score) des Gesamtkollektivs betrug 18 (± 19). 5 der Patienten waren polytraumatisiert. Alle Nägel wurden in der MIV Technik problemlos implantiert. Relevante Infektionen traten nicht auf. Bis auf zwei greise Patienten konnten alle Patienten nach einer mittleren follow-up Zeit von 10 (± 7) Monaten nachuntersucht werden. Alle Patienten waren zu diesem Zeitpunkt unter Vollbelastung mobilisiert. In 5 Fällen konnte bereits eine Implantatentfernung ebenfalls in MIV Technik mit dem RDS durchgeführt werden.

Schlußfolgerung

Die minimal-invasive Technik der intramedullären Femurnagelung mittels des RDS erleichtert die Einbringung und korrekte Plazierung von retrograden Marknägeln und reduziert das Risiko eines Schadens am Ligamentum patellae oder am Gelenkknorpel auf ein Minimum. Mittels dieser Methode konnten in unserem Patiengut gute klinische und radiologische Ergebnisse bei Femurfrakturen verschiedener Schweregrade erzielt werden.

12.09.

10.15 – 12.00

Neuer Saal

Stabilisierung einer distalen Femurfraktur mit dem „Less Invasive Stabilisation System" (LISS)

B. Könemann (Hannover), P. Schandelmaier, A. Partenheimer, C. Krettek

Zielsetzung

Bei dem im Video gezeigten Fall wird die Vorgehensweise bei der Versorgung einer supradiacondylären Oberschenkelfraktur (Typ C2 nach der AO-Klassifikation) mit dem neuen „Less Invasive Stabilisation System" (LISS) bei gleichzeitiger bilateraler Tibiakopffraktur demonstriert. Es werden hierbei intraoperativ Tips und Tricks zur Technik im Hinblick auf Achsenerhalt und Drehfehlerminimierung gezeigt.

Material und Methode

Bei dem im Video gezeigten Fall handelt es sich um einen 49jährigen Patienten, der bei einem Verkehrsunfall eine supradiakondyläre Oberschenkelfraktur und eine beidseitige Tibiakopffraktur erlitt. Alle Frakturen wurden mit dem „Less Invasive Stabilisation System" (LISS) versorgt. Im Video wird die Osteosynthese der supradiakondylären Oberschenkelfraktur beispielhaft dargestellt. Es handelt sich um eine C2 Fraktur, bei der initialen Versorgung waren 2 Zugschrauben plaziert worden um die diakondyläre Komponente reponiert zu halten. Es wurde ein lateraler Zugang zum Einschieben des Liss-Systems verwendet. Die technischen Einzelheiten die speziell für das Liss-System beachtet werden müssen (z.B. Kondylenbreitebestimmung und Auswahl der entsprechenden Schraubenlängen) finden ebenfalls eine besondere Beachtung. Abschließend wird die Weichteilsituation nach bereits erfolgter Implantatentfernung gezeigt.

Die in diesem Fall besonders anspruchsvolle Anforderung im Hinblick auf Achsenerhalt und Rotationskontrolle wird u.a. mit der „Kabelmethode" und dem „Trochanter Minor Zeichen" gelöst.

Fehlermöglichkeiten besonders bei der OP-Technik werden am Schluss noch einmal besonders herausgestellt. Postoperative Achsaufnahmen beweisen ein gutes Ergebnis.

Ergebnisse

Alle mittels LISS versorgten Frakturen wurden systematisch nachuntersucht und quantifiziert. Im vorliegenden Fall wurde ein NEER SCORE von 86 und ein LYSHOLM

12.09.

10.15 – 12.00

Neuer Saal

SCORE von 97 erreicht. Die postoperativen Achsenaufnahmen zeigten rechts einen Valgus von 2° und links einen Varus von 4°, die Kniegelenksbeweglichkeit zeigte sich in der Nachuntersuchung mit jeweils 0°/140° und 0°/135°.

Schlußfolgerungen

Die Versorgung komplexer distaler Femurfrakturen mittels „Less Invasive Stabilisation System" (LISS), führten im vorliegenden Fall zu einem sehr guten Ergebnis. Im Hinblick auf die Weichteilsituation zeigte sich nach erfolgter Implantatentfernung ein gutes kosmetisches Ergebniss. Die nach Implantatentfernung angefertigten Filmaufnahmen über Gangbild und Bewegungsumfang zeigten ebenfalls ein gutes funktionelles Resultat.

Die Osteosynthese von distalen Radiusfrakturen mit Biopins

C. Hofmann (Marburg), L. Gotzen

Die Notwendigkeit der Metallentfernng beinhaltet alle Risiken einer erneuten Operation. Um Metallentfernungen zu vermeiden, werden zur Versorgung biomechanisch gering belasteter Frakturen biodegradable Frakturstifte und Schrauben angeboten, die wegen hoher Komplikationraten noch immer verbeserungsbedürftig sind.

Die Suche nach neuen und besser geeigneteren Implantatmaterialien zur Fixation apikaler und osteochondraler Knochenfragmente, sowie zur Versorgung distaler Radiusfrakturen zwingt uns, die Möglichkeit der Herstellung von Stiften aus Kortikalisknochen noch einmal kritisch zu analysieren und experimentell biomechanisch auszutesten.

Der Videofilm zeigt die Methodik der Osteosynthese bei distaler Radiusfraktur mit Kortikalisstiften.

In dem Film wird über die Geschichte der Osteosynthese mit Stiften und Schrauben aus kortikalem Knochen, über Untersuchungen zur Herstellung und biomechanische Testung der Kortikalisstifte und über die klinische Erprobung der Kortikalispinsosynthese bei 60 Patienten berichtet.

Es wird gezeigt, daß die Kortikalispins zur Versorgung von distalen Radiusfrakturen (Typ A1, B1-2 und C1 nach AO) geeignet sind und bestimmte konventionelle Osteosynthesematerialien ersetzen und damit die Metallentfernung ersparen können.

Kapsel-Labrumrekonstruktion nach Jobe bei vorderer Schulterinstabilität

12.09.

10.15 – 12.00

Neuer Saal

P. Lobenhoffer (Hannover)

Zielsetzung

Der Film demonstriert die Technik der vorderen Kapsel-Labrum-Rekonstruktion nach Jobe.

Material/Methode

Der Patient wird in Rückenlage operiert, der Arm liegt auf einem Armtisch, welcher 90° Abduktion ermöglicht. Die Scapula wird mit einem Tuch unterpolstert. Nach Unterspritzen der Haut mit einem Vasokonstriktor erolgt ein Hautschnitt in der Verlängerung der Achselfalte. M. deltoideus und M. pectoralis werden nach Darstellen der V. cephalica auseinandergedrängt. Der M. subscapularis wird nun in seiner mittleren Portion in Faserrichtung längs gespalten und von der Gelenkkapsel abpräpariert. Nach Einsatzen eines Spezialhakens erfolgt nun eine horizontale Kapsulotomie. Die exakte Pathologie wird definiert, das Labrum hinsichtlich Verletzungen und Degenerationen untersucht. Die Kapsulotomie wird über den Glenoidrand nach medial und winkelförmig nach cranial und caudal erweitert. Haltenähte definieren die Insertion am Glenoidrand. 3 resorbierbare Nahtanker (Panalok, Fa. Mitek) werden in den Glenoidrand eingebracht, nachdem dieser angefrischt wurde. Nun erfolgt der Kapselshift, indem der caudale Lappen nach cranial verzogen wird. Zur Fixation am Glenoidrand finden die Nahtpaare der Nahtanker Verwendung. Der Shift erfolgt in 60° Abspreizung und 10° Aussenrotation des Armes. Der craniale Lappen wird über dem caudalen Kapselanteil unter mässiger Rafung verschlossen, indem die Nähte der Anker durch das Kapselgewebe gestochen werden. Abschließend wird die horizontale Arthrotomie mit einer fortlaufenden Naht verschlossen. Einlegen einer Redon-Drainage, Hautnaht, Anlage eines Gilchrist-Verbandes. Die Nachbehandlung erfolgt funktionell unter Vermeidung vollständiger Aussenrotation aund Abduktion für 6 Wochen.

Ergebnisse

26 Fälle wurden 1998 operiert. Intra-oder postoperative Komplikationen traten nicht auf. Bei einem Jahr Nachbeobachtung wurde eine Reluxation bei adäquatem Trauma beobachtet.

Schlußfolgerung

Diese Technik ermöglicht eine geringe Weichteiltraumatisierung durch Verwendung spezieller Haken und Operation in Abduktion des Armes (Entspannung des Deltoideus). Vermeidung einer Ablösung des M. subscapularis. Optimale und stabile Rekonstruktion des Labrumansatzes am Glenoid *und* der Kapselweite. Kurze OP-Zeit durch Verwendung der Nahtanker.

Mittwoch, 13. September 2000
10:15 – 12:00 Uhr Kleine Eilenriedehalle

Frakturheilung – Callusmodulation I – Standortbestimmung

Kann eine externe mechanische Stimulation die Knochenheilung verbessern?

L. Claes (Ulm), S. Wolf, A. Janousek, J. Pfeil

Zielsetzung

Mit dieser Studie sollte der Effekt extern applizierter, interfragmentärer Bewegungen unterschiedlicher Amplitude auf die Knochenheilung aufgezeigt werden.

Material und Methoden

In einem Tierexperiment wurde bei 32 Schafen an der Tibia eine 3mm große Quer-Osteotomie durchgeführt und mit einem unilateralen Fixateur externe stabilisiert. Die externe Stimulation erfolgte mit einem separatem Translator, der für den Zeitraum der Stimulation (20min/d) an den Fixateur angebracht wurde. Die Tiere wurden in vier Gruppen eingeteilt, von denen drei Gruppen eine externe Stimulation unterschiedlicher Bewegungsamplitude (Gruppe A: 0,2mm; B: 0,4mm; C: 0,8mm) erhielten. Als Kontrollgruppe diente eine Gruppe ohne externe Stimulation. Die externe Applikation interfragmentärer Bewegungen wurde 12 Tage postoperativ begonnen und bis zum Versuchsende (6 Wochen postoperativ) mit 1200 Zyklen pro Tag (1Hz) durchgeführt. Der Heilungserfolg wurde post mortem durch mechanische Untersuchungen in Form eines Biegeversuches und durch densitometrische Untersuchungen mittels quantitativer Computertomographie bestimmt.

Ergebnisse

Werte der post mortem bestimmten Parameter zur Evaluierung des Heilungserfolges (Mittelwert ± Standardabweichung)

Parameter	Gruppe A (0,2 mm)	B (0,4 mm)	C (0,8 mm)	Kontrolle
Biegesteifigkeit S [Nm/mm]	27,8 ± 20,6	39,9 ± 15,9	32,2 ± 16,6	32,4 ± 13,8
Knochenmineraldichte KMD [mg/ccm]	474,7 ± 71,2	610,8 ± 136,3	562,0 ± 118,5	567,2 ± 62,9
Querschnittsfläche A [mm^2]	612,0 ± 110,9	575,1 ± 141,2	609,5 ± 103,4	555,8 ± 45,8

Die größte mechanische Stabilität in Form der Biegesteifigkeit und die größte Mineraldichte wurde mit einer interfragmentären Bewegung von 0,4 mm erreicht (Tab.), jedoch waren die Unterschiede zwischen den Gruppen statistisch nicht signifikant.

13.09.

10.15 – 12.00

Kleine Eilenriedehalle

Schlußfolgerung

Die mechanischen Stimuli aufgrund der Extremitätenbelastung waren in der Kontrollgruppe bereits ausreichend, um eine adäquate Kallusproliferation und -reifung zu bewirken. Die externe Applikation zusätzlicher mechanischer Reize führte hierbei nicht zu einer signifikanten und klinisch relevanten Verbesserung der Knochenheilungsqualität. Bei Patienten mit einer flexiblen Fixation und der Möglichkeit einer Teil- oder Vollbelastung scheint deshalb eine externe mechanische Stimulation nicht erforderlich.

Fördert niederenergetisch gepulster Ultraschall die Knochenheilung durch Modulation des Weichteilgewebes?

A. Schmelz (Ulm), M. Bachem, G. Suger, L. Kinzl

Zielsetzung

Daß niederenergetisch gepulster Ultraschall mit niedrigster Energie die Knochenreifung fördert, wird von verschiedenen Autoren berichtet. Der genaue Wirkmechanismus ist jedoch weiterhin ungeklärt, bisher bekannte biomechanischen Erklärung für das Knochenwachstum bieten keine Erklärung. Unklar ist , ob es sich um eine rein quantitative oder auch qualitative Zellantwort handelt. Um das quantitative Zellverhalten zu beurteilen, sollte das Verhalten der Fibroblasten in Bezug auf Proliferation- und Matrixsynthese untersucht werden. Denn das Knochenwachstum ist wesentlich von seinem intaktem Weichteilgewebe abhängig.

Material und Methoden

Menschliche Fibroblasten wurden in verschiedenen Konzentrationen v. fetalem Kälberserum (FKS) gehalten und in 6-well-plates niederenergetisch gepulstem Ultraschall 3 Tage je 20 Minuten ausgesetzt. Danach wurde die Zellproliferation, die zelloberflächenassoziierte Matrixsynthese und das Fibronectin quantitativ erfaßt. Es erfolgte der Vergleich zur Kontrollgruppe.

13.09.

10.15 – 12.00

Kleine Eilenriedehalle

Ergebnisse

Es zeigte sich ein signifikanter Anstieg der Fibroblastenproliferation um 22.8% bei der 1% FKS-Gruppe im Vergleich zur Kontrolle, bei der 0.1% FKS-Gruppe lag diese sogar um 37.5% höher. Kein signifikantes Ergebnis fand sich bei der 10% FKS Gruppe. Ähnlich deutlich ist der Unterschied der Matrixsynthese in den einzelnen Nährmedien, die quantitative Fibronektinbestimmung wird zur Zeit noch durchgeführt.

Schlußfolgerung

Wenn man diesen positiven Einfluß von niederenergetisch gepulstem Ultraschall auf das Weichteilgewebe als additiven Einfluß auf die Knochenheilung ansieht, so läßt sich vermuten, daß durch Verbesserung der lokalen Weichteilsituatuion und evtl. Freisetzung von Wachstumsfaktoren ein zusätzlicher Heilungsstimulus auf den Knochen übergeht. Dieses wäre eine Erklärung für die Verkürzung der Knochenreifungszeit um ca. 25% bei der Kallusdistraktion. Die vorliegenden Ergebnisse sollen diskutiert werden.

Callus formation in reamed and unreamed femoral nailing

A. Kröpfl (Salzburg), U. Berger, H. Redl, G. Schlag, H. Hertz

Purpose

To investigate if reamed and unreamed femoral nailing differs regarding the amount and time course of endostal and periostal callus formation. This was an experimental study in non-human primates (papio ursinus).

Material

This was a prospective randomized baboon animal study, the study protocol was approved by the ethical committee according to the international guidelines for animal research projects.

Methods

In eight animals a midschaft femoral osteotomy was stabilized with reamed femoral interlocking nailing and in eight animals by unreamed locked femoral nailing. Polychrome sequence bone labeling was done 5 weeks postop. with calcein-green, 8 weeks postop. with xylenol-orange and 10 weeks postop. with oxytetracycline. 10 weeks postop. the animals were sacrificed, the femurs explanted and planimetric and epifluorescence histomorphometric evaluation of serial transverse sections were done. Statistical evaluation of the data was done using the student t-test.

Results

In planimetric histomorphometric evaluation in unreamed femoral nailing a mean endostal callus formation was recorded with 28 ± 1.8mm² per section and in reamed femoral nailing with 11.5 ± 0.9mm² (p<0.001). Periostal callus formation was in the unreamed group recorded with 238.7 ± 15.6mm² per section and in the reamed group with 142 ± 12.7mm² (p<0.001). In epifluorescence histological evaluation callus formation was more extensive and earlier after unreamed than reamed femoral nailing. One out of eight animals in the reamed group developed a non union whereas in the unreamed group all femura showed consolidation of the osteotomy gap.

Conclusion

Unreamed femoral nailing with low diameter interlocking nails proved to be save regarding bone healing in this experimental model with obvious advantages regarding the amount and time course of callus formation compared to reamed femoral nailing. Based on this results unreamed femoral nailing techniques can be recommended for closed as well open femoral fractures.

Mittwoch, 13. September 2000
10:15 – 12:00 Uhr **Glashalle**
Experimentelle Unfallchirurgie VI

13.09.
10.15 – 12.00
Glashalle

The effect of fucoidin in a „two hit" trauma model in mice

A. Seekamp (Hannover), M. van Griensven, K. Breyhan,

Purpose

Neutrophil recruitment into microvascular circuits is known to be initiated by selectin-mediated endothelial adherence. The effect of fucoidin (a natural sulfated

13.09.

10.15 – 12.00

Glashalle

polymer of L-fucose and thus potent selectin ligand) on the selectin dependent neutrophil migration within the pulmonary capillaries was studied in a two hit trauma model in mice.

Material and Methods

Male NRMI mice (n=8 in each group) were subjected either to 4hr infrarenal ischemia followed by 4hr reperfusion (I/R) or cecal ligation and puncture (CLP), using a 21 gauge needle, or the combination of both in which CLP was performed at the end of the reperfusion phase. 15 min. prior to the first insult (reperfusion or CLP) treated mice (three study groups) received a bolus injection of fucoidin at a dose of 2,5 mg/kg BW, whereas control mice (three control groups) received Ringers solution at the equal volume. One negative control group received no intervention and no manipulation. Observation periods ranged between 8hrs for the I/R injury only and 40 hrs respectively 48 hrs for CLP, I/R and the combination of both.

Results

Infrarenal ischemia (4hr) followed by reperfusion (4hr) and subsequent cecal ligation and puncture result in pulmonary capillary leakage at 48 hours later as evident by an increased alveolar/plasma protein ration (0.83 vs. 0.19 in control, $p<0.05$) and also lead to a significant pulmonary neutrophil accumulation as assessed by the myeloperoxidase (MPO) content in homogenized lung tissue (38.7U/mg vs. 6.1U/mg, $p<0.05$). Ischemia/reperfusion injury alone results in the same pattern of injury at 8hr and to lower extent at 48hr, CLP alone also lead to a significant increase in pulmonary capillary leakage and MPO. Fucoidin, infused at a dosage of 2.5 mg/kg at the time of reperfusion, significantly reduced the pulmonary leakage by 65% (0.32 vs. 0.83) and neutrophil accumulation by 89% (10.2U/mg vs. 38.7U/mg). The plasma levels of and IL-6 (350 pg/ml) and IL-10 (38 pg(ml) were significantly increased only by infrarenal ischemia/reperfusion at 8hr but not by CLP or the combination of both. Administration of fucoidin significantly reduced the plasma level of IL-6 (32 pg/ml) and IL-10 (28 pg/ml) in the 8hr I/R group but significantly increased both cytokine plasma levels in the treated I/R plus CLP group (IL-6 up to 340 pg/ml and IL-10 up to 140 pg/ml).

Conclusions

Based on our data we would conclude that fucoidin is a potent blocking agent of selectin mediated neutrophil recruitment at inflammatory sites leading to capillary leakage. The striking increase of IL-6 and IL-10 in the fucoidin treated group may be due to cytokine release of not adherent (due to fucoidin) neutrophils. For clinical perspectives it seems important that the selectin dependent pathway of neutrophil adherence can be blocked by sulfated L-fucose which does not not exhibit the disadvantages of monoclonal antibodies.

Increased intracranial expression of chemokine receptors and chemokines after experimental closed head injury

13.09.

10.15 – 12.00

Glashalle

P.F. Stahel (Zürich), V.I. Otto, K. Kariya, E. Sohami, H.P. Eugster, O. Trentz, T. Kossmann, M.C. Morganti-Kossmann

Purpose

Chemokines are pivotal imflammatory mediators which induce leukocyte activation and migration. Their expression and role in traumatic brain injury is largely unexplored. In the present study, we analyzed the expression of the chemokine receptors CXCR2 and CCR5 and their ligands, macrophage inflammatory protein (MIP)-2 and MIP-1α, in wild-type (WT) and TNF/lymphotoxin(LT)-α knockout mice undergoing experimental brain injury.

Material and Methods

Focal closed head injury was performed using a previously characterized weight-drop model. Animals were sacrificed at 4, 24, 72 h and 7 days after trauma. Chemokine-receptor and chemokine protein expression was analyzed by immunohistochemistry on cryosections using the biotin-avidin-peroxidase technique and by ELISA of brain tissue homogenates, respectively.

Results

Closed head injury induced a dramatic up-regulation of CXCR2 expression on astrocytes in the injured hemisphere of wild-type and knockout mice, as determined by immunohistochemistry. In contrast, the expression of the CCR5 remained at low levels in both animal groups for up to 7 days after trauma. The analysis of the posttraumatic cortical infiltrates revealed that neutrophils showed a high expression of the CXCR2 at 24 hours after trauma, while cells from the monocytes/macrophages lineage infiltrated later (72 hours to 7 days post injury) and stained positively for the CCR5. Few CCR5-positive T cells were detected after 7 days. With regard to chemokines, the levels of MIP-2 and MIP-1α were elevated in the injured hemisphere of WT and TNF/LT-α knockout mice as early as 4 hours after trauma, as determined by ELISA in brain homogenates. No increase in chemokines or chemokine receptors were detected in the contralateral hemisphere or in the cerebellum.

Conclusion

These data suggest that CXC- and CC-chemokine receptors may be differentially regulated after closed head injury. Furthermore, the posttraumatic induction of chemokines/receptors seems to be independent from the pro-inflammatory cytokines TNF and LT-α, based on data from cytokine knockout mice.

Supported by the Swiss National Science Foundation (grant No. 31-52482.97).

13.09.

10.15 – 12.00

Glashalle

Systemische Ubiquitin-Freisetzung nach Polytrauma: Ein möglicher neuer immunmodulatorischer Mechanismus bei der Regulation der posttraumatischen Leukozytenfunktion?

M. Majetschak (Essen), U. Krehmeier, K. Häsler, U. Obertacke, F.U. Schade, H.P. Jennissen

Zielsetzung

Für Ubiquitin (Ub.), in der Evolution eines der höchst konserviertesten Proteine, werden regulative intrazelluläre Funktionen angenommen. Systemische Ub.spiegel sind seit langem bekannt, ihre Funktion ist jedoch unbekannt. Da über immunregulative Funktionen Ub.-homologer Proteine berichtet und eine aktivierende Wirkung von Ub. auf die Zytokinproduktion einer murinen Makrophagenzelllinie kürzlich beschrieben wurde, wurde untersucht, ob ein Effekt von Ub. auf die Zytokinproduktion humaner mononukleärer Zellen des peripheren Blutes feststellbar ist, nach Polytrauma veränderte Ub.spiegel nachweisbar sind und ein Zusammenhang zwischen der bekannten posttraumatischen Leukozytenminderreaktivität und systemischen Ub.-Spiegeln bestehen könnte.

Material und Methoden

Die Wirkung von Ub. auf die Zytokinproduktion wurde im Modell der Endotoxin induzierten TNFα Produktion ermittelt. Vollblut und isolierte PBMNC (2×10^5) gesunder Probanden (n=4) wurden mit steigenden Konzentrationen an Ub. (0-5μM) versetzt und für 4h mit Endotoxin (100ng/mL) stimuliert. TNFα im Zellkulturüberstand wurde im ELISA gemessen. Ub.-Serumspiegel wurden von Probanden (n=19) und Polytraumapatienten (n=15; ISS>16, Alter: 18-65 J.) am Unfalltag sowie bei drei dieser Patienten sequentiell über 14 Tage mittels Fluoroimmunoassay quantifiziert und mit der entsprechenden Endotoxin stimulierten TNFα Produktion des Vollblutes verglichen. Die Ergebnisse sind MW ± SD. Die statistische Auswertung erfolgte mittels t-Test, ANOVA bei multiplen Vergleichen und dem Korrelationskoeffizienten (r_s) nach Spearman. Als Signifikanzniveau wurde $p<0{,}05$ (2-seitig) gewählt.

Ergebnisse

Im Vollblut als auch auf isolierten PBMNC konnte eine ausgeprägte inhibitorische Wirkung von Ub. auf die TNFα-Produktion mit einem Maximum bei 50nM (Vollblut: 60 ± 12% Hemmung, PBMNC: 60 ± 14%) festgestellt werden ($p<0{,}05$). Verglichen mit Probanden (7 ± 5nM) waren die Ub.-Serumspiegel am Unfalltag 7-fach erhöht (52 ± 38nM; $p<0{,}05$) und lagen in den Bereichen der höchsten inhibitorischen Ub.wirkung. Bei zuvor genannten Ub.-Serumspiegeln betrug die TNFα Produktion des Blutes bei Probanden 2,4 ± 0,2ng/mL und bei schwerverletzten Patienten am Unfalltag 1.0 ± 0.3 ng/mL ($p<0{,}05$). Im Verlauf über 14 Tage nach Trauma zeigten die Ub.-Serumspiegel einen gegensätzlichen Verlauf zu der TNFα-Produktion des Blutes. Die Ub.-Serumspiegel korrelierten signifikant mit der TNFα-Produktion des Blutes ($p=0{,}01$).

Schlußfolgerungen

Die Ergebnisse zeigen, daß Ub. im Serum nach schwerem Trauma signifikant erhöht vorliegt und in physiologisch nachweisbaren Konzentrationen eine immunmodulatorische Wirkung auf humane PBMNC ausüben kann, die der Monozytendeaktivierung (Zytokinsynthesefähigkeit) nach schwerem Trauma oder bei der Sepsis gleicht. Möglicherweise ergibt sich hieraus ein neuer Regulationsmechanismus der posttraumatischen Leukozytenfunktionsstörung, die für die Entwicklung von Sepsis und Multiorganversagen verantwortlich gemacht wird.

13.09.

10.15 – 12.00

Glashalle

Modulation der Proliferation und Aktivität von muskuloskeletalen Zellen durch das Serum von polytraumatisierten Patienten

S.M. Müller (Zürich), K. Eid, O. Trentz, W. Ertel

Zielsetzung

Das Polytrauma führt zu einer veränderten Freisetzung von Wachstumsfaktoren (TGF-β, IGF, basic FGF etc.), die auch die Wund- und Knochenheilung beeinflussen. Es war Ziel dieser Studie, den Einfluss von Serum polytraumatisierter Patienten auf die Proliferation und Aktivität muskuloskeletaler Zellen zu untersuchen.

Material

Serum von 15 polytraumatisierten Patienten (9 Männer, 6 Frauen; Alter 40 ± 18 Jahre; ISS 33 ± 10 Punkte) wurde innerhalb der ersten 24 Stunden, sowie 3, 5, 7, 10 Tage (D) nach Trauma gewonnen. Als Kontrollen (Ko) wurde Serum von 12 gesunden Probanden (4 Männer, 8 Frauen; Alter 38 ± 15) verwendet.

Methoden

Als Zielzellen dienten humane Osteoblasten (MG63-Zellinie) bzw. Fibroblasten (HS27-Zellinie), die über 5 Tage mit den verschiedenen Seren in einer Konzentration von 10% inkubiert wurden. Der Aktivitätsgrad wurde durch die Alkalische Phosphatase (AP) bestimmt, die Proliferationsrate mittels MTT. Die statistische Auswertung wurde mit der Varianzanalyse (ANOVA) unter Berücksichtigung der Bonferroni-Korrektur für mehrere Vergleiche durchgeführt.

13.09.

10.15 – 12.00

Glashalle

Ergebnisse

Das Serum von polytraumatisierten Patienten stimulierte signifikant die Proliferation von Osteoblasten und von Fibroblasten verglichen mit dem Serum von gesunden Probanden ($p<0.001$). Die Zahl der Osteoblasten zeigte posttraumatisch einen biphasischen Verlauf mit einem Maximum am D5 (154% der Kontrollen, $p<0.001$). Die Proliferation von Fibroblasten wurde ebenfalls signifikant stimuliert mit einem Maximum am D10 (147% der Kontrollen, $p<0.001$).

Die AP-Aktivität der Osteoblasten wurde signifikant gehemmt durch Serum von polytraumatisierten Patienten ($p<0.001$) verglichen mit dem Serum von gesunden Probanden. Die AP-Aktivität von Fibroblasten wurde nicht beeinflusst.

MG63

	Ko	D1	D3	D5	D7	D10
MTT	1.46 ± 0.39***	1.89 ± 0.20***	2.21 ± 0.2*** #	2.25 ± 0.2*** ##	2.15 ± 0.2***	2.03 ± 0.3***
AP	0.55 ± 0.14	0.20 ± 0.10***	0.22 ± 0.06***	0.20 ± 0.10***	0.20 ± 0.10***	0.25 ± 0.10***

HS27

	Ko	D1	D3	D5	D7	D10
MTT	1.18 ± 0.23	1.12 ± 0.19	1.30 ± 0.23 ##	1.58 ± 0.18** ###	1.53 ± 0.28** ###	1.73 ± 0.31*** ###
AP	0.12 ± 0.03	0.09 ± 0.04	0.09 ± 0.02 NS	0.09 ± 0.02	0.09 ± 0.02	0.10 ± 0.04

Mittelwert ± SD — * p<0.05, **p<0.01, *** p<0.001 vs Kontrollen
# p<0.05, ## p<0.01, ### p<0.001vs D1

Schlußfolgerungen

Die Ergebnisse dieser Studie zeigen, dass es zu einer Ausscheidung von Mediatoren in die Zirkulation polytraumatisierter Patienten kommt, die verschiedene Funktionen von muskuloskeletalen Zellen regulieren. Es ist möglich, dass diese Vorgänge für das Auftreten z.B. von heterotopen Ossifikationen pathogenetisch verantwortlich sind.

Ischemia-depending functional angiogenesis in the 7x7 cm rat epigastric island flap after genetic modification of fibroblasts

13.09.

10.15 – 12.00

Glashalle

H.-G. Machens (Lübeck), J. R. Morgan, A.C. Berger, B.D. Krapohl, F. Siemers, P. Mailänder

Purpose

We have shown previously that angiogenesis can be induced in flap tissue by means of genetic modification and transplantation of isogenic cells. Now the impact of tissue ischemia on these angiogenic alterations was further examined.

Material and Methods

Isogenic rat fibroblasts (female Lewis inbreds) were grown, harvested, cultured and retrovirally transfected to produce PDGF-AA, an angiogenetically active protein. Stable gene expression was monitored by PDGF-AA ELISA. 80 animals were divided into 2 groups (I and II) with each 4 subgroups with 10 animals (I.I.-I.IV and II.I-II.IV). The angiogenic target was a 7x7 cm epigastric island flap, based on the right inferior epigastric pedicle. Group I received flap treatment 1 week prior to flap elevation by injection of a test substance into its panniculus carnosus: 10^7 GMFB (genetically modified fibroblasts) plus 1 ml DMEM as medium.(I.I), 10^7 NMFB (non modified fibroblasts) plus 1ml medium (I.II), 1 ml DMEM (I.III) and 1 ml NaCl 0.9% as a control (I.IV). Group II had the same flap treatment at the day of flap elevation. 7 days later, the flaps were harvested, the amount of necrosis measured and histologically/immunhistochemically examined.

Results

In vitro the GMFB produced up to 560 times more PDGF-AA than the NMFB for at least 6 cell generations. In vivo Group II.I developed significantly less flap necrosis compared to all other groups, including group I.I. Accordingly, only group II.I gave histological and immunhistochemical evidence for massive angiogenesis within the flap tissue. Fibroblasts persisted in all flaps of groups I.I, I.II., II.I. and II.II without major inflammatory reaction.

Conclusion

1. After retroviral gene transfer isogenic rat fibroblasts produce high amounts of PDGF-AA.
2. Both GMFB and NMFB can be successfully transplanted into the panniculus carnosus in this model.
3. PDGF-AA produced by GMFB can induce flap angiogenesis only under ischemic conditions in this model.
4. PDGF-AA induced angiogenesis results in significantly higher flap survival in this model.

13.09.

10.15 – 12.00

Glashalle

Lactate-free infusion avoids iatrogene increase of plasma-lactate levels after hemorrhagic shock – a controlled trial on pigs

M.R. Raum (Köln), B. Holzgraefe, D. Rixen, S. Gregor, T. Tiling, E. Neugebauer, AG Trauma

Purpose

Since more than 40 years resuscitation with lactated ringer-solution is a world wide standard of hemorrhagic shock treatment. Plasma-lactate is an important indicator of anaerobic metabolism with a high prognostic value in emergency medicine and intensive care. We could show that externally supplied lactate has a relevant influence on the plasma-lactate level which might disturb clinical diagnostics. The aim of this subsequent study was to evaluate the influence of lactate-free resuscitation-fluids on the plasma-lactate level.

Material and Methods

Two controlled randomised studies with 28 female pigs (Deutsches Hausschwein, mean bodyweight 20kg) were performed:

Trial 1 was a cross over study in which 5 animals received 3 infusions in a randomised order with a lag time of 2 hours:

S1: 0.45 molar sodium-lactate, S2: 0.45 molar sodium-acetate, S3: 0.225 molar di-sodium-malate.

In trial 2 21 animals were divided in 3 groups and each received one of the 3 solutions after a 60 min. haemorrhage. The endpoint of haemorrhage was defined by the level of oxygen debt (70ml/kg BW). This oxygen debt was achieved uniformly during 60 minutes of haemorrhage. During haemorrhage no infusion was applied, except for the necessary narcotics. Vital parameters and organ function was monitored continuously in both studies. Lactate-levels were measured every 10 minutes. After 3 hours of observation following resuscitation the animals were sacrificed.

Results

In trial 1 10 minutes after infusion of S1 the mean lactate-level was 4.5 ± 0.9mmol/l, after S2 1.24 ± 0.1 and after S3 1.04 ± 0.2mmol/l. The difference between S1 vs. S2 and S3 were significant ($p<0.0001$ by ANOVA and Bonferroni-post-hoc-correction). In trial 2 17 animals survived the hemorrhage. 10 min. after infusion the mean lactate-levels were:

S1: 12.14 ± 4.4mmol/l, S2: 6.2 ± 1.9 and S3: 5.09 ± 1.2mmol/l ($p<0.006$ between S1 and S2 and $p<0.001$ between S1 and S3 by ANOVA and Bonferroni-post-hoc-correction).

Conclusion

Exogenous lactate has an influence on clinically measured plasma-lactate-levels. The observed lactate-levels after infusion of sodium-lactate are significantly higher than after lactate-free solutions. This leads to the conclusion that externally infused ringer-lactate can be of physiologic relevance and disturbs diagnostic lactate values. Lactate-free solutions should be considered for fluid resuscitation in haemorrhagic shock.

13.09.

10.15 – 12.00

Glashalle

Cell proliferation and programmed cell death in posttraumatic heterotopic ossification

K. Schaser (Berlin), J. Voigt, I. Melcher, M. Raschke, H. Stöß, Th. Mittlmeier

Purpose

Based on the progressive nature of heterotopic ossification (HO) combined with histological appearances of a tissue that assumes features of an activated phenotype we hypothesized that cell proliferation and programmed cell death are involved in posttraumatic formation of mature HO. On the contrary, bone formation in pseudarthrosis (PA) is characterized by insufficient/ delayed ossification. Therefore, we quantitatively assessed the proliferation rate and the amount of DNA-fragmentation in HO- as opposed to PA.

Material and Methods

Specimens were acquired during surgery from patients with mature posttraumatic peri-articular HO- (n=13) or at resection of PA- bone (non-unions; n= 12)

Immunohistochemical staining for Ki-67, bcl-2, and p53 was performed. Apoptotic cells were detected by in situ nick end labeling (ISEL; TUNEL). Quantification of immunostaining and ISEL-results was performed using a image analysis system.

Results

In HO, the Ki-67 expression was rather low but significantly increased when compared to that observed in PA. Of the 13 HO and 12 PA samples studied, bcl-2-immunoreactivity was present only in 3 of 13 HO (0.8% ± 0.2) but in 11 of 12 PA (4.5% ± 1.1). In HO bcl-2 expression was low or absent, but, when present, it was primarily restricted to connective tissue cells (1.18% ± 0.12). In PA bcl-2 immunoreactivity was significantly increased and found in chondrocytes of regions where enchondral ossification occurred (12.9% ± 3.1). Only 8 of 13 HO and 7 of 12 PA samples exhibited nuclear p53-immunostaining with a very low overall frequency (0.61% ± 0.20). When present (8 of 13 HO patients), it was primarily found in non-mineralized connective tissue areas (1.42% ± 0.4).

13.09.

10.15 – 12.00

Glashalle

All HO and PA samples showed a scattered distribution of apoptotic cells with decreased DNA fragmentation in HO compared to PA. In HO apoptosis occurred mainly in hypertrophic chondrocytes but was less pronounced in cells of connective tissue or bone matrix.

Tabelle 1. Quantitation of Ki-67 immunoreactivity within specific regions in HO and PA-bone formation

	total	Connective tissue	cartilage	bone matrix
HO (n=13)	2.4 ± 0.5	4.4 ± 0.7 [a,b,c]	1.6 ± 0.9	0.4 ± 0.2
PA (n=12)	1.5 ± 0.3	2.7 ± 0.3 [b,c]	0.7 ± 0.3	0.5 ± 0.3

[a] $p<0.05$ vs. PA, t-test; [b] $p<0.05$ vs. Cartilage;,
[c] $p<0.05$ vs. bone matrix (ANOVA, Bonferroni-correction)

Tabelle 2. Quantitation of TUNEL-positive cells

	total	Connective tissue	cartilage	bone matrix
HO (n=13)	1.6 ± 0.2	1.5 ± 0.3	2.1 ± 0.8	1.5 ± 0.3
PA (n=12)	2.3 ± 0.5	2.0 ± 0.7	3.1 ± 1.0	2.2 ± 0.5

Conclusion

In mature HO apoptosis is counterbalanced by a low cell proliferation. The p53- and bcl-2 expression may indicate their involvement in progression of HO by inhibiting apoptosis. Increased expression of the apoptosis-inhibitor bcl-2 in PA-cartilage points to a prolonged survival of hypertrophic chondrocytes, contributing to a delayed ossification. Quantitative information about proliferation and apoptosis in HO-and PA-bone may provide important clues to improved prevention and treatment of these intriguing phenomena.

Intrakompartimentelle Druckmessung bei Ulcera Crura

J. Sterk (Ulm), A. Martin, H. Gerngroß, C. Willy

Zielsetzung

Bei der Entstehung chronischer Unterschenkelulcera gelten Störungen der venösen Zirkulation als wichtige pathogenetische Mechanismen. Als Spätfolgen derartiger Erkrankungen treten degenerative Veränderungen der Cutis auf: Haut, Subkutangewebe und Faszien verbacken zu Narbenplatten, die Mikrozirkulation ist unterbunden, es entstehen Ulcera mit schlechter Heilungstendenz. In jüngerer Zeit finden sich

13.09.

10.15 – 12.00

Glashalle

in der Literatur Hinweise darauf, daß derartige Veränderungen nicht nur die oberflächliche Mikrozirkulation stören, sondern auch zur Kompression tiefliegender Gewebeschichten führen. Die hierdurch ausgelöste Druckerhöhung entspräche dem Bild eines Kompartmentsyndromes mit kompromittierter nutritiver Perfusion. Diese schädige tief gelegenen Gewebeschichten mit dem Ergebnis einer abermals schlechteren Heilungstendenz. Gute Heilerfolge nach operativer Spaltung der Fascia cruris verleihen diesen Ansätzen zusätzliches Gewicht. Ein wissenschaftlicher Beleg für einen relevanten Kompartment-Mechanismus liegt bisher nicht vor.

Ziel der vorliegenden Pilotstudie war es, den intrakompartimentellen Druck der Unterschenkellogen bei Patienten mit ausgeprägten Ulcera und Gesunden in Ruhe sowie im Verlauf einer Gehbelastung zu analysieren.

Material

Prospektive, klinisch-experimentelle Pilotstudie (n=5 Patienten, n=5 Probanden).

Methoden

Bestimmung des Druckverlaufes in allen Kompartimenten des Unterschenkels. Bei einer Abtastrate von 50Hz wurde der Druckverlauf während einer

1. 10min. Ruhephase,
2. Stehphase;
3. Zehenstand,
4. 3min. Gang auf dem Laufband kontinuierlich verfolgt.

Die intramuskuläre Druckmessung erfolgte mit einem mehrkanaligen, auf piezoresistiver Basis arbeitendem PC-System.

Ergebnisse

Ergebnisse werden aufgrund geringer Fallzahlen als Mittelwerte ohne stat. Kenngrößen dargestellt. Druckwerte Liegen-Stehen (MW aller Kompartimente): Liegen: Patienten 16mmHg/Probanden 13mmHg; Stehen: Patienten 41mmHg/Probanden 22mmHg; Stehen isoliert, tiefes dorsales Kompartment: Patienten 80mmHg/Probanden 25mmHg. Druckwerte Stehen-Zehenstand (MW aller Kompartimente): Stehen: Patienten 48mmHg/Probanden 20mmHg; Zehenstand: Patienten 80mmHg/Probanden 46mmHg; Zehenstand isoliert tiefes dorsales Kompartment: Patienten 86mmHg/Probanden 38mmHg. Gehen; Maxima/Minima (MW aller Kompartimente): Minima: Patienten 18mmHg/Probanden 6mmHg; Maxima: Patienten 96mmHg/Probanden 57mmHg.

Schlußfolgerung

Obwohl die Ergebnisse mit Zurückhaltung interpretiert werden müssen, ergeben sich dennoch Hinweise, daß bei ausgeprägten Ulcera eine Gewebedruckerhöhung im Sinne

13.09.

10.15 – 12.00

Glashalle

eines Kompartmentsyndromes drohen kann. Diese scheint im tiefen dorsalen Kompartment besonders ausgeprägt zu sein. Vor diesem Hintergrund und den klinischen Beobachtungen könnte die Fasziotomie der Kompartimente des Unterschenkels eine vielversprechender therapeutischer Ansatz sein. Weitere klinische Studien hierzu erscheinen sinnvoll.

Durchblutungsmessung von kortikalem Knochengewebe – die Laserdopplerflußmessung in der Verlaufsbeobachtung

L. Herzog (Heidelberg), F.X. Huber, P.J. Meeder, J. Buchholz

Zielsetzung

Das derzeitige therapeutische Problem in der Versorgung von Unterschenkelfrakturen stellt sich vor allem in der gleichzeitig vorliegenden Weichteilverletzung. Hieraus resultiert ein hohes Risiko des langstreckigen Knochenverlustes bzw. die Gefahr der Osteomyelitis. Bislang unterliegt die Beurteilung, ob freiliegendes Knochengewebe noch ausreichnend vakularisiert ist, allein der Beurteilung durch den Chirurgen bei der Dekortikation des Knochens.

Material und Methoden

Im Rahmen einer tierexperimentellen Untersuchung sollte daher geklärt werden, ob die Zweikanal-Laserdopplerflußmessung (LDF) geeignet ist, den aktuelle Zustand der Mikrozirkulation und Vaskularisation von Knochengewebe wiederzugeben. Die LDF gibt als Maßzahl das Produkt aus der Menge der sich bewegenden Erythrozyten und deren Geschwindigkeit mit dem Begriff FLUX an. Tierexperimentell wurde daher in einer Kombinationsnarkose von Ketanest und Rompun an Kaninchen stadardisiert bei allen Tieren eine Tibiafraktur gesetzt, der Frakturbereich deperiostiert und der Markraum freigeräumt. Unterteilt in 2 Gruppen zu je 40 Tieren wurde dann die offene Fraktur im Intervall von 3 bzw. 7 Tagen mit einem faszienfreien lokalen Muskellappen des Musculus gastrognemius bedeckt. Die Frakturstabilisierung erfolgte duch eine Schraubenosteosynthese. Im Intervall von 1–16 Wochen erfolgte die Metallentfernung. Bei allen 3 Eingriffen, sowohl der Versorgung der offenen Fraktur als auch der plastischen Deckung und der Metallentfernung, wurde die Mikrozirkulation des Knochengewebes mittels LDF gemessen. Nach Einschläferung wurde das betroffene Knochenareal histomorphologisch untersucht.

Ergebnisse

Es konnte nachgewiesen werden, daß die frühe Muskellappendeckung im Intervall von 3 Tagen eine geringere Nekroserate, und damit bessere Möglichkeit zur Wiedereinheilung des Fragmentes und Revaskularisation erbrachte. Ausgelöst wurde dies durch die Ausbildung eines Neoperiostes von Muskellappen mit einsprossenden Gefäßen. Die parallel dazu geführte LDF zeigte signifikant höhere Werte in der Gruppe der Tiere mit einer Muskellappendeckung nach 3 Tagen als nach 7 Tagen. Hierbei zeigten sich Werte von 20–30 FLUX als Zeichen der Revaskularisation und Wiedereinheilung. Im Gegensatz dazu war nach später Muskellappenplastik nach 7 Tagen ein sukzessives Absinken des Wertes auf Werte von 1–2 FLUX in histologischer Übereinstimmung mit der Nekrose des Knochens und gleichzeitiger Osteomyelitis zu verzeichnen.

13.09.

10.15 – 12.00

Glashalle

Schlußfolgerung

Es ist daher festzustellen, dass die LDF als Verlaufsmessung der Mikrozirkulation eine eindeutige Aussage über den Zustand der Vaskularisation von Knochengewebe treffen kann, ohne es selbst, wie im Rahmen einer Dekortikation, zu schädigen oder zu entfernen. Im klinischen Alltag kann es dadurch möglich sein, streng zwischen überlebensfähigem und avitalem Knochen zu differenzieren und damit den Verlust des Knochengewebes zu minimieren.

Störung der Immunzellfunktion in der Wunde: Ein möglicher Mechanismus für die verzögerte Wundheilung nach traumatisch-hämorrhagischem Schock

M.K. Angele (München), M.W. Knöferl, E. Faist, I.H. Chaudry

Zielsetzung

Klinische und experimentelle Studien zeigen, daß hoher Blutverlust bei polytraumatisierten Patienten mit einer erhöhten Rate an Wundkomplikationen einhergeht. Des weiteren konnte eine Dysfunktion der zell-vermittelten Immunantwort in der Leber, Milz und in Peritonealmakrophagen sowie eine erhöhte Sekretion an proinflammatorischen Zytokinen im Plasma nach traumatisch-hämorrhagischem Schock nachgewiesen werden. Es ist jedoch nicht bekannt, ob an der Wunde sezernierte Zytokine durch Wundimmunzellen für eine Störung der Wundheilung nach traumatisch-hämorrhagischem Schock verantwortlich sein könnten.

Material und Methoden

Um dies zu untersuchen, wurde an männlichen Mäusen (C3H/HeN) eine Laparotomie durchgeführt und anschließend Polyvinyl Schwämmchen subkutan implantiert.

13.09.

10.15 – 12.00

Glashalle

Nachfolgend wurden bei den Tieren Katheter in die Femoralarterien eingelegt und der mittlere arterielle Blutdruck auf 35 ± 5 mmHg für 90 min reduziert (Häm) (anschließend Flüssigkeitssubstitution mit 4 x Ringers Lactat). Eine zweite Gruppe der Tiere wurde kontrolloperiert (Kontr). Am dritten und fünften postoperativen Tag nach Häm wurden die Tiere getötet und Wundimmunzellen gewonnen. Die Konzentration der proinflammatorischen Zytokine IL-1β und IL-6 und des antiinflammatorischen Zytokins TGF-b wurde in den Zellüberständen und im Wundsekret bestimmt. Zusätzlich wurde die Reißfestigkeit der Wunde am 10 postoperativen Tag gemessen und histologische Schnitte des Wundgebiets angefertigt.

	IL-1β (pg/ml)	IL-6 (U/ml)	TGF-β (U/ml)
Zellüberstände 3 Tag Kontr	91.8 ± 19	36.6 ± 13.4	15.9 ± 6.9
Zellüberstände 3 Tag Häm	207.7 ± 44*	31.7 ± 10.6	0.3 ± 0.2*
Zellüberstände 5 Tag Kontr	101.7 ± 56	8.4 ± 4.5	1.6 ± 0.7
Zellüberstände 5 Tag Häm	229.3 ± 44*	45.1 ± 10.3*	0.5 ± 0.2

N = 6-7 Tiere/Gruppe, Mittelwert±SEM, ANOVA, *$p<0.05$ gegen Kontr

Ergebnisse

Die Ergebnisse zeigen, daß der hämorrhagischer Schock zu einer Verringerung der Reißfestigkeit der Wunde führt. Gleichzeitig stellt sich histologisch eine verringerte Kollagenanreicherung im Wundgebiet dar. Weiterhin findet sich eine verringerte Konzentration an TGF-β und eine erhöhte Ausschüttung von IL-1β und IL-6 in den Zellüberständen. Zusätzlich war die Konzentration an proinflammatorischen Zytokine im Wundsekret signifikant erhöht.

Schlußfolgerung

Nachdem erhöhte Mengen an proinflammatorischen Zytokinen und erniedrigte Konzentrationen an TGF-β zu einer Verschlechterung der Wundheilung führen, erscheint die Störung der Wundimmunzellfunktion für die Verzögerung der Wundheilung nach traumatisch-hämorrhagischem Schock verantwortlich zu sein. Weitere Studien müssen jedoch durchgeführt werden, um zu untersuchen, ob eine Verbesserung der Wundimmunzellfunktion mit immunmodulatorischen Medikamenten zu einer Verbesserung der Wundheilung in Traumapatienten führen könnte.

Mittwoch, 13. September 2000
10:15 – 12:00 Uhr **Beethoven Saal**
„Worst Case" Szenario – Salvage-Verfahren II

Management von Spätkomplikationen bei Tumorprothesen

W.E. Mutschler (München), C. Zeiler

Zielsetzung

Demonstration des *„worst case scenario"* bei Tumorprothesen.
Gibt es extremitätenerhaltende Auswege?

Material

Die Implantation von Tumor-Endoprothesen (Megaprothesen) ist ein etabliertes Verfahren zum Erhalt von Extremitäten nach Resektion maligner Knochen- und Weichteiltumoren oder nach mehrfacher Endoprothesen-Austauschoperationen. Die mittlerweile langen, bis zu 15 Jahren reichenden Standzeiten führen zu einer Reihe von Spätkomplikationen, wie vermehrter Abrieb mit Inflammationsreaktion, Prothesenlockerung und Prothesenbrüchen.

Methoden

Anhand von acht Tumor-Endoprothesen-Wechseloperationen (3 prox. Humerus, 1 Becken, 4 distales Femur/Kniegelenk) werden taktische und technische Probleme und Lösungsmöglichkeiten dargestellt. Zielkriterien waren der Erhalt der Extremität und der Funktion, evaluiert nach dem Enneking-Schema 1 Jahr nach der Erstimplantation, vor Auftreten der Komplikation und 1 Jahr nach der Wechsel-OP.

Ergebnisse

Alle Wechseloperationen führten zum Erhalt der Extremität, wobei die Voraussetzung ein ausreichend langer, diaphysärer/metaphysärer Knochenanteil zur Aufnahme des neuen Schaftanteils war. Am Humerus blieb die Funktion im Schultergelenk schlecht, für Ellenbogengelenk und den distalen Arm hervorragend. Der Austausch einer halben Beckenhälfte war technisch möglich und führte zu keiner wesentlichen Funktionseinbuße. Bei den dist. Femur-/Kniegelenk-Tumorprothesen trat eine Verschlechterung der Funktion um eine Stufe nach Enneking auf, was u.a. auf die aggressive Entzündungsreaktion um den Prothesenschaft und auf die problematische Zentrierung der Patella zurückzuführen war. Durch den Einsatz von *rotating hinge*-Elementen wurde versucht, die erwartete mechanische Langzeitbelastung aufzufangen. Die Oberflächenbeschichtung der meisten Prothesenmodelle erwies sich als extrem nachteilig für die Austausch-Operation, weil die Schäfte langstreckig aus dem Knochen herausgemeißelt werden mußten.

Schlußfolgerungen

Durch den Wechsel selbst von langstreckigen Tumor-Endoprothesen ist es möglich, typische Spätkomplikationen extremitätenerhaltend operativ anzugehen. Voraussetzungen für ein akzeptables Ergebnis sind ein sorgfältiges Débridement, das Weichteil-*balancing* und Infektfreiheit. Mit neuen mechanischen Elementen und neuem Design wird versucht, Spätkomplikationen dieser Wechsel-Tumorprothesen vorzubeugen.

Indikationen zum Verfahrenswechsel vom unilateralen zum Ringfixateur

E.-H. Schwer (Aachen), C.H. Siebert, F.U. Niethard, M. Weber

Zielsetzung

Unter der Behandlung von Beinlängendifferenzen, Knochendefekten oder Frakturen mit externem unilateralen Fixateur können Komplikationen wie zunehmende Achsdeviationen, Ausbleiben des Docking, verzögerte Knochenbruchheilung oder eine mangelhafte Kallusreifung auftreten. Die Behandlungsmöglichkeiten durch Umstieg auf einen Ilisarov-Ringfixateur sollen überprüft werden.

Material und Methoden

Bei vier Patienten, drei Frauen im Alter von 20 bis 32 Jahren, Durchschnittsalter 25,5 Jahre und ein 38-jähriger Mann, wurde ein Wechsel vom unilateralen auf einen Ringfixateur durchgeführt. Bei einem übergewichtigen Patienten kam es nach unilateraler Fixateur-Behandlung einer offenen Unterschenkelmehrfragmentfraktur zu einer verzögerten Knochenbruchheilung. In einem weiteren Fall wurde alio loco nach Segmentresektion ein unilateraler Fixateur zum Segmenttransport eingesetzt, wegen eines primären Planungsfehlers konnte jedoch kein Docking durchgeführt werden. In beiden Fällen wurde ein Ringfixateur mit axialer bzw. interfragmentärer Kompression angelegt. Bei einer Oberschenkelverlängerung mit unilateralem Fixateur kam es zu einer sekundären, zweidimensionalen Achsfehlstellung, eine Patientin mit epiphysärer Wachstumsstörung entwickelte während einer Unterschenkelverlängerung eine mehrdimensionale Achsdeviation mit Translationsfehlstellung. In diesen Fällen erfolgte durch unblutige narkosefreie Übermontage des Ringfixateurs unter

Nutzung der einliegenden Schanz-Schrauben der Verfahrenswechsel zur sukzessiven kompletten Achskorrektur.

13.09.

10.15 – 12.00

Beethoven Saal

Ergebnisse

Unter Einsatz des Ringfixateurs kam es durch axiale und interfragmentäre Kompression zu einer knöchernen Konsolidierung der verzögert heilenden Unterschenkelfraktur bei Vollbelastbarkeit der Extremität. Der laufende Segmenttransport konnte nach Verfahrenswechsel abgeschlossen und ein primäres Docking durchgeführt werden. Durch axiale Kompression mit Spongiosaplastik kam es zur knöchernen Konsolidierung der Docking Area und raschen Kallusreifung. Der unblutige narkosefreie Verfahrenswechsel auf ein Ringsystem mit Nutzung der vorhandenen Schanz-Schrauben stellt ein neues Therapie-Verfahren dar und ermöglichte die sukzessive dreidimensionale Achskorrektur und knöcherne Konsolidierung.

Schlußfolgerung

Das Ilisarov-Ringfixateursystem ist hervorragend geeignet, Komplikationen, die unter einer unilateralen Fixateurbehandlung eintreten können, wie verzögerte Frakturheilung und Achsdeviationen, zu therapieren. Durch die Übermontage eines Ringsystemes auf bestehende Schanzschrauben kann der Verfahrenswechsel ohne weitere Operation und Narkose durchgeführt werden.

Mega-OATS als neues Salvageverfahren bei großen osteochondralen Defekten am Femurcondylus

P. Brucker (München), A. Burkart, A.B. Imhoff

Zielsetzung

Für die Behandlung von großen Knorpel-Knochen-Defekten im Bereich der Belastungszone stehen verschiedene operative Verfahren zur Verfügung. „Mega-OATS" stellt ein neues Operationsverfahren zur Therapie großer Knorpel-Knochen-Defekte des Femur dar. Erste Ergebnisse sollen präsentiert werden.

Material und Methoden

Bei großen osteochondralen Defekten verwenden wir seit ca. 15 Jahren den posterioren Femurcondylus als autologes Knorpel-Knochen-Transplantat. Seit 07/99

13.09.

10.15 – 12.00

Beethoven Saal

wurden in einer neuen Technik („Mega-OATS") bisher 8 Patienten (7 Männer, 1 Frau) mit großen osteochondralen Defekten (Durchschnitt: 6 cm^2) am Femurkondylus versorgt. Der Altersdurchschnitt der Patienten betrug 38,5 (20-59) Jahre. Der mittlere Follow-up lag bei 4,5 Monaten. In 2 Fällen wurde eine gleichzeitige Achsenkorrektur (HTO), in 1 Fall eine zusätzliche unterfütternde Spongiosaplastik durchgeführt.

Bei der neuen Technik wird nach Osteotomie des posterioren Femurcondylus der „Mega-OATS"-Zylinder aus dem gewonnenen Autograft entsprechend der Größe des Defektes (stufenweise 20-35 mm Durchmesser) entnommen. In der Defektzone wird der Zylinder gemäß dem Krümmungsradius des femoralen Condylus in press-fit-Technik eingesetzt.

Ergebnisse

Bei den Patienten zeigte sich im Lysholm Score eine Zunahme von 63 (49-71) Punkten präoperativ auf 81 (72-85) Punkten postoperativ. In der Kontroll-MRT (6 Wochen postoperativ) waren alle „Mega-OATS"-Zylinder eingeheilt. Nach 6-9 Wochen konnte an der operierten Extremität wieder eine volle Belastungsfähigkeit erreicht werden. Bisher wurden keine postoperative Komplikationen oder Läsionen im Bereich des Meniskushinterhornes auf der Entnahmeseite beobachtet.

Schlußfolgerung

Im Vergleich zu den herkömmlichen Verfahren ermöglicht die „Mega-OATS"-Technik eine nahezu anatomische Wiederherstellung des femoralen Krümmungsradius und somit eine verbesserte Gelenkkongruenz in der Belastungszone und ist unserer Ansicht nach eine zweckmäßiges Salvageverfahren zur Behandlung großer osteochondraler Läsionen in der Belastungszone des Femurcondylus insbesondere bei jungen Patienten.

Die Resektionsarthroplastik nach Girdlestone als therapeutische Maßnahme zur Behandlung des Hüftgelenkinfektes – klinische und funktionelle Ergebnisse

S.A. Esenwein (Bochum), E. Kollig, K. Robert, T. Ambacher, F. Kutscha-Lissberg, G. Muhr

Zielsetzung

Berichte über Langzeitergebnisse nach Resektionsarthroplastik des Hüftgelenkes infolge ausgedehnter, therapieresistenter Gelenkinfektionen liegen in der wissenschaftlichen Literatur kaum vor. Im Rahmen der vorliegenden Studie sollen Erkenntnisse über die klinischen und funktionellen Langzeitergebnisse nach Girdlestone-Resektion gewonnen werden.

Material

Es konnten 27 Patienten einbezogen werden, bei denen zwischen Januar 1982 und Dezember 1993 eine Resektionsarthroplastik nach Girdlestone als definitive Versorgung durchgeführt wurde. Die Operationsindikation war in allen Fällen ein therapieresistenter Hüftgelenkinfekt. Es handelte sich um 11 Männer und 16 Frauen im Alter zwischen 37 und 84 Jahren (arithmetischer Mittelwert 69,7 Jahre). Alle Patienten waren an dem betroffenen Gelenk zwischen 3 und 6mal voroperiert worden. In 14 Fällen waren Frakturen des Oberschenkels der Primäroperation vorausgegangen. Dabei war in 3 Fällen die Implantation einer Duokopfprothese und in 11 Fällen die osteosynthetische Versorgung mittels dynamischer Hüftschraube (DHS) durchgeführt worden. Bei 13 Patienten war als Primäreingriff die Implantation einer Hüfttotalprothese aufgrund Vorliegen einer primären Coxarthrose (n=11), einer rheumatoiden Arthritis (n=1) oder einer Hüftdysplasie (n=1) erfolgt.

Methoden

Die Auswertung erfolgte anhand der Behandlungsunterlagen und -verläufe, sowie der im Rahmen der ambulanten der Patientenwiedervorstellung erhobenen Befunde. Das mittlere Follow-up betrug 7,1 Jahre. Beurteilt wurden Schmerzen, Gehfähigkeit und Hüftgelenkbeweglichkeit nach dem Score von Merle d'Aubigné und Postel sowie die subjektive Patientenzufriedenheit.

Ergebnisse

In 22 von 27 Fällen (81,5%) war es zu einer dauerhaften Ausheilung des Infektgeschehens gekommen. Zum Zeitpunkt der Nachuntersuchung waren 6 Patienten schmerzfrei, 12 klagten über zeitweilige leichte Schmerzen, 7 über Belastungsschmerzen und 2 über Ruheschmerzen. Zum Zeitpunkt der Nachuntersuchung waren 11 Patienten mit Gehstock, 14 unter Verwendung von 2 Unterarmgehstützen und 2 im Rollstuhl mobilisiert. Die mittlere gemessene Beinverkürzung betrug 5,2cm (Spannbreite von 3cm bis 15cm). Der ermittelte Score nach Merle d'Aubigné und Postel zur Beurteilung des funktionellen Ergebnisses betrug im Mittel absolut 6,7 Punkte bei einer Spannbreite von 2 bis 10 Punkten. 59,3% der Patienten waren mit dem funktionellen Resultat zufrieden.

Schlußfolgerung

Wesentliche Kriterien zur Beurteilung des Ergebnisses nach Girdlestone-Resektion stellen Schmerz, Beweglichkeit und Infektpersistenz dar. In unserem Patientengut konnte der persistierende Hüftgelenkinfekt in 81,5% der Fälle beherrscht werden. Demnach kann resümierend festgestellt werden, daß die Girdlestone-Hüfte bei therapieresistenten Hüftgelenkinfektionen auch im Langzeitverlauf eine akzeptable Rückzugsmöglichkeit darstellt. Als Hauptnachteil des Verfahrens gelten das funktionelle Defizit sowie die resultierende Beinverkürzung.

Therapeutical concept for the "worst-case" knee joint following infected total arthroplasty

E.W. Kollig (Bochum), F. Kutscha-Lissberg, C. Dollries, G. Muhr

Purpose

Infection of total knee joint arthroplasty usually is followed by revision procedures and one – or two step exchange of the prosthesis. If infection persists, complete removal of all implants is the consequence. Nowadays, the finally failured total knee arthroplasty is the main indication for knee fusion. Repeated and frustrane procedures deteriorate the local environment resulting in a triad of poor soft tissue, extended bone loss and a large infected cavity. There is no recommended standard salvage procedure for this problem. Aim of this study was to find out the efficacy of a therapeutical concept for the desastrous situation as described before.

Material and Methods

From 2/1998 to 1/1999 8 patients were prospectively included in a particular therapeutical concept. 4 men/4 women (average age: 64y) suffered from persistent infection and extended bone loss after failure of revision procedures of infected total knee prostheses. The majority of femura showed a bone loss type III, most tibiae had a bone loss of type II. In 6 cases Staphylococcus aureus was responsible for the infection, herein 3 MRSA (multiresistent germs). Aim of the first step of treatment was infection control by debridement and implanting a spacer of antibiotic bone cement. Tested antibiotics were initially administered intravenously for one week, then taken orally for further 6 weeks. Parameters of infection were controlled according to a diagnostical algorythm. Debridement was repeated as long as infection was present. When infection signs were negative, fusion of the former knee joint followed by an external hybrid fixator with an additional clamp mounted ventrally. The external hybrid fixator was left in situ for 3.4 months on average. In case of non-union and no present infection, next step of concept was internal fixation by a titanium plate and composite bone grafting.

Results

Infection control succeeded in 6 of 8 patients where healing occurred without remaining fistula (75%). One patient died of septic complications (12.5%), in one woman above-knee amputation was necessary due to exacerbation of infection (12.5%). In 3 cases fusion of knee joint with full weight-bearing capability was achieved by the hybrid external fixator alone (37.5%). Among the remaining 3 patients 2 had one additional fusion procedure by plating and bone-grafting. One men needed two plates and bone grafts to achieve safe knee fusion. No recurrence of infection or fistula was seen.

Conclusion

This concept proved to achieve simultaneous stabilisation and infection control in 75% by use of the hybrid external fixator with a minimum of internal implant volume. In cases of extended bone loss, additional fusion procedure by plating and bone grafting can be carried out in a infection-free environment. Thereby safe healing with full weight bearing capability an be achieved. Serious complications have to be expected in 25%.

Die infizierte Knieendoprothese – Behandlungsstrategien

M. Bühler (Frankfurt a. M.), B. Gilberger, M. Börner

Zielsetzung

Erstellung eines Therapiekonzeptes durch retrospektive Analyse der Behandlungsstrategien bei infizierten Knieendoprothesen.

Material

37 Patienten (17 Männer und 20 Frauen), Altersdurchschnitt 67 Jahren (47–86 Jahre), 12 Frühinfekte (Infektionsbeginn 4–19 Tage nach Implantation) und 25 Spätinfekte (30 Tage–13 Jahre n. Impl.). Behandlungszeitraum 1/96–12/99.

Methoden

Die ausgewählten Behandlungsoptionen waren:

I: Prothesenerhaltungsversuch durch chirurgisches Behandlungsprotokoll: Arthrotomie mit Synovektomie und Weichgewebsdebridement, Jet-Lavage, Antiseptikuminstillation, lokale Antibiotikatherapie, Vakuumversiegelung, Etappenrevision.

13.09.

10.15 – 12.00

Beethoven Saal

II: Primäre Prothesenexplantation mit chirurgischen Maßnahmen zur Infektberuhigung (siehe I) und nachfolgend:
A: Zweizeitiger Prothesenwechsel,
B: Kniearthrodese,
C: Resektionsarthroplastik (Orthesenversorgung).

Ergebnisse

Im Gesamtkollektiv wurden bei einer durchschnittlichen Behandlungsdauer von 44 Tagen (11–111 d) 2,5 Eingriffe (1–6) durchgeführt. Bei insgesamt 33 Fällen (89,2%) konnte die Infektion beherrscht werden. 2 Patienten verstarben, 2 Patienten wurden in andere Kliniken verlegt.

Behandlungsoption I: Der Prothesenerhaltungsversuch erfolgte in 13 Fällen (8 Früh- und 5 Spätinfekte). In 9 dieser Fälle (69,2%) gelang der Erhaltungsversuch, 6 mal bei Früh- und 3 mal bei Spätinfekt. 4 Erhaltungsversuche scheiterten (30,8%), bei 2 Früh- und 2 Spätinfekten war zu Infektsanierung wegen persistierender Infektion die sekundäre Prothesenexplantation notwendig.

Behandlungsoption II: Die primäre Prothesenexplantation wurde in 24 Fällen (4 Früh- und 20 Spätinfekte) durchgeführt. Von der Implantation bis zum dokumentierten Auftreten der ersten Infektzeichen vergingen durchschnittlich 393 Tage (14–4200). Kompliziert wurde die Fälle dadurch, dass bis zur Aufnahme der Behandlung durchschnittlich 190 Tage (5–1100) Infektzeichen bestanden. Bei dieser Behandlungsoption gelang die Infektberuhigung in 22 Fällen (91,6%) 1 Patient verstarb, ein Patient wurde verlegt.

Nach Implantatentfernung und chirurgischer Infektsanierung erfolgte 3 mal die Prothesenreimplantation, 19 mal eine Kniearthrodese und einmal eine Resektionsarthroplastik.

Schlußfolgerungen

Die septische Komplikation nach primärer Kniealloarthroplastik erfordert ein rasches, differenziertes und konsequentes chirurgisches Vorgehen um das Ziel der Infektberuhigung und Prothesenerhalt zu erreichen. Der Prothesenerhalt gelingt nur bei kurzer Infektionsdauer.

Auch bei langer Infektionsdauer gelingt die Infektsanierung in nahezu allen Fällen. Der Erhalt der Gelenkfunktion gelingt nur in Einzelfällen über einen zweizeitigen Prothesenwechsel. Die Kniearthrodese ist eine akzeptable Rückzugsmöglichkeit und bietet trotz Einschränkung der Mobilität eine schmerzfreie, stabile und infektfreie Extremität bei durch Infektion gescheiterter Knieendoprothesenversorgung.

Markraumbohrung bei primären und sekundären Marknagelinfekten

13.09.

10.15 – 12.00

Beethoven Saal

F. Hopf (Bochum), A. Pommer, J. Richter, G. Muhr

Zielsetzung

Die Infektion der Markhöhle stellt eine gefürchtete Komplikationsmöglichkeit bei primärer und sekundärer Marknagelung dar. Die Markraumbohrung ist eine therapeutische Option chirurgischer Sanierungsmaßnahmen: Ziel der Untersuchung war die Evaluation langfristiger Verläufe nach infektsanierender Markraumbohrung.

Material und Methoden

Von 1980 bis 1996 wurden 102 Patienten mit infizierter Markhöhle nach Marknagelversorgung der unteren Extremitäten versorgt.

84 Patienten konnten nachuntersucht werden. Die durchschnittliche Nachuntersuchungszeigt betrug 10,9 Jahre. 54 Patienten zeigten ein erstmaliges Infektereigniss, 30 Patienten waren zur Mehrzahl mehrfach operiert und hatten im Verlauf vor Marknagelversorgung klinische Zeichen einer Osteiitis. Zum Zeitpunkt der markraumbohrung zeigten alle Patienten die klinischen Zeichen einer chronischen Osteomyelitis. Bei 51 Patienten wurde im Rahmen der Versorgung bei Vorliegen einer Infektpseudarthrose eine erneute operative Stabilisierung durchgeführt.

Ergebnisse

Alle Patienten mit einer Infektion der Markhöhle nach primärer Nagelimplantation zeigten kein Infektrezidiv. Dagegen lag bei 41% der voroperierten Patienten ein m Verlauf ein erneutes Infektionsereigniss vor. Zum Zeitpunkt der Nachuntersuchung waren alle Frakturen ausgeheilt. Primär offene Frakturen unterschieden sich nicht von geschlossenen Frakturen im Ergebniss. 81% aller Patienten konnten in ihr altes Beschäftigungsverhältniss reintegriert werden.

Schlußfolgerungen

Die Markraumbohrung stellt eine suffiziente chirurgische Sanierungsmaßnahme in der Versorgung von Markhöhleninfekten nach primärer Marknagelungund mit Einschränkungen auch bei sekundärer Marknagelversorgung von Infektpseudarthrosen.

13.09.

10.15 – 12.00

Blauer Saal

Mittwoch, 13. September 2000
10:15 – 12:00 Uhr Blauer Saal

Qualitätsmanagement I

Telematik in der Traumatologie – Neue Wege zur Verbesserung der Versorgungsqualität

A. Bolz (Karlsruhe), B. Clasbrummel

Jedes Jahr erleiden in Deutschland über fünf Millionen Menschen einen Verkehrs-, Haus- oder Arbeitsunfall. Hierdurch werden Kosten für Heilung bzw. Lohnersatzleistungen in Höhe von etwa 50 Mrd. DM verursacht. Trotz des hohen Standes der Unfallversorgung lassen sich sowohl die Mortalität als auch die Morbidität im traumatologischen Bereich noch deutlich verbessern sowie die Kosten erheblich senken, indem Wissensmanagment, Aufbauorganisation und Arbeitsabläufe effizienter gestaltet, medizinische Leitlinien kontinuierlich optimiert und überwacht sowie innovative Produkte und Dienstleistungen entwickelt werden.

Dieses komplexe Problem läßt sich durch eine Kopplung von Know-how aus den Bereichen Informations-/Kommunikationstechnologie und Medizin lösen. Informationsflüsse und Datenmanagement müssen effizient in vorhandene Organisationen einfügt werden, um die erforderlichen Strukturverbesserungen zu erzielen. Zu diesem Zweck wird unter der Trägerschaft der Berufsgenossenschaften ein Kompetenzzentrum Traumatologie (TELTRA GmbH) eingerichtet, das zwei wesentliche Ziele verfolgt:

- Durch die Kopplung von informationstechnischem und medizinischem Know-how sollen im Verbund mit industriellen Partnern innovative Produkte entwickelt und angeboten werden, die einen medizinischen Nutzen im Bereich der Traumatologie erzielen und nachweislich die Kosten senken.
- Die darauf aufbauenden Dienstleistungen sollen bundesweit durch die Leitzentale der TELTRA GmbH angeboten werden
- Die erzielten Einsparungen sollen teilweise als Dienstleistungsentgelte an das Kompetenzzentrum fließen und der weiteren innovativen Entwicklungsarbeit sowie der medizinischen Qualititätsverbesserung dienen, bspw. indem gezielt Pilotprojekte, klinische Studien oder Ausbildungen finanziert werden.

Das Kompetenzzentrum Traumatologie erreicht die gesteckten Ziele durch die Vernetzung der kompetentesten Partner in der Unfallversorgung und die Nutzung innovativer IT-Lösungen. Die Einbindung der Kostenträger (Berufsgenossenschaften) als Gesellschafter, die zugleich auch Träger der großen Unfallkliniken sind, stellt die vertikale Vernetzung sicher. Die horizontale wird durch die Allianz des informationstechnischen Know-hows (u.a. Debis, FZI, Mannesmann), der Gerätehersteller (Siemens, Medical Communications, Metrax, MCC), sowie der traumatologischen Fachkompetenz (BG-

Kliniken, Universitätskliniken, Fachgesellschaften) gewährleistet. Durch die Bildung einer regional begrenzten Kernstruktur wird die Effizienz während der Entwicklungsphase sichergestellt. Zugleich bietet die Einbettung in ein bundesweites Netz von BG-Unfallkliniken die Gewähr für den nachhaltigen, wirtschaftlichen Erfolg.

In der ersten Phase widmet sich das Zentrum folgenden Themenschwerpunkten:

- Erstversorgung: Entwicklung eines vollautomatischen Defibrillators zur Laiendefibrillation mit telemetrischer Anbindung an eine Leitzentrale
- Diagnostik: Aufbau eines bundesweiten Fernbefundungsnetzwerkes (Teleradiologie)
- Nachsorge: Entwicklung von Verfahren zur nachstationären Wunddiagnostik
- Rehabilitation: Aufbau eines Telecare-Netzwerkes zur Unterstützung von Reha-Patienten
- Wissensmanagement: Entwicklung effizienter Methoden und Werkzeuge zum Wissensmanagement
- Qualität: Qualitätssicherung aller von TELTRA angebotenen Dienstleistungen nach ISO 9000 etc.

Mittwoch, 13.September 2000
10:15 – 12:00 Uhr **Bonatz Saal**
Alterstraumatologie IV

Einfluß des Prothesendesigns auf die intramedulläre Druckentwicklung bei der Schafteinbringung von Hüftendoprothesen

A. Beck (Ulm), W. Strecker, F. Gebhard, L. Kinzl

Zielsetzung

Kann durch eine Verbesserung des Prothesendesigns die Erhöhung des Markrauminnendruckes bei der Zementierung der femoralen Schaftkomponente minimiert werden, um so die Gefahr der Einschwemmung von Knochenmarks- und Fettzellen in den Lungenkreislauf zu minimieren?

Material

Im Rahmen einer prospektiven Untersuchung wurde bei 16 Patienten mit Coxarthrose während der Implantation einer Hüfttotalendoprothese im distalen Femur der Mark-

13.09.

10.15 – 12.00

Bonatz Saal

rauminnendruck vom Zeitpunkt der Eröffnung der Markhöhle bis zur definitiven Reposition kontinuierlich gemessen. Hierbei erhielten 8 Patienten eine Müller-Geradschaftprothese (Fa. Protek, Freiburg), 8 Patienten wurden mit dem zementierten Schaft „Option 3000" mit proximaler Krafteinleitung (Fa. Mathys, Bettlach) versorgt.

Methoden

Das von uns verwendete Druckmesssystem „Argus" wurde von MIPM (Mammendorfer Institut für Physik und Medizin, Hattenhofen) entwickelt. Es werden sich ändernde Druckwerte zwischen -200mmHg und +10000mmHg erfasst. Die Druckaufnahme erfolgt in einer Mikrosonde auf piezoresistiver Grundlage. Die Druckänderungen werden in elektrische Signale umgewandelt, digitalisiert und durch eine speziell erstellte Software auf dem Bildschirm eines Rechners dargestellt. Erfasst werden bis zu 50 Messwerte pro Sekunde (1-50Hz). Die Sonde wird ventro-lateral am Übergang mittleres zu distales Femur in einer modifizierten, kanülierten 6,5 mm AO-Spongiosaschraube (mit zusätzlich aufgedrehtem Außengewinde am Schraubenkopf) plaziert.

Ergebnisse

Bei keinem der Patienten trat aufgrund des zusätzlichen Bohrlochs zur Druckmessung eine Komplikation auf. Bei Verwendung der Müller-Geradschaftprothese wurden maximale Markrauminnendrücke im distalen Femur zwischen 591 und 2570mmHg gemessen (Mittelwert: 1293 ± 627mmHg). Bei Verwendung der zementierten Femurschaftkomponente Option 3000 traten Markrauminnendrücke zwischen 59 und 574mmHg (Mittelwert 289 ± 219mmHg) auf. Die Unterschiede zwischen beiden Prothesen in Bezug auf den Markrauminnendruck waren statistisch signifikant (p=0,0008).

Schlußfolgerungen

Die Druckerhöhung am distalen Femur konnte unter Implantation des Prothesenschaftes Option 3000 (welcher erst nach Schafteinbringung zementiert wird) gegenüber der Verwendung des Müller-Geradschaftes (Wegfall des „Stempeleffekts") deutlich reduziert werden. Gerade bei älteren Patienten mit grenzwertiger cardio-pulmonaler Funktion sollte im Rahmen der Hüftendoprothetik ein Prothesendesign gewählt werden, welches bei der Implantation nur eine geringe intramedulläre Druckerhöhung hervorruft und somit die mögliche Gefahr einer Einschwemmung von Knochenmarks- und Fettzellen in die Lungenstrombahn minimiert wird.

Zementierte vs. zementfreie Endoprothetik in der Traumatologie des alten Menschen

13.09.

10.15 – 12.00

Bonatz Saal

C. Graf (München), M.A. Scherer, S. v. Gumppenberg

Zielsetzung

Ergeben sich bei der Versorgung hüftgelenksnaher Femurfrakturen Unterschiede zwischen der Verwendung zementfreier (PPF) oder zementierter (SL) Kopfendoprothesen?

Material und Methoden

In einer prospektiven, kontrollierten, offenen Studie wurden bis dato n=44 zementfreie (PPF) und n=45 zementierte (SL) Femurschaftprothesen implantiert. Die Prozeßqualität wurde anhand eines 76 Parameter umfassenden Protokollbogens erfaßt und kontinuierlich dokumentiert.

Einschlußkriterien in die Studie sind hohes und sehr hohes Lebensalter, reduzierte Mobilität (Tegner-Score<5) und fehlende Coxarthrose (<Grad II nach Jäger und Wirth).

Ergebnisse

Zwischen den beiden Untersuchungsgruppen bestehen in keinem der gesamten Parameter statistisch signifikante Unterschiede, also sowohl was die präoperativen Eingangskriterien (Alter, ASA, praeop. Verweildauer in Stunden, Aufnahme-Labor), die perioperativen Komplikationen als auch die postoperativen Ergebnisse anbelangt (beispielsweise p.op. Verweildauer, Antibiose, Komplikationsgrad und-Häufigkeit, Entlassungslabor, Mobilitätsindex, Dauer der Intensivbehandlung etc.).

Einzig bei drei Parametern ergibt sich ein tendenzieller Vorteil: Die mediane Operationsdauer ist beim zementfreien Implantat 20 Minuten kürzer, es wurden durchschnittlich weniger EK-Einheiten substituiert (0,8 vs. 1,8) und der Drainageverlust war geringer (Median 345 vs. 430 ml).

Schlußfolgerungen

Unbeschadet der noch nicht vollständigen 1-Jahres-Nachuntersuchung (bis dato follow-up 90%) gibt es nach dieser Untersuchung kein stichhaltiges Argument gegen die Verwendung von zementfreien Implantaten bei alten und uralten Menschen (Altersdurchschnitt der Patienten 82 Jahre), in einzelnen Parametern erweist sich das zementfreie Implantat tendenziell dem zementierten überlegen.

13.09.

10.15 – 12.00

Bonatz Saal

Outcome nach Neer III Hemiarthroplastik

M. Skutek (Hannover), R.W. Fremerey, J. Zeichen, U. Bosch

Zielsetzung

Klinisches und radiologisches Outcome 6 bzw. 12 Monate nach Implantation der Neer III Prothese.

Problem

Die Neer III Prothese wurde zur Behandlung proximaler Oberarmfrakturen konzipiert. Im Gegensatz zur Neer II Prothese gibt es zwei zusätzliche Kopfgrößen, ein verändertes mediales Offset, sowie verbesserte Verankerungsmöglichkeiten für die Refixation der Tubercula. Um die Effektivität der Prothese im klinischen Einsatz zu beurteilen, wurde eine Studie mit definierten klinischen und radiologischen Verlaufskontrollen durchgeführt.

Material und Methode

Zwischen Februar 1998 und Januar 1999 wurden 19 Prothesen vom Typ Neer III implantiert. Alle Patienten wurden prospektiv erfasst und entsprechend dem Studiendesign nach 6 und 12 Monaten nachuntersucht. Das Durchschnittsalter der 16 Frauen und 3 Männer betrug 69,1 ± 8,5 Jahre. 8 mal war die rechte, 11 mal die linke Seite betroffen; 8 mal war es die dominante Seite. Die Indikation zur Implantation waren: akute 4-part (n=7) und 3-part (n=3) Frakturen, veraltete Frakturen (n=3), posttraumatische Arthrosen (n=2) und primäre Omarthrosen (n=4). Die klinischen Kontrollen wurden unter Anwendung des ASES Score und des Constant-Murley Score durchgeführt. Die statistische Analyse erfolgte unter Verwendung des zweiseitigen t-Test.

Ergebnisse

Im Laufe des ersten Jahres nach Implantation kam es zu einer signifikanten Zunahme der Score-Werte (Tabelle). Die Zunahme im ASES Score ist dabei auf eine verbesserte Schmerzreduktion zurückzuführen (ASES Schmerzscore: 35,26 ± 11,52 [6M] vs. 39,21 ± 12,28 [12M]; p=0,01). Komplikationen traten bei 3 Patienten (15,8%) auf. Dabei kam es in zwei Fällen postoperativ zu Heilungsstörungen der refixierten Tubercula; in einem Fall trat eine periprothetische Fraktur auf. Die besten Ergebnisse zeigten sich bei den Omarthrosen und den frischen Frakturen. Schlechte Ergebnisse zeigten sich dagegen bei den veralteten Frakturen. Eine verminderte radiologische Dichte des Tuberculum majus in der standardisierten ap-Aufnahme ging tendenziell ebenfalls mit schlechteren Ergebnissen im Constant-Murley und im ASES Score einher. Eine Korrelation des Ergebnisses zum intraoperativen Status der Rotatorenmanschette bestand nicht.

Tabelle. Score Ergebnisse nach 6 bzw. 12 Monaten [M], Mittelwert ± Standardabweichung (* $p \leq 0{,}01$).

	Constant [6M]	ASES [6M]	Constant [12M]	ASES [12M]
Gesamt [n=19]	55,21 ± 19,41	56,00 ± 21,29	66,26 ± 18,97*	65,26 ± 21,51*
Frische Frakturen	53,40 ± 15,03	56,10 ± 14,65	64,90 ± 18,92	67,90 ± 17,34
Veraltete Frakturen	41,40 ± 16,89	37,60 ± 19,84	53,20 ± 09,50	47,60 ± 21,30
Omarthrosen	77,00 ± 14,76	78,75 ± 16,78	86,00 ± 05,00	80,75 ± 15,12

13.09.

10.15 – 12.00

Bonatz Saal

Schlußfolgerung

Mit dem Einsatz der Neer III Prothese ließen sich sowohl bei frischen 3- und 4-part Frakturen als auch bei den primären Omarthrosen zufriedenstellende bis gute Ergebnisse erzielen. Zwischen 6 und 12 Monaten kam es zu einer signifikanten Verbesserung des ASES Schmerzscores. Die Gesamtkomplikationsrate lag bei 15,8%.

Erfahrungen mit der primären endoprothetischen Versorgung von Acetabulumfrakturen beim alten Menschen

N.M. Meenen (Hamburg), W. Lehmann, W. Linhart, J.M. Rueger

Zielsetzung

Die Acetabulumfraktur des alten Menschen ist eine seltene Verletzung im Vergleich zu den häufigen Frakturen des koxalen Femurs. Während beim jüngeren Patienten, gerade bei dislozierten Hüftpfannenfrakturen die Rekonstruktion des Gelenks mittels Osteosynthese die Behandlung der Wahl darstellt, ergeben sich beim alten Patienten eine Reihe von Problemen. Die erhebliche Osteoporose läßt häufig sichere Verankerung der Schrauben für eine Osteosynthese nicht zu. Selbst bei einer Rekonstruktion der Querbrüche des alten Menschen ergibt sich im Verlauf oft die Indikation zu sekundärer Endoprothetik. Die meist multimorbiden Patienten sind für ein aufwendiges Rehabilitationsprogramm mit postoperativer Entlastung nicht geeignet. Eine lange Immobilisation mit konservativer Therapie scheidet aufgrund der vielfältigen Risiken wie Thrombosen, Embolien und Lungenentzündungen aus.

Material und Methoden

Seit 1995 versorgen wir alte Patienten daher mit Acetabulumfrakturen mit einer Abstützpfanne und zementierter Totalendoprothese. Seither wurden 13 Patienten mit dieser Methode operiert. Alle Frakturen waren Querfrakturen des Acetabulums ge-

13.09.

10.15 – 12.00

Bonatz Saal

mäß der Einteilung der AO Typ B Frakturen. Zum Teil bestand eine erhebliche Destruktion des Pfannengrunds mit zentraler Hüftluxation. Die Pfanne wurde in einen Burch-Schneider Abstützring implantiert. Voraussetzung hierfür ist ein weitgehend intaktes Pfannendach. Um eine sichere Frakturkonsolidierung zu erreichen stößeln wir autologe Spongiosa aus dem entnommenen Hüftkopf fest in den Pfannengrund. Als Prothese implantieren wir Müller-Charnley Prothesen, die sich bei uns seit vielen Jahren bewährt haben.

Das Durchschnittsalter der untersuchten Patienten lag bei 83 Jahren (74-96). In einem Nachuntersuchungszeitraum von durchschnittlich 14 Monaten bis 4 Jahren konnten 9 Patienten nachuntersucht werden. Eine kardial schwer vorbelastete Patientin verstarb intraoperativ und drei weitere Patienten waren bis zum Nachuntersuchungszeitpunkt nach 8,17 und 29 Monaten verstorben.

Ergebnisse

Die Operationszeit, der Konservenverbrauch und die postoperative Nachbehandlung gestaltete sich nicht anders als bei Hüftenedoprothetik aus anderer Indikation. Bei allen Patienten kam es zur Konsolidierung der Fraktur unter voller Belastung. Lockerungszeichen der Abstützpfanne sind bisher nicht aufgetreten.

Die Nachuntersuchung erfolgte mit Hilfe des Harris-Scores, der sich für die Auswertung hüftgelenknaher Verletzungen bewährt hat. Die Patienten erreichten durchschnittlich befriedigende Ergebnisse, der mittlere Score-Wert lag bei 74,1 (49,6 bis 99,8).

Schlußfolgerung

Damit stellt die primäre Versorgung von dislozierten Acetabulumfrakturen beim alten Menschen mit einer Endoprothese unter Verwendung des Burch-Schneider-Abstützrings eine sinnvolles, komplikationsarmes und günstiges Verfahren dar, um möglichst schnell eine sichere Mobilisation zu gewährleisten.

Primärer endoprothetischer Ersatz bei Azetabulumfrakturen im Alter?

M.R. Sarkar (Ulm), M. Bischoff, L. Kinzl

Zielsetzung

Wichtigstes Ziel bei der Behandlung von Altersfrakturen ist die rasche Wiederherstellung von Beweglichkeit und Belastbarkeit, während bei jungen Verletzten die anatomische Rekonstruktion unabdingbar ist. Anhand der eigenen Ergebnisse wird der Stellenwert der primären Endoprothetik bei alten Patienten mit Azetabulumfrakturen analysiert.

Material und Methoden

13.09.

10.15 – 12.00

Bonatz Saal

Im Zeitraum zwischen 1982 und 1999 wurde bei 28 Patienten im Alter von 60–91 Jahren als primäre Therapie bei traumatischer Azetabulumfraktur eine Hüfttotalendoprothese implantiert. Die Indikation wurde bei gravierenden Vorerkrankungen, schlechtem Allgemeinzustand, vorbestehender Coxarthrose und bei begleitender Schenkelhalsfraktur oder Hüftkopffraktur (Pipkin IV) gestellt. In der Regel erfolgte die Stabilisierung der Pfanne mit einer Pfannendachschale, Defekte wurden mit dem entknorpelten Hüftkopf aufgefüllt.

Ergebnisse

Bis auf die Mehrfachverletzten wurden alle Patienten postoperativ innerhalb weniger Tage unter Vollbelastung mobilisiert und waren zum Entlassungszeitpunkt nach durchschnittlich 29 Tagen an Unterarmstützen gehfähig. Keiner der Patienten verstarb während der stationären Aufenthaltes. An Komplikationen beobachteten wir drei tiefe Infektionen, zwei symptomatische Lockerungen und heterotope Ossifikationen in acht Fällen. Bei fünf Patienten kam es unter der Mobilisation zu Prothesenluxationen, die in zwei Fällen eine operative Revision mit Neuplazierung der Pfanne erforderten.

Schlußfolgerung

Die primäre Endoprothetik nach Azetabulumfraktur stellt eine Alternative für alte oder schwerkranke Patienten dar, die nur unter Vollbelastung zu mobilisieren sind. Bei fortgeschrittener Coxarthrose oder bei Verletzung des Hüftkopfes erscheint eine Rekonstruktion im Alter wenig aussichtsreich. Entscheidend für die erreichbare Stabilität ist der Aufbau des Pfannenlagers z.B. mit einem Abstützring im Sinne einer „hemispherical plate".

Die operative Behandlung von Plateaufrakturen des Tibiakopfes im höheren Lebensalter. Welcher Nutzen, welche Risiken?

T.G. Gerich (Hannover), F. Witte, P. Lobenhoffer

Zielsetzung

Traumatologie im Alter ist ein wesentlicher Versorgungsschwerpunkt geworden. Die offene Einrichtung und Osteosynthese von Tibiakopffrakturen in dieser Altersgruppe stellt hohe Anforderungen an die operative Technik bei einem gleichzeitig erhöhtem Risikoprofil. Hierbei ist es unklar, ob das langfristige klinische und radiologische Ergebnis den hohen operativen Einsatz rechtfertigen.

13.09.

10.15 - 12.00

Bonatz Saal

Material und Methoden

In einer retrospektiven Untersuchung wurde aus einem Gesamtkollektiv von 183 Patienten mit Frakturen des Tibiakopfes 15 Patienten ausgewählt, deren Alter zum Zeitpunkt des Unfalls über 60 Jahre (62-81 Jahre) lag und die sich isoliert eine Plateaufraktur zugezogen hatten. Bei 10 Patienten lag eine Spaltimpressionsfraktur vor, in 2 Fällen eine Impressionsfraktur und in 3 Fällen eine bikondyläre Fraktur. Das Durchschnittsalter lag bei 69 Jahren, die mittlere Nachuntersuchungsdauer 5,1 Jahre. In einem matched-pair Verfahren wurden dieser Gruppe Patienten mit identischer Verletzung und operativer Versorgung zugeordnet, deren Alter unter 60 (26-56) Jahre lag; der Nachuntersuchungszeitraum betrug 4,2 Jahre.

Ergebnisse

Bei älteren Patienten führten bereits Bagatellunfälle zu Frakturen des Tibiakopfes. Der perioperative Verlauf war bis auf eine verlängerte stationäre Verweildauer bei älteren Patienten gleich. Bei einer 66jährigen Patientin war eine vorzeitige Implantatentfernung aufgrund eines Weichteilinfektes erforderlich. Trotz gleichartiger Versorgung zeigte sich ein deutlicher Korrekturverlust mit Stufenbildung und Abweichung der Tragachse. Die Auswertung zum Zeitpunkt der Untersuchung zeigte bei älteren Patienten eine Gelenkstufe in 13 Fällen vs. 4 Fällen bei jüngeren Patienten. Abweichungen der Belastungsachse bis 10° verglichen mit der unverletzten Gegenseite wurden bei älteren Patienten 10 mal vs. 7 mal gemessen. Bei älteren Patienten fand sich ein dreifacher Anstieg des Arthroseindexes ($p=0,04$); in 10 Fällen bestand eine Zunahme des Indexes. In der Gruppe jüngerer Patienten fand sich präoperativ keine Arthrose und eine Zunahme des Indexes in nur 4 Fällen. Der radiologische Befund korrelierte nicht mit dem klinischen Ergebnis. Im Rasmussen ($p=0,15$), OAK ($p=0,43$) und Lysholm Score ($p=0,63$) fanden sich keine signifikant unterschiedlichen Punktwerte für die Parameter Funktion, Stabilität und Schmerz. Altersentsprechend zeigte sich lediglich im Tegner Score ein reduziertes Aktivitätsniveau ($p=0,01$) (Mann-Whitney U Test).

Schlußfolgerungen

Die Osteosynthese von Tibiakopffrakturen beim älteren Patienten kann ungeachtet der technisch hohen Ansprüche einen Korrekturverlust und beschleunigte degenerative Veränderungen nicht immer verhindern. Durch die gleichzeitige Reduzierung der Aktivität hat diese Entwicklung jedoch nur einen geringen Einfluß auf das funktionelle Ergebnis. Im Einzelfall sollte daher abgewogen werden, in welchem Umfang eine operative Versorgung gerechtfertigt ist.

Bestimmung des Frakturrisikos durch quantitative calcaneare Knochendichtemessung: Eine randomisierte Studie an 445 unfallchirurgischen Patienten

13.09.

10.15 – 12.00

Bonatz Saal

P. Pogoda (Hamburg), A. Janssen, M. Amling, J. M. Rueger

Zielsetzung

Frakturen, besonders jene des älteren Menschen, treten häufig nach Bagatelltraumen im Zuge von Knochenmasseverlustsyndromen auf. Typischerweise sind diese Frakturen im Bereich des coxalen Femur, des distalen Radius und des subcapitalen Humerus lokalisiert. Eine einfache Prädiktion des Frakturrisikos einzelner Patienten ist, durch die sich im Rahmen der Osteoporose (OPO) ausbildende skelettale Heterogenität hinsichtlich Knochenmasse und Knochenstruktur und die sich daraus ergebende Schwierigkeit der Definition einer Frakturschwelle, bisher nicht möglich. Neuere Untersuchungen deuten auf eine Korrelation von Ultraschall-Knochendichtewerten zu der mechanischen Belastungskapazität ausgewählter Regionen des Bewegungsapparates (Lochmüller et al. 1998) hin. Eine Besonderheit stellt die Knochen-Densitometrie am Calcaneus als Referenzmeßort dar. Es handelt sich um eine einfache, Methode, deren Aussagewert hinsichtlich der Korrelation zwischen Messwerten und tatsächlicher Frakturgefahr jedoch bisher ungeklärt ist.

Material und Methoden

Bei 445 bezüglich des Alters, des Geschlechtes und der vorliegenden Verletzung randomisierten Probanden aus dem stationären unfallchirurgischen Patientengut führten wir eine quantitative Ultraschallmessung der calcanearen Knochendichte mittel des AchillesPlus, Fa. Lunar, durch. Hierbei wurde über Messung der Schallgeschwindigkeit und der frequenzabhängigen Dämpfung des Schallsignals eine neue Größe, „die Steifigkeit", ermittelt, die hoch mit der Knochenmineraldichte korreliert ($r \approx 0{,}9$). Das Probanden wurde entsprechend der vorliegenden Verletzung in 3 Gruppen unterteilt: Patienten mit

I. Typische OPO-assoziierte Frakturen (distaler Radius, coxales Femur, subcapitaler Humerus (n=195)
II. Frakturen an anderer Lokalisation (n=165)
III. ohne Fraktur (n=85).

Ausgeschlossen wurden Patienten mit Medikationen und Grunderkrankungen die den lokalen oder systemischen Knochenstoffwechsel beeinflussen.

Ergebnisse

Die mittlere Steifigkeit betrug in der I. Gruppe 70,1, in der II. Gruppe 88,9 und in der III. Gruppe 98,2. Im Gegensatz zur Frakturinzidenz fand sich keine Korrelation zu den gleichzeitig erhobenen Serumlaborparametern, Körperdaten und Lebensgewohnheiten der Patienten.

Schlußfolgerung

Das Ergebnis der niedrigsten Knochendichtemesswerte in den Calcanei von Patienten, die sich aufgrund klassischer OPO-assoziierter Frakturen in unfallchirurgischer Behandlung befanden, dokumentiert zum ersten Mal, daß die Meßwerte der quantitative calcaneare Ultraschallmessung mit dem Auftreten bestimmter Frakturen korrelieren. In der Tat deuten die bisherigen Ergebnisse darauf hin, daß der quantitativen calcanearen Knochendichtemessung mittels Ultraschall, als ein einfach und kostengünstig zu erhebender Parameter, ein hoher prädiktiver Wert für das Auftreten OPO-assoziierter Fraktur zukommt.

Mittwoch, 13. September 2000
14:15 – 16:00 Uhr Kleine Eilenriedehalle

Verbleibende Problemfrakturen III – Obere Extremität

Gewebeschonende winkelstabile Plattenosteosynthese proximaler Humerusfrakturen. Erste Erfahrungen mit einer kanülierten Winkelplatte (Synthes)

K. Birrer (Luzern), N.Kübler, R.Babst

Zielsetzung

Prospektive klinische Prüfung einer winkelstabilen Osteosynthese bezüglich primärer Übungstabilität und Kopfnekroserate am proximalen Humerus.

Material und Methode

Vom 1.1.98 bis 01.08.99 wurden konsekutiv 31 Patienten mit dislozierten 2-(AO 11 A), 3-Fragmentfrakturen (Ao 11 B) und extraartikulären 4-Fragmentfrakturen mit einer kanülierten Winkelplatte stabilisiert. Eine aktiv-assistive Übungsbehandlung wurde bei allen Patienten unmittelbar postoperativ begonnen. Die Patienten wurden nach 6, 12 Wochen, nach 6 Monaten und 1 Jahr klinisch und radiologisch kontrolliert. Beurteilt wurde neben dem Constant Murley Score die Rate an Sekundärdisloktionen und an Kopfnekrosen anhand der Röntgenbilder.

Ergebnisse und Resultate

30/31 Patienten (97%) (21 Frauen, 10 Männer, 1 Exitus) mit einem Alter von 73 J (Range: 16-90) mit 47% 2-Fragment- (AO 11 A2: 4, A3: 11), 29% 3-Fragment- und 24% 4-Fragmentfrakturen (B1: 8, B2: 5, B3: 1, C1: 1, C2: 1) wurden nach 42.5 Wochen (26- 67W) kontrolliert. 1 Hämatom, 2 subcutane Infekte, 7 (5 relevante, 2 klinisch nicht symptomatische posterosuperiore) Klingenprotrusionen und 2 Schraubenlockerung erforderten 12 Zweiteingriffe. Das Osteosynthesematerial wurde 9 x nach 20 Wochen (9-44) entfernt. Eine partielle Kopfnekrose mit Entrundung des Kopffragmentes wurde beobachtet. Das Bewegungsausmass beträgt für die aktive Abduktion/Elevation 101/128° (Range: 75/90-180/180). Der Constant Murley Score betrug 76 (51-100).

Schlußfolgerung

Alle Patienten konnten primär übungsstabil versorgt werden. Sekundärdislokationen traten in keinem Fall auf. Im osteoporotischen Knochen mit Nachsinterung des Kalottenfragmentes besteht bei zu langer Klingenlage die Gefahr der Protrusion. Bei noch kurzem Nachbeobachtungszeitraum trat bislang eine partielle Kopfnekrose (1/31) auf.

Minimal-invasive Osteosynthese subcapitaler Humerusfrakturen mittels Henningnägeln

E. Weitknecht (Wuppertal), A. Pommer, K. Ruße, A. Dávid

Zielsetzung

In der Versorgung instabiler subcapitaler Humerusfrakturen hat die retrograde Bündelnagelung ihren festen Platz. Das vorgestellte Verfahren vermeidet die sonst häufigste Komplikation dieser Technik, die Nagelmigration.

Material und Methode

Vom 1.10.1997 bis 1.10.99 wurden 177 Patienten mit einer subcapitalen Humerusfraktur in unserer Klinik operativ behandelt. 114 wurden in einer prospektiven Studie erfasst. Das Durchschnittsalter betrug 70 J. (± 20). Entsprechend der AO Klassifikation handelte es sich um 31 A, 26 B und 57 C Frakturen.

Nach der intraoperativen geschlossenen Reposition wurden retrograd zunächst die Henning Nägel eingebracht. Der spiralig geformte proximale Teil erlaubt eine gewindeartige breite Abstützung in der Kopfspongiosa. Anschließend wurde der verbleibende Markraum im Schaftbereich mit Rundnägeln aufgefüllt. Damit findet analog zu dem Verriegelungsnagel eine proximale und distale Verankerung statt. Bei re-

13.09.

14.15 – 16.00

Kleine Eilenriedehalle

levanter Dislokation der Tubercula wurden diese über Stichinzisionen mittels kanülierter Schrauben adaptiert.

Ergebnisse

Die Schonung der Weichteile und die erreichte Stabilität erlaubte in allen Fällen eine funktionelle Nachbehandlung. Eine Perforation der Henningnägel wurde in keinem Fall beobachtet. Jedoch fand bei 3 Patienten ein sekundärer Verfahrenswechsel bei Redislokation unter Krankengymnastik statt. Zweimal war eine ergänzende Fixation des Tuberculum majus mittels perkutanen Schrauben notwendig. Die funktionellen Ergebnisse waren im Neerscore mit ca. 70% unabhängig vom Frakturtyp.

Schlußfolgerung

Im Vergleich zu den offenen Verfahren erlaubt das vorgestellte Verfahren die weichteilschonende Versorgung. Gerade in der geriatrischen Patientengruppe ist die Möglichkeit zur frühfunktionellen Behandlung ein entscheidender Beitrag zum Erhalt der Eigenständigkeit.

Behandlungsstrategie von aseptischen Pseudarthrosen des Oberarmschaftes

M. Schofer (Duisburg), C. Chylarecki, K. Hiersemann

Zielsetzung

Darstellung eines bewährten Therapiekonzeptes bei aseptischen Pseudarthrosen des Oberarmschaftes mit Ergebnissen, Prognose und Komplikationen.

Material und Methode

Im Zeitraum 1976-97 wurden 75 Patienten mit aseptischen Pseudarthrosen des Humerusschaftes operativ behandelt. Bei 34 Patienten lagen Frakturen vom Typ 12-A, bei 28 Patienten vom Typ 12-B und bei 13 Patienten vom Typ 12-C zugrunde. 5 Patienten waren primär polytraumatisiert, bei 21 bestanden weitere Extremitäten- bzw. Höhlenverletzungen, bei 9 (13%) lag ein unfallbedingter Radialisschaden vor. Die Erstbehandlung erfolgte bei 22 (27%) Patienten konservativ, bei 55 (73%) operativ: 32 mal Platte (41%), 16 mal Nagel inkl. Bündelnagelung und Rush-pin (21%), 3 mal Fixateur externe (4%) und 1 mal Zerclage oder Schraube. Die Zahl der Voroperationen lag im Durchschnitt bei 2 (Median) Eingriffen (Min. 1; Max. 4). Die Operation der Pseudarthrose erfolgte im Durchschnitt 9 Monate nach dem Trauma (Min. 6 Monate;

Max. 39 Jahre!). Die standardisierte Behandlung bestand in der Revision der Pseudarthrose, Plattenosteosynthese und in Abhängigkeit von der Art der Pseudarthrose in einer Spongiosaplastik. Aus diesem Kollektiv konnten 39 Patienten klinisch (Constant-Murley-Score, Kwasny-Score, Morrey-Score) sowie röntgenologisch, die übrigen konnten im Rahmen von Begutachtungen nachuntersucht werden.

Ergebnisse

Der Frakturtyp hat keinen Einfluß auf die Pseudarthroseart (p=0,387 in Kruskal-Wallis-Test). Hingegen führte die operative Therapie gegenüber der konservativen vermehrt zu hypotrophen Pseudarthrosen (p=0,025 in Wilcoxon-Test). Unter dem Behandlungsregime kamen 70 Pseudarthrosen primär zeitgerecht zur Ausheilung (92% der Patienten). Bei drei Patienten (4%) war nach 5, 6 bzw. 9 Monaten bei ausbleibender Konsolidierung eine Reosteosynthese mit Spongiosaplastik notwendig. In drei Fällen (4%) lockerte sich das Osteosynthesematerial unmittelbar nach der Operation (MW 18 Tage), was zur erneuten Osteosynthese zwang und zur Ausheilung führte. Diese Komplikationen sind durch technische Fehler zu erklären. Bei 6 (8%) Patienten kam es zu operationsbedingten Komplikationen: 5 (7%) temporäre Radialisparesen (4 davon bei Reosteosynthesen), die sich vollständig zurückbildeten und eine tiefe Infektion, die nach Revision unter Verbleib der Platte ausheilte. Die Beweglichkeit des Schultergelenkes war bei 33% der Patienten, des Ellbogengelenkes nur bei 19% endgradig eingeschränkt. Die nachuntersuchten Patienten erreichten im Constant-Murley-Score im Mittel 87 Pkt, im Kwasny-Score durchschnittlich 5 Pkt, im Morrey-Score 93 Pkt..

Schlußfolgerungen

Bei den aseptischen Humerusschaftpseudarthrosen hat sich die Plattenosteosynthese in Kombination mit Spongiosaplastik als suffiziente Behandlungsmethode erwiesen. Durch eine fehlerfrei Osteosynthesetechnik kann die Rate der primären Komplikationen weiter gesenkt werden. Bei Reosteosynthesen ist mit einer erhöhten Gefahr der Radialisparese zu rechnen.

Funktionelle Ergebnisse operativ versorgter Ellenbogenluxationen und -luxationsfrakturen

A. Janssen (Hamburg), W. Linhart, D. Briem, J.M. Rueger

Zielsetzung

Ellenbogenluxationen und -luxationsfrakturen werden als komplexe Verletzungen der knöchernen und ligamentären Strukturen verstanden. Dementsprechend nehmen

13.09.

14.15 – 16.00

Kleine Eilenriedehalle

moderne Therapiekonzepte neben der Reposition und Retention des Gelenkes un ggf. der knöchernen Läsionen auch die Rekonstruktion des Kapsel-Band-Apparate auf. Dieses Therapiekonzept wird an unserer Klinik seit 1996 konsequent umgesetz

Material und Methoden

Seit Januar 1996 wurden in unserer Klinik 31 Ellenbogenluxationen und -luxations frakturen operativ versorgt. Hiervon konnten 22 Patienten nachuntersucht werde (= 71%). Der Nachuntersuchungszeitraum betrug im Mittel 22 Monate (5–48 Mona te). Das Alter betrug im Mittel 45 Jahre (20–83 Jahre). Die Geschlechtsverteilung wa nahezu ausgeglichen (w:m; 12:10) Knöcherne Verletzungen lagen bei 19 Patienten vo (= 86,4%). Hierbei lagen bei 4 Patienten 2 oder mehr knöcherne Verletzungen vor Im Einzelnen sahen wir 10 Frakturen des Processus coronoideus, 7 Radiusköpfchen frakturen und 6 distale Humerusfrakturen.

In 15 Fällen war die Rekonstruktion verletzter Bandstrukturen entweder durch primäre Bandnähte oder Reinsertion knochennah gerissener Bandstrukturen mit tels Ankersystemen notwendig. Bei 5 Patienten sahen wir verletzungstypische Früh komplikationen (5 Paresen, 1 Zerreißung d. Art.brachialis), 1 Patient entwickelte im Verlauf eine Läsion des N.ulnaris. Postoperativ erhielten 13 Patienten Indometacin und 6 Patienten Diclofenac zur Ossifikationsprophylaxe.

Die funktionellen Ergebnisse wurden nach dem *DASH-Score*, dem *Score n. Morrey* und dem *Bewertungsschema nach Linscheid und Wheeler* ermittelt.

Ergebnisse

Nach dem *DASH-Score* sahen wir im Mittel ein Ergebnis von 24,6 Punkten (3,3 Punkte – 70 Punkte). Sowohl nach *Morrey*, als auch nach *Linscheid und Wheeler* ermittelten wir 4 ausgezeichnete (=18,2%), 9 gute (=40,9%), 6 mäßige (=27,3%) und 3 schlechte Ergebnisse (=13,6%).

Schlußfolgerung

Trotz Anerkennung der Komplexität dieser Verletzungen und deshalb konsequent erweiterten Therapiekonzeptes behielten rund 41% aller Patienten eine mäßig- bis hochgradige Funktionseinschränkung bei. Dieses Ergebnis mag zum Teil in dem überdurchschnittlich hohen Anteil knöcherner Begleitverletzungen begründet sein (lt. aktuellen Literaturangaben wird lediglich in bis zu 50% aller Fälle eine knöcherne Begleitverletzung beobachtet), jedoch deckt sich dieses Ergebnis auch mit den funktionellen Ergebnissen anderer Arbeitsgruppen (z.B. Josefsson PO, 1987). Gegenüber den funktionellen Ergebnissen nicht-operativer Therapiekonzepte mit bis zu 60% verbleibender Einbußen (Mehlhoff TL, 1988), wird aber mit dem konsequenten operativen Management eine deutliche Verbesserung des funktionellen Resultates erzielt.

Dennoch bleiben Ellenbogenluxationen und –luxationsfrakturen eine unfallchirurgische Herausforderung, der auch zukünftig auf klinischer und wissenschaftlicher Ebene begegnet werden muß.

Radiusköpfchentrümmerfraktur – Problemlösung durch bipolare Prothese nach Judet?

13.09.

14.15 – 16.00

Kleine Eilenriedehalle

M. Runkel (Mainz), M. Hessmann, G. Aue, P.M. Rommens

Zielsetzung

Für Mehrfragment- oder Trümmerfrakturen des Radiusköpfchens (RK), welche durch eine Osteosynthese nicht rekonstruiert werden können, wird die Resektion des Radiusköpfchens empfohlen. Die Entfernung des Radiusköpfchens kann jedoch eine Instabilität und sekundäre Probleme am Ellenbogen- oder Handgelenk verursachen. Alternativ bietet sich in derartigen Problemfällen der endoprothetische Ersatz des Radiusköpfchens an, dessen Ergebnisse dargestellt werden sollen.

Material und Methoden

In einer prospektiven Studie wurden 13 bipolare Radiusköpfchenprothesen n. Judet implantiert. Indikationen waren Mason III Frakturen als isolierte Trümmerfraktur des RK (n=1), Luxationsfrakturen des RK (n=2) und 10 prox. Unterarmfrakturen (davon n=3 mit Ellenbogenluxation). In 9 Fällen erfolgte die Implantation primär, in 4 sekundär. Bei acht Frakturen wurde der Seitenbandapparat des Ellenbogengelenks rekonstruiert, begleitende Ulnafrakturen wurden osteosynthetisch stabilisiert. Postoperativ wurde sofort eine funktionelle Therapie eingeleitet, in 2 Fällen mußte wegen Luxation des Gelenkes für 3 Wochen eine Oberarmgipsschiene angelegt werden, aus der die Physiotherapie vorgenommen wurde.

Ergebnisse

Alle 13 Patienten konnten nach einer mittl. Nachbeobachtungszeit (NUZ) von 10 Monaten klinisch und radiologisch kontrolliert werden. Die Flexion betrug im Mittel 128° (90-140°), das Extensionsdefizit 27° (0-60°), die Pronation 85° (70-90°) und die Supination 75° (30-90°), alle Gelenke waren stabil. Röntgenologisch zeigte sich bei allen Prothesen eine regelrechte Artikulation, einmal lagen ausgeprägte periartikuläre Verkalkungen vor, die jedoch keine funktionelle Beeinträchtigung bewirkten. In der NUZ traten keine Infektionen oder weitere Luxationen auf. Mit dem Morrey-Broberg Score konnte die Benotung gut in 4 Fällen, befriedigend in 7 Fällen und schlecht in 2 Fällen eingestuft werden. Die sekundär operierten Patienten verbesserten i.M. die Flexion um 16°, die Extension um 14°, die Pronation um 48° und die Supination um 40°.

Schlußfolgerung

Vorbehaltlich fehlender Langzeitergebnisse kann die bipolare Radiusköpfchenprothese als gute Lösung für nicht rekonstruierbare RK-Trümmerfrakturen empfohlen werden. Wir sehen die Indikation zum endoprothetischen Ersatz insbesondere bei

Luxationsfrakturen bzw. komplexen proximalen Unterarmfrakturen um eine gute Stabilität und radiale Abstützung zu erreichen. Das erreichte Ausmaß bzgl. Flexion, Pronation und Supination ist sehr gut, das verbleibende Extensionsdefizit in erster Linie den schweren Begleitverletzungen zuzuordnen.

Fractures of the coronoid process of the ulna – therapeutical strategies and results

P. Hepp (Leipzig), J. Korner. H. Lill, C. Josten

Purpose

The therapeutical concept in the treatment of coronoid process fractures is primarily depending on the fragment size and the degree of accompanying osseous and ligamentous damages, leading to instability. However, results are often unsatisfactory if the true fracture patterns are unrecognized.

Material

Between 1/91 and 12/97 23 patients (14 male, 9 female, age median 39, min. 15, max. 64) with fractures of the ulnar coronoid process have been treated. In 19 cases (82%, 11 male, 8 female, median age 43; min. 15; max. 64) a clinical and radiological follow-up could be obtained after median 24 months.

Methods

According to the classification of Regan and Morrey, type- I fractures were diagnosed in 9 cases (48%). Type- II and type- III fractures were diagnosed in each 5 cases (each 26%). In 11 cases (58%) fractures of the coronoid process occurred in the settings of a complex fracture (n=4) or a fracture- dislocation (n=7) of the elbow. A nonsurgical approach was carried out in 13 (9x type I; 4 x type II) cases. In 6 patients (1 x type II; 5 x type III) surgery was performed (3 x transosseous refixation from posterior, 3x ORIF from anterior). Results have been evaluated according the Leipzig Elbow Score taking subjective, clinical and radiological criteria into consideration.

Results

In the group of patients treated conservatively (n=13) 5 patients achieved an "excellent" result. In each 3 cases results were "good" and "satisfactory". In 2 patients the outcome was "poor". Range of motion was decreased for extension/ flexion by median 35° and for pronation/supination by median 20°. After conservative treatment, in two cases (15%) an arthrolysis/neurolysis necessary due to unacceptable decreased range of motion.

None of the patients treated operatively (n=6) achieved an "excellent result". In 2 patients the outcome was "good", 3 patients were scored "satisfactory". One patient achieved a "poor" result. Heterotopic ossification was observed in 5 cases (83%). Arthrolysis/ neurolysis was performed in 2 cases (33%) following surgical treatment. Range of motion was decreased for extension/flexion by median 35° and pronation/ supination by median 30°. Persisting elbow instability following coronoid process fractures was not documented neither in the nonsurgically nor in the surgically treated group of patients.

13.09.

14.15 – 16.00

Kleine Eilenriedehalle

Conclusion

According to the classification of Regan and Morrey a primary nonsurgical approach for type- I and most of the type- II fractures is justified since results are predominantly excellent or good. In contrast, for good and satisfactory results all type- III fractures must be treated surgically aiming for primary stability and early functional therapy.

Funktionsstatus der benachbarten Gelenke nach Arthrodese des proximalen Interphalangealgelenkes

J. Greb (Lübeck), J. Hoch, P. Mailänder

Zielsetzung

Von 1985 bis 1997 wurden 56 Mittelgelenksarthrodesen durchgeführt. Uns interessierte die Frage der Gebrauchsfähigkeit des betroffenen dreigliedrigen Fingers, insbesondere unter dem Aspekt der Beweglichkeit der benachbarten Gelenke und der möglichen Kraftänderungen gegenüber dem Finger der unverletzten Hand.

Material

Bisher konnten 21 Pat. im Mittel 4,9 Jahre nach der Operation nachuntersucht werden. Das mittlere Alter bei Untersuchung betrug 48,7 Jahre. Die Versteifung war in 19 Fällen nach einem Trauma und in 2 aufgrund degenerativer Erkrankungen erforderlich.

Methoden

Röntgenbefund, Zustand, Beweglichkeit, Kraftentwicklung, Gebrauchsfähigkeit, Sensibilitätseinschränkung und Akzeptanz durch den Patienten wurden untersucht.

13.09.

14.15 – 16.00

Kleine Eilenriedehalle

Ergebnisse

Alle Arthrodesen waren klinisch und radiologisch stabil. Der durchschnittliche Arthrodesewinkel betrug 36,8°, die Verkürzung des Fingers 0,6 cm. Die Kraftentfaltung der verletzten Hand war 38% geringer, die des betroffenen Fingers 23% geringer als auf der Vergleichsseite. Die Differenz des Bewegungsausmaßes im Grundgelenk betrug +6,7°. Dieses wurde durch eine durchschnittliche Überstreckung von 13° im Grundgelenk als physiologische Kompensation der Beugestellung des versteiften Mittelgelenkes bedingt. Im nachgeschalteten Endgelenk war das Bewegungsausmaß durch die Begleitverletzung der Streckaponeurose erheblich reduziert. Bei 12 Pat. bestand eine Ankylose. Es war lediglich eine Wackelbeweglichkeit möglich. 9 Pat. hatten ein mittleres Bewegungsausmaß von 25°. Durch die oben nachgewiesenen Veränderungen in den benachbarten Gelenken waren die Grob- und Feingriffe bei der Hälfte der Pat. nach eigener Einschätzung nicht wesentlich eingeschränkt. Dieses wurde durch den Wert der Selbsteinschätzung der Gebrauchseinschränkung auf einer Skala von 0-10 mit im Mittel 3,9 für den beruflichen und 3,5 für den privaten Bereich bestätigt. Über die Hälfte der Pat. waren schmerzfrei und hatten keine nennenswerten Sensibilitätseinschränkungen.

Schlußfolgerung

Insgesamt zeigte sich eine gute Akzeptanz der klinisch und radiologisch stabilen Arthrodesen mit guter Kompensation der Bewegungseinschränkung, mäßiger Kraftminderung und geringen subjektiven Beschwerden. Überraschend war die deutliche reduzierte Beweglichkeit im Endgelenk.

Mittwoch, 13. September 2000
14:15 – 16:00 Uhr **Glashalle**
Experimentelle Unfallchirurgie VII

Hydroxlapatit-Zement als Trägersystem für Antibiotika zur Behandlung der posttraumatischen Osteomyelitis. Experimentelle Untersuchungen in vitro und in vivo

U. Joosten (Münster), C. von Eiff, B. Brandt, S. Diederich, A. Joist, E. Brug

Zielsetzung

Das Ziel unserer Untersuchungen die Evaluation von Hydroxylapatit-Zement (HAC) als resorbierbare Trägersubstanz zur lokalen Applikation von Antibiotika in der Behandlung der posttraumatischen Osteomyelitis in einem dreistufigen Modell: in vitro-Elution von Antibiotika aus HAC, Veränderungen der mechanischen Eigenschaften von HAC durch Antibiotikazusatz und Effektivität des Träger-Wirkstoff-Systems in einem in vivo-Modell der chronischen Osteomyeletis.

Material und Methoden

In vitro-Studie: HAC wurde mit verschiedenen Antibiotikalösungen (Vancomycin 80, 160, 240mg/g; Gentamycin 16, 32, 48mg/g) gemischt und in jeweils 10 standardisierte Zylinder geformt. Die Freisetzungskinetik im Phosphatpuffer wurde in täglichen Intervallen mittels Aggardiffusionstest bestimmt.

Mechanische Eigenschaften: Es wurden identische Zylinder nach einer Aushärtungszeit von 4 und 24h einer axialen Belastungsprüfung gegen Zylinder ohne Antibiotikum auf einer Universalprüfmaschine unterzogen.

In vivo-Studie: Eine chronische Osteomyelitis der Tibia wurde nach dem Modell von C.W. Norden bei 29 weißen Kaninchen der Rasse „Neu Seeland" (3,5-4,5kg) experimentell erzeugt. Im chronischen Stadium der Infektion wurden die Tiere mittels Debridement und Implantation von HAC (Gruppe 1) bzw. mit Gentamycin-imprägniertem HAC (32mg/g) behandelt (Gruppe 2). Die Tiere der Kontrollgruppe blieben unbehandelt. Nach 6 Wochen wurden die Tiere getötet und histologische, mikrobiologische, hämatologische sowie radiologische Untersuchungen in verdeckten Auswertungen durchgeführt.

Ergebnisse

Die in vitro Freisetzungskinetik zeigte für die getesteten Antibiotika eine dosisabhängige, prolongierte Elution, die weit oberhalb der MBK für die relevanten Keime lagen. Signifkante Unterschiede in der axialen Belastungsfähigkeit der Standardzylinder ergaben sich nicht zwischen den Zylindern mit und ohne Antibiotikazusatz.

Im Tierversuch konnte bei allen Tieren eine chronische Osteomyelitis nach drei Wochen provoziert werden. In der mit HAC/Gentamycin behandelten Gruppe waren die Proben 21 Tage nach Behandlungsbeginn durchweg steril, während sich in allen übrigen Proben wiederum der implantierte S. aureus nachweisen ließ. Histologisch fand sich in der Gruppe 2 kein Nachweis einer akuten oder chronischen Infektion. In den übrigen Gruppen zeigten sich durchweg verschiedene Stadien der chronischen Osteomyelitis. Nebenwirkungen des Gentamycin oder des HAC fanden sich nicht. Der Nachweis einer relevanten Resorption des HAC konnte nach 3wöchiger Implantation histologisch noch nicht geführt werden.

Schlußfolgerung

Hydroxylapatit-Zement eignet sich als biokompatibler Träger zur Behandlung der chronischen, posttraumatischen Osteomyelitis. Weder die Wirksubstanz, noch das Trägermaterial wurden durch die Mischung in ihren wesentlichen Eigenschaften beeinträchtigt. In unserem in vivo-Versuchen konnte ein positiver Effekt auf die experimentelle Osteomyelitis nachgewiesen werden.

Antimikrobieller Effekt verschiedener Pin-Coatings im floriden Infekt

C. Meyer (Gießen), B. Hartmann, K. Bonath, H.G. Schiefer, A. Speitling, R. Schnettler

Zielsetzung

Mit diesem Tierexperiment wurde untersucht, ob der antimikrobielle Effekt von Silber in der Fixateurbehandlung therapeutisch eingesetzt werden kann.

Einleitung

Die typische Komplikation in der Fixateur-externe-Behandlung ist die sogenannte Pin-tract-Infection, bei der es neben der Entstehung einer lokalen Osteitis in der Folge zu der Auslockerung des Pins kommt. Die Inzidenz dieser Komplikation ist in der Literatur mit 4-12% beschrieben.

Die antimikrobielle Wirkung von Silber ist in der Medizin seit vielen Jahren bekannt und wird zum Beispiel in der Flächenbehandlung von Brandverletzten therapeutisch genutzt.

Material

24 Schafen wurde in Intubationsnarkose jeweils ein Fixateur mit vier Pins implantiert. Vier unterschiedliche Materialien wurden verwandt: Silber, Titan, Stahl und Stahl-Pins mit einem Polyuretan-Argentum-Sleeve (PAS). Sämtliche Fixateurpins wurden mit einem zuvor identifizierten tierpathogenen Staphylococcus aureus in Hautkeimdichte (10^6/ml) beimpft und für 4 Wochen in situ belassen.

Methodik

Nachfolgende Untersuchungsmethoden wurden angewandt:
- Klinischer Befund
- Röntgenbefund
- Mikrobiologie (Agar-Diffusions-Hemmtest)
- DNA-Analyse (Finger-Print-Untersuchung)
- Biomechanik (Pull-out-Untersuchung)
- Histologische Untersuchung
- Elektronenmikroskopische Untersuchung

Ergebnisse

In der klinischen Beurteilung zeigte das Titan einen günstigeren Infekt-Verlauf, die Silber-Sleeve-Gruppe schnitt hier am schlechtesten ab.

Radiologische Untersuchungen: Unter den untersuchten unterschiedlichen Metallen traten bei den Titan-Pins die signifikant höchsten Osteolyseraten auf. In beiden silbergecoateten Gruppen kam es zu deutlich weniger Osteolysen.

In der mikrobiologischen Untersuchung fand sich das signifikant höchste Keimwachstum in den beiden Silbergruppen, hier zeigte die Titangruppe wesentlich bessere Ergebnisse hinsichtlich der Keimdichte.

Der initial occulierte Staphylococcus aureus (10^6/ml) konnte gentechnisch mittels DNA-Finger-Print-Methode durchgehend bei allen Schafen nachgewiesen werden.

Im Rahmen der Pull-out-Untersuchungen war die Stahl-Gruppe der Silber- und vor allem der Titan-Gruppe signifikant überlegen:

	Drehmoment	Standard-Abweichung
Stahl	1,78	0,53
Stahl + PAS	1,74	0,4
Silber	1,21	0,18
Titan	0,78	0,14

Signifikante histologische Unterschiede bei der Toluidinblau-Anfärbung konnten in den unterschiedlichen Gruppen in der Eingangs- und Ausgangs-Kortikalis der verschiedenen Pins nicht gesehen werden.

Die Rasterelektronenmikroskopie konnte zwischen sämtlichen Materialien keinen unterschiedlichen Nachweis der Besiedelung mit Staphylococcus aureus erbringen.

Schlußfolgerungen

Die Ergebnisse dieser tierexperimentellen Untersuchung lassen klar erkennen, daß silbergecoatete Pins ebenso wie die bereits kommerziell verfügbaren PAS (Polyuretan-Argentum-Sleeves) keine antimikrobielle Wirkung gegenüber dem applizierten Staphylococcus aureus aufweisen.

Entwicklung einer biodegradierbaren und antibiotisch wirksamen Beschichtung von Implantaten

M. Lucke (Berlin), G. Schmidmaier, H. Gollwitzer, M. Raschke

Zielsetzung

Prothesen und Implantate stellen Fremdkörper im Organismus dar und können die Ausbildung eines Frühinfektes fördern. Ziel dieser Arbeit war es, eine biodegradierbare Poly-(D,L-Laktid)-(PDLLA) Beschichtung von Implantaten zu entwickeln, die perioperativ hohe lokale Wirkspiegel eines bakteriziden Antibiotikums (Gentamycin) freisetzt. Die Beschichtung soll eine Besiedlung der Implantatoberfläche durch eingeschleppte Keime verhindern. Es wurden Wirksamkeit und Freisetzung von Gentamycin aus einer PDLLA-Beschichtung untersucht.

Material und Methoden

1. 4 Tibia-Nägel, Titan, (Veterinär-Implantat, Ø5mm, Länge 11,5cm) wurden mit PDLLA und Gentamycin (10%) über eine Länge von 6,7cm beschichtet. Die Elution erfolgte in 7 ml Phosphatpuffer bei 37°C. Nach 0, 10, 20, 30Sek., 1, 2, 3, 4, 5, 10, 30, 60min. und 1, 3, 7, 14, 21, 28d wurden 20µl-Proben dem Eluat entnommen, verdünnt (1:10) und der Gentamycingehalt bestimmt (Immunoassay).
2. 10µl der Proben wurden einem Agar-Diffusionstest zugführt. Als Testkeim diente Bacillus subt. Nach 24h erfolgte die Messung der keimfreien Hemmhöfe.
3. In einer Bakterienlösung von Staph. epid. (4,2 x 10^4 koloniebildende Einheiten/ml (KBE)) wurden jeweils 5 unbeschichtete, 5 PDLLA- und 5 Gentamycin-haltig beschichtete K-Drähte bei 37°C inkubiert. Die Inkubationszeiten betrugen 1, 10, 60, 120 min. Anschließend wurden diese in sterilem Puffer gewaschen, getrocknet und auf Vollblutagar abgerollt. Nach 24h Inkubation bei 37°C wurden die KBE ermittelt.

Ergebnisse

Ad 1. Es fand sich eine Freisetzung des eingearbeiteten Gentamycin mit initialem Peak. Nach 28d waren ca.75% des Antibiotikums in Lösung (Abb.1).

Ad 2. Nach 24h Bebrütung fanden sich deutliche Hemmhöfe. Die Durchmesser der Hemmhöfe nahmen dabei stetig von 11mm (10 Sek.) auf 17mm (28d) zu.

Ad 3. Nach Abrollen der Implantate der ersten 3 Inkubationszeiten wurden signifikant weniger KBE bei den den PDLLA- u. den Gentamycin- beschichteten Implantaten im Vergleich zu unbeschichteten Implantaten gefunden. Dieser Unterschied erwies sich für 2h Inkubationszeit bei den PDLLA-beschichteten ebenfalls als signifikant ($p<0.05$, Mann-Whitney).

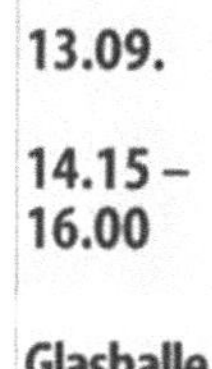

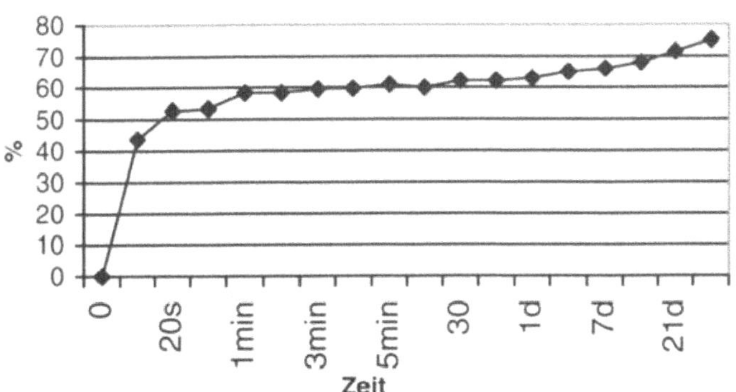

Schlußfolgerung

Es wurde eine neue, biodegradierbare PDLLA-Beschichtung von Implantaten entwikkelt, aus der Gentamycin kontinuierlich, nach einem initialen Peak freigesetzt wird. Das Antibiotikum hat in der Beschichtung seine Bakterizidie nicht verloren. Sowohl die PDLLA- als auch die PDLLA+Gentamycin Beschichtung reduzierte die Adhäsion von pathogenen Keimen an der Implantatoberfläche. Eine biodegradierbare PDLLA-Beschichtung von Implantaten mit eingearbeiteten Antibiotika könnte eine Ergänzung in der Infektprophylaxe darstellen.

Eine bakteriostatische biodegradierbare Poly-D,L-Laktid-Beschichtung für metallische Implantate – Untersuchungen zur Anhaftung von Bakterien

H. Gollwitzer (München), M. Lucke, G. Schmidmaier, K. Ibrahim, H. Meyer, A. Stemberger

Zielsetzung

Implantat-assoziierte Infektionen sind in der Traumatologie gefürchtete Komplikationen. Eine Verminderung dieser Komplikation könnte durch eine bakteriostatische

13.09.

14.15 – 16.00

Glashalle

bzw. bakterizide Oberflächenbeschichtung für Implantate erreicht werden. In Vorversuchen ist es gelungen, eine Poly-D,L-Laktid (PDLLA) Beschichtung mit hoher mechanischer Stabilität als Arzneistoffträger von Antibiotika zu entwickeln. Ziel der vorliegenden Arbeit war es, Anhaftung und Wachstum verschiedener Staphylokokken auf PDLLA beschichteten Kirschner-Drähten zu prüfen.

Material und Methoden

Kirschner-Drähte aus Stahl und Titan wurden mit PDLLA unter aseptischen Bedingungen wie folgt beschichtet:

Gruppe I:	Implantat unbeschichtet (Kontrollgruppe)
Gruppe II:	beschichtet mit PDLLA
Gruppe III:	PDLLA + Gentamicin 5%
Gruppe IV:	PDLLA + Teicoplanin 5%
Gruppe V:	PDLLA + Gentamicin 1,67% + Teicoplanin 3,33%

Die Anhaftung von Keimen wurde mittels radioaktiv markierter Staph. epidermidis Stämme untersucht. In standardisierten Bakteriensuspensionen wurden die Drähte (n=90) inkubiert und nach mehreren Waschgängen die anhaftenden Mikroorganismen anhand der Radioaktivität im Beta-Counter bestimmt.

In einem weiteren Versuch sollte die Vermehrungsfähigkeit der anhaftenden Keime überprüft werden. Dazu wurden Proben der Gruppen I-V (n=40) wiederum inkubiert, die Keime in Trypsinlösung im Ultraschallbad abgelöst und auf Agarplatten überimpft. Die Zählung der Kolonie bildenden Einheiten (KBE) erfolgte nach 48-stündiger Bebrütung.

Ergebnisse

Der Versuch zum Nachweis der Vermehrungsfähigkeit der Keime zeigt sehr deutlich, daß eine PDLLA-Beschichtung die Zahl vermehrungsfähiger Keime signifikant ($p<0,01$ Wilcoxon-Test) reduziert.

Durchschnittliche Zahl an KBE nach Bebrütung:

Gruppe I:	158 ± 24 (Titan); 182 ± 100 (Stahl)
Gruppe II:	16,9 ± 12,6
Gruppe III:	1,5 ± 1,7
Gruppe IV:	6,8 ± 3,8
Gruppe V:	0,1 ± 0,17

PDLLA vermindert die Zahl vermehrungsfähiger Keime auf den Implantaten um ca. 90%, die Einarbeitung von Antibiotika reduziert das Wachstum der Bakterien um weitere 60% (Gruppe IV) bis 99,5% (Gruppe V).

Unbeschichtete Titan- bzw. Stahl-Drähte zeigen im radioaktiven Anhaftungsversuch mit 48 bzw. 78 counts per minute (CPM) eine signifikant ($p<0,05$ Mann-Whitney-Test) geringere Anhaftung als die beschichteten Proben. Von diesen zeigt die Gentamicinbeschichtung mit 88 CPM die geringste und Teicoplanin mit 303 CPM die stärkste Anhaftung von Keimen.

13.09.

14.15 – 16.00

Glashalle

Schlußfolgerung

Es wird eine biodegradierbare Beschichtung von Implantaten vorgestellt, welche die Vermehrungsfähigkeit der Bakterien bereits ohne eingearbeitete Antibiotika deutlich vermindert. Durch die Einarbeitung von Gentamicin in die Beschichtung wird das Wachstum anhaftender Keime fast vollständig unterbunden. Die Ergebnisse der radioktiven Versuche zeigen, daß die Mehrzahl der auf den beschichteten Oberflächen abgelagerten Keime nicht vermehrungsfähig ist. Diese bakteriostatische Beschichtung könnte vor allem im infektgefährdeten Knochenlager Implantat-assoziierte Infektionen reduzieren.

Influence of stainless steel implant surface micro-topography on formation of capsules; An in vivo study in rabbits

R. Wieling (Davos), A. Persson, R.G. Richards

Purpose

Movement between implant surface and soft tissue gives rise to fibrous capsule formation with a liquid filled space. This favours development of local infection by impeding the body's defence mechanisms. Clinically, fibrous capsule formation has been observed to be more prevalent with electropolished stainless steel (EPSS) implants than with current commercially pure titanium (CpTi) implants.

Modifying the surface micro-topography of EPSS implants could solve this problem and reduce capsule formation and the occurrence of dead space.

This *in vivo* study in rabbits examined the soft tissue capsule formation and the presence or absence of a liquid filled dead space for EPSS implants of various roughness & CpTi.

We hypothesized that increased capsule size on EPSS implants compared to CpTi implants is not only due to the metal type, but also due to lack of micro-topography on the EPSS. To support this hypothesis; it is known that *in vitro* cells adhere to discontinuities.

Material

Four experimental surfaces were selected by a combination of morphological analysis using the scanning electron microscope (SEM) and quantitative roughness parameters using laser profilometry. The experimental surfaces were compared to standard treated EPSS and CpTi plates.

In 18 rabbits one plate was implanted on the left and one on the right tibia. The plates were placed under the tibialis cranialis with the proximal end at the tuberositas tibia and fixed with monocortical screws. Observation time was 12 weeks.

Average roughness/ surface

Experimental al plate	R_a (μm)
1	2.71
2	1.74
3	6.36
4	7.47
CpTi	1.29
EPSS	0.20

Section through EPSS-implant with capsule

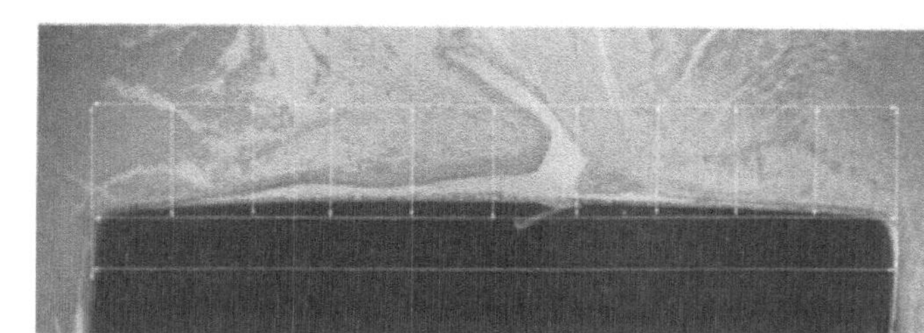

Methods

Histological processing (Fixation, embedding, thin sections and standard staining) and low magnification digital images of the sections were made.

Image analysis with evaluation of the thickness of the capsule and the presence or absence of a dead space was performed.

Results

First qualitative results show a large difference in capsule thickness between the standard EPSS and CpTi plates. The modified plates were either covered by a thin fibrous capsule or did not show a capsule at all. Dead spaces were found over the standard EPSS plates and were absent with CpTi plates. The results for the modified plates varied between these extremes. Quantitative results are in processing and to date support these results.

Conclusion

The first results support the hypothesis. The capsule formation can be controlled with no dead space produced on the modified stainless steel implants. Future clinical trials should confirm these results and determine the application of these experimental surfaces in fracture treatment. This should improve the infections rate of EPSS implants and may therefore justify the use of EPSS implants in future for selected applications.

This work was supported by MED TEC 553 (Bundesamt für Berufsbildung und Technologie, Switzerland) and the Dr. Robert Mathys Foundation.

In vivo surface analysis of a titanium alloy (Ti-6Al-7Nb) nail retrieved after successful treatment of a humeral shaft fracture

13.09.

14.15 – 16.00

Glashalle

P. Haentjens (Brussel), G. Goeminne, J. Vereecken

Purpose

Our prospective study was designed to assess the excess cost attributable to the hip fracture during the one-year period following hospital discharge, and to analyse the factors influencing these costs.

Material and Methods

The design was a one-year prospective cohort study with matched pairs. Elderly women receiving care for a first hip fracture were matched on age and residency with neighbourhood-control women. To estimate the costs during the year after hospital discharge, health-care services utilized by the hip-fracture patients and by the neighbourhood-control women were recorded. The respective influences of factors on costs during the one-year follow-up period were examined using least square multivariate regression models. Statistical analysis used the Student's t-test for comparing means, and the unadjusted χ^2-test for comparing proportions.

Results

The median age of the 159 hip-fracture patients was 81 years and that of the 159 neighbourhood-control women was also 81 years. During the one-year period after hospital discharge, 21 (13%) hip-fracture patients and 5 (4%) neighbourhood-control women died ($p<0.001$); 30 (19%) hip-fracture patients and 5 (4%) neighbourhood-control women were newly admitted in nursing homes ($p<0.001$). The total costs during the year after discharge equaled 12,245 EURO for a hip-fracture patient and 5,609 EURO for a neighbourhood-control woman. Thus, the excess societal costs during the one-year period following hospital discharge equaled 6,636 EURO per hip-fracture patient. Total costs significantly increased with age ($p<0.001$): 9,803 EURO for a hip-fracture patient and 3,548 EURO for a neighbourhood-control woman below the median age of 81 years; 14,509 EURO for a hip-fracture patient and 7,738 EURO for a neighbourhood-control woman above the median age of 81 years. In contrast, the excess costs attributable to the hip fracture increased only moderately with age: 6,254 EURO below the median age of 81 years, and 6,771 EURO above the median age of 81 years. A significant increase in hip fracture-related extra cost was observed for women who were not institutionalised before their hip fracture. These extra costs equaled 7,710 EURO for women not living in nursing home at the time of fracture, and 3,479 EURO for women who lived in nursing homes. Adjustment for pre-existing health conditions yielded an average hip fracture-related extra cost during follow-up slightly lower than when calculated without taking other factors into account (6,527 versus 6,636 EURO).

13.09.

14.15 – 16.00

Glashalle

Conclusion

This one-year prospective study demonstrates that the costs of treating a hip fracture patient are substantial even after hospital discharge. Although total costs increase with age, hip fracture-related extra costs are similar below or above the age of 81. The extra cost are lower among institutionalised women. Health or mental status before hip fracture does not seem to affect extra costs.

Histologische Untersuchungen zur Biokompatibilität von HA-Knochenzement – Experimentelle Untersuchung am Minipig

C. Heiss (Giessen), R. Schnettler, J.-P. Stahl, E. Dingeldein, K. Donath, W. Bonfield

Zielsetzung

Ziel dieser tierexperimentellen Arbeit war, in einem standartisiertem Bohrlochdefektmodell am Minipig einen neuentwickelten HA-Knochenzement auf seine Biokompatibilität zu überprüfen. Durch histologische Untersuchungen sollte die Stimulation der Knochenheilung und die knöcherne Integration des Implantats untersucht werden.

Material und Methoden

Der entwickelte HA-Knochenzement basiert auf einem Polyethylmethacrylat-Comonomer und einem N-butylmethacrylat-Comonomer, die in Gegenwart von einem erhöhten Anteil an Hydroxylapatit zu einem bioaktiven Kompositmaterial polymerisiert werden. Die HA-Zementapplikation erfolgte mit einem Vakuumsystem in vivo am Minipig.

Insgesamt wurden 8 Minipigs (weiblich, 1-2 J. alt) bifemoral für diese Studie operiert. Bei jedem Tier wurden standartisierte und reproduzierbare Bohrlochdefekte von einer Grösse 10 x 10mm (16 Bohrlochdefekte) mit dem DBC-System gesetzt und mit HA-Zement aufgefüllt. Die über einen Zeitraum von 5, 10, 20 Wochen und 1 Jahr nachbeobachtet wurden. Um die Dynamik der Knochenneubildung und das Einwachsverhalten der zylindrischen Knochenzementproben qualitativ und quantitativ zu beurteilen, wurden alle Minipigs vital mit Fluorochromen markiert und die Fixierung durch Perfusion erzielt. Neben der histologischen Aufarbeitung durch die Licht- und Fluoreszensmikroskopie erfolgte die radiologische Dokumentation durch Röntgenaufnahmen.

Ergebnisse

Die lichtmikroskopischen Auswertungen zeigten bei allen Präparaten nach 5 und 10 Wochen einen deutlichen Gewebesaum am Interface, aber noch keine direkte knöcherne Integration des HA-Zements. Makrophagen und Riesenzellen sowie HA-Partikel konnten um das Implantat beobachtet werden. Im Vergleich zum 1 Jahres-Follow up konnte in diesem Zeitraum die grösste Anzahl von Makrophagen registriert werden, die nach 10 Wochen rückläufig waren. Die fluoreszensmikroskopischen Analysen bestätigten ebenfalls die Dominanz des dicken Gewebesaums um die Zementmatrix innerhalb der ersten 5 bis 10 Wochen, zeigten aber auch stellenweise Knochenneubildung am Interface. Nach einer Kompositimplantation von 20 Wochen war erstmalig bei allen Proben ein Knochenkontakt am Interface und vereinzelt auch ein direkter Knochenkontakt zum Implantat zu beobachten. Letztendlich konnte nach einem Jahr bei allen Tieren direkte Knochenkontaktzonen und eine Substitution des anfänglichen Gewebesaums durch eine Knochenneubildung und das Eindringen von Knochen in das Zementimplantat festgestellt werden.

13.09.

14.15 – 16.00

Glashalle

Schlußfolgerung

Insgesamt zeigten die bisherigen Ergebnisse, dass der getestete HA-Zement in seinen Eigenschaften mit höherem Hydroxylapatitanteil den bisher bekannten Kompositzementen überlegen ist. Für die Biokompatibilität und knöcherne Integration des Implantates ist die Kombination aus Hydroxylapatit, Zementmatrix und Zementelastizität von entscheidender Bedeutung.

Biomechanische Untersuchung eines resorbierbaren Polymers als Augmentationsmaterial für die Schraubenosteosynthese

A. Ignatius (Ulm), P. Augat, M. Ohnmacht, P. Pokinskyj, H.J. Kock, L. Claes

Zielsetzung

Ein Problem bei der Behandlung von Frakturen des osteoporotischen Knochens ist die stabile Verankerung von Implantaten. Um die Verankerung zu verbessern, werden Schrauben häufig mit nicht resorbierbaren PMMA-Zementen kombiniert (Verbundosteosynthese). Ein Nachteil besteht in der Irreversibilität der chirurgischen Methode. Daher wurde eine neue Klasse resorbierbarer Polymere auf der Basis von Alkylenbis (dilactoyl)methacrylaten entwickelt.

Ziel der vorliegenden Studie war es, in vitro die mechanische Eignung des neuen Polymers als Augmentationsmaterial für die Schraubenosteosynthese in einem Ausdrehversuch und einem Schraubenausreiß- und Biegebelastungstest an Spongiosaschrauben zu untersuchen.

Material und Methoden

Zur Untersuchung der Klebeeigenschaften wurden mit dem neuen Polymer augmentierte 6,5mm Spongiosaschrauben aus Stahl und aus Titan in humane Femurmetaphysen

13.09.

14.15 – 16.00

Glashalle

eingebracht. Die Sicherheit gegen Lockerung wurde über das Ausdrehen der Schrauben mit einem elektronischen Drehmomentschlüssel bestimmt. Als ein Maß für die Verankerungsfestigkeit wurden augmentierte 6,5mm Spongiosaschrauben (Stahl) in einem Zugversuch in Schraubenlängsachse aus dem Knochen herausgerissen. Weiterhin wurde ein Biegebelastungstest durchgeführt. Hierzu wurde eine zyklische Druckkraft senkrecht zur Schraubenlängsachse aufgebracht und anschließend das Ausdrehmoment bestimmt. Die Ausreiß- und Biegebelastungstests wurden an bovinen und an humanen, osteoporotischen Wirbelkörpern durchgeführt. Als Vergleich dienten mit PMMA Zement augmentierte bzw. nicht-augmentierte Schrauben.

Ergebnisse

Im Ausdrehversuch bewirkte die Augmentation mit dem neuen Polymer eine Erhöhung des Ausdrehmoments bei Stahlschrauben um 84% und bei Titanschrauben um 70% gegenüber nicht-augmentierten Schrauben. Aufgrund der hohen Streuung waren diese Unterschiede nicht statistisch signifikant ($p>0{,}08$, Wilcoxon Rangsummentest). In den bovinen Wirbelkörpern bewirkte die Augmentation mit dem neuen Polymer eine signifikante Erhöhung der Ausreißkraft um 88% (92% bei PMMA; $p<0{,}0001$, Dunnetts Test). In humanen osteoporotischen Wirbelkörpern wurde die Ausreißkraft sogar um 118% erhöht ($p<0{,}01$, Wilcoxon Rangsummentest). Im Biegebelastungstest an bovinen Wirbelkörpern war das Ausdrehmoment durch das neue Polymer um 115% erhöht (90% bei PMMA, $p<0{,}01$, Dunnetts Test), in humanen osteoporotischen Wirbelkörpern um 114% ($p=0{,}08$, Wilcoxon Rangsummentest).

Schlußfolgerung

Die Festigkeit des Schrauben-Knochenverbundes kann durch das neue Polymer in der gleichen Größenordnung wie durch herkömmlichen PMMA-Zement verbessert werden. Durch seine Resorbierbarkeit könnte das neue Polymer zu einer Verbesserung der Verbundosteosynthese führen.

Biokompatibilitäts- und Verbundfestigkeitsprüfung eines neuen Beschichtungssystems zementierter Endoprothesen

D.C. Wirtz (Aachen), H. Fischer, C. Niedhart, R. Marx, F.U. Niedhart

Zielsetzung

Da die hydrolysebedingte Degradation der Implantat-Zement-Grenzfläche als Hauptursache der aseptischen Lockerung zementierter Endoprothesen anzusehen ist, war es das Ziel der vorliegenden Studie, die Biokompatibilität und die Verbundfestigkeit eines neu entwickelten Beschichtungssystems unter Hydrolysebedingungen nachzuweisen.

13.09.

14.15 – 16.00

Glashalle

Material und Methode

Die Testung der Biokompatibilität der einzelnen Beschichtungsanteile erfolgte in humanen Osteoblastenkulturen im Vergleich zu Thermanox als standardisierte Plastikoberfläche. Alle Versuche wurden in Doppelbestimmung von je drei knochenstoffwechselgesunden Patienten durchgeführt. Bestimmt wurden die Zellanheftungsrate (ZA), die Bildung von Prokollagen-I (PK-I), Alkalischer Phosphatase (AP) und Osteocalcin (OC), sowie die Mineralisation (v. Kossa-Färbung) und die Zellstruktur im REM. Zur Testung der Verbundfestigkeit wurden je 6 paarige, zylindrische Prüfkörper (CoCr-Legierung, Durchmesser 6 mm, gemittelte Rauhtiefe 7,5 μm) oberflächenbeschichtet (PK + B), mit Knochenzement (Palacos Refobacin) verklebt und in feuchtem Milieu (0,9% NaCl, 37°C) für 0, 30, 90 und 150d ausgelagert. Als Vergleichsserie wurden unter identischen Versuchsbedingungen 6 Prüfkörperpaare ohne Oberflächenbeschichtung (PK-B) mit Knochenzement verklebt und ausgelagert. Die Verbundfestigkeitsprüfung erfolgte in Zugversuchen (Universal-Zug-Druck-Prüfmaschine Typ Z030, Zwick, Ulm) mit kardanischer Aufhängung der Prüfkörperpaare bis zum Versagen des Zement-Metall-Verbundes.

Ergebnisse

Die Zellanheftungsraten lagen im Verhältnis zu Thermanox für alle Schichtanteile bei 67% bis 123%. Mit zunehmender Kulturzeit (24h–7d) verbesserte sich die Adhäsion der Zellen an allen Beschichtungslagen. Es zeigte sich ein gegenüber Thermanox vergleichbares bzw. überlegenes Proliferations- und Differenzierungsverhalten der humanen Osteoblasten (PK-I, AP, OC). Lichtmikroskopisch konnte eine deutliche Mineralisation nachgewiesen werden. Im REM zeigte sich die direkte Anheftung der Osteoblasten an die Beschichtungsoberfläche. Im Zugversuch zeigte sich zum Zeitpunkt 0 bei den PK + B eine durchschnittliche Verbundfestigkeit von 39,5 MPa, welche nach Auslagerung (30d: 37,0 MPa; 90d: 36,1 MPa; 150d: 30,2 MPa) nur gering abnahm ($p>0,01$). Dagegen war bei den PK-B ein hochsignifikanter Abfall der Verbundfestigkeit nachweisbar (0d: 37,1 MPa; 30d: 13,5 MPa; 90d: 10 MPa; 150d: 12,3 MPa) ($p<0,01$).

Schlußfolgerung

Das neu entwickelte Beschichtungssystem ist biokompatibel und zeigt eine erhöhte Hydrolysebeständigkeit des Implantat-Zement-Verbundes, so daß eine Verbesserung der Langzeitstabilität zementierter Endoprothesen zu erwarten ist.

13.09.

14.15 – 16.00

Glashalle

BPTB-Transplantat: Einfluß der Armierungskanäle auf die Stabilität der Knochenblöckchen

S. Gödde (Homburg), S. Rupp, D. Kohn

Zielsetzung

Die Primärstabilität der vorderen Kreuzbandrekonstruktion in BPTB-Technik mit Interferenzschraubenfixation hängt wesentlich von der Fixation der Knochenblöckchen ab. Armierungskanäle stellen Bruchstellen der Knochenblöckchen dar, deren Einfluß unbekannt ist. Ziel war die Evaluierung der Auswirkungen von Armierungskanälen auf die Stabilität der Knochenblöcke.

Material und Methoden

Die mechanischen Testung erfolgte an 30 Schweinetibiae mit Ligamentum patellae und Patella. Das patellare Knochenblöckchen war mit einer 9mm Titaninterferenzschraube im 10mm tibialen Kanal fixiert. In die patellaren Knochenblöckchen wurden entweder 2 2,5mm Armierungskanäle mit Verlauf in der Sagitalebene (durch Spongiosa und Corticalis), 2 2,5mm Armierungskanäle mit Verlauf in der Frontalebene (durch die Spongiosa) oder keine Armierungskanäle gebohrt. In jeder Gruppe wurden 10 Ausreißversuche durchgeführt.

Ergebnisse

Die signifikant höchste Ausreißfestigkeit wies die Gruppe ohne Armierungskanäle mit 875N (± 178N) auf. Im Gegensatz dazu wurde in der Gruppe mit in der Frontalebene angelegten Armierungskanälen eine mittlere Ausreißkraft von 647N (± 207N) gemessen. Die Gruppe mit in der Sagitalebene gebohrten Armierungskanälen wies mit 413N (± 174N) die geringste Ausreißkraft auf. Drehmoment, Interferenzlücke und Transplantatgröße zeigten keine signifikanten Unterschiede. Der Blockbruch durch einen Armierungskanal war der häufigste Versagensmodus in den Gruppen 1 und 2 (je 7/10), während der komplette Blockausriß den Hauptversagensmodus der Gruppe 3 (ohne Fadenkanal) darstellte.

Schlußfolgerungen

Die üblicher Weise durch Corticalis und Spongiosa gebohrten Armierungskanäle stellen Schwachstellen dar, die die Primärstabilität der Transplantatfixation signifikant senken. Eine andere Anordnung der Armierungskanäle (in der Frontalebene, spongiös) verbessert die Primärstabilität. Bisherige Erkenntnisse über die Primärstabilität des BPTB Transplantates müssen unter Berücksichtigung dieser Ergebnisse neu bewertet werden.

Mittwoch, 13. September 2000
14:15 – 16:00 Uhr **Beethoven Saal**
Neue Kommunikationstechnologien

Funkgesteuerte computergestützte Datenübertragung des präklinischen Befundes in das Traumazentrum – Vorstellung eines neuen Koordinationssystems

M. Stalp (Hannover), L. Mahlke, V. Hubrich, H.C. Pape

Zielsetzung

Das deutsche Rettungssystem hat mittlerweile einen hohen Entwicklungsstand erreicht. Als schwächstes Glied in der Rettungskette stellt sich stets die Übergabe in der aufnehmenden Klinik heraus. Deshalb soll mittels eines computergestützten präklinischen Datentransfers die Klinik bereits vor dem Eintreffen des Patienten besser informiert werden.

Material und Methoden

Sowohl der eigene als auch 2 benachbarte Rettungshubschrauber sind mit einem elektronischen Erfassungs- und Sendegerät ausgestattet. Dieser mobile Teil des Systems basiert auf einer speziellen Software auf Basis des PSION Betriebssystems. Alle Daten werden über die MODACOM Funkstrecke der Telekom in unsere Klinik übermittelt. Je nach angeflogenem Krankenhaus wird per ISDN Fax ein Notfallprotokoll in dieses Krankenhaus gesandt. Die erfolgreiche Übermittlung des Datensatzes wird an das Rettungsteam übermittelt. Auch Duplikate an die Rettungsleitstellen können ohne Mehraufwand versandt werden. Insgesamt sind bisher etwa 30 chirurgische Notaufnahmen an das System angeschlossen und können mit Daten beliefert werden. Das Protokoll erfasst die Primärdiagnosen sowie Angaben zum klinischen Zustand. Es werden hierbei unfallspezifische Daten (z.B. Unfallzeit) genauso erfaßt wie Befunde des Patienten am Unfallort (z.B. initialer GCS). Zusätzlich werden anhand feststehender Körperregionen alle wichtigen Verletzungen beschrieben (offene/geschlossene Fraktur, Amputation, Verbrennung). Abschließend werden die erforderlichen Bereitstellungen angegeben. Hierbei können sowohl Blutkonserven als auch alle Fachdisziplinen in die Notaufnahme bestellt werden. (Eingabedauer 2min., Übermittlungszeit 30s bis 2min.). Die Akzeptanz beim Personals ist hoch.

Ergebnisse

Nach einer Erprobungsphase von etwa 2 Jahren ist nunmehr die vollständige Nutzung möglich. In dieser Zeit konnten 90% aller eigenen Patiententransporte nach

13.09.

14.15 – 16.00

Beethoven Saal

Trauma angemeldet werden. Zur Zeit werden Daten zur Kosten-Nutzen-Analyse erfasst. In ersten fallbezogenen Analysen zeigen sich erhebliche Diskrepanzen zwischen der telefonischen Übermittlung der Rettungsleitstelle und dem Notfallprotokoll. Durch dieses Protokoll ist eine wesentlich genauere Vorbereitung innerhalb der Klinik möglich. Auch eine Datenübergabe in bereits bestehende Kliniksysteme ist bei Formulierung entsprechender Schnittstellen möglich.

Schlussfolgerung

Mit diesem neuen präklinischen Datenerfassungsmodul für Schwerverletzte kann die Übergabe von Patienten in einer Notaufnahme beschleunigt und die Vorbereitung auf den Patienten verbessert werden. Durch spezifische Vorbereitungen entsteht eine Kostenreduktion, da fehlerhafte Anmeldungen ausbleiben und nicht unnötiges Material zur Vorbereitung verbraucht wird. Eine Qualitätskontrolle der Rettungsphase bis in die Klinik ist jederzeit möglich.

Möglichkeiten der Operationsunterstützung durch Auralisierung am Beispiel der Kreuzbandplastik

T. Lison (Braunschweig), M. Teistler, K-H. Wolf, D.P. Pretschner, K. Dresing, K.M. Stürmer

Zielsetzung

Heutige Mensch-Maschine-Schnittstellen benutzen hauptsächlich den visuellen Kanal. Bei vielen Aufgaben wird dadurch das optische System des Menschen überfordert.

Die geschickte Aufteilung des Informationsflusses auf die Wahrnehmungskanäle erweitert und verbessert die interaktive Kommunikation des Chirurgen mit der Maschine.

Die Musik beweist die außerordentlichen sublimen Fähigkeiten des Hörsystems.

Durch die zusätzliche Verwendung des akustischen Kanals für Navigationsaufgaben ergeben sich neue Möglichkeiten einer Mensch-Maschine-Schnittstelle. Diese können bei der Auralisierung in einem neuen Kontext medizinisch genutzt werden.

Die Operationstechnik der Kreuzbandplastik erfordert eine sehr exakte Positionierung des Bohrkanäle. Der Erfolg der Operation ist hauptsächlich von der Lage der Verankerungspunkte abhängig, da sich verschiedene Kräfteverteilungen im belasteten und Ruhezustand des Kniegelenks ergeben.

Der Chirurg muß über ein hohes Maß an Geschick und Erfahrung verfügen, um ein befriedigendes Ergebnis zu erhalten. Indem die Abweichung von einem vorgegeben Bohrkanal hörbar gemacht wird, kann die Auralisierung dazu beitragen, die Genauigkeit zu erhöhen.

Material

13.09.

14.15 – 16.00

Beethoven Saal

Das entwickelte System bietet die Möglichkeit, Positionen und Bewegungen von Objekten im Raum zu auralisieren. Hierzu wird ein Standard-PC mit einer 3D-Soundkarte, wie sie bereits häufig für Spieleanwendungen genutzt wird, ausgestattet.

Die Soundkarte ermöglicht die Umsetzung der Position virtueller Objekte in akustische Signale.

Die Eingabe der Positionsdaten bzw. Bewegungen kann entweder mit Hilfe jedes beliebigen Trackingsystem erfolgen.

Methoden

Dreidimensionale Strukturen z. B. lassen sich nicht nur visualisieren, es ist auch möglich, ihre Position und Bewegung im Raum zu auralisieren. Eine äußert geringfügige visuelle Verschiebung im Ortsbereich kann auf eine 1000-fache akustische Distanz verstärkt werden. Dadurch lassen sich artifizielle Konstrukte nicht nur auf visuell unterscheidbare Reize, sondern auch auf akustisch differenzierbare Tonphänomene abbilden. Neben akustischer Ortsauflösung stehen Frequenzänderungen, Harmonien und Rhythmik, Tonfolgen und andere akustische Prozesse als Parameter für die Auralisierung zur Verfügung.

Ergebnisse

Es ist möglich, die Position und Orientierung von Operationsinstrumenten während der Operation zu bestimmen und die Abweichung von einer präoperativen Planung, auf verschiedene Arten und Weisen hörbar zu machen. Dadurch wird dem Chirurgen eine zusätzliche, sehr präzise Kontrollmöglichkeit über den Verlauf der Operation gegeben.

Schlußfolgerung

Die bislang erzielten Forschungsergebnisse zeigen, daß es möglich ist, dem Chirurgen zusätzliche Information über die Operation zur Verfügung zu stellen. In zukünftigen Studien muß evaluiert werden, welches die intuitivste Art der Auralisierung darstellt und welcher Nutzen aus dem Einsatz der Auralisierung gezogen werden kann.

13.09.

14.15 – 16.00

Beethoven Saal

Präklinisches Informationsmanagement in der Traumatologie

U. Schächinger (Regensburg), C. Neumann, M. Maghsudi, M. Nerlich

Zielsetzung

Das deutsche Rettungssystem arbeitet flächendeckend auf hohem Niveau und nimmt im internationalen Vergleich eine Spitzenstellung ein. Dennoch lassen sich durch eine Prozeßanalyse Schwachstellen identifizieren. Notfallorganisation und -abwicklung, also Managementfunktionen, erscheinen vergleichsweise unterentwickelt. Insbesondere im Bereich der Kommunikation und der Dokumentation scheinen die technischen Möglichkeiten nicht annähernd ausgeschöpft.
Eine Schwachstellenanalyse erbrachte u.a. folgende Ergebnisse:
- die Kommunikation verläuft unstrukturiert, ausschließlich synchron, verbal und oft mit mäßiger Übertragungsqualität
- Unstrukturierte Informationsweitergabe über mehrere Stationen führt zu Informationsverlusten und -verfälschung
- die Dokumentation ist aufwendig, redundant, trotzdem unvollständig, unpräzise und folglich schwer verwertbar.

Die aufgezeigten Schwachstellen führen an der Schnittstelle Präklinik-Klinik zu vermeidbaren Zeit- und Informationsverlusten und zu einer Verlängerung des präklinischen Intervalls, mit allen sich daraus ergebenden Konsequenzen für den Traumapatienten.

Material und Methoden

Zur gezielten Verbesserung der Schnittstelle Präklinik-Klinik wird ein mobiler Computer eingesetzt, den der Notarzt mit sich führt und der über diverse Kommunikations- und Dokumentationsmöglichkeiten verfügt.

In der aktuellen Version umfaßt das System als wesentliche Bestandteile folgende Funktionalitäten:
- Alarmierung, Meldebildübermittlung
- Erfassung und Übermittlung des Rettungsmittel-Status
- Lagemeldung, Nachforderung von Einsatzkräften
- Charakterisierung der Notfallpatienten, Voranmeldung in der Zielklinik
- Erfassung des Teil A des Schwerverletzten-Erhebungsbogens der DGU
- DIVI-Notarzteinsatzprotokoll
- Behandlungskapazitätenübersicht in der Rettungsleitstelle
- Datenexport zum Zwecke des Qualitätsmanagements, z.B. DGU-Schwerverletzten-Erhebungsbogen
- Asynchrone Kommunikation nach dem „fire-and-forget-Prinzip"

Die Gesamtkonzeption des Informations- und Kommunikationsnetzes umfaßt alle Glieder der Rettungskette, berücksichtigt alle an der Notfallversorgung beteiligten Einrichtungen und integriert vorhandene EDV-Systeme (z.B. Rettungsleitstellen-EDV).

Ergebnisse und Schlußfolgerungen

13.09.

14.15 – 16.00

Beethoven Saal

Die prinzipielle technische wie auch konzeptionelle Eignung des Systems konnte in einem zweiphasigen Feldversuch belegt werden. Durch das parallele Informationsmanagement kann in der Rettungsleitstelle während der Patientenversorgung ein geeignetes Zielkrankenhaus ermittelt, und vorinformiert werden.

Der sich hieraus für die Zielklinik ergebende Zeitvorteil von über 20 Minuten kann dafür genutzt werden, benötigtes Personal in die Notaufnahme zu rufen, OP-Vorbereitungen zu treffen, die Weiterverlegung von Intensivpatienten in die Wege zu leiten oder Hintergrunddienste zu alarmieren. Nicht nur der Zeitgewinn ist von Bedeutung, auch die Quantität und die Qualität der Vorabinformation in der Zielklinik wird durch den Einsatz dieses Systems deutlich verbessert.

Virtuelle Realität für das Training der endoskopischen Karpaldachspaltung

S. Allert (Hannover), K.H. Wolf, T. Lison, J. Nuthmann, J. Liebau, A. Berger

Zielsetzung

Die endoskopische Karpaldachspaltung ist eine etablierte Methode neben der offenen Spaltung des Retinaclum flexorum. Die kleine Inzision der Einportaltechnik außerhalb der Belastungszone führt zu einer schnelleren Rehabilitation und kleineren Narben und wird daher mit zunehmender Häufigkeit nachgefragt. So haben wir zwischen 5/93 bis 12/99 157 Patienten mit der Einportaltechnik nach Agee operiert. Die Qualität des Eingriffes hängt sehr vom Ausbildungsstand des Chirurgen in dieser Technik ab. Neben bekannten Trainingsmethoden wie dem Üben an der Leiche stellt die Entwicklung interaktiver 3D-Computersimulatoren, die neben einer statischen vor allem eine dynamische Komponente beinhalten einen neuen Ansatz dar.

Material und Methode

Die grafischen Datensätze werden aus zweidimensionalen Schnittbilduntersuchungen (MRT, CT) der Hand gewonnen. Daraus wird mittels einer Visualisierungshardware ein 3D-Modell rekonstruiert (volume rendering). Durch sog. Neuro-Fuzzy-Systeme (neuronale Netzwerke) wird die Simulierung von Manipulationen (Schneiden, Abtragen) an Geweben im Volumenmodell ermöglicht. Die für den Chirurgen notwendige Kraftrückkoppelung des virtuellen endoskopischen Instrumentariums, die sog. haptisch-kinästhetische Rückmeldung erfolgt mittels Force-feedback-Geräte. Es können Gewebemanipulationen durch Schneiden, Greifen oder Koagulieren simuliert werden. Die Position des Messers im Raum ist dabei jederzeit auf einem Monitor erkennbar.

13.09.

14.15 – 16.00

Beethoven Saal

Ergebnisse

Wir zeigen in einem Videofilm (6 min.) den ersten Prototypen eines interaktiven Operationssimulator für die endoskopische Karpaldachspaltung. Strukturen wie Haut oder Handwurzelknochen konnten problemlos aus den vorhandenen Datensätzen erstellt werden. Gewebe wie der Nervus medianus, die Hauptgefäße und ihre Verbindungen sowie Sehnen und Muskeln konnten bis jetzt noch nicht in zufriedenstellender Qualität für eine Simulation erstellt werden. Eine Realtimedarstellung mit entsprechenden Rückmeldungen ist auf einem konventionellen PC möglich.

Schlußfolgerung

Nach den ersten Schritte hin zu einem vollwertigen 3D-Operationsmodell für die endoskopische Karpaldachspaltung müssen weitere Entwicklungsschritte folgen, um ein Modell mit integrierten Möglichkeiten der individuellen Variationen und auch Komplikationen zu erzeugen.

TraumaNet – wo stehen wir?

L. Mahlke (Hannover), T. Hüfner, T. Pohlemann

Zielsetzung

Anhand dieses Beitrages soll der bisherige Ausbau des Kompetenz Netzwerkes TraumaNet der AG Becken der DGU dargelegt werden.

Material und Methode

24 Kliniken der Maximalversorgung sind in der AG Becken zusammengeschlossen und größtenteils über ISDN-Videokonferenzsysteme miteinander vernetzt (Horizontale Vernetzung). Jede dieser Kliniken hat regional 1-2 Partnerkliniken mit diesem System in die Vernetzung eingebunden (Vertikale Vernetzung). Das Beckentrauma als schwere lebensbedrohliche und zeitsensitive Einzelverletzung mit hohen volkswirtschaftlichen Folgekosten eignet sich hervorragend als Beispielverletzung für die Entwicklung und Evaluation eines Trauma-Netzwerkes (TraumaNet).

Zweck dieses Netzes ist es, den kleineren Partnerkliniken im Falle einer schweren Verletzung über ein Telekonsil Hilfestellung zu geben, bzw. notwendige Verlegungen abzusprechen. Die Konsultation wird mit einem standardisierten Protokoll dokumentiert.

Ergebnisse

Von August 1999 bis Januar 2000 wurden 35 Telekonsultationen durchgeführt. Davon wurden 18 Konferenzen zwischen Kliniken der Regelversorgung und Kliniken der Maximalversorgung (vertikal) abgehalten. Dies führte in 10 Fällen zur Verlegung des Patienten, in den anderen Fällen war eine adäquate Versorgung im anfragenden Krankenhaus möglich. In 4 Fällen konnten angestrebte – aber im Konsil für nicht notwendig erachtete – Verlegungen eingespart werden.

Die durchschnittliche Dauer einer Konferenz betrug 25 min, dabei wurden im Mittel 6,5 digitalisierte Einzelbilder versandt. In 2 Fällen mußten weitere Bilder digitalisiert und übertragen werden. In keinem Fall war es notwendig Röntgen oder CT-Bilder per Taxi oder Post zu versenden. Die Einarbeitung in das System zeigte eine learning curve über mehrere Konsultationen, die sich in abnehmender Konferenzdauer zeigte von (42 min. auf 20 min.).

Schlußfolgerung

Die ersten Ergebnisse der vertikalen Telekonsultationen innerhalb des Netzwerkes lassen eine Zeit- und Kostenersparnis zugunsten des Patienten erkennen. Eine weitere Evaluation der Kosten/Nutzen-Relation, insbesondere nach Einbindung aller beteiligten Kliniken ist aber erforderlich.

Mittwoch, 13. September 2000
14:15 – 16:00 Uhr **Blauer Saal**
Frakturheilung – Callusmodulation II

Distractionosteogenesis after acute Limb shortening for segmental tibial defects: A comparison between two techniques in rabbits

R.H. Meffert (Münster), N. Inoue, E. Brug, E.Y.S. Chao

Purpose

Segmental bone defects can be treated by immediate limb shortening and secondary distraction osteogenesis. A rabbit model is introduced to compare two different reconstruction techniques.

13.09.

14.15 – 16.00

Blauer Saal

Materials and Methods

Twenty-four skeletally mature New Zealand White Rabbits were divided into two equal groups. In the monofocal reconstruction group, limb shortening and lengthening was performed after a diaphyseal bone segment resection of the tibia from a single site. In the bifocal reconstruction group, bone fragments were united by compression plating after bone segment resection and shortening. The tibia was then lengthened through a separate, proximal osteotomy. New bone formation was evaluated mechanically, radiologically, by histomorphometry and densitometry. Muscle compartment pressure was monitored.

Results

Osseous consolidation occurred in all animals. Mechanical evaluation of the newly reconstructed tibia demonstrated a tendency towards higher torsional stiffness ($p=0.14$) and strength ($p=0.09$) using the simple, monofocal reconstruction technique. The distraction regenerate mineralized in both groups significantly ($p<0.05$), and at a similar speed after lengthening. No differences were found between groups in bone mineral density, new bone area, or the amount of callus.

Conclusion

After resection of a diaphyseal bone segment of ten percent of the original length and acute shortening, limb reconstruction was completed successfully through distraction osteogenesis by using a monofocal and a bifocal technique in rabbits.The results of this study demonstrate the efficacy of both techniques for segmental bone defect regeneration through shortening and distraction osteogenesis. With the strong trend towards better outcome using the monofocal method, this technique might represent a new approach to overcome segmental bone defects. The damage to the soft tissue envelope, venous and lymphatic stasis will set limits to the amount of possible limb shortening and therefore to the indication of applying these methods in the clinical scenario.

Erfassung der Knochenkonsolidierung während der Distraktionsosteoneogenese durch Marker der Knochenstoffwechselaktivität

O. Nölle (Hannover), H. Windhagen, O. Maciejewski, D. Linnenberg

Zielsetzung

Sowohl bei der Frakturheilung, als auch im Rahmen der Distraktionsosteogenese sind im klinischen Alltag Methoden zum Monitoring des Heilungsprozesses unentbehrlich. Sie dienen der Beurteilung der Belastbarkeit einer Fraktur, sowie der Festlegung des optimalen Zeitpunktes für die Fixateurentfernung und zur Identifizierung von Knochenheilungsstörungen. Aktuelle Methoden zur Beurteilung der Knochenheilung sind konventionelles Röntgen, densitometrische Methoden und mechanische Meßmethoden. Diese Methoden erlaubten entweder keine quantitativen Aussagen (konventionelles Röntgen) oder sind in der täglichen Praxis kompliziert und kostenintensiv. Die Zielsetzung in dieser experimentellen Studie war daher, den Verlauf von Aktivitätsmarkern des Knochenstoffwechsel während der Knochenkonsolidierung nachzuvollziehen.

13.09.

14.15 – 16.00

Blauer Saal

Material und Methoden

Vierzehn ausgewachsene weibliche Schwarzkopfschafe wurden einer rechtsseitigen Tibiaosteotomie unterzogen. Diese wurde mit einem externen Fixateur stabilisiert. Nach vier Tagen Latenzzeit wurde mit einer Distraktionsgeschwindigkeit von 1,25 mm pro Tag über 20 Tage distrahiert. Während einer 6½-wöchige Konsolidierungsphase wurden wöchentliche Steifigkeitsmessungen durchgeführt. Hierzu wurde ein speziell entwickeltes Messinstrument mit einem Wegaufnehmer und einer Kraftzelle am distalen Doppelring befestigt (Windhagen 1999). Parallel dazu wurde den Tieren wöchentlich Blut und Urin entnommen. Serumosteocalcin und Desoxypyridinolin wurden mittels ELISA bestimmt. Für jedes Tier wurde die lineare Regression zwischen Osteocalcin bzw. Desoxypyridinolin und in-vivo Steifigkeit ermittelt.

Ergebnisse

Bei 10 der untersuchten Tiere fanden wir individuelle signifikante lineare Korrelationen zwischen Osteocalcin und Steifigkeit mit mittleren bis hohen Determinationskoeffizienten (r^2=0,26-0,89) mit unterschiedlichen Steigungen. Zwischen Desoxypyridinolin und Steifigkeit fand sich eine moderate lineare Korrelation.

Schlußfolgerungen

Die Ergebnisse dieser Studie zeigen, das Serumosteocalcin, ein biochemischer Marker für die Osteoblastenaktivität, und Desoxypyridinolin, ein biochemischer Marker der Knochentransformation mit dem quantitativen Verlauf mechanischer Parameter der Knochenheilung während der Distraktionsosteogenese korrelieren. Dabei ergibt Desoxypyridinolin mit moderaten Korrelationen einen möglichen Vorhersageparameter, während Osteocalcin aufgrund unterschiedlicher Steigungen eine direkte Vorhersage der Knochenheilung noch nicht zulässt. Diese Ergebnisse zeigen eine prospektive Basis für weiterführende Untersuchungen auf dem Gebiet der quantitativen Beurteilung der Knochenregeneration durch Marker der Knochenstoffwechselaktivität.

13.09.

14.15 – 16.00

Blauer Saal

Bestimmung systemischer knochenwachstumsstimulierender Faktoren während der Kallusdistraktion sowie nach Umstellungs-Osteosynthesen bei Achsenkorrekturen in vivo beim Menschen

S. Weiss (München), R. Baumgart, C.J. Strasburger, M. Jochum, W. Mutschler

Zielsetzung

In dieser Studie wurde die biochemische Regulation der Distraktions-Osteoneogenese bezüglich der Herkunft verschiedener biochemischer Faktoren sowie der Unterschiede zur Frakturheilung nach Umstellungs-Osteosynthesen untersucht.

Material und Methoden

Biomechanische Zugkräfte während Kallusdistraktion stimulieren sowohl die Proliferation als auch die Synthese der extrazellulären Matrix von Osteoblasten. Zytokine, verschiedene Hormone und Enzyme gelten als lokale und systemische biochemische Regulatoren des Knochenmetabolismus.

Im Rahmen dieser Studie wurden anhand prä- und bis zu 8 Monate postoperativ bei Kallusdistraktions-Patienten in regelmäßigen Abständen abgenommener Blutproben Zytokine (IGF I, IGFBP-3, bFGF, TGF-β1), Hormone (hGH=human Growth Hormone) sowie osteoblastenspezifischer Parameter (alk. Phosphatase=AP, knochenspez. alk. Phosphatase=BAP, Osteocalcin=OC) und Matrix-degradierende Enzyme (MMP 1-3) untersucht (n=15). Mit Hilfe einer Kontrollgruppe von Patienten mit Umstellungsosteotomien (n=15) ohne postoperative Distraktion konnten Aussagen über die Spezifität einzelner Faktoren bezüglich des Dehnungsreizes auf den Knochen getroffen werden.

Die Auswertung der Proben erfolgte mit handelsüblichen bzw. hausintern entwickelten Kits (RIA/ELISA).

Ergebnisse

Bei der Versuchsgruppe waren signifikante Anstiege aller Zytokine (TGF-β1, bFGF, IGF I, IGFBP-3), des hGH sowie des MMP-1 während der Distraktion (prä-/postop.; Distraktions-/Kontrollgruppe; $p<0{,}05$) zu verzeichnen. Die Maximalwerte wurden dabei von TGF-β und bFGF tendenziell früher (3./4. postop. Woche) erreicht als von IGF I und IGFBP-3 (5.-8. postop. Woche).

Bei der Kontrollgruppe dagegen kam es postoperativ zu einem Abfall, oder zu einem verzögerten Anstieg dieser Faktoren im Serum. Da bei den Osteoblastenmarkern (OC, BAP) der zeitl. Verlauf der Serumspiegel in beiden Gruppen ähnlich verlief, folgerten wir, daß die Anstiege der jew. Faktoren während der Distraktions-Osteogenese im Serum u.a. durch lokale Produktion im Kallus zu erklären sein könnten. Bei MMP-1 (Typ-I-Kollagenase) war in der Distraktionsgruppe ein sign. Anstieg mit einem initialen Peak (1./2. postop. Woche) zu beobachten, wodurch in der Matrix bereits vorgefertigte Zytokine aktiviert und in die Zirkulation freigesetzt werden könnten.

Schlußfolgerung

Biomechanische Zugkräfte während Kallusdistraktion führen zu vermehrter systemischer Ausschüttung knochenwachstums-fördernder Faktoren, wobei eine zeitliche Reihenfolge dieses kaskadenartig ablaufenden Regulationsmechanismus nachweisbar ist. Die erhöhten Serumspiegel dieser Faktoren könnten zu einem erheblichen Anteil auf die Produktion durch Osteoblasten sowie auf die vermehrte Freisetzung bereits vorgefertigter Zytokine aus der Knochenmatrix durch Typ-I-Kollagenase zurückzuführen sein.

Beschleunigung der Kallusreifung durch lokale rhBMP-2 Injektion im Schafsmodell der Distraktionsosteoneogenese

H. Windhagen (Hannover), J. Brünger, L. Wagner, F. Thorey

Zielsetzung

Zur Behandlung von knöchernen Defekten und Deformitäten bietet die Kallusdistraktion eine Behandlungsstrategie, bei der fast beliebige Mengen von Eigenknochen aufgebaut werden und Korrekturen präzise durchgeführt werden können. Problematisch ist allerdings die lange Behandlungsdauer, da das distrahierte Gewebe eine lange Verknöcherungsphase benötigt. Diese Studie beschäftigt sich nun mit der Fragestellung, inwieweit osteoinduktive Zytokine die Knochenkonsolidierung im Rahmen der Kallusdistraktion beschleunigen können.

Material und Methode

Vierzig Schafe wurden einer Kallusdistraktion von 25mm unterzogen (1,25mm/Tag). Die Knochen wurden dabei mit einem speziellen drehbaren Fixateur mit Steifigkeitsmeßsystem stabilisert, der eine quantitative Erfassung der Knochenkonsolidierung während der Heilung ermöglichte. Die Tiere wurden in Gruppen aufgeteilt. Nach Erreichen der Distraktionsstrecke wurden randomisiert Injektionen mit rh BMP-2 unter verschiendenen Trägermaterialprinzipien und Kontrollen durchgeführt. Die Knochensteifigkeit des regenerierenden Gewebes wurde wöchentlich mit dem Meßsystem erfaßt und so die individuelle Konsolidierungsgeschwindigkeit erfaßt.

Ergebnisse

Die Ergebnisse zeigen eine signifikante Beschleunigung der Knochenkonsolidierung ab der ersten Woche nach Injektion mit gelatinösem Trägermaterial ($p<0,05$).

13.09.

14.15 – 16.00

Blauer Saal

Schlußfolgerungen

Diese Studie zeigt einen signifikanten quantitativen Effekt von lokaler rh-BMP2 Injektion auf die Konsolidierung von Kallusgewebe. Die durch die lange Zeitdauer komplizierte Behandlung von Distraktionspatienten mit Knochendefekten könnten mit dieser Therapiestrategie entscheidend verbessert werden.

Die Rolle der Zytokine in der Osteoblasten Aktivität nach Polytrauma

M. van Griensven (Hannover), J. Zeichen, H.-C. Pape, A. Seekamp

Zielsetzung

Der Einfluß von Zytokinen auf die osteoblastäre Aktivität anhand der alkalischen Phosphatase (AP) Aktivität wurde untersucht mit Hinblick auf die Rolle der Zytokine in der Pathogenese der heterotopen Ossifikation.

Einleitung

Heterotope Ossifikationen führen zu funktionellen Einschränkungen bishin zur Ankylosen. Die Pathophysiologie der heterotopen Ossifikationen ist zum größten Teil noch ungeklärt. Osteoblasten und Osteoklasten könnten dabei eine Rolle spielen. Interessanterweise wird eine Korrelation beobachtet zwischen dem Auftreten von heterotopen Ossifikationen und Schädel-Hirn-Trauma oder Polytrauma mit Langzeitbeatmung. Diese Patienten verzeichnen erhöhte Serumspiegel von Zytokinen.

Material und Methoden

Osteoblasten wurden aus rezisierter Spongiosa bei Elektivoperationen kultiviert. 2,5 x 10^5 Osteoblasten der dritten Passage wurden in 6-Well Platten ausgesät. Die Osteoblasten wurden vier Stunden mit 10pg/ml TNFα, IL-1β, IL-6 oder IL-10 stimuliert. Als Negativkontrolle wurde keine Stimulation durchgeführt. Nach diesen vier Stunden wurde die AP Aktivität sowohl im Überstand als auch im Zellhomogenat mittels p-Nitrophenylphosphat bestimmt. Die Extinktion wurde über drei Minuten bei 405nm gemessen und die Aktivität pro Minute errechnet.

Ergebnisse

Die AP Aktivität der Negativkontrolle wurde auf 100% gestellt. Die Aktivität in den Überständen war grundsätzlich höher als in den Zellhomogenaten. TNFα bewirkte die höchste AP Aktivität im Überstand (316%), während die anderen Zytokine Aktivitäten von 250% hervorriefen. Die Stimulierung mit TNFα führte nicht zu einem Anstieg der intrazellulären AP Aktivität (103%). IL-1β erhöhte die AP Aktivität in Zellen auf 203%. Die Aktivitäten nach Stimulierung mit IL-6 und IL-10 betrugen 140%.

13.09.

14.15 – 16.00

Blauer Saal

Schlußfolgerung

TNFα und IL-6 verursachen eine erhöhte Sekretion von AP, während IL-1β sowohl die Sekretion als auch die Produktion steigert. Pro- und anti-inflammatorische Zytokine ergeben eine erhöhte AP Aktivität der Osteoblasten. Da die Serum-Spiegel dieser Zytokine bei polytraumatisierten Patienten erhöht sind, könnte es sein, daß diese Zytokine eine Rolle spielen in der Pathogenese der heterotopen Ossifikation.

Innervation and neuropeptides influence the microcirculation in the healing bone

T. Farkas (Budapest), K. Wolf, Z. Vendegh, B. Toth, J. Hamar

Purpose

Our previous studies have shown that CGRP, SP, and NPY containing neural fibers grow into the osteotomy gap at early periods of bone healing. All these peptides are vasoactive substances and may play a potential role in callus development by influencing its microcirculation. Aim of the present studies was to investigate the effect neural ingrowth and of these peptides on the blood flow in the healing bone during the first two weeks of the healing process.

Materials and Methods

A three-mm osteotomy gap was fixed by a plate of the anesthetized rabbit. At postoperative days 10 and 15 reactions of the microcirculation in the gap and also in the marrow of the ipsilateral femur (as a reference site) were studied by laser-Doppler flowmetry. Two series of experiments were carried out. In the first one neural ingrowth was intercepted by Capsaicin infiltration into the proximal marrow of the tibia, control animals received infiltration with the solvent only. Blood pressure was continuously monitored. Flow reactions were elicited by intraarterial bolus injections of epinephrine (0.5µg), CGRP (1µg), SP (25pg), and Na-nitroprusside (20µg). Maximal changes of flow and the time necessary for 50% recovery (RT) to the original flow level were measured, and peripheral resistance (R) was calculated (pressure/flow) at both sites of measurements.

13.09.

14.15 – 16.00

Blauer Saal

Results

In the callus RT was longer at both days (10 and 15) after epinephrine administration, and resistance to flow was higher following CGRP and SP injections compared to the femur (reference site). Other parameters and reactions after Na-nitroprusside administration were identical at the two sites of measurements. Capsaicin treatment did not influence the effect of neuropeptides, however, it increased the effect epinephrine.

Conclusion

It is concluded that circulatory reactions of the developing callus can be elicited when there is a vascular ingrowth because both a and peptide receptors are present on the sprouting vessels. A stronger action of the vasoactive substances within the gap indicates that inactivating mechanisms have not been fully developed at the early period of bone healing.

Supported by OTKA 129380, ETT 102/96, and OMFB-TeT D-24/96.

Scherung übertrifft die Axialbewegung bei komplexen Tibiafrakturen und Versorgung mit Ringfixateur: Erste Ergebnisse von Messungen an 11 Patienten

G.N. Duda (Berlin), J.-E. Hoffmann, M. Sollmann, J.-P. Kassi, C. Khodadadyan, M. Raschke

Zielsetzung

Es ist allgemein anerkannt, dass die interfragmentäre Bewegung den Prozess der Frakturheilung beeinflusst. In tierexperimentellen Untersuchungen konnte gezeigt werden, dass geringe Axialbewegungen die Callusbildung stimulieren, während größere Scherbewegungen den Heilungsprozess verlangsamen. Jedoch beziehen sich diese Aussagen weitestgehend auf reduzierte, einfache Querfrakturen. Die für die Klinik bedeutsamen mechanischen Bedingungen komplexer, ausgedehnter Frakturen sind nahezu unbekannt. Ziel war die Spaltbewegungen nach Versorgung komplexer Tibiafrakturen zu ermitteln und Rückschlüsse auf die mechanische Eignung der initialen Versorgung komplexer Frakturen zu ziehen.

Material und Methoden

In einem *in vivo* Experiment wurden bei 11 Patienten mit komplexen Frakturen der Tibia und nach Versorgung mit einem Ilizarov Ringfixateur die interfragmentären

13.09.

14.15 – 16.00

Blauer Saal

Bewegungen mit Hilfe eines optischen Messsystems (Genauigkeit 0.05mm / 0,1°; PC-Reflex, Qualisys) unmittelbar postoperativ und durchgehend während der Behandlung bei unterschiedliche Aktivitäten erfasst. Parallel zu den Spaltbewegungen wurden die Bodenreaktionskräfte (emed system, Novel) ermittelt. Der Heilungsfortschritt wurde klinisch und radiologisch beurteilt. Die längste Beobachtungszeit betrug 340 Tage. Zusätzlich wurde die Steifigkeit der Ilizarov Konstruktion in vitro an 3 Präparaten erfasst.

Ergebnisse

Alle Patienten zeigten klinisch eine stabile Versorgung der Defektstrecke und kamen nach 3 bis 4 Wochen weitestgehend zur Vollbelastung (Gehen). Einfache Ko-Kontraktion führte zu Bewegungen im Frakturspalt, die vergleichbar mit denen beim langsamen Gehen oder Aufstehen sind (Abb.; $p<0.05$ Mann-Whitney). In allen Fällen war die Scherbewegung die dominierende Komponente ($p<0.007$ T-Test); die Axialbewegung war vergleichbar mit Angaben aus der Literatur. In vitro wurde eine Axialsteifigkeit von 68 ± 3N/mm und eine Biegesteifigkeit von 13 ± 1Nm/° ermittelt.

Schlußfolgerung

Obwohl Bodenreaktion und Fixationssteifigkeit vergleichbar war mit denjenigen bei reduzierten einfachen Querfrakturen zeigten sich initial Bewegungen größer als 2 mm. Schon einfache Aktivitäten (Ko-Kontraktion) führten zu erheblichen Scherbewegungen, wie sie sonst nur unter Maximalbelastungen erwartet werden. Im Vergleich zu experimentellen Studien[1] erschien die Versorgung komplexer Frakturen als eher zu weich als zu stabil. Mit dem geschilderten Aufbau konnten erstmals das Ausmass an interfragmentärer Bewegungen nach komplexen Frakturen der Tibia dargestellt werden. Anhand einer größeren Anzahl an Patientenmessungen werden auch Konsequenzen für die Gestaltung von Fixateursystemen erwartet.

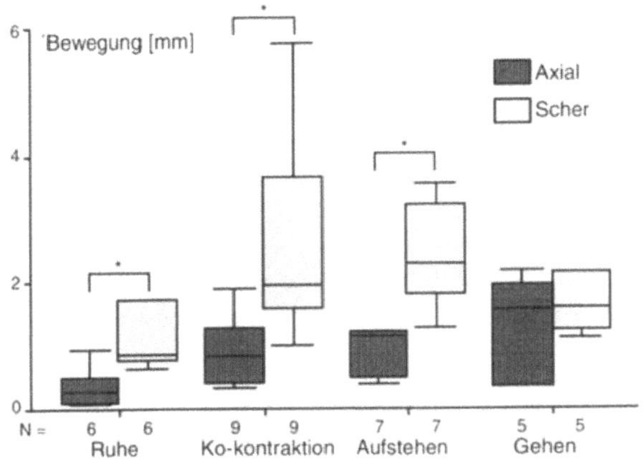

13.09.

14.15 – 16.00

Blauer Saal

Segmental bone repair by tissue engineered periosteal cell transplants in bioresorbable carriers in rabbits

C. Perka (Berlin), O. Schultz, R.S. Spitzer, K. Lindenhayn

Purpose

Artificial metadiaphyseal ulna defects of a critical size in rabbits would permit study of osteogenesis and the suitability of cultured allogeneic cells for bone defect healing. Our objective was to determine the potential of allogenic periosteal cells in fibrin or in biodegradable polymers for tissue engineered bone repair.

Material

Isolated allogeneic periosteal cells were seeded into biodegradable polymers (PGLA/polydioxanon) or fibrin beads and cultivated for 14 days after prior monolayer culture.

Methods

A total of 28 ulna defects on 14 rabbits was created, eight defects for each experimental group, four defects for both of the control groups and four untreated defects. These defects were filled with cell-fibrin-beads (group I), with polymers seeded with cells (group II), with fibrin beads (group III) and polymers alone (group IV). The results were analyzed macroscopically, histologically and histochemically. For a semi-quantitative evaluation of radiographs and histology we applied a modified score according to Ohgushi. Statistical analysis of the results between different groups was performed using the Mann-Whitney U-test. The level of significance was considered as $p<0.05$.

Results

Histologically an intense bone formation was observed in both experimental groups only. The best results in terms of bone healing were obtained with polymer-cell transplants. The control groups revealed only poor healing indices. In the histological evaluation the highest score was noted in the group with polymer fleeces containing periosteal cells (5.0). Fibrin carriers with cells were scored 3.8. Implants without cells revealed general poorer score results: polymers without cells with a score of 2.7 and fibrin carriers without cells with a score of 1.5. Applying the radiographic score system we stated a distinct difference between the polymers with cells and polymers without (5.2 versus 2.7). The score was nearly equal for polymer-fleece transplants and the fibrin bead transplants containing periosteal cells (5.2 and 5.1). The lowest score of implants was to be seen for fibrin beads without cells (1.5).

Cell seeded implants (groups I and II) proved a significantly better repair ($p<0.05$) than implants without cells. Between group I and II there was no statistically significant difference in histologic or radiographic scoring ($p<0.05$).

Conclusion

This study demonstrated that tissue engineering seems to be a successful approach to the repair of bone defects. The use of small amounts of osteogenic cells and its amplification in culture to generate a preshaped tissue provides an attractive alternative to the use of current bioimplants. The results strongly encourage the approach of bone engineerring based on the transplantation of pluripotent mesenchymal cells within a suitable carrier structure for the reconstruction of critical size bone defects.

Heterotopic ossifications in multiple trauma patients with or without head injury – different pathogenetic mechanisms?

U. Lehmann (Hannover), H.C. Pape

Purpose

Heterotopic ossifications (HO) may cause significant morbidity after survival of severe trauma. While HO are known to be common after severe head injury, the significance of this complication in patients without brain injury has been poorly examined. We undertook a follow-up study focussing on risk factors of HO development in both patient groups.

Material and Methods

Inclusion criteria: multiple trauma with Injury Severity Score (ISS) >18 points, treatment at the author's institution, follow up >3 years, HO according to radiologic criteria (Brooker's, Hambden's classification), clinical examination including range of motion. 2 groups:

1. HI (multiple trauma with head injury): pathologic head CT, Glasgow Coma Scale (GCS) ≤8 points or head trauma related coma.
2. MT (multiple trauma without head injury): initial GCS >8, no head CT abnormalities.

Results

A total number of 94 patients were investigated between 8/85 and 12/95. The following parameters were assessed: GCS, ISS, ventilation time (VT; days), intensive care unit time (IT; days), incidence of HO (IHO; %), incidence of arthrolysis (Arth; %), HO of uninjured joints (UJHO; %) and HO of injured joints (IJHO; %). Chi square analysis were performed on dichotomous variables and Wilcoxon's/Student's t-test were performed for non-/parametric variables.

13.09.

14.15 – 16.00

Blauer Saal

	n	GCS	ISS	VT	IT	IHO	Arth	UJHO	IJHO
HI	32	6.5 ± 1.8	25 ± 3	9.3 ± 2.4	14.4 ± 3.1	40.2	9.4	3.1	35.0
MT	62	14.1 ± 2.5	26 ± 4	14.2 ± 3.1	16.1 ±2.1	43.0	12.9	32.0	12.0
p	n.s	0.03	n.s.	0.02	n.s.	n.s.	n.s.	0,04	0.05

Conclusion

The general incidence of HO was comparable in patients with and without head injury. However, HI associated with surgery was associated with a high incidence of postoperative HO of the injured joint. In HI patients HO was seen significantly more often in uninjured joints than in MT patients. Systemic factors may be involved in the development of this type of HO requiring further investigation.

Geschlossene Reposition und anschließendes Remodeling haben gleichwertigen Effekt auf die Spinalkanalaufweitung nach Frakturen der thorakolumbalen Wirbelsäule

T.R. Blattert (Würzburg), B. van Seil, R. Wagner, A. Weckbach

Zielsetzung

Das Ausmaß der Spinalkanaleinengung nach Frakturen der thorakolumbalen Wirbelsäule läßt sich im Rahmen der operativen Stabilisierung durch geschlossene Reposition zumeist reduzieren (Ligamentotaxis). Leistet die verbleibende Reststenosierung, auch bei Fehlen einer akuten neurologischen Symptomatik ,im weiteren Verlauf einer chronischen Veränderung (Myelodegeneration etc.) Vorschub oder reduziert sich der Stenosegrad weiter durch Remodeling-Vorgänge im Spinalkanal und wenn ja, in welcher Größenordnung?

Material und Methode

Die prozentuale Stenosierung des Spinalkanals zum Unfallzeitpunkt, nach geschlossener Reposition und dorsaler Stabilisierung mittels Fixateur interne sowie nach Implantatentfernung neun Monate postoperativ wurde bei 15 konsekutiven Frakturen der thorakolumbalen Wirbelsäule (BWK 6 bis LWK 5) prospektiv im CT erfaßt und planimetrisch analysiert. Wesentliches Einschlußkriterium war eine primäre Stenosierung von mehr als 20%, eines der Ausschlußkriterien die direkte intraoperative Manipulation im Spinalkanal.

Ergebnisse

Die durchschnittliche primäre Stenosierung des Spinalkanals betrug 36,3 % [22%–51%, Median 41]. Durch geschlossene Reposition und dorsale Instrumentierung konnte diese um 12,2% auf 24,1% [6%–46%, Median 23] gesenkt werden. Zum Zeitpunkt der Implantatentfernung neun Monate später hatte sich das Ausmaß der Spinalkanaleinengung um weitere 14,8% auf 9,3% [0%–31%, Median 7] reduziert. Diese Resultate sind sowohl für die Aufweitung des Spinalkanals postoperativ verglichen mit der Ausgangssituation hochsignifikant ($p<0{,}001$, t-Test), als auch für den Effekt des stattgehabten Remodeling verglichen mit dem Grad der unmittelbar postoperativen Reststenosierung ($p<0{,}001$, t-Test).

Schlußfolgerung

Im Verlauf der ersten neun Monate nach operativer Stabilisierung einer Fraktur der thorakolumbalen Wirbelsäule mit primärer Stenosierung um mehr als 20% kommt es zu einer Wiederaufweitung des Spinalkanals im Sinne des Remodeling. Diese ist hochsignifikant und liegt in derselben Größenordnung wie der Stenose-reduzierende Effekt der geschlossenen Reposition. Eine nach Reposition verbleibende Reststenosierung von bis zu 25% kann daher bei fehlender neurologischer Symptomatik ignoriert werden und bedarf keiner zusätzlichen Manipulation im Spinalkanal. Ein konsekutiver Myelonschaden ist in diesen Fällen nicht zu befürchten.

Mittwoch, 13. September 2000
14:15 – 16:00 Uhr **Bonatz Saal**
Qualitätsmanagement II

Validierung eines interdisziplinären Qualitätsmanagementsystems zur Behandlung schwerverletzter Patienten

S. Ruchholtz (Essen), C. Waydhas, G. Taeger, D. Nast-Kolb

Zielsetzung

Die vorliegende Studie analysiert die effektive Übertragung eines von den Autoren an einer bestimmten Klinik entwickelten (Chirurgischen Klinik Klinikum Innenstadt

13.09.

14.15 – 16.00

Bonatz Saal

der LMU-München) interdisziplinären Qualitätsmangement (QM)-Systems für die Versorgung Schwerverletzter an einer anderen Klinik mit unterschiedlichen strukturellen und personellen Voraussetzungen.

Material und Methoden

Nach Anpassung des QM-Systems an die Strukturen der Unfallchirurgischen Klinik Essen erfolgte die Implementierung im Mai 1998. Die wesentlichen QM-Komponenten sind

1. Die adäquate Dokumentation;
2. Die Definition von Zielkriterien der Versorgung
3. Regelmäßige Treffen eines Qualitätszirkels (QZ) aus Vertretern aller an der klinischen Akutversorgung beteiligten Fachrichtungen (Unfall-, Neuro-, Allgemeinchirurgie, Anaesthesie, Radiologie, Labor-, Transfusionsmedizin)
4. Die kontinuierliche Reevaluation der Ergebnisdaten.

Der statistische Vergleich der Daten erfolgte anhand des Chi-Quadrat Tests bzw. einer multifaktoriellen ANOVA-Analyse. Das Signifikanzniveau wurde bei $p<0,05$ festgelegt.

Ergebnisse

Im Zeitraum von 12 Monaten wurden 325 Patienten (ISS: 20 ± 16 Punkte) im Schockraum versorgt. Es erfolgten 8 QZ-Treffen, durch welchen 14 längerfristige Verbsserungsmaßnahmen beschlossen und eingeführt wurden.

Die Beurteilung des QM-Systems erfolgte durch den Vergleich der ersten vier Monate (5/98-8/98) mit dem letzten Tertial (1/99-4/99). Bei 71% (14) der Zielkriterien konnte eine deutliche Verbesserung aufgezeigt werden. Optimierungen fanden sich beim rechtzeitigen Erscheinen des Schockraumteamleiters (23% zu spät im 1. Tertial vs. 4% im 3.; $p<0,05$), in der Reduktion der Zeitdauer sowohl für die radiologisch sonographische Basisdiagnostik (von 24 ± 12 auf 13 ± 5 Min.; $p<0,05$) als auch der Dauer bis zur CCT bei schwerem SHT (von 45 ± 22 auf 30 ± 5 Min.; $p<0,05$). Weitere Erfolge ließen sich im therapeutischen Bereich wie beispielsweise für die Reduktion der Zeitdauer bis zur Blutsubstitution (von 35 ± 20 auf 18 ± 13 Min.) und zur Notoperation (von 67 ± 41 auf 45 ± 21 Min.) bei Blutungsschock nachweisen. Neben dieser wesentlichen Beschleunigung der Abläufe wurde die Inzidenz verzögert diagnostizierter von 4% auf 2% reduziert. Die Letalität bei schwerem Trauma (Früh- und Spätletalität) ging tendenziell von 17% (ISS 24 ± 19) auf 8% (ISS 18 ± 16) zurück.

Schlußfolgerung

Das interdisziplinäre QM-System lies sich erfolgreich in eine Klinik mit gleichem Versorgungsschwerpunkt, aber unterschiedlichen strukturellen und personellen Voraussetzungen übertragen, Die Versorgung von Schwerverletzten wurde in Bezug auf die Effektivität des Behandlungsablaufs deutlich verbessert.

4 Jahre Erfahrungen mit einem Qualitätsmanagementsystem nach ISO 9001 in der Gewebebank des DIZG (Deutschen Instituts für Zell- und Gewebeersatz) – Modell für eine klinikeigene Knochenbank?

13.09.

14.15 – 16.00

Bonatz Saal

H.-J. Mönig (Berlin), R. von Versen

Zielsetzung

Gewebebanken stehen, unabhängig von ihrer Größe, vor dem Problem, alle internen Prozesse so zu organisieren und in der täglichen Routine so durchzuführen, daß sie sich in Übereinstimmung mit den nationalen Gesetzen und Standards befinden und gleichermaßen alle unter dem Dach „State of the Art" von ihnen selbst als für sie zutreffend erklärten internationalen Standards berücksichtigen können. In den letzten Jahren hat sich daraus ein sich überlappendes System von nationalen und internationalen Regularien entwickelt, das jede Gewebebank für sich kennen muß und dessen Einhaltung immer höhere organisatorische und fachliche Anforderungen stellt. Dieses System umschreibt ganz individuell und konkret die Anforderungen an die Qualitätssicherung einer Gewebebank.

Neben diesem wichtigsten Aspekt treten weitere mit dem Qualitätsbegriff direkt im Zusammenhang stehende Ziele einer Gewebebank wie verbesserte Transplantatqualität einschließlich der Transplantatsicherheit, erhöhte Produktivität, sinkende Kosten, „Kunden"-, d.h. Patientenzufriedenheit, Wettbewerbsfähigkeit, u.a.

Oft reichen heute die alten Organisationsstrukturen nicht mehr aus, der veränderten Philosophie des Begriffes „Qualität" – immer und überall im Mittelpunkt allen Bemühens zu stehen – zu entsprechen.

Material

DIN EN ISO 9001, Version 1994

Methoden

Das DIZG hat zur Lösung dieses Problems 1995 ein Qualitätsmanagementsystem (QMS) nach ISO 9001 eingeführt und wurde 1996 erstmals zertifiziert.

Ergebnisse

In dem Beitrag soll am Beispiel von den 4 Qualitätssicherungselementen „Kennzeichnung und Rückverfolgbarkeit von Produkten", „Prozeßlenkung", „Prüfungen" und „Prüfstatus" die erfolgreiche Umsetzung in die tägliche Praxis des *Tissue Banking* dargestellt werden. In dem Element „Prozeßlenkung" wird auch auf die heute zentrale Frage der biologischen Sicherheit als Schwerpunkt aller Bemühungen zur Qualitätssicherung durch die Anwendung von Sterilisationsmethoden eingegangen.

13.09.

14.15 – 16.00

Bonatz Saal

Schlußfolgerungen

In der Darstellung der eigenen Erfahrungen spielen auch Vorteile, die unabhängig von einer Zertifizierung zu sehen sind, eine Rolle. Dazu zählen u.a. die „harmonisierte Sprache“ hinsichtlich der Qualitätssicherung und des Qualitätsmanagements im *Tissue Banking* nicht nur im nationalen, sondern auch im internationalen Rahmen.

Qualitätsoptimierung durch prozeßorientiertes Vorgehen

A. Olk (Erlangen), R. Stangl, K. Börchers, F.F. Hennig

Zielsetzung

Der Weg zur Zertifizierung

Material und Methode

Von 5/1998 bis 10/1999 wurde in Zusammenarbeit von pflegerischen und ärztlichen Bereich ein Qualitätsmangementsystem in 7 Tagessitzungen mit begleitender Unterstützung durch eine Beratungsfirma sowie intensives teamorientiertes Vorgehen erarbeitet.

Ergebnisse

Nach Sammlung aller Dokumente und Erarbeitung der verschiedenen Haupt- und Unterstüzungsprozesse wurden Führungsprozesse beschrieben und allgemein gültige Rahmenbedingung gemeinsam erarbeitet. Als Hauptprozesse wurden folgende Teilbereiche definiert: Poliklinik, nicht geplante Aufnahme, geplante Aufnahme des Patienten, Vorbereitung des Patienten auf Station, Operation, Stationsdienste, Entlassung/Verlegung, sowie Forschung und Lehre. Diesen Hauptprozessen wurde eine Vielzahl von Unterstützungsprozessen zugeordnet. Wesentlich ist eine einheitliche Dokumentensteuerung, die zum einen als Unterstützungsprozeß definiert ist und zum anderen als Präambel jedem Hauptprozeß detailliert zugeordnet wurde. Insgesamt wurden 34 Unterstützungsprozese erarbeitet.

Die Haupt- und Unterstützungsprozesse wurden zudem in die Führungsprozesse integriert, um ein optimales Ineinandergreifen der verschiedenen Organisationsebenen zu gewährleisten. Darüber hinaus gelang es einen Bewertungsbaum zu ermitteln, der als prozeßbegleitendes Kontrollkriterium die evolutive Entwicklung des Managementsystems fördert.

Schlußfolgerung

13.09.

14.15–16.00

Bonatz Saal

Obwohl Qualitätssicherung eine originäre ärztliche und historisch begründete Aufgabe darstellt (Codex hammurabi, Sektionen) wurde in Deutschland erst nach gesetzlicher Festlegung im SGB V 1993, die Qualitätssicherung verbindlich festgeschrieben. Der erste Schritt zum kontinuierlichen Verbesserungsprozeßmanagement wurde durch die Zertifizierung nach DIN ISO EN 9002 der unfallchirurgischen Abteilung getan.

Dezentrales Controlling in Häusern der Maximalversorgung zur Gewährleistung des Versorgungsauftrags unter andauerndem Kostendruck

G. Linczak (Berlin), N.P. Südkamp, N.P. Haas

Zielsetzung

Die Entwicklung dezentraler Controllingstrukturen innerhalb klinischer Fachabteilungen auf Basis einer validen, DV-gestützten medizinischen Dokumentation weist den Weg, trotz des andauernden Kostendrucks und erneuter, grundlegender Umstellung des Entgeltsystems vorhandene Spielräume zu identifizieren und unter Berücksichtigung des Versorgungsauftrags gestalterisch zu nutzen.

Material und Methoden

Leistungsabhängige Erlösformen und Budgetdeckelungen in den 90er Jahren haben zunächst zu einem verstärkten zentralen Controlling an den Krankenhäusern geführt. Zusätzlich wurde die Qualität der medizinischen Dokumentation, über den Versorgungsprozeß und die daran beteiligten Patienten und behandelnden Ärzte hinaus, als Leistungsdokumentation gegenüber den Kostenträgern zu einem kritischen Erfolgsfaktor.

Grundlage jeder medizinischen Qualitätssicherung und eines auf ihr aufsetzenden Qualitätsmanagements ist eine valide Datenbasis, die durch entsprechende DV-Strukturen und Humanressourcen – Fachkräfte für Medizinische Dokumentation – gewährleistet wird. Hierauf aufbauend konnten Erfahrungen aus der jahrelangen Betreuung von Diplomarbeiten der Fachrichtungen Wirtschaftsinformatik und Betriebswissenschaften innerhalb der Fachabteilung genutzt und die Strukturen für das Abteilungscontrolling entwickelt werden. Dabei werden die Daten der laufend überwachten und verbesserten internen medizinischen Dokumentation zusammen mit den zentralen Kosten- und Erlösdaten strukturiert bewertet, die Mitarbeiter/innen über ein detailliertes Berichtswesen informiert sowie Schlußfolgerungen diskutiert und umgesetzt. Die Analysen dienen zugleich als Grundlage laufender Prozeßablaufoptimierungen und der anschließenden Messung ihres Erfolgs.

13.09.

14.15 – 16.00

Bonatz Saal

Ergebnisse

In Zusammenarbeit mit kooperationsbereiten Mitarbeitern/innen zentraler Verwaltungsstellen wurden Optimierungspotentiale genutzt, die in der Folge eine genauere Leistungserfassung und -zuordnung ermöglichen. Die in dem zentralen Verwaltungssystem dokumentierten Kosten- und Erlösdaten konnten so für die Abteilung in Millionenhöhe korrigiert werden.

Schlußfolgerungen

Nur durch Einbindung eines verläßlichen dokumentarischen und betriebswirtschaftlichen Knowhows in klinische Fachabteilungen können Kostendämpfungspotentiale und die erlöswirksame Nutzung spezifischer Kernkompetenzen voll genutzt werden. Erst dann gelingt es, sich zentralen Anordnungen linearer und damit undifferenzierter Budgetrestriktionen erfolgreich entgegen zu stellen bzw. ihnen zuvor zu kommen.

Abteilungscontroller an einer chirurgischen Universitätsklinik – Lotse für die Kollegen oder Büttel der Verwaltung

K.-G. Kanz (München), E. Wiedemann, A. Botzlar, W. Mutschler

Zielsetzung

Darstellung einer abgestuften strategischen Vorgehensweise beim Abteilungscontrolling.

Material

Effizientes Abteilungscontrolling erfordert aufgrund der gesundheitspolitischen und gesetzlichen Sachzwänge ein zeitlich abgestuftes Vorgehen.

Methoden

Für die wirtschaftliche Positionierung der Klinik ist eine Optimierung der Einnahmen durch eine vollständige Dokumentation von abrechnungsrelevanten Daten und Leistungserbringungen essentiell. Eine vorbehaltlose Reduktion von Ausgaben ist jedoch derzeit nicht unbedingt angezeigt, da hierdurch Spielraum bei zukünftigen zu erwartenden Kürzungen aufgegeben wird.

Ergebnisse

Die Kenntnis von wirtschaftlichen Eckdaten und der Ertragslage der Klinik insgesamt gestattet es, prozentuale Ausgabenkürzungen, die von extern verordnet werden, gezielt umzuverteilen und ohne wesentliche Verluste für Patienten und Mitarbeiter zu regulieren.

	Ausgaben	Sachkosten	Ausgaben	Einnahmen	Deckungsbeitrag
1996	33,0 Mill.	21,2 Mill.	54,3 Mill.	34,5 Mill.	-19,7 Mill.
1997	33,5 Mill.	19,3 Mill.	52,8 Mill	49,7 Mill.	- 3,1 Mill.
1998	33,6 Mill.	19,7 Mill	53,3 Mill	53,2 Mill.	-76.000

Neben der Steuerung der Einnahmen und Ausgaben beinhaltet die Aufgabe des Abteilungscontrollers auch eine integrative Schnittstellenfunktion zwischen Verwaltung und Klinik. Ein beobachteter Kostenanstieg im Bereich der Intensivmedizin wurde gemeinsam analysiert, als ursächlich für die Mehraufwendungen wurden eine erhöhte Schockraumfrequenz und vermehrte Versorgung von polytraumatisierten Patienten identifiziert. Die gemeinsame Ausarbeitung mit der Verwaltung führte zur Erstellung einer pflegesatzrelevanten Position von DM 4,3 Mill.

Schlußfolgerungen

Zielsetzung des Abteilungscontrollers darf nicht eine lediglich rücksichtslose Kostenreduktion unter Negierung der Belange von Patienten und Personal sein, vielmehr muss er durch entsprechende Informations- und Steuerungsmassnahmen die Klinikleitung unterstützen und einen sachdienlichen und zukunftsorientierten Beitrag zur Unternehmenssteuerung leisten.

Auswirkungen der Struktur- und Prozeßqualität auf die unfallchirurgische Behandlung der medialen Schenkelhalsfraktur

S. Paech (Münster), R. Smektala, K. Hupe

Zielsetzung

Diese Untersuchung geht der Frage nach, ob die Struktur- und Prozeßqualität von allgemein- und unfallchirurgischen Kliniken bzw. Abteilungen Einfluß auf die Verfahrenswahl und Ergebnisse bei der Behandlung der Schenkelhalsfraktur haben.

13.09.

14.15 – 16.00

Bonatz Saal

Material

Gegenstand der Untersuchung sind die im Rahmen der Externen Qualitätssicherung im Kammerbereich Westfalen-Lippe dokumentierten Verläufe von 21988 Patienten mit medialer Schenkelhalsfraktur aus den Jahren 1993–1998.

Methode

Es erfolgte eine statistische Analyse der Verfahrenswahl, Komplikations- und Letalitätsraten, präoperative Zeitspanne und Operationsfrequenz am Wochenende in Abhängigkeit von Parametern der Strukturqualität (Krankenhausversorgungstyp, Bettenzahl, Organisationsstruktur) der allgemein- und unfallchirurgischen Kliniken bzw. Abteilungen. Eine Subgruppenanalyse wurde für Frakturtyp (Pauwelsklassifikation) und Patientenalter (bis 60 Jahre; älter 60 Jahre) vorgenommen.

Ergebnisse

Hinsichtlich Alters- und Geschlechtsverteilung, Risikofaktoreneinstufung und Frakturtypen (case mix) finden sich keine bedeutsamen Unterschiede zwischen den Patientenkollektiven der Kliniktypen. Die Wahl der Operationsverfahren zeigt eine statistisch signifikante Abhängigkeit vom Krankenhausversorgungstyp und Anzahl der chirurgischen Abteilungsbetten. So werden gelenkerhaltende Verfahren vermehrt bei Kliniken der Schwerpunkt- und Maximalversorgung (16,7%) im Vergleich zu Häusern der Grundversorgung (10,2%) durchgeführt.

Die präop. Zeitspanne ist in Kliniken der Schwerpunkt- und Maximalversorgung um 0,5 Tage verkürzt und die Operationsfrequenz am Wochendende mit 13,5% um 5% höher als bei Häusern der Grundversorgung (8,4%) (ANOVA, χ^2- Test, jeweils $p<0{,}05$).

Die Krankenhausverweildauer (Liegezeit) ist um 3,5 (Schwerpunktversorgung) bzw. 5 Tage (Maximalversorgung) im Vergleich zu Kliniken der niedrigsten Versorgungsstufe verkürzt, welches mit einer vermehrten Verlegung in andere Kliniken bzw. Rehakliniken und Entlassung in Pflegeheime korrespondiert (ANOVA, $p<0{,}05$).

Bei den postop. Komplikationsraten (MW 23,1%) zeigen sich keine eindeutigen Assoziationen zu Bettengröße oder Krankenhausversorgungstyp, hingegen ist die Kliniksletalität (MW 5,6%) bei eigenständigen unfallchir. Abt. (4,6%), und Häusern der Schwerpunkt- (4,9%) bzw. Maximalversorgung (4,6%) (χ^2- Test jeweils $p<0{,}05$) verringert.

Schlußfolgerung

Es bestehen deutliche Unterschiede in der Verfahrenswahl und Prozeßqualität (präop. Zeitspanne, OP-Frequenz am Wochende) zwischen Kliniken unterschiedlicher Versorgungsstufen und Organisationsstruktur (eigenständige unfallchirurgischen Abteilung). Eine Assoziation zu den dokumentierten Komplikationsraten läßt sich nicht nachweisen, jedoch ist die Kliniksletalität in Häusern höherer Versorgungsstufe niedriger, wobei nicht geklärt ist, ob dies in der höheren Verlegungsquote bzw. früheren Verlegungszeitpunkt in diesen Kliniken begründet ist.

Prothesenwahl nach Schenkelhalsfraktur, Qualitätssicherung bei Kostendruck

T. Rudy (Göttingen), K.M. Stürmer

13.09.

14.15 – 16.00

Bonatz Saal

Zielsetzung

Die Schenkelhalsfraktur ist eine der häufigsten Frakturen des älteren Menschen, die meist durch eine Endoprothese versorgt wird. Aber auch bei jüngeren Patienten ist nach Versagen einer femurkopferhaltenden Therapie ein prothetischer Gelenkersatz notwendig. Es wird die differenzierte Indikationsstellung zur Versorgung mit der Femurkopfprothese vs zementiert oder zementfrei eingebrachter Hüftgelenkstotalendoprothese und die Kosten dargestellt, um die Frage der Kostendeckung des für den jeweiligen Patienten geeigneten Prothesensytems durch die entsprechende Fallpauschale abzuklären.

Material, Methoden

Die Vor- und Nachteile der einzelnen Prothesensysteme werden analysiert und durch die entsprechenden Ergebnisse von Qualitätssicherungserhebungen sowie die verfügbaren Langzeitergebnisse in der Literatur belegt. So wird die Prothesenwahl in unserer Klinik getroffen. Als Konsequenz wird die Kostenanalyse der verwendeten Prothesensysteme in Bezug auf die gesamten Op-Kosten dargestellt und der Kostendeckung durch die Fallpauschalen gegenübergestellt.

Ergebnisse

Die Fallpauschalenvergütung ist seit Einführung weitgehend konstant. Die Vergütung für Hüftgelenksprothesen nach Frakturen (Fallpauschalen 17.01 und 17.02) liegt ca. 6000 DM unter der Erstattung für Prothesen bei Coxarthrose (17.06). Kalkulatorisch stehen vom Sachkostenanteil für anästhesiologische und chirurgische Leistungen bei Femurkopfprothesen 62% und bei Totalendoprothesen 68% für die Implantate zur Verfügung. Die Prothesenkosten sind abhänig von Prothesentyp und marktwirtschaftlichen Konditionen. Prothesen mit verschleißarmen Gleitpaarungen zur zementfreien Implantation übersteigen die in der Fallpauschale für Prothesen nach Frakturen vorgesehenen Kostenrahmen. Nur bei einer Mischkalkulation mit indikationsgerecht verwendeten, kostengünstigen Prothesensystemen ist dabei eine Kostendeckung möglich.

Schlußfolgerung

Die individuell optimale prothetische Versorgung ist derzeit wirtschaftlich nur bei einem Patientengut möglich, bei dem ein Teil der Verletzten mit einem kostengünstigen Prothesensystem optimal versorgt ist.

Montag, 11. September 2000
12:45 – 14:00 Uhr

Postersession I – Preisträgersitzung

Callusstimulation by controlled interfragmentary micromotion

B. Füchtmeier (Regensburg), R. Hente, S.M. Perren, M. Nerlich

Purpose

Interfragmentary micromovement at low level can increase callus formation and so stimulate fracture healing. Interfragmentary micromovement at high level may be incompatible with solid union and lead to non union. Up to now it is unknown how many Interfragmentary strain is needed to stimulate callus formation to allow fracture healing. The study should answer the following questions:

1. How many cycles a day result in optimal callus stimulation?
2. Is there a difference between compression and distraction strain?
3. What amplitude of strain allows bridging of the fragments?
4. Does 6 weeks of stimulation increase stiffness of the fracture?

Material and Methods

A standardized transverse osteotomy was performed on the sheep tibia. After the osteotomy gap had been distracted to 2 mm it was stabilized with an active external fixator. A cyclical bending movement was applied by means of a pneumatic cylinder. The movement was applied from the neutral position to one side creating compression on the far cortex and tension on the near cortex. The relative opening and closure of the gap was equal to 0-50% strain. There were 4 groups each consisting of 6 sheep: Group I (0 cycles/24 h), group II (10 cycles/24h), group III (1000 cycles/24h), group IV (10 cycles *inverse*, with the compression on the near cortex and distraction on the far cortex). The observation time was 6 weeks. Quantification of the periostal callus was performed by digitized X-rays. Bridging of the fragments was analyzed by mean of histological sections. Stiffness was measured post-mortem in a non-destructive 4-point-bending-test.

Results

There was strong callus formation in the groups with active movement and there was no callus formation in control group without active movement. The amount of callus was bigger in the 1000 cycle group compared with the 10 cycle groups. In all three groups with active movement the projected area of callus was more than 20 times higher on the compression side compared to the distraction side. In both groups with 10 cycles per day the amount of callus on the compression side was comparable. In the groups with active movement bridging of the interfragmentary gap occurred in the region of 0-20% strain. In the control group with 0 cycles there was distinct bridging between the fragments over the hole gap. The postmortem stiffness were 13.4 Nm/° (SD 9.7) in group I, 9.3 Nm/° (SD 5.4) in group II, 7.4 Nm/° (SD 1.7) in group III and 11.3 Nm/° (SD 4.2) in group IV.

Conclusion

10 micromovements per day are enough to stimulate callus formation. Compression induces substantially more callus than distraction. Strain of the fragments in an amplitude from 0 to 20% allows bridging. 6 weeks of active movement leads to less stiffness than 6 weeks without movement.

Reduction of cortical osteogenity and its relevance for the incidence of fracture healing complications in sheep osteotomies after external fixation

G. Krischak (Ulm), S. Wolf, L. Kinzl, L. Claes

Purpose of the study

The aim of the present study was to evaluate whether an increasing number of Schanz-screws inserted in external fixation had any effect on cortical bone osteogenity and its influence on healing results and the incidence of bone healing complications using a sheep model.

Material and methods

15 merino mature female sheep (mean age 24 months, weight 50-60 kg) were used for this experiment. A transverse osteotomy with 3 mm gap width was performed on each tibia and stabilised anterior by a custom-made unilateral external fixator with four half-pins (axial stiffness 183 N/mm). 9 of the 15 sheep were additionally fixed at the lateral tibia by an unilateral device using an AO mono tube external fixator with likewise four-half pins (axial stiffness 388 N/mm). Calcein-green was injected i.v. 23 days post-op. Histological, biomechanical and radiographical evaluations followed sacrificing six weeks post-op.

Results

Fractures stabilized with one unilateral external fixation alone healed without any occurrence of septic or aseptic complications. Adding a second external fixator resulted in late refractures in two sheep. Four sheep showed clinical signs of purulent deep infection six weeks post-op. Fracture healing was complicated by two infected and one aseptic non-union. Histological evaluations showed that four-pin compared to eight-pin external fixation differed by a three-fold increase in new bone formation as an indirect marker of osteogenity ($p=0.0029$) and five times less bone resorptions ($p=0.321$) along the bony cortex. Computertomographical analyses indicated larger callus formation ($p=0.0223$) and higher amounts of bone mineral content ($p=0.0250$) after four-pin unilateral fixation. However, there were no significant differences in bending stiffness of the tibiae.

Conclusions

There are two possible explanations for the inferior osteotomy healing and the increased rate of complications after eight-screw fixation. One is the higher stiffness of the frame configuration, the other is the reduction in blood supply. Because successful bone healing is compatible with using external fixators of comparable mechanical characteristics (Goodship et al.), we assume that healing might have been impaired by reduced osteogenity as measured by the reduction in new bone formation. As a consequence, screw insertion numbers in external fixation should be performed as rarely as possible to minimize damages of blood supply accepting a less rigid fixation device.

Aktive Reinervation von humanen Kreuzbandrekonstruktionen

M. Achten (München), M.A. Scherer, W. Schwarz, H. Gerngroß, G. Metak, S.v. Gumppenberg

Zielsetzung

1995 gelang Fromm mit Neurofilament-Färbung der tierexperimentelle Nachweis von Nervenendigungen des Typs I und IV, der eigenen Arbeitsgruppe auch klinisch bei einer kleinen Fallzahl mittels Patellarsehnenplastik rekonstruierter vorderer Kreuzbänder. Bei den nachgewiesenen Strukturen könnte es sich aufgrund der posttraumatischen Degeneration lediglich um „alte“, somit funktionslose Hüllen der nachgewiesenen Strukturen handeln. Der Nachweis nervaler Strukturen mittels eines Antikörpers gegen Protein S-100 mit seiner postulierten Funktion als Nervenwachstumsfaktor ließe Rückschlüsse über eine mögliche Reinnervation von humanen Kreuzbandplastiken zu.

Material und Methoden

Es werden insgesamt 16 Biopsien aus neun rekonstruierten vorderen Kreuzbändern, die wegen Reruptur revidiert werden mußten, entnommen: Zwei Patienten waren mittels Primärnaht, sechs mit Patellarsehnenplastik und einer konservativ behandelt worden. Die Biopsate entstammen 4mal dem femoralen, 2mal dem tibialen und 3mal dem medialen Banddrittel. 7mal ist die Biopsieentnahmestelle nicht exakt zuzuordnen. Die Rerupturen waren zum Zeitpunkt der Biopsie mit einer Ausnahme älter als 14 Tage. Von diesen Präparaten werden 524 Serienschnitte angefertigt und mit der Avidin-Biotin-Komplexmethode gegen Neurofilament 200 KD angefärbt. Bei positivem Nervennachweis werden die Folgeschnitte mit der gleichen Methode gegen Protein S-100 behandelt. Insgesamt werden 674 Schnitte angefärbt, lichtmikroskopisch ausgewertet und nach FREEMAN und WYKE klassifiziert.

Ergebnisse

Nervenfasern sieht man in fünf Präparaten von vier Patienten, die alle mit einem Patellar-sehnentransplantat versorgt worden waren. Bei zweien dieser vier lassen sich die Nervenfasern auch mit dem Antikörper gegen Protein S-100 nachweisen. Nervenendigungen finden sich bei dreien dieser vier Patienten, alle anti-Neurofilament 200 positiv, alle Typ IV. Bei allen vier Patienten mit positivem Nervennachweis liegt die Reruptur zum Zeitpunkt der Biopsie länger als 32 Wochen zurück.

Schlußfolgerungen

Inwieweit die nachgewiesenen nervalen Strukturen in der Lage sind ihre physiologische Fuktion auszuüben, kann mit einer morphologischen Studie nicht beweisend beantwortet werden. Der positive Nervennachweis mittels des Antikörpers gegen Protein S-100 spricht jedoch für eine funktionelle Wiedereinsprossung von Nervenfasern in rekonstruierte vordere Kreuzbänder und unterstreicht die Bedeutung autogener Rekonstruktionsverfahren. Auch bei rein morphologischer Betrachtung lassen die anti-S-100 positiven Strukturen eine Restitutio der sensorischen Kompetenz möglich erscheinen. Auf eine Resektion der (tibialen) Kreuzbandstümpfe sollte, falls technisch durchführbar, bei der Rekonstruktion verzichtet werden. Sie sollten vielmehr in die Augmentation eingebunden und als mögliche Leitstruktur für eine Reinnervation betrachtet werden.

Das Migrationsverhalten von primären humanen Osteoblasten unter dem Einfluss von rekombinanten Wachstumsfaktoren

U. Mayr-Wohlfart (Ulm), S. Kessler, R. Brenner, K.P. Günther

Zielsetzung

Die Chemotaxis von Osteoblasten beeinflußt sowohl die Knochenheilung als auch das Remodelling des Knochens. In einem *in-vitro*-Modell wurde die Wirkung von

11.09.

12.45 – 14.00

Eilenriedehalle

osteoinduktiven, osteoproliferativen und vaskularisierenden Wachstumsfaktoren auf das Migrationsverhalten von primären humanen Osteoblasten-ähnlichen Zellen verglichen.

Material

Von 6 Spendern im Alter zwischen. 55 und 73 Jahren, konnten primäre humane Osteoblasten gewonnen werden. Für die Migrationsmessungen wurde eine 48-well Mikro-Chemotaxis-Kammer (Neuroprobe) mit einem 8 μm Polycarbonat-Filter verwendet Die Stimulierung der Zellen erfolgte mit humanen, rekombinanten Wachstumsfaktoren (vEGF, bFGF, BMP2) und rekombinantem Xenopus-BMP4 in 4 Konzentrationen von 0,01 bis 10 ng/ml.

Methoden

Die Osteoblasten wurden aus Spongiosafragmenten nach orthopädischen Eingriffen (asservierte Hüftköpfe bei Endoprothesenimplantation) gewonnen und phänotypisch charakterisiert (Osteocalcin-Produktion, Kollagen-Typ-I-Bildung und Kossa-Färbung). Die Experimente erfolgten ausschließlich in den ersten drei Zellpassagen. Die Inkubationszeit der Chemotaxisversuche betrug 4 Std. Als Positivkontrolle diente der serumfreie Überstand von humanen, fetalen Osteoblasten. Die konzentrationsabhängige Zellmigration wurde durch die Ermittlung des Chemotaktischen Index (CI) nach Zigmond-Hirsch bestimmt.

Ergebnisse

Die Zugabe von vEGF führte zu einer linearen Steigerung des CI mit einer Verdoppelung bei einer Konzentration von 10 ng/ml. bFGF und BMP2 hatten ein Wirkoptimum bei 1 ng/ml. Dies führte bei bFGF zu einer 250%igen und bei BMP2 zu einer Steigerung von 150 bis 250%. Demgegenüber hatte die Zugabe von rxBMP4 keinen Einfluss auf das Migrationsverhalten der Zellen.

Schlußfolgerung

Bei positiver Beeinflussung des Chemotaxisverhaltens durch vEGF, bFGF und BMP2 ist der ausbleibende Effekt nach Zugabe von Xenopus-BMP4 bemerkenswert. Offensichtlich besteht hier trotz hoher Homologie der AS-Sequenz für das humane BMP2 und das BMP4 des Xenopus ein deutlicher Unterschied in der chemotaktischen Stimulation. Obwohl mehrere Studien darauf hinweisen, daß BMP2 und BMP4 denselben Rezeptorkomplex (BMPR-I und BMPR-II) besitzen, kann die differente Wirkung in der Chemotaxis gegenüber Osteoblasten als Hinweis auf die Verwendung weiterer, unterschiedlicher Signalwege (Rezeptoren) angesehen werden.

Freisetzungsverhalten von rekombinanten Wachstumsfaktoren nach Beschichtung von Knochenersatzmaterialien

11.09.

12.45 – 14.00

Eilenriedehalle

J. Ziegler (Ulm), U. Mayr-Wohlfart, S. Kessler, K.P. Günther

Zielsetzung

Durch die Kombination von Knochenersatzmaterialien (KEM) und Knochentransplantaten mit osteoinduktiven, osteoproliferativen und vaskularisierenden Wachstumsfaktoren (WTF) ergibt sich vielleicht die Möglichkeit, die Integration der Ersatzstoffe in das natürliche Knochenlager, die knöcherne Durchbauung und vaskuläre Aufschlüsselung zu verbessern. Obwohl dieser Ansatz bereits tierexperimentell verfolgt wird, ist bislang der exakte Verlauf einer Freisetzung von WTF aus unterschiedlichen Trägersubstanzen nicht bekannt.

In einem *in-vitro*-Modell wurde deshalb das Freisetzungsverhalten einiger Wachstumsfaktoren nach Beschichtung von verschiedenen Ersatzstoffen untersucht.

Material

Als poröse Trägerstoffe wurden alpha TCP[1], die Glaskeramik GB9N[1], ein Komposit aus Polylactid/-glycolid und Glaskeramik (55%MaPoly(D,L-lactid)-co-glycolid/45%GB9N)[1], sowie lösungsmittelkonservierter Knochen[2] verwendet. Auf jeweils 7 x 7 x 10mm große Blöcke wurden je 5µl WTF in 150µl PBS gelöst appliziert: basic fibroblast growth factor (rhbFGF), bone morphogenetic protein-4 (rxBMP-4) und vascular endothelial growth factor (rhvEGF).

Methoden

Über einen mit 125-Jod radioaktiv markierten Traceranteil (ca. 1/1000) konnte die Freisetzung der Wachstumsfaktoren quantifiziert werden. Zur Untersuchung der Freisetzungsverläufe wurden die beschichteten Träger über einen Zeitraum von 8 Tagen täglich in 2ml frischem PBS inkubiert und aus dem Überstand die freigesetzte Proteinmenge durch Bestimmung der Radioaktivität in einem Gamma-Counter ermittelt.

Ergebnisse

Während nach 8 Tagen aus dem lösungsmittelkonservierten Knochen 95% der aufgenommenen Proteine freigesetzt wurden, zeigte sich bei synthetischen Ersatzstoffen eine niedrigere und von den aufgebrachten Wachstumsfaktoren abhängige Gesamtfreisetzung (60-80%).

---

[1] Fa. Biovision GmbH, Ilmenau, Deutschland

[2] Fa. Tutogen Medical GmbH (Biodynamics GmbH), Erlangen, Deutschland

Der Freisetzungsverlauf zeigt zwei Peaks mit einem frühen Auswaschen von 10-40% der WTF in der ersten Stunde nach Inkubationsbeginn und einer nochmals verstärkten Freisetzung zwischen dem 2.und 7. Tag.

Schlußfolgerung

Das Freisetzungsverhalten der Wachstumsfaktoren aus dem KEM läßt sich in einen frühen, unspezifischen „Auswasch"vorgang und in eine darauf folgende Phase der spezifischen Freisetzung unterteilen. Die von uns erstellten Releasekinetiken sind sowohl im Hinblick auf das Material, als auch auf die Wachstumsfaktoren reproduzierbar. Die klinische Relevanz bzw. eine Möglichkeit der modifizierten Freisetzung durch Oberflächenbearbeitung muß in weiteren Untersuchungen geprüft werden.

Signal transduction in human chondrocytes in vitro: collaboration with the IGF-I

T. John (Berlin), M. Shakibaei, P. deSouza, H.-J. Merker, R. Rahmanzadeh

Purpose

We have examined the mechanism by which collagen binding integrins cooperate with insulin like growth factor-I receptors (IGF-IR) to regulate human chondrocyte phenotype and differentiation.

Material/methods/results

Adhesion of chondrocytes to anti-ß1-integrin antibodies or collagen type II leads to a phosphorylation of cytoskeletal and signaling proteins localized at focal adhesions including a-actinin, vinculin, paxillin and focal adhesion kinase (FAK). These stimulate docking proteins such as Shc (Src-Homology Collagen). Moreover, exposure of collagen type II-cultured chondrocytes to IGF-I leads to co-immunoprecipitation of Shc protein with the IGF-IR and with $\beta 1$-, $\alpha 1$- and $\alpha 5$-integrins, but not with $\alpha 3$-integrin. Shc then associates with growth factor receptor-bound protein 2 (Grb2), an adaptor protein and extracellular signal-regulated kinase (Erk). The expression of the docking protein Shc occurs only when chondrocytes are bound to collagen type II or integrin antibodies and increases when IGF-I is added, suggesting a collaboration between integrins and growth factors in a commen/shared biochemical signaling pathway. Furthermore, these results indicate that focal adhesion assembly may facilitate signaling via Shc, a potential common target for signal integration between integrin- and growth factor signaling regulatory pathways.

Conclusions

11.09.

12.45 – 14.00

Eilen-riede-halle

Thus, the collagen binding integrins and IGF-IR cooperate to regulate focal adhesion components and these signaling pathways have common targets (Shc/Grb2-complex) in sub-cellular compartments, thereby linking to the Ras-mitogen-activated protein kinase signaling pathway. These events may play a role during chondrocyte differentiation.

VEGF-Expression im artifiziell hergestellten vitalen Knochentransplantat

A. Hofmann (Marburg), C. Hofmann, F. Moischke, L. Konrad, L. Gotzen

Zielsetzung

Es sollte gezeigt werden, ob in im demineralisierten Knochentransplantat, das mit humanen Osteoblasten revitalisiert wurde, die Expression des VEGF bereits unter in-vitro Bedingungen stattfindet.

Die Angiogenese ist ein fundamentaler Prozeß in der Entwicklung und der Reparatur des Knochengewebes. Der vaskuläre endotheliale Wachstumsfaktor ist in die Vorgänge der Knochenneubildung und -reparatur direkt involviert – VEGF bindet spezifisch an die Rezeptoren der Endothelzellen und stimuliert die Bildung von neuen Gefäßen. Frühere Untersuchungen haben gezeigt, daß die Transplantation von humanen Osteoblasten auf geeigneten Trägermaterialien in athymische Mäuse zu einer vollständigen Regeneration des Knochengewebes mit einer deutlichen Neubildung von Blutgefäßen und Wiederherstellung der mechanischen Belastbarkeit führt.

Material

Primäre humane Osteoblasten wurden nach bereits etablerter Methode aus dem Periost isoliert und bis zur Vorkonfluenz kultiviert. Anschließend wurden sie für 10 Tage auf der DKM als Trägermaterial (∅1cm, 1cm Höhe) in einer Perfusionskammer weiter kultiviert.

Methode

Es erfolgte eine molekularbiologische Analyse der VEGF-Expression, die in 5 verschiedenen Versuchsansätzen wiederholt wurde. Die Total-mRNA wurde isoliert und mittels RT-PCR in cDNA umgeschrieben. Die PCR für VEGF erfolgte für ein 340bp-Fragment mit spezifischen Primern für humanes VEGF. Anschließend erfolgte eine Northern-blot- und eine in-situ-Hybridisierungsanalyse.

11.09.

12.45 – 14.00

Eilenriedehalle

Ergebnisse

In einer Perfusionskammer besiedelten die Osteoblasten die gesamte Transplantatoberfläche innerhalb von 10 Tagen. Wie die PCR und die Northern-blot-Analyse zeigten, exprimieren die Osteoblasten auf der Transkriptionsebene hohe Mengen an mRNA für VEGF. Die in-situ-Hybridisierung in histologischen Schnitten zeigte die Lokalisation der VEGF-mRNA an der Wachstumsfront der Osteoblasten.

Schlußfolgerung

Unsere Ergebnisse zeigten, daß die demineralisierte Knochenmatrix mit humanen Osteoblasten innerhalb kurzer Zeit zum Zweck der Transplantation revitalisiert werden kann. Die Osteoblasten exprimieren VEGF, was nach der Transplantation zur Neubildung von Blutgefäßen aktiv beitragen und auf diese Weise die Osteoneogenese beschleunigen kann.

t-PA-Einsatz zur Verbesserung der Perfusion von Muskellappen

B. Krapohl (Lübeck), M. Siemionow, J.E. Zins, H.-G. Machens, B. Reichert, P. Mailänder

Zielsetzung

In dieser Studie wurde die Wirkung von Gewebsplasminogenaktivator (t-PA) auf die Perfusion von Muskellappen nach Setzung eines thrombogenen Reizes auf Ebene der Mikrozirkulation evaluiert.

Material und Methoden

24 männliche Sprague-Dawley-Ratten wurden in vier experimentelle Gruppen mit je sechs Tieren unterteilt. In Gruppe 1 wurde der Cremaster als gestielter Muskellappen isoliert. In Gruppe 2 folgte der Muskeldissektion eine semizirkuläre thrombogene invertierende Naht an der ipsilateralen A. iliaca communis. Gruppe 3 erhielt nach der invertierenden Naht lokale intraarterielle t-PA-Infusion und Gruppe 4 ausschließlich Infusion des Vehikels. Nach 24 Stunden wurden folgende hämodynamische Parameter, in den Muskellappen mittels intravitaler Mikroskopie gemessen: Gefäßdurchmesser der Arteriolen und Venolen, Blutfließgeschwindigkeiten und kapilläre Perfusion.

Ergebnisse

Weder die invertierende Naht noch t-PA oder Vehikel hatten einen signifikanten Einfluss auf die Gefäßdurchmesser und Blutfließgeschwindigkeiten. Jedoch nahm nach invertierender Naht die Kapillarperfusion signifikant von 6,23 (Gruppe 1) auf 1,50 perfundierte Kapillaren je Gesichtsfeld (Gruppe 2) ab [Mediane]. Nach t-PA Applikation wurde die Kapillarperfusion signifikant wiederhergestellt von 1,50 (Gruppe 2) und 2,50 (Gruppe 3) auf 6,00 (Gruppe 3) [Mediane].

Schlußfolgerung

Durch Erhaltung der kapillären Perfusion vermag t-PA die Überlebensrate von Muskellappen zu erhöhen.

Operative approach and vascular supply based on the callus formation in performing callus distraction of the tibia

C. Heiss (Giessen), C. Meyer, J.-P. Stahl, R. Schnettler

Purpose

of this study was to compare the ventrolateral to the dorsomedial approach to the proximal metadiaphyseal tibia in performing callus distraction in human subjects. These approaches were compared anatomically, radiographically and histologically with specific regards to its therapeutic effect.

Introduction

According to Ilizarov, a proximal metaphyseal tibial corticotomy should be performed through a ventral approach. However, a ventral callus defect was frequently observed using this approach. The purpose of this study was to assess whether a dorsomedial or ventrolateral approach yields a more effective healing process.

Material and Methods

31 tibial callus distractions were performed through a tibial corticotomy. The ventrolateral approach was performed in 18, and the dorsomedial approach was performed in 13 patients. We developed a classification scheme in order to grade the callus defect zones. There were 4 grades of severity, and these were assigned to the visible ventral defects on serial X-rays based on their size (percent of circumference). The frequency of this distribution was correlated with the operative approach and the vascular supply. In the higher-grade defects (grade 3 to 4), biopsies were taken from the zone of defect for histological assessment of osteogenic potential.

11.09.

12.45 – 14.00

Eilenriedehalle

Results

Radiological evaluation revealed that 13 defects occurred in 31 tibial callus distractions. 12 of the 13 defects were observed using the ventrolateral approach even though only 7.7 were to be expected on a statistical basis. Thus it was demonstrated that a significantly higher number of defects (p=0.00103) occurred using the ventrolateral approach. In regard to the severity of the defects, it was observed that in 7 defects (grade 1 to 2), spontaneous healing occurred, whereas in 6 defects (grade 3 to 4) an operative intervention (bone graft) was required. The histological examination of the tissues revealed, that in higher-grade defects, no osteogenic potential was observed histologically.

Conclusion

In order to prevent callus defects of the proximal tibia in the future, it would appear beneficial to choose a minimally invasive dorsomedial approach with a better vascular supply to ensure maximal osteogenic potential in the distraction zone of the tibia. With reference to the classification scheme on the severity of defects, it was demonstrated both radiologically and histologically that grade 1 and 2 callus defects healed spontaneously, whereas higher grade defects (grade 3 to 4) required operative intervention.

Lebensqualität nach Polytrauma

L.J. Capeller (Berlin), C. Föster, C. von Fournier, N.P. Südkamp

Zielsetzung

Ziel der Studie war es die Lebens- und Arbeitssituation von schwerstverletzten Patienten nach Krankenhausaufenthalt und Rehabilitationsmaßnahmen zu untersuchen, und die neben den bestehenden körperlichen Einschränkungen vorhandenen subjektiven Beeinträchtigungen zu erfassen.

Material und Methoden

In einem Zeitraum von 2/1996 bis 6/1997 wurden in der Unfallchirurgie 93 Patienten mit PTS III und IV behandelt. Hiervon lebten zum Zeitpunkt der Untersuchung (4/1998 bis 4/1999), noch 61 Patienten von denen 40 mittels eines Fragebogens nachuntersucht werden konnten. Das Durchschnittsalter betrug 40,6 Jahre, der mittlere PTS 43,02; in knapp 2/3 der Fälle mit einem Schädel-Hirn-Trauma einhergehend. Unfallursache waren zu 60% Verkehrsunfälle, gefolgt von 17,5% Suizidversuchen und 7,5% Arbeitsunfällen. Es wurden 18 Frauen und 22 Männer in einem Zeitraum von 1 bis 3 Jahren nach Erstaufnahme untersucht. Die Patienten wurden zu Beruf, Alltagsaktivitäten, Gesundheit, Psyche und Umweltbeziehung befragt.

Ergebnisse

Bei 32,5% war die Behandlung beendet, gelegentlicher ärztlicher und medikamentöser Behandlung bedurften 42,5% der Patienten. Als derzeitiges Hauptproblem gaben 35% Schmerzen und Funktionseinschränkungen im Bereich der unteren Extremität an, 17,5% im Bereich der Wirbelsäule und 15% psychische Probleme. 42,5% konnten ihren ursprünglichen Beruf voll oder mit leichter Einschränkung wieder ausüben, 5% schulten um und 52,5% der Patienten konnten die vorherige berufliche Tätigkeit nicht mehr ausüben. Tägliche Aktivitäten wie Ankleiden und Waschen konnten von 90% bzw. 85% der Patienten alleine bewältigt werden, wogegen 25% nicht mehr und 35% nur schlecht alleine laufen konnten. Zum Untersuchungszeitpunkt waren 37,5% der Patienten sportlich aktiv. 45% aller Untersuchten waren der Ansicht, daß sich ihr Leben durch den Unfall wesentlich verändert hätte, während der Kontakt zu Familienangehörigen meist intensiviert wurde. 47,5% der Patienten klagten über Schlafstörungen, 50% über Konzentrationsstörungen, 57,5% hatten sich niedergeschlagen und deprimiert gefühlt und 40% ein – oder mehrmals an Selbstmord gedacht. Die Zufriedenheit mit der jetzigen Lebenssituation war bei 25% der Patienten schlecht und bei 42,5% mäßig und bei 32,5% gut bis sehr gut.

Schlußfolgerungen

Die Beeinträchtigung durch ein erlittenes Polytrauma ist in allen hier aufgeführten Bereichen sehr groß. Dies drückt sich auch in dem relativ hohen Anteil an Beschwerden ein bis drei Jahre nach Unfallereignis aus. Der beruflichen Wiedereingliederung und der Wiederherstellung der Funktionsfähigkeit der unteren Extremität kommt hier eine besondere Bedeutung zu.

Wachstumsverhalten replantierter Extremitäten im Kindesalter

M.P. Palm (Saarbruecken), L. Zwank

Zielsetzung

Es soll untersucht werden, wie sich replantierte Extremitäten im Kindesalter bei weiterem Wachstum des Gesamtorganismus verhalten.

11.09.

12.45 – 14.00

Eilenriedehalle

Material

Seit 1977 wurden an unserer Klinik bei 34 Kindern 5 Groß- und 27 Kleinreplantationen durchgeführt. Die Einheilrate betrug insgesamt 97%.

Methoden

Nach durchschnittlich 10 Jahren konnten 3 Groß-, 24 Kleinreplantationen und 3 Zehentransplantationen als Daumenersatz nachuntersucht werden.

Ergebnisse

Dabei zeigte sich ein normales Wachstum replantierter Finger bei intakter oder Verletzung einer Epiphysenfuge. Ebenso wuchsen die transplantierten Zehen problemlos mit. Bei den Großreplantationen hing das weitere Wachstum und die wiedergewonnene Funktion entscheidend vom Verletzungszustand der Epiphsenfugen ab. Ein Mitwachsen der Gefäßinterponate konnte bereits am Rattenmodell bestätigt werden.

Schlußfolgerung

Aufgrund der vorzüglichen funktionellen Ergebnisse stellen Amputationsverletzungen im Kindesalter eine absolute Indikation zur Replantation dar.

Diagnostik skapholunärer Bandschäden durch Traktionsradiographie

M. Schädel-Höpfner (Marburg), G. Böhringer, L. Gotzen

Zielsetzung

Für die Erkennung skapholunärer Bandschäden gilt die Handgelenkarthroskopie als Goldstandard. Durch Standard-Röntgenaufnahmen können nur statische Instabilitäten nachgewiesen werden. Dynamische Untersuchungen sind nicht stets zuverlässig und bei frischen Verletzungen schwer durchführbar. Ermittelt werden sollte deshalb die Aussagefähigkeit der Traktionsradiographie, einer neuen diagnostischen Methode.

Material und Methode

Die Traktionsradiographie erfolgt in einer Anordnung, wie sie für die Reposition von distalen Radiusfrakturen verwendet wird. Der Patient liegt auf dem Rücken, der Arm ist im Schultergelenk 90° abduziert und im Ellenbogengelenk 90° gebeugt. Über Mädchenfänger wird ein Zug am Daumen mit einem Gewicht von 5kg ausgeübt. Die Anfertigung einer ap-Röntgenaufnahme des Handgelenkes erfolgt unter leichter Anhebung der ulnaren Handkante, um den skapholunären Spalt orthograd zu treffen.

In einer prospektiven Studie wurden 50 Handgelenke gesunder Probanden zur Gewinnung von Normwerten untersucht. Es erfolgte jeweils eine Messung der skapholunären Spaltweite ohne Belastung und unter Daumentraktion. Bei 20 Patienten mit distalen Radiusfrakturen erfolgte jeweils eine Traktionsradiographie und anschließend zur Sicherung bzw. zum Ausschluß eines Bandschadens eine Handgelenkarthroskopie.

11.09.

12.45 – 14.00

Eilenriedehalle

Ergebnisse

Bei 50 gesunden Handgelenken resultierte durch die Daumentraktion eine nur geringe Aufweitung des skapholunären Spaltes von durchschnittlich 2.1mm (1.3–2.6) auf 2.3mm (1.6–3.5). Die Differenz der mit und ohne Belastung gewonnen Werte betrug im Mittel 0.25mm (0–0.9).

Bei den 20 Patienten mit distalen Radiusfrakturen wurde wegen einer Spalterweiterung von 1mm oder mehr unter Traktionsradiographie ein skapholunärer Bandschaden in 18 Fällen vermutet. Die radiologische Diagnose konnte durch die Arthroskopie in 90% der Patienten bestätigt werden. Nur in zwei Fällen stimmte die traktionsradiographisch gestellte Diagnose nicht mit dem Arthroskopiebefund überein.

Schlußfolgerung

Bei intaktem Bandapparat wird durch die Daumentraktion der skapholunäre Gelenkspalt nicht mehr als 1mm aufgeweitet. Die Traktionsradiographie stellt eine sehr aussagekräfte, nichtinvasive Untersuchungsmethode dar, die bei geringem Aufwand die Indikationsstellung zur Arthroskopie wesentlich vereinfacht.

Indirect reduction and plate fixation of proximal humeral fractures: surgical technique and results

M. H. Hessmann (Mainz), H. Gehling, F. Baumgaertel, L. Gotzen

Purpose

Controversy exists about the optimal surgical fixation procedure for unstable and displaced proximal humeral fractures. Open reduction and plate fixation is associated with a high risk for avascular necrosis. Minimal fixation procedures often do not allow anatomic reduction and require postoperative immobilization. Aim of this study is to assess fracture healing, functional outcome and postoperative complication rate in a consecutive series of patients with proximal humeral fractures, treated by indirect reduction and plate fixation.

Material

In a 5-year period, 142 out of a series of 411 patients were treated operatively by indirect fracture reduction and plate fixation. Indications for surgical reconstruction were proximal humeral fractures, that were unstable and displaced according to the Neer criteria. There were 76 two-part fractures, 51 three-part, 7 four-part fractures and eight 3- and 4-part fracture dislocation. 98 patients were evaluated retrospectively. The minimum follow-up time was 2 years and averaged 34 months (range 24 to 72 months).

Methods

Surgical technique: In order to minimize damage to the vascular supply of the humeral head, fractures were reduced indirectly without exposure of the different fracture fragments. Subsequent osteosynthesis was performed by AO buttress plate fixation. An early functional aftertreatment without postoperative immobilization was started in all patients.

Follow-up: The patients were reviewed and results were evaluated clinically according to the Neer, UCLA and Constant score. A radiographic evaluation of fracture healing, avascular necrosis and degenerative changes of the shoulder joint was performed in all patients. Any complications of treatment were assessed.

Results

were – according to the UCLA-rating system – good to excellent in 76% of fractures. According to the Constant-score and the Neer score, good to excellent results were obtained in 69 and 59% of fractures respectively. Poor results were mainly due to secondary malunion. The avascular necrosis rate was 4%. Non-union was seen in one case. Secondary varus deformity and retroversion of the humeral head as a result of lack of rotational and angular stability at the screw-plate junction developed in twelve (12%) and eight (8%) cases, respectively.

Conclusion

Plate fixation is an adequate procedure for treating unstable and displaced two- to four-part fractures of the proximal humerus, enabling early functional aftertreatment. The incidence of avascular necrosis and nonunion are low, when fracture reduction is performed indirectly. Poor rotational and angular instability can lead to a loss of reduction.

Die Akute Belastungsreaktion in der unfallchirurgischen Primärversorgung

11.09.

12.45 – 14.00

Eilenriedehalle

Ch. Meyer (Jena), E. Markgraf

Zielsetzung

Die Akute Belastungssreaktion bei primär psychisch nicht gestörten Unfallverletzten stellt eine vorübergehende psychoreaktive Störung von beträchtlichem Schweregrad dar. Anhand eines in Anlehnung an das DSM-IV entwickelten Fragebogens wurde die bislang im deutschen Sprachraum vergleichsweise selten untersuchte Prävalenz dieser Störung innerhalb einer größeren unfallchirurgischen Patientengruppe erhoben.

Material, Methode, Ergebnisse

Im Rahmen einer Querschnittsstudie wurden in Abhängigkeit vom Schweregrad der Verletzung (AIS) zwei Gruppen (jeweils n=40) nichtintensivtherapiepflichtiger unfallverletzter Patienten zwischen dem 5. und 8. postoperativen Tag in Anwendung der DSM-IV-Kriterien auf das Vorliegen einer Akuten Belastungsreaktion untersucht. In der Gruppe der schwerer Verletzten (Maximum-AIS>/=3) erfüllten insgesamt 9 Patienten (3,15%), innerhalb der Gruppe der leichter Verletzten (Maximum-AIS<3) 7 Patienten (2,45%) die DSM-IV-Kriterien einer Akuten Belastungsreaktion. Der Gruppenunterschied war auf dem 10%-Signifikanzniveau nicht signifikannt.

Schlußfolgerungen

Neben der in der Literatur nachgewiesenen Tendenz der untersuchten psychischen Symptomatik, spontan zu remittieren, wird im Ergebnis epidemiologischer Studien zur Prävalenz Posttraumatischer Belastungsreaktionen ebenso eine erhebliche Chronifizierungstendenz nachgewiesen.

Acute shortening followed by distraction osteogenesis for limb reconstruction: an experimental comparison to simple lengthening

R.H. Meffert (Münster), N. Inoue, E. McCarthy, E. Brug, E.Y.S. Chao

Purpose

The technique of resective distraction osteogenesis is a new approach to treat open fractures with bone loss diaphysis and soft tissue injury by primary limb shortening

11.09.

12.45 – 14.00

Eilenriedehalle

and secondary distraction osteogenesis from one site. A rabbit model is introduced to compare the characteristics of bone regeneration of this technique versus simple lengthening procedures.

Materials and Methods

Twenty-four skeletally mature NZW rabbits were divided into two equal groups. In the test group, limb lengthening was performed after a 10 mm segment of diaphyseal bone was resected and the limb was shortened. In the control group, a simple subperiosteal osteotomy for limb lengthening was performed without resection. New bone formation was evaluated mechanically, radiologically, by histomorphometry, and densitometry.

Results

Osseus consolidation occurred in all animals. Normalized mechanical values (±SEM) of the newly reconstructed tibia demonstrated similar torsional stiffness (71±3.3% vs 71±8.2%; $p=0.95$) and strength (64±5.3% vs 68±7.3%; $p=0.66$) between groups. Average normalized callus diameter showed a significant greater diameter in the test group than in the control group ($p<0.01$). The remodelling index calculated from densitometry, however, showed a significantly less progressed stage of remodelling in the test group ($p<0.05$). In addition, histomorphometrical analysis of the callus center supported this finding by significant lower values in trabecular thickness ($p<0.05$) and total bone volume ($p=0.01$) in the test group.

Conclusion

The results demonstrate the possibility to generate new bone formation after resection and shortening monofocally. This suggests a new therapeutic option to treat diaphyseal segmental bone defects. New bone after resective distraction osteogenesis, however, will mature and remodel slower compared to simple limb lengthening.

Isolated rupture of the patellar tendon: a retrospective study of 45 cases

P. Kasten (Tübingen), B. Schewe, F. Maurer, K. Weise

Purpose

Is surgical repair of ruptured patellar tendon with absorbable end-to-end sutures and reinforcement with wire cerclage providing favourable results?

Material

44 patients with 45 ruptures of the patellar ligament were treated at the BGU Tübingen between 1981 and 1998. All patients underwent the same procedure: end-to-end repair with absorbable sutures and reinforcement with wire cerclage between patella and tibial tuberosity.

Methods

At follow-up 39 patients underwent functional, clinical and roentgenographic evaluations.

We focused on a group (n=41) of patients with a closed injury and immediate repair. Patients (n=4) with a delayed repair and reruptured ligaments from an outside institution were rated separately.

Results

The mean age at the time of the injury was 34 years, range 16-68 years. 20 patients sustained the injury performing sports, 22 patients suffered a fall during their daily activities, and 3 patients had a motor vehicle accident. In the group with a closed injury and immediate repair, postoperative complications included 3 reruptured ligaments, 2 infections, and 1 thrombosis. Results were rated as good in 79% of cases, fair in 14% of cases, and unsatisfactory in 11% of cases. The average active range of motion for knee flexion was 127°. 25% of patients had an extension lag (mean 14°). 71% of the patients who rated the results as fair or unsatisfactory had radiographic signs of retropatellar arthrosis, as compared to only 27% of the patients with a subjective good result.

Conclusions

Surgical repair of patellar tendon rupture is necessary to reestablish optimal extensor function of the knee. The surgical procedure described above appears reliable and produces reasonable results. Exact positioning of the patella is essential to prevent osteoarthritis of the femoropatellar joint. Since removing the wire cerclage requires a reoperation, absorbable material could be used to help to eliminate this disadvantage in the future.

11.09.

12.45 – 14.00

Eilenriedehalle

Montag, 11. September 2000
12:45 – 14:00 Uhr

Postersession II – Obere Extremität

Welchen Vorhersagewert hat die Sonographie bei der Frage PERTHES-BANKART-Läsion? – Stellenwert neuer, ultraschalldiagnostischer Einzelbefunde am kapsulolabralen Komplex in der Instabilitätsdiagnostik des Schultergelenkes

A. Betthäuser (Hamburg), T. Kruppa, C. Bartram, E. Hille

Hintergrund

Insbesondere bei Patienten mit rezidivierender vorderer Luxation und erhöhter Bindegewebslaxität, bei Erstluxation im Alter zwischen 30 und 40 Jahren, zur präoperativen Planung und zur besseren Aufklärung bzgl. der zu erwarteten postoperativen Ruhigstellungsdauer ist eine zuverlässige Darstellung des ventrocaudalen kapsulolabroglenoidalen Komplexes notwendig.

Zielsetzung

der Untersuchung war es, einen bildgebenden Score mittels dynamischer, seitenvergleichender Sonographie zu etablieren mit dem eine zuverlässige Vorhersage einer PERTHES-BANKART-Läsion möglich ist.

Methode

Bislang fanden 54 Patienten mit stattgehabter ventraler glenohumeraler Luxation Eingang in eine prospektive Studie, in der der dynamisch-sonographische Befund mit dem intraoperativen Befund in Beziehung gesetzt wurde. Die Befunde der bildgebenden Stabilitätsdiagnostik wurden miteinander verglichen. Die dynamische, hochauflösende Sonographie fand unter standardisierten Bedingungen statt. 10 neue Parameter am ventrocaudalen kapsulolabroglenoidalen Komplex zwische 2 und 5 Uhr werden vorgestellt und für einen neuen Score gewichtet.

Ergebnise

Die Definition des richtigen Grenzwertes des neuen Scores ermöglicht eine Sensitivität von 97,9%, eine Spezifität von 100%, einen positiven Vorhersagewert von 100% und einen negativen Vorhersagewerte von 87,5%.

Schlußfolgerung

Es zeigen die vorgestellten neuen sonomorphologischen Zeichen -verglichen mit anderen bildgebenden Verfahren- eine deutlich höhere Wertigkeit bezüglich einer PERTHES-BANKAR-Läsion im intraoperativen Befund. Die standardisierte Einstellung des sonographischen Zusatzschnittes und häufig gemachte Fehler werden beschrieben.

Reversed Hill-Sachs-Läsionen nach hinterer Schulterluxation

T.A. Friess (Nordenham)

Zielsetzung

Dargestellt wird die anatomische Wiederherstellung der Gelenkflächenkongruenz des Humeruskopfes bei "reversed Hill-Sachs"-Läsionen nach hinterer Schulterluxation.

Problemstellung

Hintere Luxationen des Schultergelenkes sind selten und werden häufig übersehen. Große "reversed Hill-Sachs"-Läsionen führen zu Reluxationen und bedürfen einer operativen Therapie.

Material und Methode

1998/99 wurden 2 männliche Patienten mit hinteren Schulterluxationen behandelt. Die hintere Luxation wurde in einem Fall im Rahmen der Erstbehandlung nicht gesehen und mittels weiterführender radiologischer Diagnostik verifiziert. In beiden Fällen wurden große "reversed Hill-Sachs"-Läsionen offen angehoben und mit Spongiosa unterfüttert.

Dargestellt werden für beide Fälle exemplarisch die radiologische Diagnostik einschließlich CT, die intraoperativen Befunde und das postoperative Ergebnis.

Ergebnisse

In beiden Fällen gelang sowohl intraoperativ als auch postoperativ computertomographisch die anatomische Wiederherstellung der Humeruskopfgelenkfläche. Zu Reluxationen kam es nicht.

11.09.

12.45 – 14.00

Eilenriedehalle

Schlußfolgerungen

Die seltene hintere Schulterluxation bedarf einer differenzierten radiologischen Diagnostik. Bei großen „reversed-Hill-Sachs"Läsionen steht mit der operativen Wiederherstellung der Humeruskopfgelenkfläche ein Verfahren zum Erhalt der ursprünglichen Gelenkanatomie und zur Vermeidung von Instabilitäten zur Verfügung.

Die Armlagerungsschiene – Ein effektives Hilfsmittel zur Röntgendiagnostik am proximalen Humerus

C. Bahrs (Marburg), R. Leppeck, C. Fleischhacker, L. Gotzen, M. Schnabel

Zielsetzung

Entwicklung und Anfertigung einer Armlagerungsschiene als Hilfsmittel zur schmerzarmen Durchführung der radiologischen Diagnostik bei Frakturen am proximalen Humerus.

Problembeschreibung

Starke Schmerzen im Schulterbereich führen zur Schonhaltung des Armes meist in Innenrotationsstellung. Wegen der Schmerzen wird der Arm zur Röntgendiagnostik häufig in dieser Position belassen. Die angefertigten Röntgenbilder sind zumeist von eingeschränkter Qualität. Auf die Anfertigung axialer Aufnahmen wird nicht selten zu Gunsten einer kaum interpretierbaren transthorakalen Aufnahme oder anderer Aufnahmen, die das Schultergelenk nicht in einer echten zweiten Ebene darstellen, verzichtet. Die unzureichende Bildgebung steht der korrekten Beurteilung der Verletzung und der ordnungsgemäßen Klassifikation im Wege. Mögliche Folgen sind die fehlerhafte prognostischen Bewertung der Fraktur und die konsekutive Einleitung einer inadäquaten Therapiemaßnahme.

Material und Methoden

Es wurde eine keilförmige, röntgendurchlässige Schiene bestehend aus einem Polyurethankern mit einer oberflächlichen Vertiefung, zwei rechtwinkligen Polyethylenverstärkungen, einem auswechselbaren Polyurethanüberzug und Befestigungsbändern entwickelt und von der medizinisch technischen Werkstatt angefertigt. Nach mehreren technischen Änderungen liegt heute ein Prototyp vor, mit dem Röntgenaufnahmen der Schulter im Liegen angefertigt werden. Für die a.p.-Aufnahme wir der flacher Anteil der Schiene unter den Arm geschoben und der Arm in die vorgefertigte Vertiefung gelegt. Der Unterarm wird supiniert, das Ellengelenk 90° flektiert und der Oberarm parallel zur Röntgenkassette mit zwei Klettbändern fixiert. Zur Anfertigung der axialen Aufnahme wird der Arm um ca. 70° mit der Schiene unter leichter Traktion abduziert. Die Durchführung der Diagnostik kann von einer MTRA durchgeführt werden.

Ergebnisse

Die Schiene wird routinemäßig in unserer Notfallambulanz eingesetzt. Die Handhabung ist einfach, sicher, reproduzierbar und nicht zeitaufwendig. Die Qualität der Röntgenaufnahme ist generell gut, die Zahl an notwendigen Wiederholungsaufnahmen zunehmend geringer. Für eine Basisdiagnostik bei proximalen Humerusfrakturen ist die a.p. und axiale Aufnahme ausreichend aussagekräftig.

Schlußfolgerungen

Die Armlagerungsschiene ist ein einfaches aber effektives Hilfsmittel zur Durchführung von Standardröntgenaufnahmen am Schultergelenk, das sich im klinischen Alltag bewährt hat.

Die CTM-Klassifikation für proximale Humerusfrakturen

C. Bahrs (Marburg), R. Leppeck, M. Schnabel, L. Gotzen

Zielsetzung

Ziel ist es, nach fortlaufender Analyse des eigenen Krankengutes ein neues Ordnungssystem für proximale Humerusfrakturen vorzustellen, welches eine Kombination aus topographischer Zuordnung und morphologischer Spezifizierung nach definierten Kriterien beinhaltet.

Problembeschreibung

Aufgrund Ihrer Formen- und Kombinationsvielfalt stellen proximale Humerusfrakturen ein schwieriges Klassifikationsproblem dar. Die derzeit gebräuchlichsten Einteilungsschemata nach Neer und der AO erfüllen die allgemeinen Forderungen an eine Klassifikation, die umfassend, einfach anwendbar und reproduzierbar sein sollte, nur in begrenztem Umfang.

Material und Methode

Es wurde eine kombinierte topographische und morphologische Frakturklassifikation entwickelt und durch fortlaufende Evaluation im klinischen Alltag ständig optimiert.

11.09.

12.45 – 14.00

Eilenriedehalle

Ergebnisse

Die Klassifikation beruht auf drei Grundlagen- der standardisierten Röntgendiagnostik, der topographischen Zuordnung zu definierten Zonen am proximalen Humerus und der morphologischen Spezifizierung. Die topographische Grundlage beinhaltet die Aufteilung des proximalen Humerus in vier Zonen: Die Zone M = metaphysäre, extrakapsuläre Zone bis zum Kapsel-Rotatorenmanschettenansatz, die Zonen G = Tub. majus, die Zone L = Tuberculum minus beide als tuberculäre, partiell intrakapsuläre Zonen und die Zone C = cephale, intrakapsuläre Zone (Caput humeri bis Collum anatomicum). Partielle C-Frakturen werden abgegrenzt und sind dadurch gekennt-zeichnet, daß sie nicht vollständig durch den anatomischen Hals verlaufen, da entweder eines der beiden Tubercula oder ein größeres metaphysäres Fragment am Caput verbleibt, über welches die Blutversorgung des Kopfes teilweise gewährleistet ist. Morphologische Grundlage ist ein hierarchisch gegliederter sechsstufiger Spezifizierungskatalog. Zu jeder Spezifikation gibt es definierte Kriterien für die Anwendung auf die einzelnen Frakturzonen. Die Frakturen werden nach radiologischer Diagnostik den jeweiligen Zonen zugeordnet und mit der zutreffenden Spezifikation versehen.

Schlußfolgerung

Die CTM-Klassifikation ist eine Weiterentwicklung der Neerschen und AO-Klassifikation. Sie ermöglicht eine umfassende und präzise Einteilung der Frakturen durch Kombination von topographischer Zuordnung und morphologischer Frakturspezifizierung nach definierten Kriterien. Insbesondere durch differenzierte Darstellung der cephalotuberculären und tuberculometaphysären, sowie der partiellen C-Frakturen ist eine prognostische Bewertung durch Unterteilung der Frakturen mit niedrigem und hohem Nekroserisiko möglich. Die Klassifikation hilft bei der Therapiewahl und ermöglicht eine bessere Vergleichbarkeit von Outcomestudien.

Die beidseitige Humeruskopffraktur nach Stromunfall

M. Mehlis (Krefeld), M. Kleinheyer, M. Wennmacher, A. Meißner

Zielsetzung

Elektrischer Strom als Unfallauslöser führt, insbesondere bei hohen Voltzahlen (>1000 V), neben Nekrosen im Myokard und am Reizleitungssystem zu schweren Hautverbrennungen und Nekrosen tiefer Muskelschichten, die im Extremitätenbereich nicht selten bis zur Amputation führen können. Frakturen infolge stärkster Muskelkontraktion nach Stromkontakt stellen hingegen eine Seltenheit dar. Insbesondere bilaterale Humeruskopffrakturen nach Stromeinwirkung sind in der Literatur nur in Einzelfällen beschrieben.

Material und Methoden

Ein 62-jähriger Patient geriet beim Auswechseln einer Glühbirne mit der stromführenden Fassung in Kontakt und zog sich hierbei beidseitig Humeruskopffrakturen zu. Die Einteilung der Frakturen erfolgte nach den Kriterien der Neer-Klassifikation (Gruppe V). Die radiologische Einteilung war Ausgangspunkt für die intraoperative Entscheidung zwischen Osteosynthese und endoprothetischem Kopfersatz. Um eine für das Ergebnis möglichst gute Ausgangslage zu gewährleisten, wurde die Operation innerhalb der ersten 24h nach Unfall durchgeführt. Ein jeweils isoliertes Kopffragment bei dislozierter 4-Fragmentfraktur sowie fehlende Erfolgsaussichten auf Rekonstruktion bzw. Revaskularisation stellten im beschriebenen Fall die Indikation zur Schulter-HEP dar. Die beidseitige Implantation der Hemiprothesen wurde einzeitig durchgeführt, intra- und postoperativer Verlauf gestalteten sich komplikationsfrei.

Ergebnisse

Die korrekte Implantatlage und die beidseits in anatomischer Position refixierte Rotatorenmanschette sowie die intensive Physiotherapie und hohe Motivation des Patienten führten zu dem objektiv und subjektiv sehr guten Ergebnis.

Schlußfolgerung

Extreme Muskelkontraktionen nach Stromkontakt können zu komplexen Frakturen des Humeruskopfes führen. Insbesondere bei beidseitigen Frakturen muß dem hohen Nekroserisiko mit der Gefahr der posttraumatischen Inkongruenzarthrose und konsekutiven Schulterschmerzen besonders Rechnung getragen werden. Ein funktionell gutes Ergebnis setzt Schmerzfreiheit voraus, hingegen kann bei unbefriedigender Funktion und symmetrischem Frakturmuster dies nicht durch die Gegenseite kompensiert werden. Daher ist bei beidseitigen Humeruskopffrakturen die definitive Versorgung von besonderer Bedeutung.

Das kardiale Monitoring nach Stromunfall ist unverzichtbar. Dennoch sollte im Hinblick auf die, insbesondere für jüngere Patienten relevante, intraoperative Option Osteosynthese versus Endoprothese die frühest mögliche operative Versorgung angestrebt werden.

11.09.

12.45 – 14.00

Eilenriedehalle

Die Stabilisierung diakondylärer Humerusfrakturen mit Zuggurtungen

M. Burrer (Stuttgart), T. Harms, B. Wittner, U. Holz

Zielsetzung

Die Stabilisierung diakondylärer Humerusfrakturen am osteoporotischen Knochen gestaltet sich oft schwierig, da eine stabile Fixation der Implantate im distalen Fragment nicht möglich ist. Wir berichten über einen Fall bei dem wir nach Ausbruch einer Plattenosteosynthese die Fraktur mittels Zuggurtungen über den radialen und ulnaren Pfeiler des distalen Humerus stabilisiert haben. Nach dieser Erfahrung haben wir das Verfahren bei zwei weiteren ähnlich gelagerten Fällen primär angewandt, wobei es in beiden Fällen zur Konsolidierung der Frakturen in guter Stellung kam.

Material und Methode

Die 90-jährige Patientin zog sich bei einem häuslichen Sturz eine diakondyläre Humerusfraktur zu. Die Erstversorgung erfolgte mittels Plattenosteosynthese über den radialen und ulnaren Pfeiler. Bereits wenige Tage nach der Operation riss die distale Verankerung aus. Bei der Reosteosynthese war eine Neuplatzierung von Platten nicht mehr möglich. Die Stabilisierung erfolgte über Zuggurtungen über die Pfeiler des distalen Humerus. Ab dem 2. Tag postoperativen Tag begannen wir mit Bewegungsübungen aus einer Oberarmschiene. Am 14. Tag nach dem Reeingriff wurde die Patientin entlassen.

Ergebnisse

Bei der ambulanten Kontrolle 8 Wochen nach dem Eingriff war die Fraktur in guter Stellung knöchern fest. Die Beweglichkeit wie bei der wenig kooperationsfähigen Patientin mit 0-30-90 relativ mäßig.

Schlußfolgerung

Die Stabilisierung diakondylärer Humerusfrakturen am osteoporotischen Knochen mittels Zuggurtungen erlaubt eine stabile Fixation der Fraktur bis zur knöchernen Konsolidierung. Eine eingeschränkt funktionelle Nachbehandlung aus einer Oberarmschiene ist bei diesem Verfahren möglich.

Kritische Bewertung der Klassifikationen proximaler Humerusfrakturen

11.09.

12.45 – 14.00

Eilenriedehalle

C. Bahrs (Marburg), M. Schnabel, C. Fleischhacker, L. Gotzen

Eine Frakturklassifikation sollte umfassend, einfach anwendbar und zuverlässig reproduzierbar sein. Sie sollte prognostische Rückschlüsse zulassen und bei der Therapieentscheidung helfen.

Die proximale Humerusfraktur ist eine Problemfraktur u.a. bezüglich radiologischer Diagnostik und Klassifikation der Läsion.

Die weltweit gebräuchlichsten Einteilungsschemata sind die nach Neer und die Klassifikation der AO. Diese werden kurz dargestellt und erläutert.

Unter Berücksichtigung der Literatur werden beide Ordnungssysteme hinsichtlich praktischer Anwendung, Komplexizität und Reproduzierbarkeit kritisch beurteilt.

Schlußfolgernd wird auf die exakte, subtile radiologische Diagnostik als Grundlage einer Klassifikation hingewiesen und die Notwendigkeit der Revision der obigen Klassifikationen zur Diskussion gestellt.

Die proximale Humerusfraktur bleibt am Ende dieses Jahrhunderts ein ungelöstes Problem bezogen auf radiologische Diagnostik, Klassifikation und Versorgung der Fraktur. In der Praxis ist aufgrund starker Schmerzen der Patienten einc genaue radiologische Diagnostik des proximalen Humerus schwierig.

Ziel ist, ein Hilfsmittel zu präsentieren und die praktische Anwendung zu erläutern, welches die radiologische Diagnostik erleichtert und zur exakten Beschreibung und Klassifikation der Fraktur beträgt.

Die Marburger Schulterschiene ist ein effizientes Hilfsmittel zur Durchführung von Röntgenaufnahmen am Schultergelenk. Die Anwendung ist einfach und ohne zusätzliche Hilfsperson möglich. Die Untersuchung ist für den Patienten schmerzarm. Die radiologische Diagnostik ist von guter Qualität, so daß die Zahl an Wiederholungsaufnahmen verringert wird. Durch eine exakte, subtile konventionelle radiologische Diagnostik kann die CT-Untersuchung speziellen Indikationen vorbehalten bleiben.

Klinische Erfahrungen mit der Steglitzer non-constraint Ellenbogengelenksendoprothese

M. Rahmanzadeh (Berlin), T. John, K. Ipaktchi, R. Rahmanzadeh

Einleitung und Zielsetzung

Nicht zuletzt aufgrund der in der Weltliteratur beschriebenen erheblichen Komplikationsrate (bis zu 43%) im Rahmen des Einsatzes von Ellenbogengelenksprothesen

11.09.

12.45 – 14.00

Eilenriedehalle

stehen auch heute noch viele unfallchirurgische und orthopädische Zentren der Verwendung dieser Implantate kritisch gegenüber.

Im Laufe der Jahre erkannte man das initial entwickelte und starr verblockte Führungsprinzip (constraint) aufgrund biomechanisch ungünstiger Hebelverhältnisse als mögliche Hauptursache für die erhebliche Frühlockerungsrate der Anfangsära.

Heutzutage finden in der Ellenbogenprothetik vornehmlich je nach individueller Indikation oder Präferenz des Operateurs halbverblockte Totalendoprothesen (semiconstraint) mit intramedullärer Schaftverankerung (GSB III, Coonrad-Morrey) oder nicht verblockte (non-contraint) Prothesen ebenfalls meist mit intramedullärer Schaftverankerung (Kudo) Verwendung.

Die Autoren berichten über Erfahrungen mit einer zementierten non-contraint Ellenbogenprothese ohne Schaftverankerung.

Material und Methode

Im Zeitraum von 6/1988 bis 1/1999 wurden 10 Patienten bzw. 12 Ellenbogengelenke mit der Steglitzer non-constraint Ellenbogenprothese versorgt.

In 8 Fällen erfolgte die Operation aufgrund einer PCP, in 3 Fällen wegen vorbestehender Osteoarthrose. In einem Fall lag eine posttraumatische Arthrose vor. 8 Patienten (10 Ellenbogengelenke) konnten klinisch und radiologisch nach durchschnittlich 5,5 Jahren postoperativ untersucht werden.

Ergebnisse

Im Mayo Elbow Performance Score (Morrey) wurde in allen 10 Fällen ein gutes bzw. sehr gutes Ergebnis verzeichnet. Keiner der Patienten mußte sich einer Revisionsoperation unterziehen. Intolerable Instabilitäten, Luxationen, Nervenläsionen oder Infektionen wurden bisher nicht beobachtet.

Schlußfolgerung

Obgleich der geringen Fallzahl dürfen die bisherigen Beobachtungen in der Tendenz als ermutigend bezeichnet werden. Die Verwendung eines schaftlosen non-constraint Implants scheint bei entsprechender Indikation und Respektierung der Weichteilsituation ein geeignetes Verfahren zur Durchführung der Ellenbogengelenksarthroplastik zu sein. Die knochensubstanzsparende Präparation des Prothesenlagers hinterläßt zudem günstige Voraussetzungen für eventuell notwendig werdende Wechseloperationen oder Alternativverfahren (Sine-sine-Plastik, etc.).

Verriegelungsnagelung versus Plattenosteosynthese bei diaphysären Unterarmfrakturen

S. Piatek (Magdeburg), T. Westphal, S. Schubert, S. Winckler

11.09.

12.45 – 14.00

Eilenriedehalle

Zielsetzung

Einschätzung der Effektivität der Verriegelungsnagelung im Vergleich zur Plattenosteosynthese bei diaphysären Unterarmfrakturen Erwachsener.

Material

Patienten mit geschlossenen Quer- oder Dreifragmentfrakturen im mittleren Drittel beider Unterarmknochen (AO 22A3, 22B3) und abgeschlossenem Skelettwachstum. Ausschlußkriterien: beidseitige Unterarmfrakturen, frühere Unterarmfraktur, offene- oder Trümmer-Fraktur, pathologische Fraktur, schlechte Knochenqualität oder obliterierter Markraum, Allergie sowie allgemeine Kontraindikationen zur Operation.

Methoden

Kontrollierte, prospektiv randomisierte Studie seit 01.05.1997. Versorgung mittels Verriegelungsnagel (ForeSight™ Nail System, FNS) oder durch Plattenosteosynthese (3,5mm DCP). Standardisierte Nachuntersuchung nach 2 und 6 Wochen sowie nach 3, 6 und 12 Monaten. Neben Basisdaten Erfassung von Operations- und Durchleuchtungszeit, intra- und postoperativen Komplikationen, Konsolidierungszeit und Bewegungsausmaßen. Zusätzlich Befragung nach einem validierten Fragebogen (DASH).

Ergebnisse

Im Rahmen der Studie wurden bislang 6 Patienten mittels FNS, 5 Patienten mit DCP versorgt. Geschlossene Frakturreposition in allen Fällen der Verriegelungsnagelung. Operationszeit durchschnittlich 153min für FNS, 128min für DCP. Durchschnittliche Durchleuchtungszeit im Rahmen der Verriegelungsnagelung 14min 51sec (Reduktion mit zunehmemder Erfahrung), bei DCP 2min 39sec. Eine Fehlplatzierung einer Verriegelungsschraube als intraoperative-, eine passagere Radialisparese als postoperative Komplikation bei FNS. Alle mittels FNS versorgten Frakturen waren nach 3 Monaten knöchern konsolidert. In der DCP-Gruppe keine intraoperativen Komplikationen, postoperativ eine Pseudarthrose. Supination/Pronation in der FNS-Gruppe durchschnittlich 65/0/70, in der DCP-Gruppe 82/0/90. Das funktionelle Gesamtergebnis beträgt in der FNS-Gruppe derzeit durchschnittlich 29 Punkte, in der DCP-Gruppe 22 Punkte im DASH-Score.

Schlußfolgerung

Das Gesamtergebnis der bislang mit dem FNS versorgten Patientengruppe ist gut. Ein schlüssiger Vergleich zur Plattenosteosynthese ist aufgrund kleiner Fallzahl derzeit nicht möglich. Solange keine validen Daten aus größeren Patientenkollektiven vorliegen, kann die Verwendung des ForeSight™-Nagels noch nicht allgemein empfohlen werden.

Beurteilung von Fragmenten aus der distalen Radiusfrakturzone durch 2D und 3D Micro-CT Analysen

C. Heiss (Giessen), A. Mohr, E. Schneider, R. Schnettler

Zielsetzung

Ziel dieser Arbeit war die Darstellung der Histomorphometrie, die Beurteilung und Analyse der Mikrostrukturen und Trabekelbrüche bei spongiösen Fragmenten aus der distalen Radiusfrakturzone bei Patienten unterschiedlichen Alters durch zweidimensionale und dreidimensionale Micro-CT Untersuchungen.

Material und Methoden

Insgesamt wurden 9 Fragmente unterschiedlicher Größe aus den Frakturzonen von 6 Patienten mit einer traumatisch erlittenen distalen Radiusfraktur entnommen. Dabei erfolgte eine Einteilung der fixierten Fragmente in 2 Altersgruppen (Gruppe 1: 26-48 Jahre, Gruppe 2: 60-80 Jahre). Innerhalb der Gruppe 2 wurden osteodensitometrische Untersuchungen mittels der quantitativen Computertomographie an der LWS durchgeführt. Die Frakturfragmente wurden einer Micro-CT Messung unterzogen und die folgenden 2D-histomorphometrischen Parameter bestimmt: total area (T.Ar:mm^2), bone area (B.Ar:mm^2), bone volume/total volume (BV/TV:%), trabecular number (Tb.N:1/mm), trabecular thickness (Tb.Th:mm), trabecular separation (Tb.Sp:mm), trabecular bone pattern factor (TBPf:1/mm) und bone perimeter (B.Pm:mm).

Ergebnisse

Die osteodensitometrischen Untersuchungen zeigten, daß bei allen 3 Patienten der Gruppe 2 eine Osteoporose vorlag. Im Vergleich zu Gruppe 1 konnte man bei den osteoporotischen Fragmenten der Gruppe 2 eine Reduktion der trabecular number (Tb.N) und der trabecular thickness (Tb.Th) sowie eine Reduktion des Verhältnisses von bone area/total area und von bone volume/total volume erkennen. Dagegen zeigte die trabecular seperation (Tb.Sp) eine signifikante Erhöhung. Bei Betrachtung der trabecular interconnections (TBPf) und der bone perimeter (B.Pm) konnten keine Unterschiede aufgezeigt werden. Diese Ergebnisse wurden zusätzlich durch die 3D-Analysen bestätigt. Betrachtet man in den 2D-Analysen die Bruchstellen der nicht porotischen Fragmente, so fiel auf, daß die Mikrofrakturen überwiegend an Trabekelaufzweigungen und traumabedingt sogar in der Mitte sehr dicker Trabekel aufzufinden waren. Dagegen konnten die Frakturen bei den osteoporotischen Fragmenten überwiegend im schmalsten Anteil der Trabekel und an den dünnen Aufzweigungen beobachtet werden.

Schlußfolgerung

Durch die 2D-Analyse und die 3D-Rekonstruktion konnten die Varianzen der Fragmente herausgearbeitet werden, die einen Einblick in die Morphometrie der nicht porotischen und osteoporotischen Frakturzonen gewähren und eine Beurteilung der Mikrofrakturen ermöglichen.

Die winkelstabile Plattenosteosynthese bei extra- und intraartikulären Frakturen am distalen Radius

C. Dorow (Jena), S. Rausch, H. Dorow, E. Markgraf

Zielsetzung

Verbesserung der Früh- und Spätergebnisse in der Behandlung der distalen Radiusfraktur.

Material

innerhalb eines Zeitraumes von 2 Jahren wurden in einer prospektiven Studie wurden von 212 operativ behandelten Radiusfrakturen Frakturen mit einer winkelstabilen Fixation versorgt. Die Indikation für die volare Fixation ergab sich entsprechend der AO-Klassifikation für die Typen 22 A3 und B3. Die dorsale Fixation wurde entsprechend für die Frakturen C 2 und C3 angewandt. Die Stabilisierung erfolgte von dorsal in insgesamt 33 Fällen. Die Stabilisierung von volar in insgesamt 42 Fällen. Das Durchschnittsalter innerhalb der winkelstabil versorgten Gruppe belief sich auf 53 Jahre.

Methoden

Alle Frakturen wurden prospektiv erfaßt und postoperativ nach einem einheitlichen Behandlungsschema behandelt. Die abschließende Untersuchung erfolgte 5-6 Monate nach Behandlungabschluß. Hinsichtlich der Ergebnisvalidierung erfolgte ein Vergleich der winkelstabilen Osteosyntheseverfahren mit insgesamt drei Scoresystemen (DASH, Lidström und Casting). Die Validierung der Ergebnisse erfolgte im Vergleich der Verfahren Fixateur externe für die A-Frakturen und Fixateur extern mit oder ohne zusätzliche K-Drahtfixation bei den C-Frakturen entsprechend der AO-Klassifikation vor Einführung der winkelstabilen Operationsmethode. Der DASH wurde gegenüber den bekannten Scoresystemen (Lidström und Casting) validiert.

Ergebnisse

Die mediane Analyse zeigt Vorteile der winkelstabilen Verfahren gegenüber den bei den entsprechenden Frakturtypen sonst ange- wandten Verfahren, der Plattenosteosynthese mittels KFI-Instrumentarium bzw. Fixateur extern. Der DASH erreichte bei der Fixateurosteosynthese durchschnittlich 18,4 Punkte gegenüber durchschnittlich 8,7 Punkten bei der volaren winkelstabilen Osteosynthese. Der DASH war ebenfalls bei den C-Frakturen mit versorgter dorsaler Plattenosteosynthese mit durchschnittlich 17,8 Punkten günstiger als bei der Fixateur extern Versorgung mit 24,7 Punkten. Die Gesamteinschätzung zeigt deutliche Vorteile der volaren winkelstabilen Plattenosteosynthese gegenüber anderen operativen Verfahren bei den A-Frakturen.

Schlußfolgerung

Für die dorsale Plattenosteosynthese bei den C-Frakturen sprechen günstigere Ergebnisse im funktioneleln Outcome, bei deutlich höheren operativen, materiellen und operationstechnischen Aufwand. Eine Rekonstruktion der Gelenkfläche ist zumindest partiell möglich. Eine Alteration des Strecksehnengleitlagers kann nur teilweise operationstechnisch behoben werden. Eine Materialentfernung erscheint bei der dorsalen Osteosynthese günstig.

Mechanism of injury for the rare lateral ulnar dislocation of the ellbow

M. Oberst (Stuttgart), H. Stöltzing, K.-P. Thon

Purpose

We report about a 61 years old patient, who suffered from the rare ulnar dislocation of the ellbow

Material and Methods

A 61 years old patient was arrested by the police. He was marched off by using the „Polizeigriff". The next day he was brought to the ambulance, presenting a painfull fixation of the elbow, unable to move the joint. The X-ray examination showed the lateral dislocation of the joint, leading to a pathological "articulation" of the radial head with the ulnar epicondyle of the humerus. After reposition of the joint under anesthesia, we found an unstable ellbow with immediate reluxation. Therefore we did an open reposition and reconstruction of the radial ligament-capsule-complex of the joint. For better comprehension, the intraoperative situation was imitated at a corpse ellbow.

Two days after the operation the patient was discarged. He was advised to carry a brace for 3 weeks, and do consequent physiotherapy. Unfortunately, a reexamination was not possible, because the patient did not turn up to any appointment in the outpatient-clinic. He could not be contacted under the given phone-number or adress.

Results

The typical ellbow dislocation (80-90% of all cases) is the dorsal one, by falling on the hand with the ellbow in complete extension. In this cases, the olecranon is the center of motion, letting the coronoid processus glide backwards over the trochlea humeri. Dislocations to the dorso-radial side are less frequent (5-9% of all cases), followed by the seldom anterior dislocation or the rare seperation of ulna and radius, when the humerus is forced in an axial direction. Reports about the ulnar dislocation are just case-reports with a maximal rate up to 1%.

To our knowledge, no mechanism for this rare dislocation has been reported so far. In our case, the combination of extreme pronation of the forearm with local dorso-ulnar pressure to the distal humerus lead to this rare kind of ellbow dislocation.

Conclusion

For the first time we identified extreme pronation of the forearm in combination with dorso-ulnar pressure to the distal humerus as a mechanism of injury for the rare ulnar dislocation of the elbow.

Montag, 11. September 2000
12:45 – 14:00 Uhr

Postersession III – Untere Extremität

Comminuted pelvic ring disruption in toddlers: Management of a rare injury

E. Schäfer (Marburg), R. Stiletto, M. Baacke, L. Gotzen

Purpose

Severe pelvic ring disruption is a very uncommon fracture in early childhood. The few publications on this topic dating from the 80s and early 90s report the incidence of pediatric pelvic fractures to be around 5%, and mainly deal with the management of the sustained trauma.

Material and Methods

The clinical management, classification and operative treatment of this type of injury will be presented in two toddlers ranging in age from 1 to 3 years.

Results

The CT examination proved to be the most reliable diagnostic tool for the assessment of the fracture morphology. The findings of the CT examination provide the possibility for an exact classification and operative planning. The surgical treatment was performed with the AO instrumentation for small fragments using the approved standard approaches of adult surgery. The postoperative management has to be adapted to the physiology of the children. It is important to remove the osteosynthesis material in due time to avoid the risk of epiphysiodesis at the pelvis. To detect late sequelae of the trauma, follow-up should be performed regularly until growth is completed.

Conclusion

Severe pelvic trauma is a relatively uncommon injury in toddlers. However, because of the mechanical instability, there is clinical evidence that this fracture type requires an operative treatment. The patterns of traumatic pelvic injury in children usually follow those found in the adult. The principles of surgical treatment of pelvic fractures in the adult adapted to the physiology of the child should be taken as a basis for the ORIF.

Arterielle Durchblutungsstörungen in der Hüftprothesenchirurgie

M. Kalt (Lahr), L. Knipping, H. Schmelzeisen.

Einleitung

Arterielle Durchblutungsstörungen vom Becken-/Beintyp können durch eine Coxarthrose klinisch larviert sein. Das Nichterkennen von Durchblutungsstörungen, seien sie vorbestehend oder operativ bedingt, kann nach Hüftprothesenimplantation zu postoperativen Problemen führen. Dargestellt und diskutiert werden zwei Fälle mit derartigen Komplikationen.

Patienten

Fall 1: Bei der 65jährigen Patientin wurde vor einigen Jahren in einem auswärtigen Krankenhaus eine Umstellungsosteotomie am coxalen Femurende rechts durchgführt. Nach Implantation einer unzementierten Hüftgelenkstotalendoprothese (Weill/Spotorno) klagte die Patientin über Schmerzen im Bein. Da die A. poplitea sowie die Knöchelarterienpulse nicht tastbar waren, wurde eine Angiographie angefertigt. Diese zeigte einen offensichtlich vorbestehenden, reich kollateralisierten Verschluß der rechten A. femoralis communis.

Fall 2: Bei ausgeprägter Coxarthrose rechts wurde bei der 59jährigen Patientin eine unzementierte Hüftgelenkstotalendoprothese (Weill/Spotorno) implantiert. Präoperativ waren die A. poplitea sowie die Knöchelarterienpulse schwach tastbar. Postoperativ klagte die Patientin über Kribbelparästhesien und Schmerzen. Bei nichttastbaren peripheren Pulsen wurde eine Angiographie durchgeführt. Diese ergab den Verschluß der A. iliaca externa.

In beiden Fällen ist bei kompensierter Ischämie eine elektive gefäßchirurgische Maßnahme nach Abschluß der Rehamaßnahmen geplant.

Diskussion

Aufgrund der in Fall 1 angiographisch nachgewiesenen Kollateralisierung muß davon ausgegangen werden, daß die Durchblutungsstörungen bereits präoperativ bestanden hatten, jedoch nicht erkannt worden waren, da die Symptome bei arteriellen Durchblutungsstörungen im Beckenbereich und bei Coxarthrose deutliche Gemeinsamkeiten aufweisen. Durch den operativen Eingriff im Bereich der Hüfte wurden bestehende Kollateralen, welche die Restperfusion des Beines aufrecht erhalten, geschädigt.

Im Fall 2 ist die Verletzung der A. iliaca externa im Rahmen der Hüftprothesenimplantation zu diskutieren. Dieser Verletzungstyp wird meist durch nicht korrektes Platzieren der Hohmann-Hebel verursacht, da die iliacale bzw. femorale Gefäßstrombahn in unmittelbarer Nachbarschaft zum Hüftgelenk verläuft.

Schlußfolgerung

Im Rahmen der klinischen Untersuchung vor Hüftprothesenimplantation müssen die Perfusionsverhältnisse exakt abgeklärt und dokumentiert werden. Eine postoperative Verschlechterung des Pulsstatus bedarf gewöhnlich einer angiographischen Diagnostik. Bei fortgeschrittener pAVK sind revaskularisierende Maßnahmen der Endoprothesenimplantation ggf. vorauszustellen.

Die frühzeitige Stabilisierung der Oberschenkelfraktur bei Polytrauma mit Schädel-Hirn-Trauma

T. Nau (Wien), F. Kutscha, T. Müllner, V. Vècsei

Zielsetzung

In 60-80% aller behandelten Fälle ist ein Polytrauma mit einem zusätzlichem Schädel-Hirn-Trauma kombiniert. Die optimale Behandlungsstrategie zusätzlich erlittener Oberschenkelfrakturen wird in der Literatur nach wie vor kontrovers diskutiert. In dieser Studie untersuchten wir die Ergebnisse der frühzeitigen definitiven Frakturstabilisierung dieses Patientengutes.

Material und Methode

Seit 1992 werden alle polytraumatisierten Patienten prospektiv in einer eigens dafür eingerichteten Datenbank erfaßt. Bis Dezember 1997 wurden 237 Patienten behandelt. 169 erlitten zusätzlich ein Schädel-Hirn-Trauma (SHT), und bei 58 Patienten davon wurde eine Oberschenkelfraktur diagnostiziert. Im Rahmen einer retrospektiven Analyse wurden zwei Gruppen geformt:
Gruppe A: Polytrauma mit SHT und Oberschenkelschaftfraktur.
Gruppe B: Polytrauma mit SHT aber ohne zusätzliche Oberschenkelschaftfraktur.

Die Verletzungsschwere wurde mit Hilfe des Injury-Severity-Score (ISS) klassifiziert. Die Beatmungsdauer, der Aufenthalt an der Intensivstation und das Outcome der Patienten wurde verglichen.

Ergebnisse

In Gruppe A fanden sich 58 Patienten mit einem Durchschnittsalter von 30,1 Jahren und einer mittleren Verletzungsschwere von 36,3 Punkten nach dem ISS. Die Beatmungsdauer lag im Mittel bei 9,0 Tagen, der Aufenthalt an der Intensivstation dauerte durchschnittlich 12,0 Tage, und nach weiteren 21,8 Tagen konnten die Patienten aus der stationären Behandlung entlassen werden. 18 Patienten (31,0%) verstarben, wobei 15 davon die chirurgische Versorgung der erlittenen Oberschenkelfraktur nicht erlebten. In allen anderen Fällen wurde die frühzeitige operative Stabilisierung derselben durchgeführt.

In Gruppe B fanden sich 111 Patienten mit einem Durchschnittsalter von 35,7 Jahren und einer mittleren Verletzungsschwere von 35,5 Punkten nach dem ISS. Die Beatmungsdauer lag im Mittel bei 11,6 Tagen, der Aufenthalt an der Intensivstation dauerte durchschnittlich 14,2 Tagen, und nach weiteren 18,9 Tagen konnten die Patienten aus der stationären Behandlung entlassen werden. In dieser Gruppe verstarben 34 Patienten (30,6%).

Schlußfolgerungen

Wie die vorliegende Studie zeigt führte die frühzeitige operative Stabilisierung der Oberschenkelfraktur polytraumatisierter Patienten mit zusätzlichem SHT im Vergleich zur Gruppe polytraumatisierter Patienten mit SHT aber ohne Oberschenkelfraktur im eigenen Krankengut weder zu einer verlängerten Beatmungsdauer, noch zum längeren Aufenthalt an der Intensivstation, noch zu einer erhöhten Mortalität.

Einzelfallanalyse der Ergebnisse der Behandlung von 686 Patienten mit medialer Schenkelhalsfraktur

H. Dorow (Jena), C. Dorow, E. Markgraf

Zielsetzung

Die Anzahl der zu therapierenden Patienten mit medialen Schenkelhalsfrakturen im Senium wird sich durch die demographischen Entwicklungen drastisch erhöhen. In einer retrospektiven Analyse wurde unser Krankengut der letzten 13 Jahre mit dem Ziel untersucht, eine Qualitätskontrolle durchzuführen.

Material

In einer vergleichenden Studie wurde der klinische Verlauf und das Outcome von 686 Patienten mit medialen Schenkelhalsfrakturen erfaßt.

Methoden

Anhand einer Einzelfallanalyse wurde eine EDV-gerechte Dokumentation der Daten und Auswertung vorgenommen.

Ergebnisse

Das Auftreten der medialen Schenkelhalsfrakturen zeigte ein deutliches Überwiegen bei den Frauen im Verhältnis 1:3,4. Das Durchschnittsalter aller Patienten betrug 75,2 Jahre, wobei die Alterskohorte der 81–90-Jährigen deutlich führte. Als Ausdruck der Polymorbidität waren bei 76,9% Herz-Kreislauferkrankungen anamnestisch nachweisbar. Die endoprothetischen Verfahren stehen naturgemäß bei der Versorgungder transzervikalen Frakturen an erster Stelle. An systemischenKomplikationen traten der Harnwegsinfekt (16%) und die Pneumonien (6,2%) in ihrer Häufigkeit an der Spitze. Thrombosen und Embolien waren mit 2,6% selten anzutreffen. An lokalen Komplikationen waren 3,7% Infektionen zu verzeichnen. Verfahrenswechsel waren bei 11 Patienten erforderlich. Nach erfolgter Osteosynthese bzw. konservativer Therapie fanden sich 9 Pseudarthrosen und 4 Hüftkopfnekrosen. Die Gesamtletalität betrug 11,1%. Die Versorgung oberhalb der 24-h-Grenze ergab eine erhöhte Letalität.

Schlußfolgerung

Eine risikoarme und rasche Operation sowie eine unmittelbar postoperativ beginnende Mobilisierung mit voller Belastbarkeit der verletzten Extremität führt zu einer Reduktion der lokalen Komplikationen und der systemischen Erkrankungen, die in ihrer Gesamtheit die Letalität senken.

Senkt die primäre Verschraubung eingestauchter medialer Schenkelhalsfrakturen die sekundäre Hüftprothesenimplantationsrate?

T. Hohaus (Dresden), R. Cyffka, T. Lein, D. Paul

Zielsetzung

Mit der Veränderung der Altersstruktur der deutschen Bevölkerung ist das zunehmende Auftreten von Verletzungen des älteren Patienten zu erwarten. Hierzu gehören die medialen Schenkelhalsfrakturen.

Die Therapie kann in Abhängigkeit von der Frakturart konservativ oder operativ erfolgen.

Die konservative Therapie ist dabei den GARDEN I – Frakturen vorbehalten. Dabei ist jedoch mit einer sekundären Dislokationsrate von bis zu 30% zu rechnen. Beim Eintreten einer solchen ist dann in der Regel der prothetische Ersatz erforderlich.

Es sollte untersucht werden, ob sich durch eine primäre Verschraubung der betreffenden Frakturen die Prothesenimplantationsrate reduzieren läßt.

Material

Unter den 406 Patienten der Jahre 1995–1998, die wegen einer medialen Schenkelhalsfraktur an unserer Klinik behandelt wurden, fand sich in 48 Fällen eine eingestauchte Schenkelhalsfraktur (11,8%).

In 31 Fällen erfolgte eine konservative Therapie, 17 Frakturen wurden primär verschraubt.

Methoden

Die Verläufe dieser Patienten wurden retrospektiv untersucht.

Ergebnisse

Nach konservativer Therapie erfolgte in 3 Fällen (9,6%) eine Hemialloarthroplastik nach sekundärer Dislokation. 12 Patienten (38,7%) sind zum Zeitpunkt der Nachuntersuchung gehfähig, weitere 2 bettlägerig (6,5%). 13 Patienten waren zum Zeitpunkt der Nachuntersuchung verstorben (41,9%).

Nach primärer Verschraubung war 1 Patient in Folge einer schweren kardialen Begleiterkrankung verstorben. Die weiteren Patienten wurden nach dem Score nach Merle d´Aubigné und Postel beurteilt und erreichten einen mittleren Punktwert von 8,3. Ein sekundärer Gelenkersatz war nicht erforderlich.

Schlußfolgerung

Durch die primäre Verschraubung der Garden I – Frakturen des Schenkelhalses kann die Rate von Prothesenimplantationen gesenkt werden.

Hyperaggressives Nachbehandlungsprogramm nach VKB-Rekonstruktion

A. Blocks (München), M.A. Scherer, S. v. Gumppenberg

Zielsetzung

Präsentation der Frühergebnisse mit einem modifizierten, „hyperaggressiven", Orthese-freien Nachbehandlungsschema für VKB-Rekonstruktionen mit einem Patellarsehnentransplantat.

11.09.

12.45 – 14.00

Eilenriedehalle

Material und Methoden

Operative Versorgung nach fühfunktioneller Nachbehandlung mit folgenden Kriterien: Schmerz- und Ergußfreie axiale Vollbelastbarkeit, ROM von Extension (E)/ Flexion (F) mindestens 0-0-120. Unmittelbar p.op.: Bein in E lagern, Genutrain-Bandage, adäquate Analgesierung, Cryo-Cuff für 48h. Am 1.-2.Tag weiter Knieextension, Cryotherapie, Patellamobilisation, Co-Kontraktion in Knie-E, Gangschule mit UA-Gehstützen, Belastung bis zur Schmerzgrenze (Drei-Punkte-Gang), CPM-Schiene 0-0-60. Am 3.-7. Tag Erhalten der vollen Knie-E, Vollbelastung, Gangschule mit Kontrolle der Abrollphase und der E in der Belastungsphase, CPM-Schiene auf 0-0-90°; aktives Üben der Knie-F unter muskulärer Führung der Waden- und Ischiocrualmm., PNF-Diagonalen bei Knie in E, Kräftigung d.M.quadriceps in geschlossener Kette, Ergometertraining des nicht-op Beines, Dehnungsübungen und Hausaufgabenprogramm. Zwischen dem 8. Und 14. Tag sollte spätestens die aktive 90° Knieflexion erreicht sein. Intensives Training am Fahrradergometer, axiale Vollbelastung in Abhängigkeit von Schmerz, Schwellung und Halten der vollen Extension (Unterarmgehstützen), PNF (kein distaler Hebel am op-Bein aus der F kommend. Ab der 3. Woche EAP mit Knie-F >0-0-90 nun auch in BL, Bewegungsbad, Gangschule: Erarbeiten von Schrittfolgen, Koordinationstraining, Stepper, Reduzierung der Einzelbehandlung, Kniegruppe; ab der 5. Woche sollte Gangschule ohne UAG möglich sein. Therapiekreisel, Minitramp, Weichboden, Laufband, reziprokes Treppensteigen (auf-und abwärts) ab der 6.Woche. Wiederaufnahme der beruflichen Tätigkeit bei sitzender Arbeitscharakteristik, jedoch nicht bei schwerer körperlicher Belastung. In der 7.-8. Woche Jogging auf dem Minitramp, Aquajogging, PNF: langer Hebel, alle Komponenten, Kräftigung und Koordinationsschulung, 2/3 Kniebeugen, spätstens jetzt Erreichen des vollen Bewegungsausmaßes (0-0-130), alltags-und sportnahe Bewegungen (auch in offener Bewegungskette). Ab 12. Woche sportspezifisches Übungsprogramm, Jogging (draußen auf ebenmäßigem Untergrund), Sprünge. Nach 6 Monaten Sportbeginn mit Joggen, Radfahren, Schwimmen, Gymnastik, Skilanglauf. Bei IKDC A und B Klassifikation auch Volley-, Basket-, Hand-, Fußball, Tennis, Squash, Badminton erlaubt, jedoch nicht empfohlen.

Ergebnisse

Bei 20 konsekutiv nach dieser Methode behandelten Patienten wurde in keinem Fall ein Transplantatversagen oder eine frühe Lockerung beobachtet. Alle Patienten sind in der Frühkontrolle 3 Monate p.op. den IKDC-Scores A oder B zuzuordnen. Im retrospektiven Vergleich konnte die stationäre Verweildauer und die AU-Dauer verkürzt werden.

Schlußfolgerungen

Die Frühergebnisse erlauben eine „hyperagressives“ Nachbehandlungsprogramm derzeit ohne Therapieversager bei reduzierten Behandlungskosten.

Die Sonometrie des hinteren Kreuzbandes – eine neue Methode

W. Schwarz (Ulm), B. Friemert, H. Gerngroß

11.09.

12.45 – 14.00

Eilenriedehalle

Zielsetzung

Die Ruptur des hinteren Kreuzbandes (HKB) wird häufig übersehen. Die unklare Beschwerdesymptomatik in Verbindung mit der schwierigen klinischen Untersuchung sowie die seltene Inzidenz dieser Verletzung sind Gründe hierfür. Aufbauend auf die sonometrische Untersuchung des vorderen Kreuzbandes, validiert durch mehrere Studien, haben wir eine Methode entwickelt, die hintere Kreuzbandruptur ebenfalls sonometrisch zu diagnostizieren.

Fragestellung: Läßt sich die Ruptur des Hinteren Kreuzbandes sonometrisch sicher nachweisen?

Material und Methode

13 kniegesunde Probanden, 10 Patienten mit isolierter vorderer und 16 mit hinterer Kreuzbandruptur wurden entsprechend eines standardisierten Schemas sonometrisch untersucht. Zur Diagnosesicherung der Kreuzbandruptur wurde eine Kernspintomographie oder Arthroskopie durchgeführt. Die sonometrische Untersuchung erfolgte in Bauchlage und 20°-30° Kniebeugung. Mit einem dorsolateralen Längsschnitt wurde unter manuellem Streß die Translation der Tibia nach ventral und dorsal gemessen. Zusätzlich wurde ein Ruhewert ohne manuellem Streß bestimmt. Alle Werte wurden im Seitenvergleich erhoben und die Seitendifferenz bestimmt.

Ergebnisse

In der Gruppe der Kniegesunden ergab sich für die ventrale Translation ein Wert von 0,4 mm, die dorsale Translation betrug 0,7mm sowie ein Ruhewert von 0,8mm in der Seitendifferenz. In der VKB-Gruppe ergaben sich folgende Werte: Ruhewert 2,3mm, ventrale Translation 4,2mm, dorsale Translation 2,1mm. Bei Patienten mit einer hinteren Kreuzbandruptur lag eine eine dorsale Translation von 5,8 mm vor. Die ventrale Translation betrug 0,6mm, der Ruhewert 0,7mm. Alle pathologischen Werte waren im Vergleich zu den erhobenen Normwerten signifikant ($p<0.01$) erhöht.

Schlußfolgerung

Die Sonometrie ist in der Lage Rupturen des hinteren Kreuzbandes sicher zu erkennen. Kombinationsverletzungen des vorderen und hinteren Kreuzbandes lassen sich ebenfalls mit der Sonometrie gut differenzieren. Damit stellt die Sonometrie ein schnell und überall einsetzbares sowie kostengünstiges Verfahren zur Diagnostik von Kreuzbandverletzungen dar.

11.09.

12.45 – 14.00

Eilen-riede-halle

Schwangerschaftsverlauf nach mütterlicher traumatischer Unterschenkelamputation beidseits in der 29. SSW

W. Kauffels (Hannover), K. Mühlhaus, B. Wippermann

Zielsetzung

Kasuistische Beschreibung eines Schwangerschaftsverlaufs nach traumatischer beidseitiger Unterschenkelamputation. Darstellung der akuten Entscheidungskriterien für die Fortführung der Schwangerschaft trotz erheblicher Traumatisierung der Mutter.

Material

Die 21jährige Zweitgravida hatte sich in der 29. SSW in suizidaler Absicht multiple Schnittwunden an der Brust, an beiden Halsseiten und Unterarmen beugeseitig zugefügt und sich danach vor einen Zug geworfen. Dabei wurde der rechte Unterschenkel proximal und der linke im distalen Drittel amputiert. Die Einlieferung in die unfallchirurgische Klinik erfolgte eine Stunde nach dem Unfall per Notfallhubschrauber. Die abgetrennten Extremitäten waren zerfetzt und nicht replantationsfähig.

Methoden

In der Aufnahmeklinik erfolgte die Primärversorgung des linken Beinstumpfes, die des rechtsseitigen sekundär zwei Wochen später. Durch sonographische Fetometrie konnte intraoperativ ein vitaler Fetus mit regel-rechter Herzaktion und zeitgerechter Entwicklung (29. SSW, 1.400g, KU 29,3cm) dargestellt werden. Während der chirurgischen Versorgung war die Körpertemperatur der Verletzten auf 32°C reduziert, die fetale Herzton-frequenz von 160/min auf unter 100/min bei eingeschränkter Oszillation. Bis zur Entbindung in der 34. SSW erfolgte eine analgetische Behandlung mittels Periduralkatheter und Morphin-Injektionen. Wegen einer endoneurotischen Depression und der akuten Belastungssituation mit chronischer Suizidalität war eine dauerhafte psychiatrische Begleittherapie notwendig. Nach der Entbindung wurde eine prothetische Versorgung und Rehabilitation in einer Nachsorgeklinik eingeleitet.

Ergebnisse

Die Wundheilung erfolgte regelrecht. Nach Primärversorgung wurde die Patientin in der Geburtsklinik stationär versorgt. Unter Tokolyse war sie wehenfrei, das weitere fetale Wachstum zeitentsprechend. In der 34. SSW wurde aus mütterlicher Indikation eine primäre Sectioentbindung durchgeführt, bei der ein lebensfrischer, zeitgerecht entwickelter, unreifer Junge geboren wurde (2.370g, 47cm, KU 33,5, pH fetart 7,24). Die pädiatrischen Nachuntersuchungen ergaben keine pathologischen Befunde, die postpartale Entwicklung des Kindes war unauffällig.

Schlußfolgerung

Bei intrauteriner fetaler Stabilität hat eine regelrecht entwickelte Schwangerschaft trotz schwerer Extremitätentraumata der Mutter eine gute Prognose. Eine entscheidende Rolle für die akute Entscheidung zur sofortigen Entbindung oder für die Fortführung der Schwangerschaft spielt dabei die unmittelbar durchgeführte Sonographie mit Langzeitdarstellung der fetalen Herzaktion und Bewegungsmuster.

Erste klinische Ergebnisse mit dem LISS (Less Invasive Stabilization System) für proximale Tibiafrakturen

C. Hauke (Geneva), P. Hoffmeyer

Zielsetzung

Prospektive klinische Erprobung eines neuartigen Fixateur interne für proximale Tibiafrakturen. Das „Less Invasive Stabilization System" für proximale Tibiafrakturen (LISS-PLT, Mathys Medical Ltd.) ist ein anatomisch vorgeformter Fixateur interne, dessen selbstbohrende und selbstschneidende Schrauben in der Fixateurplatte winkelstabil verankert werden. Letztere wird nicht wie herkömmliche Platten an den Knochen gepresst und schont somit die periostale Knochendurchblutung. Ein Vorbiegen und Anpassen an die anatomische Form des Tibiakopfes ist nicht notwendig. Nach erfolgreicher Reposition wird die Fixateurplatte zwischen dem Ansatz des M tibialis ant. und dem Periost nach distal vorgeschoben und perkutan mittels monokortikalen Schrauben verankert.

Material und Methoden

Von Januar bis November 1999 haben wir im Rahmen einer prospektiven Multizenterstudie 9 Frakturen des proximalen Tibiadrittels bei 8 Patienten (5 Männer und 3 Frauen) mit dem LISS versorgt. Das Durchschnittsalter betrug 65 Jahre (33 bis 88 Jahre, Median 67 Jahre). Es handelte sich 2x um eine A-, 3x um eine B- und 4x um eine C-Fraktur. Ein Patient wurde beidseitig mittels LISS operiert, wobei es sich links um eine erstgradig offene Fraktur und rechts um eine Fraktur mit schwerem Weichteilschaden handelte (Grad II). Ein weiterer Patient mit einer 41-C2.3 Fraktur (Schatzger Typ IV) wies ein Kompartmentsyndrom auf. 4 Frakturen wurden am Unfalltag versorgt, die restlichen 5 innerhalb von 5 Tagen. Auto- oder heterologes Knochentransplantat wurde in keinem Fall verwendet. Die Patienten werden nach 6, 12, 24 und 48 Wochen klinisch und radiologisch nachkontrolliert.

Ergebnisse

Ein 43-jähriger polytraumatisierter Patient aus dem Ausland mit A3-Fraktur konnte nicht nachkontrolliert werden. Die restlichen Frakturen heilten innerhalb von 6-12 Wochen knöchern aus. Der 78-jährige Patient mit bilateraler Fraktur wurde ab der 6. Woche im Gehbad mobilisiert und war in der 11. Woche ohne Stöcke gehfähig. Das Kompartmentsyndrom (s.o.) heilte nach Faszienspaltung und sekundärem Spalthauttransplantat folgenlos aus. Bei demselben Patienten besteht eine Valgusdeformität von 4° und ein Extensionsdefizit von 8°. Alle übrigen Patienten hatten bei der 3-Monatskontrolle eine seitengleiche und schmerzfreie Gelenkbeweglichkeit. Gefäss- oder Nervenläsionen durch das epiperiostale Vorschieben des Fixateur wurden nicht beobachtet; ebensowenig eine postoperative Infektion, ein Implantatversagen oder ein sekundärer Korrekturverlust.

Schlußfolgerungen

Aufgrund der bisherigen Ergebnisse stellt das LISS System eine Alternative zu herkömmliche Osteosyntheseverfahren dar. Besonders wertvoll ist es bei proximalen intraartikulären oder metaphysären Brüchen mit Ausläufern in die Diaphyse oder bei Etagenbrüchen. Komplikationen sind wie bei anderen Verfahren abhängig vom Frakturtyp und von der Qualität der initialen Reposition. Grössere Fallzahlen der Multizenterstudie werden weitere Aufschlüsse gestatten.

Extremitätenerhalt nach posttraumatischer Nekrose des Tibiaschaftes

G. Vatter (Stuttgart), B. Wittner, U. Holz

Zielsetzung

Es wird über den Fall einer 22-jährigen Frau berichtet, bei der es nach einer III.° offenen Zwei-Etagenfraktur der Tibia zur Nekrose des Tibiaschaftes kam. Der Wiederaufbau des Knochens erfolgte teils mittels Kallusdistraktion teils mittels Verschiebung eines Fibulasegments.

Material und Methode

Die Patientin erlitt im Ausland bei einem Motorradunfall eine drittgradig offene proximale Tibiafraktur mit offener Luxation des Kniegelenks und eine offene distale Tibiafraktur mit schwerstem Weichteilschaden des Unterschenkels. Zusätzlich führte eine Dissektion der Arteria poplitea zum Verschluss des Gefäßes. Bei der Erstversorgung, wurde die Fraktur offen reponiert und mittels Doppelplattenosteosynthese stabilisiert, die Arteria poplitea wurde ligiert.

Bei der Aufnahme in unserem Haus 6 Tage nach dem Unfall war der Fuß ausreichend durchblutet, es fand sich jedoch eine ausgedehnte Weichteilnekrose und eine schwere eitrige Infektion in der Poplitea. Als Erstoperation wurde ein ausgedehntes Debridement mit Entfernung des Metalls vorgenommen, der gesamte Schaft der Tibia war sequestriert. Die Stabilisierung der Resttibia erfolgte mit einem Fixateur externe. Aufgrund der eitrigen Infektion in der Poplitea wurde zunächst auf eine arterielle Rekonstruktion verzichtet. Nach einem längeren Gespräch über die Situation bei der die Verletzte unter keinen Umständen der Amputation des Unterschenkels zustimmte, haben wir mit dem Wiederaufbau des Tibiaschaftes begonnen. Nach Beruhigung der Weichteilsituation haben wir einen Ringfixateur zum Segmenttransport von distal angelegt. Der vitale distale Tibiateil war so kurz, dass wir in einem ersten Schritt gezwungen waren, die Zugdrähte für das Transportsegment im avitalen Knochen anzulegen, die Osteotomie erfolgte im vitalen Teil. Nach dem der Transport soweit fortgeschritten war, dass ein Transportring im vitalen Teil des Segments platziert werden konnte, wurde der Ringfixateur entsprechend umgebaut und der avitale Teil des Segment reseziert. Um die lange Transportzeit abzukürzen, haben wir die Fibula in zwei Höhen osteotomiert, den freien Teil mit einer Schraube am Transportsegment fixiert und mit diesem bis zum Andocken am Schienbeinkopf transportiert. Der Ersatz des Tibiaschafte erfolgte so unterhalb des Transportsegments mittels Kallusdistraktion und oberhalb durch zwei parallele Fibulasegmente zwischen denen nach dem Andocken eine Spongiosaplastik angelegt wurde.

Ergebnisse

Der Tibiadefekt konnte so binnen 14 Monaten überbrückt werden. Bei der letzten Untersuchung konnte die Verletzte das Bein ohne Hilfsmittel vollbelasten. Das Kniegelenk war stabil die Beweglichkeit mit 0-0-60 noch deutlich eingeschränkt. Die Dopplerdrucke an den Fußarterien zeigten normale Werte.

Schlußfolgerung

Mit der Kallusdistraktion und dem Verschieben eines vitalen Fibulasegments gelang es den Tibiaschaft wiederaufzubauen.

The influence of motivation for clinical results of malleolar fractures treatment

W.K. Zychlinski (Gdansk), W. Marczynski, J. Gawlikowski

Material

106 patients after ankles fractures attended in Orthopaedic Word of Navy Hospital in Gdansk in 1986-93. 64 patients were unoperated and 42 were operated as a continuation after the failure of unoperative treatment.

Methods

The reposition and cast mobilisation is a method of treatment presented. If the early radiological results were unsatisfied the patients had been operated. The motivation was controlled by Pearson’ questionnaire. The psychological investigation was made in collaboration with clinical psychologists of Psychiatric Ward of Navy Hospital.

Results

66% (70 patients) results of treatment were positive, and 34% (36 patients) of results were negative. The influence of motivation for clinical result is statistically important (Pearson’s coefficient C=0,457)

Conclusions

The orthopaedic way of treatment of ankles fractures was estimated as correct and recommendable.

Motivation has a real influence upon rehabilitation.

The necessity of the presence of psychologist in the process of rehabilitation was proved.

Kortikalisnagel-Osteosynthese bei Frakturen des Malleolus medialis; Eine biomechanische in-Vitro Studie

S. Tuschen (Marburg), C. Hofmann, K. Niess, L. Gotzen

Zielsetzung

Vergleichende Untersuchung der Osteosynthesestabilität am Malleolus medialis mit Kortikalisnägeln versus Metallschrauben am Frakturmodell.

Bei der üblichen Osteosynthese von Frakturen des medialen Malleolus mit Metallimplantaten ist die Metallentfernung mit allen Risiken einer erneuten Operation verbunden. Bei Resorbierbaren Osteosynthesematerialien entfällt dieser zweite Eingriff. Resorbierbare Polymere werden seit 1970. In der Klinik verwendet, zeigen aber relativ schnelle und deutliche Festigkeitsverluste sowie häufig aseptische entzündliche Fremdkörperreaktionen. Biointegrierbare Knochennägel, die aus bovine Kortikalis hergestellt werden, können alternativ zur Metallosteosynthese bei Belastungsarmen Frakturen verwendet werden.

Material

An 16 Tibiapaaren wurde eine standardisierte Osteotomie im Bereich der medialen Maleollusbasis durchgeführt und anschließend osteosynthetisch entweder durch eine klassische Schraubenosteosynthese nach AO oder durch Osteosynthese mit zwei Kortikalisnägeln (4 x 60mm) versorgt.

Methode

Nach der Osteosynthese wurden die Scherstabilität im Seitenvergleich auf einer Universalprüfmaschiene getestet. Es wurde die erforderliche Kraft bei 0,2, 1, 2, 4 und 6mm Einstauchung sowie die Kraft beim Versagen der Osteosynthese ermittelt. Die gewonnene Daten wurden graphisch dargestellt und statistisch ausgewertet.

Ergebnisse

Die durchgeführten Untersuchungen der Stabilität im Scherkraftversuch zeigten keine signifikante Unterschiede zwischen beiden Osteosyntheseverfahren im Seitenvergleich. Im Vergleich der Stabilität zur Metallschraubenosteosynhese stellen Knochennägel aus boviner Kortikalis eine alternative dar.

Ergebnisse nach kombinierter medialer und lateraler Bandrekonstruktion bei chronischer Instabilität des oberen Sprunggelenkes

H. Trouillier (München), B. Hintermann

Zielsetzung

Die chronische Instabilität des oberen Sprunggelenkes beruht nach neueren Erkenntnissen häufiger als erwartet auf einer eigentlichen Rotationsinstabilität, bedingt durch eine Insuffizienz des medialen und lateralen Bandapparates. Wir haben deshalb vor 3 Jahren begonnen, bei Patienten mit einer chronischen Instabilität, die operativ behandelt werden musste, konsequent den medialen Bandapparat zu prüfen und ggf. in die Rekonstruktion miteinzubeziehen. Ziel dieser Arbeit ist es, die erreichten Resultate nach kombinierter Bandrekonstruktion des OSG mit einem follow-up von mindestens einem Jahr kritisch zu analysieren.

Material und Methode

In der Zeit von 11/94 bis 6/97 wurde bei 52 von 72 Patienten, die wegen einer chronischen Instabilität des oberen Sprunggelenkes operiert wurden, eine kombinierte mediale und laterale Bandrekonstruktion durchgeführt. Lateral wurde dazu in 21 Fällen, medial in 5 Fällen, die Plantarissehne verwendet. In allen übrigen Fällen war das Restgewebe genügend, um ein kräftiges Band zu rekonstruieren.

Ergebnisse

Nach durchschnittlich 19 Monaten (12 bis 40 Monate) waren 46 Patienten mit dem Resultat sehr zufrieden und 6 Patienten zufrieden. Der funktionelle AOFAS-Score betrug durchschnittlich 96 (88 bis 100) Punkte. Ein Rezidiv trat nur in einem Fall, bei einem adäquaten Trauma beim Fussballspiel, auf.

Schlußfolgerung

Das Behandlungskonzept der kombinierten medialen und lateralen Bandrekonstruktion bei der chronischen Rotationsinstabilität des oberen Sprunggelenkes hat sich als effiziente Methode erwiesen und das eigentliche Hauptproblem, das subjektive Instabilitätsgefühl, wird erfolgreich behandelt. Bewegungseinschränkungen oder Störungen der Mechanik, wie bei nicht anatomischer Bandrekonstruktion beobachtet, wurde keine gefunden.

The operative management of talus fractures by titanium Herberts' Screw

G. Suveges (Szeged), E. Varga, J.A. Simonka, Z. Balogh, A.Horvath

Purpose

The complication of the relatively uncommon talus fracture is the frequent avascular necrosis caused by the marginal blood supply of the body after various types of fractures.

Material and Methods

The authors present on their poster the management applied on talus fractures at their department. Even fractures without dislocation (Hawkins I.) are treated surgically. In case of dislocated fractures (Hawkins II., III.) to achieve accurate alignment extended surgical exposure with medial malleolar osteotomy is used.

Results

In the past recent years screw fixation is performed by titanium Herbert's screw, exclusively. The method is preferable, because sufficient interfragmental compression can be maintaned by the screw, its removal is unnecessary and the monitoring of the bone healing by magnetic resonance imaging (MRI) and computed tomography is not disturbed. The operative intervention is concluded favorably within the first twenty-four hours after the injury.

Conclusion

Applying the above approach there was no clinical and MRI evidence of avascular necrosis (AVN) among patients with fracture type I. Moreover, the group with displaced fractures of the talus experienced significantly lower number of this complication (AVN), or even it is still developed, the diagnosis was earlier.

Die Resektion des Fersenbeins: Indikation, Technik und Ergebnis bei Osteitis nach offener Fraktur

M. Fuchs (Göttingen), H. Burchhardt, K.M. Stürmer

Zielsetzung

Anhand eines Fallberichtes wird die Resektion des Fersenbeins als Therapieoption bei Fersenbeinosteitis nach offener Fraktur vorgestellt. Indikation, Op-Technik und unser Ergebnis werden anhand der Literatur diskutiert.

Problembeschreibung

Bei offener Fersenbeinfraktur mit Entwicklung einer Knochennekrose stellt die Infektion eine schwere Komplikation dar. Die Osteitis ist gefürchtet und macht ein konsequentes operatives Regime erforderlich. Bei persistierender Infektion wird nicht selten die Amputation der Gliedmaße mit konsekutiver erheblicher Invalidisierung erforderlich.

Material

Wir stellen den Fall eines 37-jährigen Maurers nach Absturztrauma mit einer drittgradig offenen Fersenbeintrümmerfraktur vor, der primär operativ mit einer Platten- und Schraubenosteosynthese versorgt wurde.

11.09.

12.45 – 14.00

Eilenriedehalle

Methode

Im postoperativen Verlauf kam es zu einem Hautdefekt mit tiefem Wundinfekt, der sich zunächst lateral im Bereich der Operationswunde manifestierte. Im Rahmen der programmierten operativen Infektsanierung erfolgte zur Entlastung der Weichteile die Transfixation der Sprunggelenke mittels Fixateur externe in Spitzfußstellung. Trotz mehrfacher operativer Revisionen mit Debridement und Jet-Lavage persistierte der tiefe Infekt im Sinne einer Osteitis, sodaß 6 Wochen nach dem Unfall das Fersenbein subtotal reseziert werden mußte.

Ergebnisse

Die Infektion heilte aus und griff nicht auf die übrigen Fußwurzelknochen über, der Fuß konnte erhalten werden. Die Weichteile verheilten mit stabiler Narbenbildung. – Fünf Monate nach dem Unfall entließen wir den Patienten in die ambulante Behandlung. Die Funktion der Fuß- und Sprunggelenke war ausreichend, die Weichteile waren gut belastbar. Die aktive Fußsenkung als Funktion der Achillessehne war aktiv möglich, bedingt sogar der Zehenstand auf beiden Füßen. Unter Erhalt des Vor- und Mittelfußes und Dank einer suffizienten orthopädischen Schuhversorgung konnte der Patient nach 8 Monaten in seinen Beruf als Maurer zurückkehren. Bei gegenwärtig unauffälliger Laborchemie und lokal reizlosen Weichteilen kann von einer Infektsanierung ausgegangen werden.

Schlußfolgerung

Die partielle oder totale Resektion des Fersenbeins ist keineswegs ein neues Verfahren und hat sich bei komplexen offenen Frakturen des Fersenbeins, chronischen Fersenulzera und Fersenbeinosteomyelitis vielfach bewährt. Die Ergebnisse sind insbesondere unter funktionellen Gesichtspunkten meist zufriedenstellend. Während sowohl nach partieller als auch totaler Resektion Vollbelastung des Beines bei entsprechender orthopädischer Schuhversorgung möglich ist, gewährleistet die subtotale Resektion eine höhere Stabilität im Mittelfuß und in der Fußwurzel mit geringerer Neigung zur Ausbildung dorsaler Subluxationen. Demzufolge sollte der subtotalen Resektion mit Belassen der subtalaren und calcaneo-cuboidalen Gelenkfläche der orzug gegenüber der totalen Resektion gegeben werden.

Montag, 11. September 2000
12:45 – 14:00 Uhr

Postersession IV
Wirbelsäule / Implantate / Osteosynthesetechniken

11.09.

12.45 – 14.00

Eilen-riede-halle

Posttraumatic degenerative changes of the small vertebral joints. Fate – or arthrodesis?

K. Fischer (Bochum), E.-J. Müller, G. Muhr

Purpose

Classification of posttraumatic degenerative changes for the small vertebral joints, following general radiological criteria for arthrosis.

Material

In 43 patients (average age: 32 years, males: n=20, females: n=23) with unstable fractures of the thoraco-lumbar spine, a posterior stabilisation with USS, a fusion with transpedicular bone grafting (inter- and intracorporal) was done. No postero-lateral fusion with an arthrodesis of the small vertebral joints was done in general. Only one segmental injuries of the thoraco-lumbar junction, and injuries without fracture or ligamentous damage of the vertebral joints were in this study included.

Methods

Retrospective evaluation of plane X-rays and CT-scans (trauma, postoperative and following implant removal). Due to the lack of a grading score for the posttraumatic degenerative changes of the small vertebral joints, grading and judging of the general signs of arhrosis were done by an own scoring system. Grading was done for the vertebral joints of the level of injury and below. Furthermore all injuries were classified according to Magerl et al.. The statistical evaluation was done with the SPSS (Statistical packages for the social sciences) version 8.0.

Results

For the follow up of an average of 15 months (8–24) significant changes in signs of arthrosis of the vertebral joints could be seen, especially on the level of the former injured motion segment. ($p<0.005$).

11.09.

12.45 – 14.00

Eilenriedehalle

Conclusions

The degenerative changes of the small vertebral joints following injury, can easily be accused for persisting pain after posterior stabilisation without postero-lateral fusion and arthrodesis of the vertebral joints. Therefore we promote the posterior stabilisation with transpedicular bone grafting and postero-lateral fusion with arthrodesis of the vertebral joints at least of the level of injury as a standard procedure. If necessary a ventral bone graft and stabilisation is added.

Erhebungsbogen zur Basisdiagnostik bei HWS-Beschleunigungsverletzungen

U. Moorahrend (Hopfen), W.H.M. Castro, E. Hartwig, W. Hell, O. Pieske, U. Thoden

Erfassungs-/Dokumentationsinstrument zur Verbesserung der objektiven Datenfülle post trauma.

Die objektive Befundlage nach Erstuntersuchung von Unfallverletzten mit HWS-Distorsion ist mangelhaft. Es werden zu wenig klinische Befunde nach klaren Vorgaben dokumentiert, auch wird in der bildgebenden Diagnostik nicht einheitlich verfahren. Diesen Mißstand gilt es durch einen Basiserhebungsbogen zu beseitigen.

Durch eine interdisziplinäre Arbeitsgruppe von Unfallchirurgen, Orthopäden, Manualmedizinern, Radiologen, Neurologen und Allgemeinmedizinern wurde ein Instrument zur Erhebung von Basisbefunden entwickelt. Dieses Erhebungsinstrument ist so strukturiert, dass es zumeist im Ankreuzverfahren bearbeitet werden kann und zu allen möglichen objektiven Befunden Detailinformationen abfragt.

Zur Erprobung der Praktikabilität wurde der Erhebungsbogen in zwei großen unfallchirurgischen Ambulanzen zweier Universitätskliniken Süddeutschlands, einem Krankenhaus der Maximalversorgung, zwei Schwerpunktkrankenhäusern und zwei Krankenhäusern der Regelversorgung eingesetzt.

Die Autorengruppe hat im Rahmen eines Peer-Review-Verfahrens die rückgesandten Bögen auf Vollständigkeit der Befunddaten, Qualität, Befunddokumentation und der Aussage zum weiteren Therapieverlauf ausgewertet.

Der Erhebungszeitraum und Auswertezeitraum betrug 5 Monate, ausgewertet werden konnten bei einem Rücklauf von über 90% nahezu 600 Bögen.

Der Bogen erhöht die Zahl der objektiven Befunddaten überdurchschnittlich. Der Bogen erlaubt unter Zugrundelegung der Befunddaten eine Stadienzuordnung vergleichbar mit der der Quebec-Task-Force (QTF).

Der Bogen ist geeignet, sowohl als Basiserhebungsinstrument aber auch als Instrument für Befundkontrolluntersuchungen zu fungieren. Auf Grund der Fülle verwertbarer statistischer Angaben erscheint er geeignet, flächendeckend eingesetzt zu werden.

Verschluß der A.vertebralis bei Luxationsfraktur HWK 5/HWK 6

E. Scola (Neumarkt/Opf.), D. Jezussek, L. Kleine

Zielsetzung

Einseitige Verschlüsse der A.vertebralis nach knöchernen HWS-Verletzungen bleiben häufig unerkannt, die Inzidenz wird auf ca. 20-40% geschätzt. Es besteht die Gefahr der Ausbildung eines Appositionsthrombus mit konsekutivem cerebralen Infarkt im vertebrobasilären Bereich.

Material und Methoden

Ein 36 J. PKW-Fahrer zieht sich bei einem Überschlag infolge Eisglätte als Einzelverletzung eine Luxationsfraktur HWK5/6 zu. Bei Aufnahme Sensibilitätsminderung Wurzel C6 li., kein SHT. Im CT Beteiligung der dorso-lateralen Strukturen li. einschließlich Foramen transversarium HWK 6 li. Kerspintomographisch discolig. Läsion HWK 5/6, Kontusionsödeme HWK 7 bis BWK 4 (!). Dopplersonographisch Flußverlangsamung der A.vertebralis li., im Angiogramm Verschluß der Arterie auf Höhe HWK 5/HWK 6. Anlage eines Halofixateurs und sytemische Heparinisierung (doppelter PTT-Ausgangswert) für 3 Wochen. Im Kontrollangio Rekanalisierung der A. vertebralis li., Umsetzung auf niedermolekulares Heparin für 4 Wochen. Nach Kontroll-CT Abnahme des Halofixateurs 7 Wochen nach Unfall und Angio-NMR: Weiterhin offene A.vertebralis li., Absetzen der NM-Heparintherapie.

Ergebnisse

8 Monate nach dem Unfall klagt der Patient über gelegentliche funktionelle Beschwerden, zeigt aber eine freie Beweglichkeit bei unauffälligen Funktionsaufnahmen im Rahmen eines Gutachtens, keine Einschränkung im Beruf als Maschinenbauer (MdE 10%).

Schlußfolgerungen

Auch bei fehlender neurologischer Symptomatik sollte bei jeder Luxationsfraktur der HWS gerade mit Beteiligung des Foramen transversarium ein Verschluß der A.vertebralis ausgeschlossen werden, um die Gefahr eines vertebrobasiliären Insultes rechtzeitig begegnen zu können. Eine Ausweitung der Thrombose nach cranial muß mit systemischer Heparinisierung vermieden werden. Stabilisierende Maßnahmen sind – wenn erforderlich – sekundär vorzunehmen.

(Das dargestellte Vorgehen wird mit den Empfehlungen aus der internationalen Literatur diskutiert).

11.09.

12.45 – 14.00

Eilen-riede-halle

Überlebte atlanto-okzipitale Dislokation mit begleitender diskoligamentärer Instabilität HWK 3/4 – ein Fallbericht

A. Krueger (Marburg), A. Junge, J. Petermann, L. Gotzen

Einleitung und Zielsetzung

Die traumatische atlanto-okzipitale Dislokation ist eine seltene Verletzung, die nur in Ausnahmefällen am Unfallort überlebt wird. Mit zunehmenden Verbesserung des Notarztsystem mehren sich Berichte über Patienten, die nach initialer Reanimation lebend eine Klinik erreichen. Wir berichten über den vorher in der Literatur noch nicht beschriebenen Fall einer dorsalen atlanto-okzipitalen Dislokation in Kombination mit einer diskoligamentären Instabilität HWK 3/4.

Material und Methoden/Fallbeschreibung

Ein 56jähriger männlicher Patient erlitt als PKW-Fahrer einen Verkehrsunfall ohne Fremdeinwirkung. Nach initialer Ansprechbarkeit und diskreten Bewegungen aller 4 Extremitäten erfolgte am Unfallort bei zunehmender respiratorischer Insuffizienz die Intubation durch den Notarzt. Bei Einlieferung in unsere Klinik war der Patient unter kontrollierter Beatmung kreislaufstabil. Bereits die Nativdiagnostik der Wirbelsäule zeigte eine dorsale atlanto-okzipitale Dislokation. An weiteren Verletzungen fanden sich eine Rippenserienfraktur links mit begleitendem Hämatopneumothorax sowie eine Subarachnoidalblutung links-frontal bei Fraktur des Os temporale sowie eine kleine Pons-Einblutung. Die intracerebralen Verletzungen waren nach Auskunft unserer Neurochirurgen nicht revisionsbedürftig. Die nach Stabilisierung des Patienten durchgeführte MRT zeigte neben einer Kontusion des oberen Halsmarks als Zusatzbefund eine Ruptur der Bandscheibe HWK 3/4 sowie eine Ruptur der interspinalen Bänder und des hinteren Längsbands im Segment HWK 3/4. Es erfolgte die operative Stabilisierung durch dorsale Spondylodese Occiput – HWK 4 mit dem Cervifix-System mit transarticulärer Verschraubung C1/2 sowie autogenem Spongiosablocktransplantat und Drahtcerclagen. Zusätzlich erfolgte zur externen Protektion die Anlage eines Halo-Fixateurs. Über eine Tracheotomie erfolgte die Respiratorentwöhnung.

Ergebnisse/Verlauf

Am zehnten postoperativen Tag konnte die Verlegung in eine neurologische Reha-Klinik erfolgen. Die neurologische Abschlußuntersuchung vor Verlegung hatte radikuläre, inkomplette Ausfälle im Bereich C5/6 sowie den Verdacht auf eine Pyramidenbahnläsion ergeben. Bei einer Kontrolle 6 Monate nach dem Unfall fand sich lediglich noch eine diskrete Schwäche des linken Arms.

Schlußfolgerung/Diskussion

Die atlano-okzipitale Dislokation stellt eine selten überlebte Verletzung dar. Der nach dorsal luxierte Typ ist dabei eine Rarität. In einer Literaturübersicht von Harris wurde bis 1994 nur ein überlebter Fall dieser Verletzung beschrieben. Die Kombination mit einer diskoligamentären Instabilität der mittleren HWS ist unseres Wissens noch nicht publiziert. Das Cervifix-System bietet aufgrund seiner großen Flexibilität die Möglichkeit einer Stabilisierung in anatomischer Stellung auch längerer HWS-Abschnitte. Nachteil ist die nur mäßige Rigidität des Systems, so daß in dem hier vorgestellten Fall die zusätzliche Protektion mit einem Halo-Fixateur erforderlich war.

Die direkte Verschraubung von Frakturen des Dens axis

C. Gekle (Bochum), E.J. Müller, M. Wick, G. Muhr

Zielsetzung

Die adäquate Therapie von Frakturen des Dens axis wird nachwievor sehr kontrovers diskutiert und so werden sowohl operative als auch nichtoperative Verfahren für den gleichen Frakturtyp empfohlen. In einer retrospektiven Studie werden unsere Erfahrungen mit der direkten Verschraubung unter besonderer Berücksichtigung der aufgetretenen Komplikationen analysiert und der Stellenwert des Verfahrens diskutiert.

Material

In den Jahren 1990 bis 1997 wurde bei 28 Patienten – 7 Frauen und 21 Männer, Durchschnittsalter 53 Jahre (15-96) – eine direkte ventrale Verschraubung einer Fraktur des Dens axis durchgeführt. Ursächlich standen Verkehrsunfälle (n=13) sowie Stürze im häuslichen Milieu (n=10) im Vordergrund. Mit Ausnahme einer Typ-III-Läsion wurden ausnahmslos Typ-II Frakturen verschraubt. Neurologische Ausfälle wurden bei drei Patienten (11,1%) dokumentiert. Bei 18 Patienten (64,3%) erfolgte die Verschraubung primär, in vier Fällen (14,3%) sekundär nach externer konservativer Vorbehandlung, sowie bei 6 Patienten (21,4%) wegen persistierender Instabilität unter konservativer Therapie.

Methode

Retrospektive Analyse der Krankenakten hinsichlich der epidemiologischen Daten sowie des Verlaufes, radiologische Frakturklassifikation nach Anderso/d'Alonzo, klinische und radiologische Nachuntersuchung von 17 Patienten nach durchschnittlich 29,2 Monaten (13-108).

11.09.

12.45 – 14.00

Eilenriedehalle

Ergebnisse

Allgemeine, v.a. kardiopulmonale Komplikationen waren postoperativ bei 9 Patienten (32,2%) aufgetreten. Vier dieser neun Patienten verstarben an den Komplikationen, das Durchschnittsalter dieser vier Pat. betrug 82 J. Spezifische Komplikationen waren bei 4 Patienten (14,3%) aufgetreten. In drei Fällen zeigte sich eine Schraubenfehllage im Dens mit Perforation der dorsalen Kortikalis, die Fraktur konsolidierte in allen Fällen, eine persistierende Instabilität wurde einmal diagnostiziert. Konsekutiv war in diesem Fall eine Reoperation erforderlich. Radiologisch zeigte sich postoperativ in fünf Fällen (17,9%) keine regelrechte Reposition des Densfragmentes, ohne daß dies mit neurologischen und/oder mechanischen Komplikationen einherging. In den übrigen Fällen konsolidierte die Fraktur regelrecht.

Schlußfolgerung

Mit der direkten Verschraubung von Frakturen des Dens axis kann die Pseudarthrosenrate von Typ-II Frakturen deutlich gesenkt werden. Das operative Verfahren ist anspruchsvoll und spezifische Komplikationen resultieren aus technischen Fehlern sowie inadäquater Indikationsstellung. Die lokale Komplikationsrate ist gering, jedoch ist gerade bei Patienten im höheren Lebensalter die perioperative Morbidität und Mortalität deutlich erhöht.

Der Ilizarow-Ringfixateur mit Segmenttransfer und Kallusdistraktion beim alten Menschen

C. Kleinhorst (Krefeld), M. Fell, M. Wennmacher, A. Meißner

Zielsetzung

Die Anwendung eines distrahierenden Ilizarow Ring-Fixateur zum Segmenttransfer mit Kallusdistraktion stellt ein minimalinvasives Behandlungsverfahren zur Überbrückung einer knöchernen Defektstrecke dar. Es soll gezeigt werden, daß auch bei alten Patienten mit herabgesetzter Knochenfestigkeit diese Therapiemethode gute Ergebnisse in der Behandlung aufweisen kann.

Material und Methode

Fallbeschreibung

Ergebnisse (Fallbeschreibung)

Eine 78-jährige Patientin mit ausgeprägter Osteoporose erlitt im August 1997 nach einem Leitersturz aus 3m Höhe eine II. gradig offene proximale Unterschenkeltrümmerfraktur rechts.

Nach auswärtiger operativer Erstbehandlung mittels Fixateur externe und in der Folge auswärtiger Plattenosteosynthese mit Spongiosaplastik erfolgte wegen persistierender Instabilität und Ausbildung einer ausgedehnten atrophen Pseudarthrose die Resektion des nekrotischen Tibiaschaftsegmentes (10,5cm) und anschließende Anlage eines distrahierenden Ilizarow Fixateur zum Segmenttransfer mit Kallusdistraktion (1mm/d). Zusätzlich erhielt die Patientin regelmäßige s.c. Calcitonininjektion und medikamentöse Östrogenhormonsubstitution nach gynäkologischer Maßgabe. Im Verlauf trat eine Transportabweichung sowie eine Pin-Infektion auf, die nach Umbau des Fixateurs, Pin-Wechsel und Antibiose das positive Ergebnis der Distraktionsosteogenese nicht beeinflussten.

Der Schlußbefund nach 21 Monaten Behandlung zeigte eine unter Vollbelastung mobilisierte Patientin bei vollständig knöchern konsolidierter Tibia mit leicht verkürzter Achillessehne und Spitzfußstellung von 10° des rechts Fußes bei symmetrischer Beinlänge.

Schlußfolgerung

Die Anwendung des Ilizarow-Ringfixateurs zum Segmenttransfer mit Kallusdistraktion hat sich als eine anerkannte Methode zur Knochenrekonstruktion etabliert. Das gute Ergebnis im vorliegenden Fall zeigt, daß, auch bei alten Menschen mit entsprechend ungünstiger biologischer Ausgangssituation, die Anwendung der Methode eine effiziente Möglichkeit zum Extremitätenerhalt bei ausgedehnter Defektpseudarthrose nach komplexen Frakturen darstellt.

Vergleich zweier Fixateursysteme. Eine retrospektive Betrachtung (n=100)

M. Schierlinger (Ulm), T.J. Henke, H. Gerngroß

Zielsetzung

Die Frakturbehandlung mit Fixateur externe wird in der Ära der intramedullären Marknagelung immer kontroverser diskutiert. Gerade der Pin-Infekt spielt in den Diskussionen der vorliegenden Studien eine zentrale Rolle. Ziel dieser retrospektiven Untersuchung war es, die Komplikationsraten bei zwei verschiedenen Fixateuren zu untersuchen. Zum einen wurde ein monobarer Fixateur (MEFiSTO, n=50) verwendet, zum anderen ein monolateraler Systemfixateur (Stuhler-Heise, n=50).

11.09.

12.45 – 14.00

Eilenriedehalle

Material und Methoden

Zwischen 1997 und 1999 wurden 100 Frakturen (Humerus, Femur, Tibia) in die Studie einbezogen. Die primäre Versorgung erfolgte mittels Fixateur externe. In Gruppe 1 (n=50, 39 Patienten) wurde ein monobares System (MEFiSTO) und in Gruppe 2 ein monolateraler Systemfixateur nach Stuhler-Heise (43 Patienten) eingesetzt. In beiden Gruppen überwog das männliche Geschlecht (Gruppe 1: 35:4, Gruppe 2: 34:9), das Alter betrug im Durchschnitt 31,21 Jahre in Gruppe 1 und 29,28 Jahre in Gruppe 2. Der Anteil an polytraumatisierten Patienten betrug in Gruppe 1 58,82% und 36,96% in Gruppe 2. Die Lokalisationen gemäß der AO-Klassifikation unterschieden sich nicht in beiden Gruppen (23,47 bzw. 27,91% im 1er- (proximal), 54,16 bzw. 48,84% im 2er- (diaphysär) und 22,37 bzw. 23,26% im 3er-Segment (distal). Ebenfalls fanden sich keine signifikanten Unterschiede ($p<0,05$, t-Test) hinsichtlich der Gustillo-Klassifikation und den Weichteilschäden.

Ergebnisse

Die Montagezeit betrug in Gruppe 1 im Mittel 42 Minuten, in Gruppe 2 nur 25 Minuten ($p>0,05$, t-Test). Bis zum Umstieg auf ein intramedulläres Verfahren vergingen in Gruppe 1 und 2 durchschnittlich 18 Tage. 6 Patienten aus Gruppe 1 und 3 Patienten aus Gruppe 2 wurden im Fixateur ausbehandelt. Die Gesamttragedauer betrug hier 116 bzw. 93 Tage ($p<0,05$, cave: zu geringer Umfang). Bezüglich den Komplikationen kam es in beiden Gruppen in 2% der Fälle zur Refraktur, ein „delayed-union" wurde in Gruppe 1 in 2% der Fälle beobachtet, in Gruppe 2 in 4%. Oberflächliche Infekte der PIN-Ausstrittsstellen wurden in beiden Gruppen zu gleichen Teilen beobachtet. Diese konsolidierten sich unter konservativen Maßnahmen und oraler Antibiose und zeigten einen typischen CRP-Verlauf. Bei 10% wurde in Gruppe 1 ein PIN-Infekt beobachtet, der sich im laborchemischen Verlauf, klinisch und radiologisch deutlich manifestierte und zur chirurgischen Revision führte. In Gruppe 2 wurden 16% dieser PIN-Infekte gefunden ($p>0,05$). Die Gesamtkomplikationsrate betrug in Gruppe 1 20% und in Gruppe 2 32% ($p>0,05$).

Schlußfolgerungen

Im Hinblick auf die beobachteten Unterschiede bezüglich der Komplikationsraten, insbesondere der PIN-Infekte, können wir zur initialen Frakturversorgung mittels der externen Fixation die monobare Methode empfehlen. Neben der schnelleren Montagezeit konnten wir signifikant weniger PIN-Infekte an unserem Klientel beobachten.

PRO 4.5: Ein neuartiges Spreizniet-System zur Frakturfixation im osteoporotischen Knochen

11.09.

12.45 – 14.00

Eilenriedehalle

L. Eschbach (Bettlach), M. Portmann, P. Steiger, R. Frigg

Zielsetzung

Ein in der Technik seit längerem bekanntes und bewährtes Spreizniet-Verfahren wurde für den Einsatz in der Traumatologie adaptiert. PRO 4.5 ist ein patentiertes Nietsystem, das in osteoporotischem Knochen als Schraubenersatz dienen kann, wenn die klassische Kortikalisschraube im Knochen keinen Halt mehr findet, oder aufgrund der schlechten Knochenqualität befürchtet werden muss, dass postoperativ eine Lockerung der Schrauben auftritt. Beim Öffnen der Spreizniete werden die Arme ausgebreitet, bilden dann eine breite Abstützung auf der Innenseite der dünnen Kortikalis und verankern sich zusätzlich im spongiösen Teil des Knochens. Damit kann im geschwächten Knochen eine grössere Haltekraft übertragen werden als mit Knochenschrauben. PRO 4.5 Knochennieten haben einen Aussendurchmesser von 4.5mm und passen von der Kopfgeometrie her in alle Knochenplatten, die für 4.5mm Schrauben bestimmt sind.

Material und Methoden

Es wurden axiale Ausreissversuche mit PRO 4.5 Knochennieten (aus Implantatstahl nach ISO 5832-1 und Reintitan TiCP nach ISO 5832-2) aus Rinderkortikalis-Plättchen verschiedener Dicken zwischen 1 und 4mm durchgeführt und mit den Ausreisskräften von Kortikalisschrauben verglichen.

Ergebnisse

Praktisch unabhängig der Knochenplättchendicke liegt die maximale axiale Ausreisskraft für Stahl-Spreiznieten zwischen 700 und 1300 N und für TiCP-

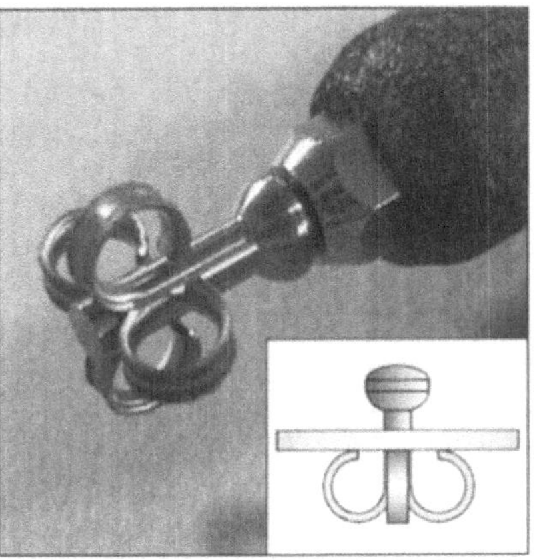

11.09.

12.45 – 14.00

Eilenriedehalle

Spreiznieten zwischen 350 und 650N. Im Vergleich dazu sind die Ausreisskräfte von Kortikalisschrauben linear von der Dicke des Knochenplättchens abhängig. Bei einer Knochendicke von 4mm liegt die Ausreisskraft einer Kortikalisschraube bei minimal 2100N. Bei 3mm beträgt sie noch 1400N, bei 2mm sind es 600N und bei 1mm Knochendicke sinkt die axiale Haltekraft einer Knochenschraube praktisch auf Null ab. Die maximale axiale Belastbarkeit für PRO 4.5 Knochennieten aus Implantatstahl ist gleich oder höher als die Haltekraft einer Kortikalisschraube, wenn die Kortikalis eine Dicke von etwa 3mm unterschreitet. Für PRO 4.5 aus TiCP liegt diese Grenze bei etwa 2mm.

Schlußfolgerung

In Knochen mit normaler Kortikalisdicke haben sich Schraubenfixationen bewährt. Ist die Kortikalis jedoch dünner als 2mm (wegen einer Osteoporose oder in der Metaphyse), dann kann durch die Verwendung von PRO 4.5 Spreiznieten eine verbesserte Verankerung der Platte erreicht werden als mit Kortikalisschrauben.

Ergebnisse der Gleitnagelversorgung bei über 70-jährigen Patienten

M. Spieß (Marburg), M. Schnabel, T. von Garrel, R. Stiletto

Zielsetzungen

Prospektive Evaluation der Gleitnagelosteosynthese als Versorgungsverfahren für instabile proximale Femurfrakturen beim alten Mesnschen.

Problembeschreibung: Instabile proximale Femurfrakturen werden zunehmend mit intramedullären Osteosyntheseverfahren versorgt, da die extramedullären Verfahren insbesondere im Hinblick auf die Stabilität den zumeist betagten Patienten nicht immer die Vollbelastung ermöglichen und nicht selten Osteosyntheseversagen zu beobachten sind. Mit dem Gleitnagel scheint ein einfaches und sicheres Verfahren zur Versorgung instabiler proximaler Femurfrakturen zur Verfügung zu stehen, dessen Wertigkeit im klinischen Alltag evaluiert werden sollte.

Material und Methode

Es wurde eine prospektive Beobachtungsstudie durchgeführt. Eine randomisierte Therapievergleichstudie (z.B. DHS versus Gleitnagel) erschien uns ethisch nicht vertretbar. In den vergangenen 2 Jahren wurden 96 Patienten (Durchschnittsalter 78 Jahre, 24m, 72w) mit einer Gleitnagelosteosynthese beim Vorliegen einer zumeist instabilen proximalen Femurfraktur versorgt. Davon waren 76 Patienten (Durchschnittsalter 83 Jahre, 13m, 63w) älter als 70 Jahre.

Ergebnisse

Es wurden 16 A1-, 40 A2-, 13 A3-, 7 subtrochantäre Frakturen und eine pathologische proximale Femurfraktur versorgt. In drei Fällen wurde intraoperativ auf ein anderes Versorgungsverfahren (TEP) umgestiegen. In zwei Fällen kam es zu einem Osteosyntheseversagen und in einem Fall zu einem Nagelbruch mit konsekutiver Revisions-OP. Einer Patientin mußte bei Infekt der Gleitnagel wieder entfernt und im Intervall eine TEP implantiert werden. In einem Fall ergab sich bei einer ausgedehnten Hämatombildung die Indikation zur operativen Hämtomausräumung. Die mittlere Aufenthaltsdauer lag bei 12,3 Tagen, wobei zumeist die Begleiterkrankungen die Liegedauer nachhaltig beeinflußten. Der Mobilitätsgrad verschlechterte sich im Vergleich zu präoperativ. So waren rund 50% der zuvor uneingeschränkt mobilen Patienten auf Hilfsmittel angewiesen. 60% der Patienten erfuhren eine Veränderung in ihrem sozialen Status, wobei sich die Zahl der pflegebedürftigen Patienten von 11 auf 22 verdoppelte. Vielfach waren jedoch unfallunabhängige Faktoren für die beobachteten Veränderungen verantwortlich. Die operationstechnischen Probleme wurden analysiert. Einige Verbesserungsvorschläge u.a. zur Implantationstechnik, zum Zielbügel und zum Klingendesign wurden als Ergebnis der kritischen Anwendungsbeobachtung formuliert.

Schlußfolgerungen

Die Gleitnagel-Osteosynthese ist bei korrekter Anwendung ein sicheres Verfahren zur Versorgung proximaler Femurfrakturen beim betagten Menschen. Die Ergebnisse sind insbesondere bei den instabilen Frakturen, wenngleich sich für viele Patienten soziale Veränderungen ergeben, weitaus günstiger als die nach Versorgung mit der DHS. Bei stabilen Frakturen sehen wir keine Indikation die DHS durch den Gleitnagel zu ersetzen.

Beeinflussung der Frangmentdurchblutung bei distalen Femurfrakturen durch die Wahl des Osteosyntheseverfahrens

C. Meyer (Gießen), C. Heiß, J.-P. Stahl, R. Schnettler

Zielsetzung

Fotografische Darstellung der extraossären arteriellen Versorgung des distalen Femurs im Korrosionspräparat und Erarbeitung der klinischen Relevanz für die gängigen Osteosyntheseverfahren Plattenosteosynthese und retrograde Verriegelungsnagelung.

11.09.

12.45 – 14.00

Eilen-riede-halle

Material

An Leichenpräparaten wird mittels Korrosionstechnik das charakteristische Gefäßversorgungsmuster des knöchernen Knieglenks bildlich dargestellt. Desweiteren werden an Kunststoffmodellen die gängigen Osteosyntheseverfahren Plattenosteosynthese (DCS) und retrograde Verriegelungsnagelung (SCN) durchgeführt.

Methoden

Unter dem Aspekt der unterschiedlichen Frakturtypen und operativen Versorgung, sowie unter Berücksichtigung der bisherigen Erkenntnisse über die Blutversorgung von frakturierten Knochen und im Rahmen der Knochenbruchheilung, werden die Auswirkungen der Verletzung und der verschiedenen Osteosyntheseverfahren auf die Gefäßversorgung des Knochens betrachtet.

Ergebnisse

Das distale Femur erhält aus dem Rete articularis genus multiple kleine arterielle Zuflüsse, die im Bereich der Kapselinsertion penetrieren. Das Gefäßnetz wird seinerseits aus den Aa. genus superiores und inferiores ernährt. Des weiteren entspringt aus der A. poplitea die A. genus media, die von posterior in das Gelenk eintritt und im Bereich der Fossa intercondylaris das Femur penetriert.

Durch die Plattenosteosynthese mit ihrer relativ großen Auflagefläche kommt es zwangsläufig zu einer Kompression feine arteriellen Gefäße und somit auch des periostalen Venengeflechtes. Der retrograde Femurnagel beeinflußt zumindest vorübergehend den intramedullären Blutfluß negativ, ist jedoch bezüglich der hier dominierenden extraossären Gefäße als das günstigere Verfahren zu bezeichnen.

Schlußfolgerungen

Das dargestellte Gefäßversorgungsschema läßt den Rückschluß zu, daß in dieser Region ein intramedulläres Vorgehen zur Schonung der extraossären Knochen- und Fragmentdurchblutung vorteilhaft ist. Aufgrund der klinischen Erfahrungen ist jedoch die Wiederherstellung der Gelenkfläche weiterhin das primäre Ziel der Operation, da auch beim offenen Vorgehen aufgrund der zuvor beschriebenen sehr guten Durchblutung dieser Region avaskuläre Knochennekrosen die Ausnahme sind.

Intramedullary Fixation with Longitudinal Pins as an aid to External Fixation in Diaphyseal Fractures

11.09.

12.45 – 14.00

Eilen-riede-halle

S. Marchetti (Pisa), M. Manca, M. Phillips, M. Iacopinelli, A. Faldini

Purpose

The authors suggest using flexible intramedullary pins before external fixation in order to minimalize and avoid lateral displacement of unstable diaphyseal fractures.

Materials and Methods

Twenty-eight patients have been treated using longitudinal pins and then external fixation. Fourteen were tibial fractures, ten involved the femur, the last four were humerus fractures. The majority was male (68% vs. 32% of females).

Results

All fractures healed without delayed union. We evaluated axial deviation of the healed bones using roentgenograms.

All patients underwent to meticulous clinical evaluation: three cases had limitation of knee flexion up to ninty degrees.

Conclusion

The particular technique seems to prevent lateral displacement of diaphyseal fractures fairly well. The learning period of the new technique is short and allows orthopedic surgeons who have less experience of external fixation to obtain good results.

Neue Konzepte für Repositionsinstrumente

R. Schwyn (Davos), M. Hehli, J. Alonso, A. Fernandez Dell' Oca, P. Messmer, P. Regazzoni

Zielsetzung

Eine wichtige Voraussetzung für erfolgreiche Frakturbehandlungen ist eine exakte Reposition. Je mehr sich die Operationstechniken der Traumatologie in Richtung Minimal Invasive Chirurgie entwickeln, desto deutlicher wird die Forderung nach neuen Repositionshilfen. Kleinere Inzisionen und neu definierte Zugänge verlangen ein Überdenken der bekannten Repositionsinstrumente.

Material und Methoden (Konzepte für Prototypen)

Pointed Reduction Forceps. Die speziell ausgebildeten Spitzen der Zange und die geschwungene Form der Zangenschenkel ermöglichen ein schonendes Greifen der Knochenfragmente. Bei der Verwendung von zwei Zangen wird das Halten der Reposition bis zur definitiven Fixation mit einem Kohlefaserstab und zwei Rohr-zu-Rohr-Backen erreicht.

Reduction Stick. Der Reduction Stick wird über eine zuvor gesetzte Schanzsche Schraube (ø 5mm) geschoben und mit einer Feststellschraube arretiert. In einem weiteren Schritt wird direkt durch das Instrument ein Kirschnerdraht (ø2.8mm) eingebracht. Dadurch wird die Verbindung zum Knochen rotationsstabil und somit ein Manipulieren in allen Freiheitsgraden möglich. Auch hier wird die Retention bei der Verwendung von mehreren Sticks, mit Kohlefaserstäben und Rohr-zu-Rohr-Backen erreicht.

Sliding Reduction Forceps. Im Gegensatz zum üblichen Scherenmechanismus basiert diese Zange auf dem Prinzip eines Schiebemechanismus. Dies erlaubt ein Reponieren durch kleine, tunnelartige Zugänge. Der C-förmige, feste Teil wird um das Knochenfragment geführt und mit der rückwärts gerichteten Spitze eingehakt. Der durchbohrte, schiebbare Teil wird mit Hilfe des Einhandgriffs axial verschoben und setzt auf diese Weise die Fraktur unter Kompression. Kronenförmig angeordnete Zähne und das Einbringen eines Kirschnerdrahtes verhindern das Abgleiten auf der schrägen Knochenoberfläche. Sofern erwünscht, kann der Griff nach dem Komprimieren entfernt werden. Dadurch ergibt sich eine freie Sicht auf das Operationsfeld.

Pelvic Frame. Der modulare Aufbau erlaubt einen universellen Einsatz. Eine mögliche Anwendung ist die Fixierung des Beckens mittels Schanzsche Schrauben. Um Teile des Beckens zu reponieren kann mit einem weiteren Modul das Femur manipuliert und bei Bedarf in jeder Position gehalten werden. Ebenso hilfreich ist die Option, dass verschiedene Instrumente wie z.B. Retraktoren, Zangen, endoskopische Instrumente usw. an den Rahmen gekoppelt werden können. Die verschiedenen Module werden mit Klemmen an den Seitenschienen des Operationstisches befestigt.

Ergebnisse und Schlußfolgerung

Versuche an Leichenpräparaten haben gezeigt, dass die Funktionalität der Instrumente unter Beibehaltung kleiner Zugänge gewährleistet ist. Die vorgestellten Konzepte unterstützen und vereinfachen die Minimal Invasiven Operationstechniken.

Dienstag, 12. September 2000
9:00 – 10:00 Uhr

Postersession V – Kinder

Unfälle von Kindern und Jugendlichen, Analyse des Unfallgeschehens und Entwicklung von Präventionsmodellen für Jugendliche im Alter von 14 bis unter 18 Jahren

M. Reuter (Dresden), M. Holch, U. Aschenbrenner, H. Zwipp

Zielsetzung

Unfälle und Gewalteinwirkungen sind vom ersten Lebensjahr an die häufigste Todesursache von Kindern und Jugendlichen. Jedes Jahr verunglücken in Deutschland 300 bis 400 Kinder unter 15 Jahren tödlich, der Verlust an Lebensjahren ist immens. Deutschland nimmt 1998 mit 355 Unfällen/100000 Einwohner in der Altersgruppe unter 15 Jahren in Europa eine Spitzenposition ein. Monetär bewertbare direkte und indirekte Kosten von Personenschäden aller Altersgruppen werden hier auf 23,1 Mrd. DM p.a. geschätzt. Dies zeigt die enorme menschliche und volkswirtschaftliche Bedeutung. Der mangelhafte Kenntnisstand über das Kinderunfallgeschehen soll im Rahmen der vorliegenden regionalen prospektiven Untersuchung in Angriff genommen und Modelle der primären, sekundären und tertiären Prävention entwickelt werden.

Material und Methoden

Mit einem entwickelten Fragebogen wurden sowohl Daten zum Unfallgeschehen sowie Daten zum Verletzungsmuster, der Rettungskette und eine psychologische Einschätzung der Erziehungsberechtigten prospektiv erfasst. Geplant war die Dokumentation aller 14 bis 17-jährigen Verunfallten bei Ankunft in der chirurgischen Notaufnahme eines unfallchirurgischen Zentrums der Maximalversorgung.

Ergebnisse

Im Untersuchungszeitraum Januar 1998 bis Dezember 1999 wurden insgesamt 408 Jugendliche im Alter von 14 bis unter 18 Jahren dokumentiert. 265 Jugendliche (65%) waren männlich. Die häufigsten Unfallursachen waren Stürze (45%) gefolgt von Zusammenstößen (26%), Schnittverletzungen (5%) und Bißverletzungen (5%). Dabei handelte es sich in 40% der Fälle um Freizeit- und in 38% der Fälle um Schul- bzw. Schulwegeunfälle, beim Sport verletzten sich 16% der Jugendlichen. Von den 408 erfaßten Patienten wurden 98 stationär behandelt (24%), davon 18 auf der Intensivstation. Der ISS der stationären Patienten betrug 6,4, die der Ambulanten 3,1, die durchschnittliche Dauer des stationären Aufenthalts betrug 7,6 Tage. Als häufige Diagnosen führten Prellungen (31%) zur Behandlung. 27% der Patienten erlitten Brüche, 9% einen Bänderriß und 9% eine Gehirnerschütterung. In enger Zusammenarbeit mit den Kinderchirurgen konnten 36 schwerverletzte Kinder und Jugendliche mit einem ISS≥13 erfaßt werden von denen fünf Patienten verstarben. Der mittlere ISS betrug 35,8 Punkte.

Schlußfolgerungen

Epidemiologische Untersuchungen von Verletzten Kindern und Jugendlichen sind sinnvoll und wünschenswert, da Morbidität und Mortalität ein großes medizinisches, ethisches und gesundheitsökonomisches Problem darstellen. Die ermittelten Daten werden für die Entwicklung von Präventionsmodellen benötigt. Bei der Vermeidung von Unfällen mit schweren Verletzungsfolgen hat die primäre Prävention eine große Bedeutung, da Unfallfolgen im Einzelfall eine starke Beeinträchtigung der Persönlichkeit darstellen. Dies führt besonders im Kindes- und Jugendalter zu Störungen der sozialen Integration.

The morphological features of epi-metaphyseal fixation of periosteum in children affect epiphyseal plate injuries

D. Jezussek (Neumarkt/Opf.), E. Scola, L. Kleine

Purpose

In child the periosteum is essential for the stability of the growth plate. It is experimentally proved that a much higher shear force is needed to produce epiphyseal separation with periosteum intact. The epiphyseal anchorage of periosteum is strong due to blending of collagen fibres into epiphyseal-plate, -cartilage and –core. In addition the perichondral ring of La Croix reinforces the periosteum at the region of the Ranvier´s ossification groove. However the metaphyseal attachment of periosteum is relatively poor caused by subperiosteal bone resorption due to the remodelling of metaphysis to diaphysis. So during trauma with displacement of the epi-metapyseal junction periosteum of the metaphyseal area can be easily detached and epimetaphyseally interposed. Interposition of periosteum is assumed to lead to growth failure.

It is established to manager Salter I/II injuries conservatively and Salter III/IV by anatomic reduction and compression-osteosynthesis. After 11 years of age posttraumatic angulation may not be easily corrected spontaneously. Posttraumatic growth failure up to 40% is reported following epiphyseal injuries of the distal tibia.

Material and methods

From 1994 to 1999 we treated 19 children (4 to 14 years) with epiphyseal injuries of the distal tibia.
14 were Salter I and II injuries:

- 3 out of 14 only plaster,
- 3 closed reduction and plaster,
- 5 emergency open reduction due to severe displacement or impossibility of closed reduction and removal of epiphyseally interposed periosteum,
- 3 had partially wider epi-metaphyseal junction in x-ray films. By 1 Salter II injury closed reduction had been performed beforehand. MR imaging revealed interposed periosteum. Therefore the periosteum was operatively removed and relocated.

6 out of 8 open reductions: internal fixation.
Follow up of the operated patients: 6 months to 3 years (mean 13 months).

Results

- In all 8 patients with open reduction we found epi-metaphyseally interposed periosteum. Intraoperatively the periosteum was detached quite widespreaded 3-4cm proximal the growth plate and the metaphyseal surface looked uneven due to subperiosteal bone resorption.
- Irregularity of the epi-metaphyseal junction in x-ray film suggests interposition of periosteum.
- The MRI verified the interposed periosteum in the epi-metaphyseal junction by using PD/SPIR sequence.
- After open reduction and relocating of periosteum the recovery was straight forward. No later epiphyseal growth failure.

Conclusions

1. The particular epi-metaphyseal attachment of periosteum in child predispose to interposition of periosteum by epiphyseal injuries.
2. MR imaging is able to prove the interposition of periosteum.
3. To prevent epiphyseal growth failure it is recommendable to perform open reduction in children older 10 years if periosteum is epi-metaphyseally interposed.

12.09.

9.00 – 10.00

Eilen-riede-halle

Die Bedeutung der MRT für Diagnostik und Therapie kindlicher epiphysärer Frakturen

M. Schädel-Höpfner (Marburg), J. Iwinska-Zelder, N. Ishaque, L.Gotzen

Zielsetzung

Der Stellenwert der MRT in der Diagnostik kindlicher epiphysärer Frakturen, deren Ausmaß anhand konventioneller Röntgenbilder häufig unterschätzt wird, sollte bestimmt werden. Ermittelt werden sollte insbesondere die Relevanz der MRT-Diagnose für eine Änderung des therapeutischen Vorgehens.

Material und Methode

In eine prospektive Studie wurden 36 konsekutive Patienten im Zeitraum vom 1.3.1997 bis 31.12.1998 eingeschlossen, bei denen anhand konventioneller Röntgenbilder Frakturen mit Beteiligung der Wachstumsfuge festgestellt worden waren. Es handelte sich um 11 Mädchen und 25 Jungen mit einem Durchschnittsalter von 13 Jahren (2-18). Häufigste Frakturlokalisationen waren der distale Unterschenkel (n=21) und der distale Unterarm (n=8). Zunächst erfolgte anhand der Röntgenbilder die Einteilung der Frakturen gemäß der Klassifikation von Salter und Harris. Danach wurde bei allen Patienten eine Magnetresonanztomographie (FLASH 2D T1-w und IRABS, coronale, sagittale und axiale Schnittführung, 1.0 Tesla) durchgeführt. Ermittelt wurde die Abweichung der MRT-Diagnose von der röntgenologischen Klassifikation. MRT-abhängige Änderungen des therapeutischen Procedere wurden eingeteilt in „major“ (Operation ja/nein) und „minor“ (Gips ja/nein, Dauer der Ruhigstellung).

Ergebnisse

Bei 24 von 36 untersuchten Patienten (67%) führte die MRT zu einer Änderung der Klassifikation. Therapieänderungen resultierten durch die MRT in 53% (19 von 36). In 8 Fällen wurde aufgrund der MRT-Diagnose die konservative Therapie der Fraktur modifiziert (minor change). Bei weiteren 11 Patienten wurde anhand des magnetresonanztomographischen Befundes die Indikationsstellung zur Operation geändert (major change). Zusätzlich zeigte die MRT in 5 Fällen relevante ligamentäre oder kartilaginäre Verletzungen.

Schlußfolgerung

Die Magnetresonanztomographie erlaubt eine genaue Klassifikation von epiphysären Frakturen und die Erkennung von zusätzlichen ligamentären Läsionen. Das therapeutische Procedere wird durch die MRT erheblich beeinflußt. Gegenüber der CT ist die MRT wegen der fehlenden Strahlenexposition zu bevorzugen.

Avoidance of iatrogenic complications in crossed pinning of supracondylar fractures of the humerus in children

12.09.

9.00 – 10.00

Eilen-riede-halle

H.P. Kerling (Neumarkt/Opf.), E. Scola, L. Kleine

Purpose

The most common method to treat displaced supracondylar fractures of the humerus in children is crossed pinning osteosynthesis using k-wires. The latest investigations however show that there are still high rates of iatrogenic complications, especially varus deformity (approx. 20%) and ulnar nerve injuries (approx. 5 to 10%). To avoid these complications a modified technique of pinning was developed.

Material and methods

From 1995 to 1998 24 displaced supracondylar fractures of the humerus in children were treated operatively, 22 of them by open reduction and crossed k-wire fixation using a radial approach. The first k-wire was put in the humerus from the radial epicondylus and was fixed in the cortical bone proximally of the fracture at the medial side. The second k-wire, which was inserted from proximal-ulnar side of the humerus needs an exact point of penetration right ventral of the margo lateralis with the epicondylus ulnaris as target. Postoperatively a plaster bandage was applied for 4 to 6 weeks, then the k-wires were removed.

Results

Results were graded according to the criteria of Flynn et al. by clinical examination after 32 months average (21/22). 20 Patients (95%) showed an excellent result with free range of motion and no elbow deformity. 1 patient (5%) had 10 degrees loss of extension and valgus deformity of 14 degrees. The cosmetic result (scars) was indicated as excellent and good in 19 patients. Four preoperative nerve injuries (1 N.ulnaris, 3 N.radialis) disappeared after a few weeks. Postoperative palsies of the ulnar nerve were not observed, one dislocation of a k-wire was revised.

Conclusion

The primary open reduction of displaced fractures of the humerus enables the exact reduction of the fracture. The unilateral-radial approach and the crossed pinning from radial side in the above mentioned technique avoids the risk of iatrogenic injury of the N.ulnaris and has very good results.

12.09.

9.00 – 10.00

Eilenriedehalle

Die Monteggia-Fraktur im Kindesalter

M. Barthel (Lübeck), S. Toth, H. Halsband

Zielsetzung

Die Monteggia-Läsion gehört zu den seltenen Frakturen im Kindesalter. Sie kommt in 1–2% der Frakturen des Unterarmes vor. Aufgrund der Seltenheit und der röntgenanatomischen Besonderheiten bei Kindern, wird sie leicht übersehen. Die persistierende Radiusköpfchenluxation kann dann im Laufe des Wachstums zu erheblichen Deformierungen und therapeutischen Problemen führen.

Material und Methode

In den vergangenen 11 Jahren behandelten wir 24 Kinder mit einer Monteggiafraktur. Es handelte sich um 11 Mädchen und 13 Jungen im Alter von 3–16 Jahren. 1 Patient entwickelte primär ein Compartmentsyndrom. Die Frakturen wurden in Allgemeinanästhesie reponiert und die ulna intramedullär mit einem Rush pin stabilisiert. Nur bei einem Patienten war die offene Reposition des Radiusköpfchens wegen eines Interponates notwendig. Postoperativ betrug die Behandlung im Oberarmgips 4 Wochen. Die Rush pins wurden nach 8–10 Wochen entfernt.

Ergebnisse

Die Nachuntersuchung zu diesem Zeitpunkt zeigte nur in 5 Fällen eine endgradige Einschränkung der Pro- und Supination. Alle übrigen Patienten hatten eine freie Beweglichkeit.

Schlußfolgerung

Therapeutisches Hauptziel ist die Beseitigung der Radiusluxation und die effektive Retention. Dies gelingt durch Reposition der ulna und deren sichere Stabilisierung. Im Gegensatz zu anderen Autoren bevorzugen wir die intramedulläre Schienung, da sie ungleich weniger traumatisierend als eine LC DC Platte ist. Aufgrund der problematischen Behandlung alter Monteggia-Läsionen und der schlechte Ergebnisse der konservativen Therapie sollte heute die Indikation zur Operation bei Kindern großzügig gestellt werden, wobei ein minimal-traumatisierendes Verfahren angewendet werden sollte.

Monteggia Lesion in Children: A New Point of View

T. Pesl (Praha)

12.09.

9.00 – 10.00

Eilenriedehalle

Purpose

Monteggia lesion (ML) is a combinated injury of the forearm: ulnar fracture at any level of it and lesion of the radio-humero-ulnar joint. To establish the correct way of its treatment it is neccesary to assume the status of the both areas.

Material

During the period of five years we treated 76 children with ML. We followed up the character of lessions, their stability and the way of treatment of them.

Methods

We divided all ulnar fractures and all radio-humero-ulnar joint lesions into three categories (stable, potentialy unstable and unstable) according to types of fracture line or a type of joint lesion.

Results

By combination of them we obtained nine basic types of ML. These nine basic types formed three main groups of ML - stable, potentialy unstable and unstable.

Conclusions

The stable ML (41% of all) – conservative way of treatment is possible in almost all cases. The potentialy unstable ML (37%) – conservative way of treatment is possible, but in any case of instability the osteosynthesis is neccesary. The unstable ML (22%) osteosynthesis is neccessary in almost all cases.

12.09.

9.00 – 10.00

Eilen-riede-halle

Apophyseal avulsions about the hip in children

T. Pesl (Praha)

Purpose

There are eight apophyses in the area of the children's hip. We followed up our patients to find some characteristics of this type of apophyseal injury.

Material

During the period of ten years we treated 36 children with apophyseal avulsions about the hip.

Methods

In all patients we followed up the type of injury, its pathomechanics, average age of the patients, way of treatment and outcome of the injury.

Results

The most frequent was the injury caused by means of insertions of the rectus femoris muscle in 38% (caput rectum – spina iliaca anterior inferior in 25% and caput reflexum – acetabular rim in 13%). We found some differences between avulsions of the greater trochanter and the other avulsions abou the children's hip.

Conclusions

The injury of the greater trochanter was combined with another fractures of the proximal femur in all cases. It was caused by direct injury in children aged in average 11 years and was treated by ORIF in all cases with good results. Other avulsions were isolated in all but one child. They were caused by indirect injury in adolescents and were treated conservatively in all cases with good results.

ORIF of pelvic ring fractures in two children < 3 years of age

A. Gänsslen (Hannover), T. Pohlemann, T. Hüfner, H.C. Pape

Purpose

Conservative treatment in pelvic fractures in children is widely accepted. Surgical stabilization is rarely performed. If necessary closed reduction and external fixation were favoured. Only few authors advocate internal fixation techniques like K-wire-stabilizations, or intraosseous sutures. Open reduction and internal fixation techniques are controversially discussed. Treatment algorithms as in the adult situation are not established. The aim of this case report is to describe our experience in child adapted osteosynthesis of unstable pelvic ring fractures.

Material

Two cases of anterior and posterior pelvic ring stabilization in young children (18 months and three years) are presented.

Methods

Description of modified techniques for fracture stabilization in young children.

Results

The fixation techniques of the anterior and posterior pelvic ring were adapted to the patients age and an anatomic recontruction of the pelvic ring in unstable pelvic ring fractures (Tile type C) was performed. No technical problems were observed. Simultaneous exploration of the SI-joint/iliac fracture and the symphysispubis/pubic rami fracture was advantageous for reduction. Instead of plate osteosynthesis as done in adults, symphyseal disruption was stabilized by screw and cerclage wire fixation. In addition, transosseous suture fixation may be useful due to the more weaker bone in children. For anterior stabilization of the SI-joint, an H-plate reveals a proper geometry for fixation. It is unclear, whether transfixation of joints will have long-term impairments in children, therefore early implant removal after bony healing is recommended. In bony fractures of the pelvis, child-adapted osteosythesis is possible in children with screws and plates for iliac fractures and K-wire fixation of displaced upper pubic rami fractures analogous to the transpubic screw in adults.

Conclusion

Child-adapted fixation techniques in unstable pelvic ring ring fractures showed adequate fixation and anatomical healing.

12.09.

9.00 – 10.00

Eilenriedehalle

Das instabile Kniegelenk des Kindes – Ist die Ersatzplastik möglich?

M. Tingart (Köln), J. Höher, H. Bäthis, T. Tiling

Zielsetzung

Verletzungen des vorderen Kreuzbandes im Kindesalter sind selten. Eine konservative Therapie kindlicher Kreuzbandverletzungen ist aufgrund der eingeschränkten Compliance problematisch. Falls eine operative Stabilisierung erforderlich ist werden extraartikuläre Operationsverfahren bevorzugt, um eine Durchbohrung der Epiphysenfuge zu vermeiden. Die Ergebnisse dieser extraartikulären Verfahren sind nach der Literatur unbefriedigend. Eine vordere Kreuzbandersatzplastik birgt die Gefahr einer Wachstumsstörung. Über die Ergebnisse nach vorderer Kreuzbandersatzplastik wird bei Kindern im Gegensatz zu Jugendlichen in der Literatur nur in Fallbeispielen berichtet. Ziel dieser Arbeit ist die Vorstellung eines 10 jährigen Patienten, der bei offenen Wachstumsfugen eine vordere Kreuzbandplastik erhielt.

Material und Methode

Es werden die Ergebnisse der 1-Jahres-Kontrolluntersuchung aufgezeigt und die Literatur zur kindlichen vorderen Kreuzbandersatzplastik diskutiert.

Ergebnisse

In der vorliegenden Fallbeschreibung erlitt der Patient im Alter von 9 Jahren ein Rotationstrauma des rechten Knies mit einer vorderen Kreuzbandruptur und einer Innenbandruptur. Nach primär konservativer Therapie traten wiederholte Wegknickereignisse bei Belastungen des täglichen Lebens auf. Der zuvor sportlich sehr aktive Junge konnte weder seinen Sport weiter ausüben noch am Spiel mit Gleichalterigen teilnehmen. 9 Monate nach dem Initialtrauma erfolgte eine extraartikulärer Stabilisierung durch Traktusumleitung. In der Folge berichtete der Patient über erneute Umknickereignisse. Der Lachman-Test war weiterhin 3fach positiv. Es wurde deshalb die Indikation zur vorderen Kreuzbandplastik (Ligamentum patellae) gestellt. Zum Zeitpunkt der Operation war der Patient 10,5 Jahre alt, äußere Geschlechtsmerkmale lagen noch nicht vor, die Körpergröße betrug 138 Zentimeter und die Wachstumsfugen waren radiologisch offen. Bei der Nachuntersuchung 9 Monate nach der Operation gab der Junge nur gelegentliche Schmerzen bei starker Belastung an. Er hatte eine Körpergröße von 144 Zentimetern, der Lachman-Test war negativ und die KT 1000 Messung ergab eine Seitendifferenz von plus 1mm. Radiologisch ergab sich kein Hinweis auf eine Wachstumsstörung.

Schlußfolgerungen

Zusammenfassend kann gesagt werden, daß die Indikation zur kindlichen Kreuzbandersatzplastik streng zu stellen ist. Konservative und extraartikuläre Therapieverfahren haben meistens ein unbefriedigendes Ergebnis. In experimentellen Studien und klinischen Fallbeispielen ergaben sich keine Hinweise auf eine Wachstumsstörung nach Durchbohrung der Wachstumsfuge und Einzug einer „Weichteilplastik" (z.B. Semitendinosus-Sehne). In unserem Fallbeispiel hatte der Patient 9 Monate nach der Operation subjektiv geringe Beschwerden, es konnte keine Wachstumsstörung festgestellt werden und das Knie war klinisch stabil.

Dienstag, 12. September
9:00 – 10:00 Uhr
Postersession VI – Soft Tissue/Knorpel

12.09.
9.00 – 10.00
Eilenriede Halle

MRT versus ASK – Welchen Wert hat die Kernspinntomographie bei der Diagnostik von Knorpelschäden

W. Schwarz (Ulm), B. Friemert, Y. Oberländer, B. Danz, W. Bähren, H. Gerngroß

Zielsetzung

Diese Studie wurde durchgeführt, um prospektiv die Wertigkeit von verschiedenen Standard MRT-Sequenzen bei der Diagnostik von Knorpelschäden des Kniegelenkes zu bestimmen. Referenzmethode war die Arthroskopie (ASK).

Material und Methode

Wir untersuchten insgesamt 126 Patienten bei denen aufgrund von Kniegelenksbeschwerden eine MRT und danach eine ASK durchgeführt wurde.

Davon erhielten 95 Patienten (= Gruppe 1) die MRT in der radiologischen Ableilung des Bundeswehrkrankenhauses Ulm (1,5 T-Gerät, Philips). Das Untersuchungsprotokoll umfaßte folgende Sequenzen: sagittale STIR TSE und PD TSE, coronare und transversale T2 FFE (TR= 660ms, TE=18ms, FA=30°, 512er Matrix).

31 Patienten (= Gruppe 2) wurden in einer radiologischen Gemeinschaftspraxis, Neu-Ulm (1,0 T-Gerät, Siemens) mit folgenden Sequenzen untersucht: sagittale T1 SE, T2 SE und T2 FLASH (TR=608ms, TE=18ms, FA=20°, 256er Matrix) und coronare PD fs.

In jedem Kniegelenk wurden 7 Gelenkflächen (mediale und laterale Patellafacette, Femurcondylus, Tibiaplateau und das femorale Gleitlager) nach ihrem Schädigungs-

12.09.

9.00 – 10.00

Eilenriede Halle

grad (Grad 1-4) beurteilt. Die Beurteilung der MRT erfolgte durch zwei in der Kernspintomographie erfahrene Radiologen. Die Arthroskopien wurden durch zwei ebenfalls erfahrene Chirurgen durchgeführt. In der Auswertung wurden Unterschiede zwischen beiden Verfahren um mehr als einen Grad als nicht erkannt gewertet. Aus den gewonnenen Daten wurden die Sensitivität, Spezifität, der postitve und negative Vorhersagewert für das Gesamtkollektiv, Gruppe 1 und Gruppe 2 bestimmt.

Ergebnisse

Arthroskopisch wurden bei 126 Patienten 104 Knorpelläsionen (Grad 2-4) nachgewiesen. In Gruppe 1 fanden sich 69, in Gruppe 2 zeigten sich 35 Läsionen.

Im Gesamtkollektiv betrug die Sensitivität 38%, die Spezifität 96%, der positive bzw. negative Vorhersagewert lag bei 58% bzw. 92%.

Gruppe 1 zeigte hierbei eine höhere Sensitivität (39%) und Spezifität (98%) als Gruppe 2 (34% bzw. 91%). Positiver und negativer Vorhersagewert lagen bei Gruppe 1 bei 69% bzw. 93%, bei Gruppe 2 bei 43% bzw. 88%.

Schlußfolgerung

Mit einer Sensitivität von 38% ist die MRT zur Beurteilung von Knorpelläsionen als unzuverlässig einzuschätzen. Trotz stetiger technischer Weiterentwicklungen und der immer größer werdenden Erfahrung der Untersucher mit dem Verfahren MRT, muß die ASK nach wie vor als das Diagnostikum der Wahl zur Beurteilung von Knorpelschäden im Kniegelenk angesehen werden.

Aufgrund des hohen negativen Vorhersagewertes (92%) und der hohen Spezifität (96%) bleibt zu überlegen, ob bei unklaren Kniebeschwerden die MRT eine geeignete Ausschlußmethode darstellt.

Gibt es eine „State of the Art" bei der Therapie chondraler Defekte? Ergebnisse einer Umfrage

G.M. Maier (Ulm), S. Weindel, B. Friemert, W. Schwarz, H. Gerngroß

Zielsetzung

Die Therapie chondraler Defekte am Knie und Sprunggelenk ist zunehmend Gegenstand kontroverser Diskussion. Um eine Vorstellung zu bekommen, wie der Stand der Knorpeltherapie in Deutschland ist, haben wir eine Umfrage im Rahmen des Jahreskongresses 1999 der Deutschen Gesellschaft für Unfallchirurgie durchgeführt.

Material und Methoden

Es wurden vier bildlich dokumentierte Beispiele vorgestellt. Die Befragten mußten sich für jeweils eine der folgenden Therapiemöglichkeiten entscheiden:

1. Keine operative Therapie,
2. Knorpelpicking,
3. Autologe Chondrozytentransplantation (ACT),
4. Osteochondrale Transplantation,
5. Pridiebohrung,
6. Mikrofracture Technik oder
7. Abrasionsplastik.

Zusätzlich wurde nach der ärztlichen Funktion und den in der Heimatklinik angebotenen Therapiemöglichkeiten gefragt.

Ergebnisse

Insgesamt 100 Teilnehmer aus 68 Kliniken wurden in die Auswertung einbezogen. Mehr als 50% (n=58) hatten dabei Chefarzt oder Oberarztfunktion in ihrem Krankenhaus.

Fall 1, ein 34-jähriger Mann mit einer Chondromalazie (CM) Grad III im Bereich des medialen Femurkondylus, Größe ca. 2 x 3cm, Arthrofibrose und drittgradige anteriore Instabilität nach VKB-Ersatz und Transplantatruptur. 67% der Befragten entschieden sich für eine erneute VKB-Plastik, 37% bevorzugten eine osteochondrale Transplantation zur Therapie des chondralen Defektes. Etwa 10% hätten entweder eine Pridiebohrung, Mikrofracture Technik oder eine Abrasionsplastik durchgeführt. Nur 4 von 100 Befragten hätten eine ACT durchgeführt.

Fall 2, ein 23-jähriger Mann mit CM Grad IV am medialen Femurkondylus, Größe 1 x 1 cm und einer Innenmeniskusläsion. 60% entschieden sich für eine osteochondrale Transplantation, 13 hätten eine ACT durchgeführt und 14% eine Pridiebohrung.

Fall 3, ein 20-jähriger Soldat mit einer retropatellaren CM III bis IV, Größe 2.2 x 1.2 cm. 38% entschieden sich für konservatives Vorgehen, 28% bevorzugten eine Abrasionsplastik und etwa 20% hätten eine osteochondrale Transplantation, bzw. eine Pridiebohrung durchgeführt.

Fall 4, ein 30 Jahre alter Fallschirmspringer mit einer Osteochondrosis dissecans Grad III im Bereich der medialen Talusrolle, eine bereits durchgeführte Pridiebohrung und eine Spongiosaplastik hatten keinen Erfolg. 36% hätten hier noch eine osteochondrale Transplantation versucht, 22% bevorzugten eine Arthrodese. Eine erneute Spongiosaplastik empfohlen immerhin noch 18 von 100 Befragten. Nur 5% würden eine ACT durchführen.

Schlußfolgerung

Die Umfrage zeigt ein sehr heterogenes Bild bei der Therapie chondraler Läsionen. ACT ist nicht die bevorzugte Therapie und nur 5% der in die Umfrage eingeschlossenen Krankenhäuser bieten ihren Patienten dieses Verfahren. Wenn Knorpel ersetzt werden muß, dann ist die osteochondrale Transplantation die Methode der Wahl. Eine „State of the Art" bei der Therapie chondraler Defekte ist somit nicht festzustellen und der Stellenwert der ACT muß durch wissenschaftliche Daten noch gezeigt werden.

12.09.

9.00 – 10.00

Eilenriede Halle

Erste Erfahrungen mit der autologen Knorpel-Knochen-Transplantation mit dem DBCS bei osteochondralen Läsionen am Talus

R. Müller-Rath (Osnabrück), S. Bolte, V. Maier, U. Mommsen

Zielsetzung

Zur Therapie osteochondraler Läsionen am Talus werden verschiedene Operationsverfahren eingesetzt. Häufig gelingt nur die Ausbildung von mechanisch minderwertigem Faserknorpel mit zum Teil unbefriedigendem klinischem Erfolg. Die Knorpel-Knochen-Transplantation (KKT) bietet die Möglichkeit, den osteochondralen Defekt press-fit mit vitalem, hyalinen Knorpel auszufüllen. Ziel dieser prospektiven Studie war es, erste Erfahrungen und Ergebnisse dieser Methode am Talus darzustellen.

Material und Methode

Zwischen dem 7.7.1998 und dem 8.7.1999 wurde in unserer Klinik bei 10 Patienten eine KKT am Talus durchgeführt. 8 Patienten (2 weiblich, 6 männlich, Durchschnittsalter: 33 Jahre) wurden präoperativ und zwischen 5 und 13 Monaten postoperativ nachuntersucht.

Die Dauer der Beschwerden variierte zwischen 5 und 11 Jahren. 2 Patienten waren bereits voroperiert Alle Knorpeldefekte reichten bis auf den subchondralen Knochen. Die durchschnittliche Defektgröße betrug 12*17mm. 2 Patienten hatten eine Arthrose.

Bei 4 Patienten wurde bei der KKT der Innenknöchel osteotomiert, bei einem zusätzlich auch der Außenknöchel. Wir transplantierten vom ipsilateralen Kniegelenk zwischen 1 und 3 Zylinder von 9 bis 15mm Durchmesser.

Ergebnisse

Alle Patienten gaben zum Zeitpunkt der Nachuntersuchung eine deutliche Schmerzreduktion an. Der durchschnittliche Wert auf einer visuellen Analogskala von 0 bis 10 sank von 7 (präoperativ) auf 2,4 (postoperativ). 6 Patienten beurteilten das Ergebnis als „deutlich besser", 2 Patienten als „etwas besser". Das Aktivitätsniveau, gemessen mit dem Tegner-Score, stieg von durchschnittlich 2 auf 4 Punkte. Ein Patient erreichte in dem Beobachtungszeitraum das bei voller Genesung angestrebte Aktivitätslevel. Dieses lag im Durchschnitt bei 5,4 Punkten. Ein Patient gab geringe retropatellare Beschwerden im Kniegelenk als Folge der Transplantatentahme an. Im nach 3-9 Monaten durchgeführten MRT waren alle Zylinder vital.

Schlußfolgerungen

Durch die Knorpel-Knochen-Transplantation können Beschwerden bei osteochondralen Läsionen am Talus deutlich gemindert werden. Dieses gilt auch für Patienten mit ausgedehnten Defekten, begleitender Arthrose und langer Schmerzanamnese. Es bedarf weiterer Studien mit größeren Kollektiven, um weitere Erfahrungen über Indikation, Technik, Komplikationen und den Stellenwert dieser Methode zu sammeln.

12.09.

9.00 – 10.00

Eilenriede Halle

Die autologe Knorpel-Knochentransplantation mit dem DBCS bei osteochondralen Läsionen des Knies

S. Bolte (Osnabrück), R. Müller-Rath, V. Maier, U. Mommsen

Zielsetzung

Gelenkknorpeldefekte und ihre optimale Behandlung stellen ein allgemeines medizinisches und auch erhebliches volkswirtschaftliches Problem dar. Das Spektrum der eingesetzten Therapieverfahren ist breit, es gilt für jeden Patienten die optimale Therapie auszuwählen. Bei der Knorpel-Knochentransplantation (KKT) wird der osteochondrale Defekt im Press-fit-Verfahren mit autologen Knochen-Knorpel-Zylindern gefüllt. Ziel dieser prospektiven Studie war es, Erfahrungen und Ergebnisse dieser Methode bei osteochondralen Läsionen unterschiedlicher Genese am Knie darzustellen.

Material und Methode

Zwischen dem 11.02.1998 und dem 14.09.1999 wurden in unserer Klinik bei 19 Patienten eine KKT am Knie durchgeführt. 18 Patienten (7 weibl., 11 männl., Durchschnittsalter 28 Jahre) wurden präoperativ und zwischen 4 und 23 Monate (Durchschnitt 10 Monate) postoperativ untersucht. Operationsindikation war bei 13 Patienten eine Osteochondrosis dissecans Grad 4, bei 5 Patienten ein traumatischer osteochondraler Schaden. Die präoperative Beschwerdedauer variierte zwischen 1 und 144 Monaten (Durchschnitt 30 Monate). Transplantiert wurden zwischen 1 und 4 Zylinder von 9-16mm Durchmesser.

Ergebnisse

Zum Zeitpunkt der Nachuntersuchung berichteteten alle Patienten von einer deutlichen Schmerzreduktion. Lag der präoperativ angegeben Wert auf einer visuellen Analogskala (VAS) von 0 bis 10 zwischen 6 und 10 (Durchschnitt 7,2),sank er postoperativ auf 0-5 (Durchschnitt 2,4). Mobilitätseinschränkung, präoperativ mit 5-9 (Durchschnitt 6,9) bewertet reduzierte sich auf Werte zwischen 0 und 6 (Durchschnitt 1,8). Die postoperative Zufriedenheit, ebenfalls auf einer VAS angegeben lag zwischen 5 und 10 (Durchschnitt 8,4).

12.09.

9.00 – 10.00

Eilenriede Halle

Das Aktivitätsniveau, gemessen mit dem Tegner-Score stieg von 0-4 (Durchschnitt 1,6) auf postoperativ 3-5 (Durchschnitt 4,4). Im modifizierten DGKKT-Score wurden präoperativ zwischen 20 und 62 (Durchschnitt 40), postoperativ zwischen 66 und 116 (Durchschnitt 98) von 120 möglichen Punkten erzielt.

Schlußfolgerungen

Die autologe Knorpel-Knochentransplantation eignet sich sehr gut als Behandlungsverfahren für lokalisierte osteochondrale Läsionen unterschiedlicher Genese, sowohl für Osteochondrosis dissecans als auch für traumatisch bedingte Knorpeldefekte. Die Beschwerden der Patienten konnten deutlich gemindert, die Mobilität erhöht werden. Um den Stellenwert dieser Methode, sowie Indikation und Komplikationsmöglichkeiten noch genauer definieren zu können bedarf es weiterer Studien mit größeren Patientenkollektiven und längeren Nachuntersuchungszeiträumen.

Deep leg vein thrombosis in multiple injured patients

M.G. Baacke (Marburg), R. Stiletto , R. Leppek

Purpose

Too little is still known about the incidence rate of thromboembolic complications in polytrauma patients after ICU treatment, as only a small amount of data is available on this topic. The majority of the studies published to date that have been performed to assess the incidence rate of thrombosis in multiply injured patients only refer to the clinical symptoms of a venous thrombosis. A systematic screening-examination for the assessment of the incidence rate of thromboembolic complications in the above-mentioned patient collective has not yet gained acceptance as a routine method in clinical practice.

Material and Methods

between January 1996 and December 1997, 50 polytrauma patients were included in a prospective clinical study. Including criteria were: an initial ISS-score>16, a stay on the ICU of at least 72h and a time on the respirator of at least 72h. All patients were examined for a deep veign thrombosis by using a standardized protocol and by means of a colour-coded duplex (ccd) sonography. In cases in which the clinical or/and sonographic examination yielded results of a suspected veign thrombosis, a phlebography was performed. In cases of a suspected pulmonary embolism a pulmonary angiography was performed. The colour-coded duplex sonography was used before the patients were mobilized or transfered to an other ward (generally after 15 days).

Results

If not indicated otherwise numbers are given as median. The age of the 38 male and 12 female patients was 38.6 years. The severity of trauma was characterized by an ISS-score of 39.5 points. 8 patients died of a multiorgan-failure during their stay on the ICU. The autopsy findings reveal that no patient died of the of a veign thrombosis or a pulmonary embolism. Of the remaining 42 patients, 8 patients (19%) showed deep leg veign thrombosis in the ccd. In three of these patients (7%) also a pulmonary embolism occurred.

Conclusion

having in mind the results of our study the incidence rate of thromboembolic complications in polytrauma patients seems to be much higher as expected in comparison to the published results of other authors.

Das Entrapmentsyndrom der Art. Poplitea – Eine Differentialdiagnose beim jungen Menschen mit Beinschmerzen

H. Bäthis (Köln), M. Tingart, B. Bouillon, A. Gaitzsch

Einleitung

Durchblutungsbedingte Ursachen stellen in der Differentialdiagnose von belastungsabhängigen Schmerzen ohne Trauma im Bereich der unteren Extremität bei jungen Menschen eine Seltenheit dar. In Einzelfällen können jedoch auch beim jungen Menschen Gefäßveränderungen die Ursache solcher Beschwerden sein.

Zielsetzung

Am Beispiel einer 16 jährigen Patientin soll die klinische Symptomatik, Diagnosestellung und Behandlungsstrategie beim Vorliegen eines sog. Poplitealarterien Entrapementsyndrom (PAES) beschrieben und diskutiert werden.

Material und Methode

Falldarstellung: Ein 16jähriges Mädchen stellte sich zunächst bei Ihrer Hausärztin und nachfolgend in unserer Abteilung bei nach einer Gehstrecke von etwa 200m auftretenden Schmerzen im rechten Bein vor. Neben einer klinischen und radiologischen Untersuchung erfolgte aufgrund der Anamnese auch eine Dopplerverschluß-

12.09.

9.00 – 10.00

Eilenriede Halle

druckmeßung, die eine Abschwächung der Fußpulse rechts um 40 bzw. 60mmHg zeigte. Die weitere Diagnostik mit Durchführung einer Becken-Bein Angiographie zeigte einen über Kollateralen kompensierten Verschluß der rechtsseitigen Art. Poplitea. Nach ergänzenden Voruntersuchungen wurde eine operative Revision der Fossa poplitea durchgeführt. Intraoperativ bestätigte sich der Verdacht eines sog. Entramentsyndroms: abweichend vom normalen Verlauf zwischen den beiden Köpfen des M. Gastrognemius verlief die Art. Poplitea atypisch um den medialen Kopf des M. gastrognemius nach distal. Als Besonderheit im beschriebenen Fall war es zu einer Dissektion der Art. Poplitea mit Verschluß als Ursache Beschwerden gekommen. Theraputisch führten wir eine Spaltung des caput mediale M. gastrognemius, eine Desobliteration der Art. Poplitea und ein langstreckige Patch-Erweiterungsplastik mit autologer Vene durch. Die intraoperativ durchgeführte Angiographie zeigte einen freien Abfluß. Postoperativ waren die Beschwerden der Patientin nicht mehr vorhanden, die Dopplerverschlußdrückwerte waren seitengleich darstellbar.

Ergebnisse

Der hier geschilderte Fall stellt die seltene Gefäßerkrankung des sog. Poplitealarterien Entrapmentsyndroms (PAES) dar. Es handelt sich hierbei um eine atypische Lagevariante der Arteria poplitea in der Fossa poplitea, wobei nach KOGEL (1990) drei Haupttypen unterschieden werden. Hierdurch bedingt kann es temporär oder auf Dauer zu einer äußeren Gefäßkompression kommen. Im hier dargestellten Fall führte die chronische Gefäßalteration zur Gefäßdissektion mit Verschluß. Allgemein ist jedoch auch eine intermittierende Kompression mit nur diskreter bzw. phasenweise auftretender Symptomatik beschrieben, was die Diagnosestellung erschwert. In der Falldarstellung wird die aktuelle Literatur zu diesem Thema dargestellt.

Schlußfolgerungen

Auch wenn gefäßbedingte Ursachen bei belastungsabhängigen Beinschmerzen junger Menschen eine Seltenheit darstellen, sollten sie bei unklaren Beschwerdebildern in der Differentialdiagnose berücksichtigt und ausgeschlossen werden.

Thromboprophylactic treatment in our trauma departement

T. Bogosi (Budapest), G. Merényi, T. Atanaszov

Purpose

The tromboprophylactic treatment has been used regulary in our trauma ward for a long time. The traditional heparin was abandoned and the low molecular weight heparin (LMWH) was applied. The number of the lethal pulmonary embolisms was investigated due to this change in therapy.

12.09.

9.00 – 10.00

Eilen-riede Halle

Material

Autopsies of two different years of the deceased patients of our trauma ward was studied retrospectively.

Methods

Two different years were studied. In the first periode the prophylactic treatment was not applied regulary, only occasional treatment with traditional heparin was performed by personal indication. In the second examined year the LMWH was in use. The records of all autopsies were studied. We were searching for the cases of the lethal pulmonary embolisms caused by trauma. The results of these 2 years were compaired.

Results

In the first period, when the prophylactic treatment was not used regulary, 95 autopsies were studied. In the second examined year when LMWH was obligatory for immobilised patients, 81 autopsy were performed from our departement. 23 (23,2%) cases of lethal pulmonary embolism were found at the first and 10 (12,3%) at the second period. 70% of the cases were admitted to our ward because of the fracture of the hip region.

Conclusion

In trauma cases, especially at injuries of lower extremity the thromboprophylaxis has a great importance. Evaluation of larger number of cases is in progression. In order to avoid lethal pulmonary embolism, prophylactic treatment is recommended. Due to our study we suggest the low molecular weight heparin.

12.09.

9.00 – 10.00

Eilenriede Halle

Arterielle Gefäßverletzungen bei Frakturen und Luxationen: Pathogenese, Diagnostik, Behandlungskonzept

S. Schubert (Magdeburg), S. Piatek, T. Westphal, T. Bürger, S. Winckler

Zielsetzung

Analyse der Ursachen, Häufigkeiten und Behandlungsergebnisse begleitender arterieller Gefäßverletzungen im Rahmen von Frakturen und Luxationen im eigenen Krankengut eines 6-Jahreszeitraumes.

Material und Methode

Berichtet wird über Ursachen, Häufigkeiten und Behandlungsergebnisse begleitender arterieller Gefäßverletzungen bei Frakturen und Luxationen in einem 7-Jahreszeitraum (01.01.1993–31.12.1999). Die Daten der betroffenen 6 weiblichen und 20 männlichen Patienten im Alter zwischen 11 und 88 Jahren wurden retrospektiv ausgewertet.

Ergebnisse

Im o. g. Zeitraum erfolgten 27 Eingriffe wegen primärer Arterienverletzungen im Rahmen von Frakturen [n=20] oder Luxationen [n=6]. Als Unfallursache dominierten mit 50% Verkehrsunfälle. Zweiradfahrer waren am häufigsten betroffen [n=7]. 30% der Patienten waren polytraumatisiert. Die Hälfte der Patienten wurde sekundär zugewiesen. Die durchschnittliche präoperative Zeit betrug 6 Stunden bei kompletter [n=20] bzw. 11 Stunden und 20 Minuten bei inkompletter Ischämiesymptomatik [n=6]. 40% der arteriellen Gefäßläsionen entfielen auf die obere, 60% auf die untere Extremität. Verletzungen der A. poplitea dominierten [n=9]. In 75% bestanden partielle Wandläsionen bzw. vollständige Lumendurchtrennungen. Stumpfe Arterienläsionen mit Intima- und Mediaverletzungen fanden sich in 6 Fällen jeweils bei subcapitaler Humerusfraktur [n=2], Femurschaftfraktur [n=1] sowie bei Kniegelenkluxation [n=2] bzw. Ellenbogenluxation [n=1]. Als lokale Begleitverletzungen bestanden in 7 Fällen Läsionen der Begleitvene [27%] sowie in 9 Fällen Nervenverletzungen [35%]. Die arteriellen Rekonstruktionen erfolgten durch ein autologes Veneninterponat bzw. einen autologen Venenbypass [n=19], durch direkte Naht [n=2], durch Venenpatchplastik [n=2] bzw. durch einen Prothesenbypass [n=1]. In einem Fall erfolgte die Ligatur einer Unterschenkelarterie, in einem weiteren Fall bei einem MESS von 7 Punkten die primäre Unterschenkelamputation. Die Rate sekundärer Amputationen betrug 16% [n=4]. Kein Patient verstarb.

Schlußfolgerung

Die Indikation zur Rekonstruktion hat sich den Gesichtspunkten des Lebenserhalts unterzuordnen. Neben der zeitgerechten Rekonstruktion bietet die Organisation der fachgerechten Versorgung Optimierungmöglichkeiten.

Interaction of arterial wall and platelets causing arterial occlusion after blunt lesions

12.09.

9.00 – 10.00

Eilen-riede Halle

E. Scola (Neumarkt/Opf.)

Purpose

In extremities arterial injuries often show a minimal loss of blood. Therefore this severe complication can be overlooked even if it is combined with fractures or dislocations. The knowledge of biomechanics and pathomechanism of arterial ruptures helps to detect this kind of injury and to make the right decisions.

Material, Methods

30 human arterial segments (femoral/popliteal artery 3-5cm long) were ruptured in different ways (straight, over an edge) and velocities (3mm/sec, 33mm/sec, 200mm/sec). In five sheep, that should be sacrified, a blunt trauma of femoral artery was performed.

Results

There are three steps in arterial ruptures combined with fractures and dislocations:
1. Overstretching,
2. Circular rupture of the arterial wall from the inner layer to the adventitia,
3. Deformity of the adventitia like a Chinese finger trap with occlusion of the lumina.

The thrombosis of the ruptured artery is performed in three stages:
1. Adhesion of pletlets on collagen fibers (adventitia),
2. Sealing of the adventitia by platlets (white thrombus),
3. Fibrin net including erythrocytes (red thrombus).

This structure of thrombus resists normal blood pressure. In the sheep model no excessive bleeding could be observed.

Conclusion

In ruptured arteries minimal loss of blood is caused by thrombosis: An extensive contact between collagenous net of adventitia with platlets is necessary. If it is not, a massive loss of blood must be expected (i.e. stabwounds). Therefore in blunt arterial trauma thrombosis avoids bleeding – not „rolling in" of intima layer.

12.09.

9.00 – 10.00

Eilenriede Halle

Therapiekonzepte zur Verhinderung der Phantomschmerz-chronifizierung nach posttraumatischer Armplexusläsion

C. Simanski (Köln), B. Bouillon, G. Koch-Epping, T. Tiling

Zielsetzung

Bis zu 90% aller Patienten mit traumatischer Armplexusverletzung leiden unter extremen Schmerzintensitäten und verschiedenen -qualitäten. Ziel dieser Patientenfalldarstellung ist es, die verschiedenartigen Therapiemöglichkeiten des Deafferentierungs- und Phantomschmerzes zu diskutieren und die Wirkungsgrade der Therapiemaßnahmen zu bewerten.

Material und Methoden

Ein 29jähriger Motorradfahrer zog sich als Mehrfachverletzter u.a. eine Plexus brachialis Verletzung der rechten Seite zu. Kernspintomographisch zeigte sich ein kompletter Nervenwurzelausriß rechts im zervikalen Segment C5 und C6. Der Patient klagte ab dem 5. posttraumatischen Tag über unerträgliche Phantomschmerzen mit einschießendem Charakter im rechten Unterarm.

Ergebnisse

Bei einem VAS-Phantomschmerz-Intensitätsniveau von 80-100 Pkt.wurde zunächst mit einer PCA-Piritramidpumpe schmerztherapiert, wegen der einschießenden Schmerzcharakteristik zusätzlich mit oralem Carbamazepin erfolglos weiterbehandelt. Die Phantomschmerztherapie ab dem 5. postoperativen Tag mit i.v. Lachs-Calcitonin brachte sofortige Schmerzlinderung (VAS=10), nach Beendigung der Infusionszyklen verschwand diese wieder (VAS=70). Fünfmal tägliche TENS-Applikation brachte einmalig geringgradige Linderung, die weitere Anwendung blieb wirkungslos. Die erneute i.v. Lachs-Calcitonin-Anwendung ergab eine deutliche Phantomschmerzreduktion (VAS=40) und Reduzierung der Phantomschmerzattacken. Die Langzeitanwendung durch nasale Applikation blieb hingegen erfolglos. Die psychotherapeutische Therapie mit Schmerzverarbeitungs- und Entspannungstechniken durch Anwendung der progressiven Muskelrelaxation nach Jacobsen brachte die gewünschte Phantomschmerzlinderung.

Schlußfolgerung

Zunächst wurden die guten phantomschmerztherapeutischen Wirkungen des i.v. Lachs-Calcitonins bestätigt, anders als nach Amputationen [2,4] zeigte sich in diesem Fall jedoch keine Langzeitanalgesie. Die analgetischen Effekte von Carbamazepin und TENS konnten nicht bestätigt werden [1], ein guter Therapieerfolg wurde mit der progressiven Muskelrelaxation nach Jacobsen erzielt und damit Ergebnisse anderer

Studien bekräftigt [3]. Eine Erleichterung der Schmerzsymptomatik durch operative Verfahren wie die sog. „Neurotisation" oder durch DREZ (Nashold-Operation) ist teilweise zu erreichen, jedoch mit einer hohen Komplikationsrate und schlechten Langzeitanalgesie verbunden [5]. Bei zunächst geplanter Nervenersatzoperation ist außerdem die nervendestruierende DREZ-Methode als „ultima ratio" anzusehen. Daher muß der posttraumatische Phantom- und Deafferenzierungsschmerz nach Armplexusverletzung individuell und multimodal therapiert werden, um eine Chronifizierung zu verhindern. Es müssen interdisziplinäre Anstrengungen unternommen werden (Anästhesisten, Chirurgen, Orthopäden, Neurochirurgen, Physiotherapeuten, Psychologen) um Phantomschmerzlinderung zu erreichen und die drohende Amputation zu verhindern.

Brachial plexus palsy: Triceps to biceps transposition to restore elbow flexion

O. Rühmann (Hannover), C. Wirth, F. Gossé, S. Schmolke

Purpose

Paralysis of the elbow flexion musculature, i.e. with lesion of the brachial plexus, can be compensated with a muscle transplant. Indications, operational techniques, and results of triceps to biceps transposition were demonstrated in patients with brachial plexus palsy.

Material

From April 1994 until January 1999, a triceps to biceps transposition was performed on five male patients with posttraumatic brachial plexus palsy and consequent loss of elbow flexion. The mean age of the patients at the time of the accident was 33 years (19-44) and at muscle transplantation 39 years (28-46). The average observation period was 16 months (6-31).

Methods

Operation technique: A 20cm long posterior incision is made. On the medial side, the fascia incised over the ulnar nerve in a proximal to distal direction, then secured. The lateral intermuscular septum is exposed in the lateral part. The tendon of the triceps muscle at the olecranon is then removed. The triceps muscle is laid open in a proximal direction. The biceps tendon is laid open with an S-incision in the bend of the elbow and identified at the point of attachment to the tuberosity of the radius.

The space between the dorsal and ventral incision is subcutaneously exposed on the radial side without cutting, so that the tube-like tendons and distal part of the triceps can be passed through in a ventral direction to eventually lie over the radial nerve. The triceps tendon is passed through an incision of the biceps tendon. Both tendons are sutured in a 90° flexion position with maximal tension of the triceps tendon.

Results

Transposition of the triceps muscle to the tendon of the biceps muscle will result in active elbow function in all patients with, on average, 118° flexion (90°-140°) and grade of muscle power 3-5 (function against resistance). Four patients were satisfied with the result of surgery and one patient was content with the outcome. Loss of active elbow extension was not considered to be of paramount importance by any patient. No complications were reported. All patients use the elbow flexion very often in daily life. In comparison with the situation before operation they are, for example, able to reach their mouth with the hand, carry things and open or close the door after surgery.

Conclusions

Transposition of the triceps muscle to the tendon of the biceps muscle in brachial plexus palsy results in satisfactory elbow flexion regarding both function and strength.

The advantage of triceps to biceps transposition is that the operation presents few complications and has a satisfactory cosmetic outcome. The procedure is also suitable on co-contraction of the triceps and biceps muscles.

The disadvantage of this procedure is the loss of active elbow extension; however, most patients do not regard this point as particularly significant.

Die Ruptur der Flexor pollicis longus Sehne nach palmarer Plattenosteosynthese – eine seltene Komplikation

C. Dumont (Göttingen), P. Stanković, M. Fuchs, K.M. Stürmer

Zielsetzung

Wir berichten über die seltene Komplikation der Sehnenruptur des Flexor pollicis longus (FPL) nach palmarer T-Plattenosteosynthese bei distaler Radiusfraktur.

Problem: Im Gegensatz zur dorsalen Plattenosteosynthese, bei der Sehnenrupturen gehäuft beobachtet werden, sind implantatbedingte Beugesehnenläsionen bei der palmaren Platte kaum bekannt.

Material und Methoden

Kasuistik 1: Ein 75jähriger Patient erlitt beim Spazierengehen ohne adäquates Unfallereignis eine Ruptur der Sehne des Flexor pollicis longus rechts. 10 Monate zuvor war eine instabile distale Radiusextensionsfraktur (Typ A3 der AO-Klassifikation) mittels vorgebogener schräger 3-Loch T-Platte postprimär versorgt worden.

Kasuistik 2: Der zweite Fall, eine 73jährige Patientin, erlitt ohne äußeres Trauma eine FPL-Sehnenruptur 6 Wochen nach Stabilisierung einer intraartikulären distalen Radiusfraktur (Typ B3) mit einer palmaren Radius T-Platte. Eine rheumatische Erkrankung oder Corticoideinnahme lag bei beiden Patienten nicht vor.

Ergebnisse

Eine anatomische Reposition war in beiden Fällen nicht erreicht worden: Die Radiocarpale Gelenkfläche war um 15° bzw. 20° vom Normwert nach dorsal und auf 15° bzw. 10° nach radial abgewichen und um 2mm (bei beiden) eingestaucht. Die Diagnose Sehnenruptur wurde klinisch gestellt und sonographisch mit einem 9,2 MHz Linearschallkopf (Siemens, Sonoline, Elegra) gesichert, präzise lokalisiert und dokumentiert. Die Rekonstruktion der Sehne erfolgte nach der Metallentfernung bei konsolidierter Fraktur mit einem Palmarissehneninterponat in der Technik nach Pulvertaft. Die klinische Nachuntersuchung nach 3 und 12 Monaten zeigte gute funktionelle Ergebnisse bei geringem Kraftverlust im Seitenvergleich.

Schlußfolgerung

Bei 350 Patienten, die im Zeitraum zwischen 1994-1999 in unserer Klinik bei einer distalen Radiusfraktur mit einer palmaren T-Platte operativ versorgt wurden, trat diese Komplikation in 2 Fällen auf. Ursächlich hierfür war in beiden Fällen eine mechanische Irritation der anatomisch besonders exponiert gelegenen Sehne durch die zentrale Schraube im T-Stück der Platte. In Kenntnis dieser Tatsache ist bei Lockerung besonders der zentralen Schraube im T-Schenkel der Platte die sonographische Befundkontrolle indiziert und eine Metallentfernung auch bei alten Patienten zu erwägen.

Chirurgische Therapie der Achillodynie durch Achillessehnensequester

D. Jezussek (Neumarkt/Opf.), E. Scola, L. Kleine

Zielsetzung

Begriffsbestimmung, Diagnosesicherung, Operatives Vorgehen.

12.09.

9.00 – 10.00

Eilenriede Halle

Problemstellung

Der Achillodynie kann eine Peritendinitis, eine Bursitis oder die Tendinitis zugrunde liegen. Fortschreitende degenerative Vorgänge der Tendinitis führen durch Demarkation zum Achillessehnensequester. Konservative Maßnahmen sind erfolglos. Standardkonzepte der chirurgischen Therapie sind nicht etabliert. Ergebnisse bei langer Anamnese sind wenig zufriedenstellend.

Das spiegelnde Aussehen der gesunden Sehne wird durch die Lichtbrechung an den exakt geometrisch ausgerichteten Fasern hervorgerufen. Die Stabilität der Sehne wird bestimmt durch die Proteoglycane in der Grundsubstanz (25%), die den Zusammenhalt und die Ausrichtung der Kollagenfasern gewährleisten. Durch die Einlagerung von Flüssigkeit in die Grundsubstanz geht die Geometrie der Struktur und die Stabilität verloren.

Material und Methoden

8 Fälle mit operiertem Achillessehnensequester (1995-1999) wurden retrospektiv analysiert:

3 Männer, 5 Frauen (39 bis 55 Jahre), davon 5 Patienten sportaktiv, 1 Gichtpatient; präoperativ: Sonographie und MRT der Achillessehne, Beschwerdedauer bis zur Operation 4 Monate bis 3 Jahre.

Operatives Vorgehen: medialer paraachillärer Zugang, Längsinzision von Peritendineum und Sehne, Resektion von zentralem und randständigem erkrankten Sehnengewebe und Peritendineum, Readaptation der Sehne und Sehnengleitgewebe, Proben für Histologie.

Semifunktionelle Nachbehandlung: Vakuumstützsystem „Vacoped“ (Firma OPED, Valley, BRD), 2-4 Wochen 15° Plantarflexion, 2-4 Wochen im OSG 10°/0/10° und Vollbelastung, dann Fersenerhöhung 1cm, Sport nicht vor der 10. Woche.

Postoperativ: Sonographie und MRT-Kontrollen.

Ergebnisse

Präoperative Sonographie: Verdickung/Ergussbildung des Peritendineums, umschriebene Verdickung der Achillessehne mit inhomogener Echotextur und verminderter Echogenität. MRT (T1w, T2w, SPIR-Sequenzen, KM): Reizzustand des Peritendineum, lokalisiertes Enhancement, spezifische degenerative Veränderungen der Sehne.

Intraoperativ: matt-sulzig-verquollene, erkrankte Sehnenanteile, teils Knoten- oder Rissbildung, sanguiner Erguss, einmal kristalline Einlagerung.

Histologie: herdförmige Degeneration, Reparation, Narbenbildung, einmal Gichttophi.

Bei 2 Patienten (Achillodynie seit 3 Jahren) musste erneut sequesterotomiert werden, da die Achillessehne nur an den im MRT erkrankt beschriebenen Anteilen debridiert worden war. Ansonsten freier Gang und deutliche Beschwerdebesserung nach 8 Wochen ohne Komplikationen.

Schlußfolgerung

1. Der Achillessehnensequester beruht auf der Einlagerung von Flüssigkeit in die Grundsubstanz und ist makroskopisch von matt-sulzig-verquollenem Aussehen ohne erkennbaren Faserverlauf.
2. Erfolgreiche Sequesterotomie: Komplette Längsinzision der Achillessehne und radikales Debridement, da der intraoperative Befund oft ausgedehnter als der im MRT.
3. Frühzeitige Operation.

Das semifunktionelle Nachbehandlungskonzept der operativ versorgten Achillessehnenruptur

O. Weber (Bochum), A. Schmidgen, A. Wentzensen

Zielsetzung

Die frische Achillesehnenruptur kann unterschiedlich therapiert werden. Ziel sollte heutzutage neben niedrigen Komplikations- und Rerupturraten eine frühzeitige berufliche Reintegration und geringe ökonomische Kosten sein. In unserer retrospektiven Studie werden zwei unterschiedlich Anschlußtherapien hinsichtlich der postoperativen Arbeitsunfähigkeitsdauer, der klinischen Funktion und der ökonomischen Kosten untersucht.

Material und Methode

Bei 10 Patienten (43,6 Jahre) mit frischer Achillessehnenruptur wurde nach operativer Versorgung die konventionelle Gipsimmoblisierung angewendet. Dabei erfolgte die Redressierung vom Spitzfußgips über den Intermediärgips zum Neutralgips über 6 Wochen. Die semifunktionelle Vakuumstütztherapie mittels Vacoped-Orthese wurde ebenfalls an 10 Patienten durchgeführt (42,7 Jahre). Die Redressierung im oberen Sprunggelenk erfolgte nach dem gleichen Schema, mit zusätzlicher Beübung des OSG durch limitierte Scharnierbewegung ab der 5. Woche. Die Nachuntersuchung erfolgte im Schnitt 7 Monate nach operativer Versorgung. Neben der sonographischen Kontrolle der Sehnenbinnenstruktur anhand des Thermann Score´s, dem funktionellen und klinischen Ergebnis durch den Trillat Score, dem ökonischem Aufwand, wurde die Dauer der Arbeitsunfähigkeit untersucht.

Ergebnisse

Die Gruppe mit der semifunktionellen Vacoped-Therapie wies eine um ca. 1 Woche kürzere Arbeitsunfähigkeitsdauer auf. In der sonographischen Kontrolle fiel bei diesen Patienten eine homogenere Sehnenbinnenstruktur auf. Während bei den per Orthese nachbehandelten Patienten keine Funktionsdefizite im OSG auffielen, hatten bei der Gipstherapie 6 von 10 Patienten Beweglichkeitsdefizite zwischen 10° und 25° im OSG. Bei der Gipstherapie mussten im Schnitt mehr als 4 Unterschenkelgipse über den Therapiezeitraum angelegt werden (Primärgips-Spitzfußgips-Intermediärgips-Neutralgips), und eine begleitende Low-dose-Heparinisierung war erforderlich. Bei der Orthesenbehandlung kann durch einfachen Adapteraustausch die Redressierung erreicht werden, zusätzlich ist ab der 5. Behandlungswoche die limitierte Mobilisierung des OSG möglich. Hier ist die Antikoagulation aufgrund des verbesserten venösen Rückstroms auf 4 Wochen begrenzt. Der Trillat Score zeigte eine bessere Verteilung für die semifunktionelle Therapie.

Schlußfolgerung

Das semifunktionelle Vacoped-Stützsystem zeigt durch sein Design entscheidende klinische und ökonomische Vorteile in der Nachbehandlung gegenüber der konventionellen Gipstherapie. Sie vereinigt die Vorteile der operativen Sehnenadaptation mit exakter Kontinuitätsrekonstruktion mit den Vorteilen der funktionellen Therapie. Durch entsprechende Adapter kann eine Redressierung durch einfachen Adapteraustausch vorgenommen werden. Der Patient kann nach Anleitung selbsttätig Sitzkorrekturen der Orthese vornehmen und zeichnet sich durch einen höheren Trage- und Handlingkomfort aus.

Unusual presentation of compartment syndrome following ankle fractures: A report of two Cases

A.F. Hinsche (Leeds), J. Joseph, P.V. Giannoudis, S.J. Matthews, R.M. Smith

Purpose and introduction

Acute compartment syndrome of the lower extremity is a condition that requires immediate surgical treatment. Failure or delay in reaching the diagnosis of acute compartment syndrome may lead to irreparable damage to muscle or nerve leading to poor long-term function. The clinical diagnosis may occasionally be obvious but sometimes the findings are overlooked, especially in cases of uncommon presentation such as isolated ankle fractures.

We describe two rare cases of compartment syndrome following ankle fractures.

Material and Methods

Two male patients, 19 and 29 years of age presented following closed ankle injuries to our trauma unit. One sustaining a bi-malleolar fracture following an inversion injury while the other sustained a tri-malleolar (Weber-C type) fracture following a fall on ice. Due to severe soft tissue swelling operative treatment had to be deferred. Both patients were temporarily immobilised in back slab plaster of Paris and admitted for operative treatment. While awaiting surgery, the patients described increasing pain which was becoming excruciating despite increased analgesics. The clinical diagnosis of compartment syndrome was made and this was confirmed by measurements of increased intra-compartmental pressures.

Patient one underwent surgical release of the lateral and superficial posterior compartments and patient two had fasciotomy of all four compartments. The underlying muscles were noted to be bulging and the muscle colour improved within two minutes after decompression. Following fasciotomies internal fixation of the fractures was performed and all wounds were delayed closed by means of split skin grafts. The patients were protected in a bi-valve cast for a period of eight weeks and were assessed regularly in the trauma clinic.

Results

The soft tissues healed without any complications. Both fractures progressed to union uneventfully. Following a 3 months period of rehabilitation both patients regained full functional capacity without neuromuscular deficit.

Conclusion

In both patients early clinical diagnosis, confirmed by pressure measurements and surgical decompression prevented the disastrous sequelae of compartment syndrome. We conclude that all compartments are at risk from this type of fracture. Although a rarely described phenomenon, clinical awareness and early recognition are essential to prevent long-term disability.

Weichteil-Defektdeckung nach Fersenbeinbruch mit einem distal gestielten myokutanen Arteria Suralis-Lappen

J. E. Mueller (Tübingen), T. Ilchmann, T. Lowatscheff

Zielsetzung

Weichteildefekte nach Fersenbeinbruch sollen durch ein einfaches und risikoarmes Verfahren gedeckt werden. Der bereits bekannte neurokutane A.Suralis-Lappen wird erstmals mit einem Anteil des M.Gastrocnemius präpariert.

12.09.

9.00 – 10.00

Eilenriede Halle

Material

Drei Patienten mit offener Fersenbeintrümmerfraktur sowie zwei Patienten mit ausgedehnter Wundnekrose nach Osteosynthese wurden versorgt. Die Frakturbehandlung erfolgte mit Fixateur, Kirschnerdrähten, Schrauben und zweimal mit Plattenosteosynthese. Die Weichteile wurden nach Nekrektomien mit hydrokolloidalen und offenen Verbänden konditioniert.

Methoden

Unter Schonung des Gefäß-Nervenbündels wird ein der Defektgröße entsprechender Hautlappen umschnitten. Die darunterliegende Muskelfaszie und der entsprechende Anteil des M. gastrocnemius werden dabei mit gehoben, die Durchblutung des muskulären Anteils ist durch Perforansgefäße gegeben. Distal gestielt wird der Lappen in den Defekt am Fersenbein geschwenkt. Bei kritischer Vitalität des Lappens wird dieser eventuell wieder eingenäht und sekundär geschwenkt. Die verbleibenden Hebedefekte und der Lappenstiel werden mit Spalthaut gedeckt.

Ergebnisse

Vier Lappenplastiken heilten problemlos ein, es entwickelte sich eine stabile und belastbare Fersenregion. Bei einem Patienten wurde der Lappen partiell nekrotisch, der Defekt konnte jedoch mit Spalthaut gedeckt werden. Bei einem Patienten entwickelte sich eine chronische Osteomyelitis, mehrere Revisionseingriffe wurden unter jeweiliger Hebung des Lappens notwendig.

Schlußfolgerungen

Die Morbidität im Hebebereich ist gering, freie mikrovaskuläre Lappen können vermieden werden. Der bekannte neurokutane A.Suralis-Lappen erfährt unter Mitnahme des Muskels eine Indikationserweiterung, insbesondere zur Behandlung von offenen Frakturen und Osteomyelitiden.

Akutes Kompartmentsyndrom – alternative apparative Diagnostika

J. Sterk (Ulm), H.U. Völker, H. Gerngroß, C. Willy

Zielsetzung

Das akute Kompartmentsyndrom gilt als zweithäufigste chirurgische Notfallsituation nach Unterschenkelfrakturen, die, wird sie nicht frühzeitig erkannt und therapiert, zu schwerwiegenden Komplikation bis hin zum Verlust der betroffenen Extremität führen kann. Seit über 20 Jahren gilt die intrakompartimentelle Druckmessung als sicheres, objektives Diagnostikum, vor allem bei analgesierten, bewußtlosen oder unkooperativen Patienten. Absolute Uneinigkeit herscht jedoch bisher bei der Definition kritscher Druckwerte als Indikator zur Notfall Fasziotomie. Vor diesem Hintergrund und auf der Suche nach nicht invasiven Verfahren wurden in der Vergangenheit zahlreiche „alternative" apparative Verfahren zur Diagnose des akuten Kompartments teils neu entwickelt, teils aus klinischen Standardverfahren abgeleitet.

Fragestellung

Existieren alternativ zur Kompartmentdruckmessung brauchbare apparative Methoden zur Diagnose des akuten Kompartmentsyndromes?

Material und Methoden

Metaanalyse der Literatur zur Diagnostik des akuten Kompartmentsyndromes. Kritischer Vergleich von Fragestellung, Fallzahlen Studiendesign, Objektivierbarkeit, Praktikabilität, Leistungsfähigkeit, Sensitivität, Spezifität.

Ergebnisse

Zum Einsatz kommen Sonographie, Computertomographie, MRT, Sauerstoffpartialdruckmessung, Infrarot-Spektroskopie, Elektromyographie, Elektroneurographie, Radio-Isotopen-Bestimmungen. Allen Methoden gemeinsam ist, daß zwar bei V.a. Kompartmentsyndrom strukturelle bzw. funktionelle Veränderungen nachweisbar werden. Zumeist jedoch als eher unspezifische Veränderungen – etwa ödematöse Schwellungen, die keine ausreichende Abgrenzung von anderen, schmerzhaften Erkrankungen des Unterschenkels ermöglichen. Häufig sind Mehrfachmessungen oder sogar kontinuierliche Verlaufsbeobachtungen aufgrund der teuren und zeitaufwendigen Verfahren nur eingeschränkt möglich. Zudem korrelieren die Ergebnisse meist nur unzureichend mit dem gegenwärtigen Standardverfahren, der Kompartmentdruckmessung.

Schließlich fehlen zumeist klinische Anwendungsstudien, teilweise sind die Verfahren noch im experimentellen Stadium.

Schlußfolgerung

Nach wie vor erscheint die einzige Methode, mit der das pathophysiologische Basisphänomen der Entität Kompartmentsyndrom – die intrakompartimentelle Drucksteigerung – online und kontinuierlich überwacht werden kann, die intrakompartimentelle Gewebedruckmessung zu sein. Apparative diagnostische Alternativen sind – zumindest zum heutigen Zeitpunkt – nicht ausreichend klinisch evaluiert und ermöglichen meist keine kontinuierliche Verlaufsbeobachtung. Ein gewisser Stellenwert ergibt sich teilweise zur differentialdiagnostischen Abgrenzung.

Dienstag, 12. September 9:00 – 10:00 Uhr

Postersession VII – Spezielles

Unusual complications of sternal fracture

P. Manak (Olomouc), P. Drac

Introduction

Sternal fractures in blunt injuries of the chest are rated at 1.5 to 4%. The fractures are mostly benign, though sometimes accompanied with a serious heart or large blood vessel injury. Our report describes a sternal fracture with massive mediastinal hemorrhage and bilateral hemothorax without any heart or blood vessel injury.

Material and Method

Case report: A 52-year old man, parachutist and professional cameraman, was hit on the sternum with the bottom edge of his helmet containing a mounted videocamera when his parachute opened. He finished this jump without any problems and made another one. For repeated collapses he was then taken to the district hospital and from there trasported to the traumatological centre because there were symptoms of the hemopericardium.

On admission the patient's blood circulation was stabilized. BP 145/100, P 76/min, BC 120, 3.67, 0.35, 16.4, 259. There were no prominent traumatic changes on the chest. CT scan made 24 hours after injury proved an undisplaced sternal fracture with a large haematoma in the anterior mediastinum and a bilateral hemothorax, on the left extending from the lung apex to the base. Chest drainage was performed consisting of a single blood drain of 1200ml on the left and 250ml on the right. No heart injury could be proved on ECG or echocardiograph, later aortography excluding damage to the aorta and large blood vessels. After 9 days the patient was dismissed to outpatient care without any sings of discomfort.

Results

Control checking 17 days after the injury did not register any subjective discomfort, the CT scan showing regression of the medistinal hematoma. Bone scan pictured higher concentration of the radiopharmaceutical in sternal area. The patient admitted seven more jumps. Three months later he was completely well. X-ray of then heart and lungs was normal, though there was marked hypertension.

Adequate therapy was recommended.

Conclusion

Massive hemorrhage into the mediastinum and both pleural cavities in an undisplaced sternal fracture has not been described in the available literature. Fractures of the ribs, vertebrae or large blood vessel injury as sources of the bleeding were excluded. The volume of blood losses could partly be due to untreated arterial hypertension.

Tetanus: Eine selten gewordene, lebensgefährliche Komplikation

T. Frebel (Münster), B. Leidinger, A. Joist, U. Joosten

Zielsetzung

Trotz breitem Impfschutzes und Aufklärung der Bevölkerung treten immer wieder Fälle von Tetanusinfektionen auf, die zu lebensgefährlichen Komplikationen führen kann. Anhand eines typischen Falles einer Bagatellverletzung am Daumen mit Tetanusinfektion soll auf diese Komplikation erneut aufmerksam gemacht werden.

Material und Methode

Ein 62-jähriger Landwirt zog sich an einer Landmaschine eine offene, zirkulär verlaufende Quetschwunde über die gesamte Länge des linken Daumens zu. Der Patient war am Unfalltag selbst im Rahmen eines Streitgesprächs aufgrund einer angeblichen Unverträglichkeitsreaktion nach einer Tetanussimultanimpfung vor 10 Jahren nicht von der Notwendigkeit einer erneuten Impfung zu überzeugen. Nach Erstversorgung war bereits nach 3 Tagen ein fortschreitender Infekt mit Ödem im Bereich des linken Handrückens zu verzeichnen, der in den nächsten Tagen progredient verlief. Nach 10 Tagen wurde der Patient mit Symptomen der Nackensteifigkeit sowie beginnender Kiefersperre, ausgeprägter Spastik der Extremitätenmuskulatur sowie „Risus sardonicus“ per NAW in neurologisch-stationäre Behandlung verbracht. Die lokale Versorgung des Daumens erfolgt wegen bereits fortgeschrittener Entzündung durch eine Exartikulation im Grundgelenk. Der Tetanus-Toxin-Nachweis erfolgte im diagnostischen Tierversuch. Aufgrund eines ausgeprägten Laryngospasmus wurde der Patient intubiert und für insgesamt 5 Wochen beatmet, zwischenzeitlich Pneumonie, diffuser toxischer Leberschaden mit Cholestase und Pangastritis. Weitere Therapie: Hochdosis-Antitoxingabe, Analgosedierung und Muskelrelaxation.

Nach 9 Wochen wurde der Patient von der Atemunterstützung abtrainiert und der ergotherapeutischen und logopädischen Rehabilitationsbehandlung zugeführt.

12.09.

9.00 – 10.00

Eilenriedehalle

Ergebnis

Durch das Erkennen und der optimalen Therapie konnte das Leben des Landwirtes gerettet werden. Zum gegenwärtigen Zeitpunkt nach 2 Jahren sind reizlose Wundverhältnisse und eine gute Stumpfbildung zu verzeichnen, der Patient beklagt noch Geschmacksstörungen, eine Taubheit an den Fingern D III-D V der linken Hand, am Unterarm ulnarseits, am lateralen Oberschenkel und am lateralen Fußrand links als Residualsymptome der stattgehabten Tetanusinfektion.

Schlußfolgerung

Durch die flächendeckende Impfung in Deutschland ist der Tetanus glücklicherweise eine sehr seltene Erscheinung geworden. Trotzdem vernachlässigen viele Menschen die Auffrischung des Impfschutzes und bringen sich durch Bagatellverletzungen in Gefahr. Nur durch sofortige und konsequente Behandlung können lebensgefährliche Komplikationen verhindert werden.

Nur durch den Einsatz aller intensivmedizinische, antimikrobiellen und operativen Maßnahmen in einem Klinikum der Maximalversorgung konnte ein tödlicher Ausgang gerade noch verhindert werden.

Positive Therapieeffekte der hyperbaren Sauerstofftherapie bei Osteomyelitis und Weichteilinfekten

P. Klever (Aachen), U.P.F. Siekmann, H.J. Erli, C. Haltern, R. Rossaint, O. Paar

Zielsetzung

Der Therapieffekt bei schwerwiegenden offenen Frakturen mit erheblichen Weichteilschäden ist beim Eintreten von Komplikationen (postraumatische Osteomyelitis, Weichteilinfektionen) häufig in Frage gestellt. Die ergänzende Behandlung mittels der hyperbaren Sauerstoff Therapie scheint eine sinnvolle unterstützende Maßnahme darzustell. Gute Resultate bei der Behandlung der Osteomyelitis mit HBO wurden in letzter Zeit in der Literatur referiert.

Material

Anhand von zwei Fallbeispielen soll der Einsatz der HBO als ergänzende Maßnahme bei der Behandlung der Osteomyelitis und einer schweren Weichteilinfektion berichtet werden.

Methode

Im ersten Fall handelt es sich um einen 29jährigen gesunden Mann, der im Rahmen eines Motorradunfalles ein Polytrauma erlitt. Die wesentlichen Verletzungen bestanden in einer gedeckten intrathorakalen Aortenruptur , bds. Lungenkontussionen, Frakturen des Femur bds, des li. Unterschenkels, rechter Unterarm und li. Scapula. Nach Dacron-Prothesen Interposition der thorakalen Aorta und osteosynthetischer Versorgung der Frakturen entwickelte der Patient eine Osteomyelitis im Bereich des Unterschenkels bei Z.n. Spongiosatransplantation. Im zweiten Fall handelt es sich um einen 57-jährigen Patienten, der bei einem Unfall eine II-III° Unterschenkelfraktur mit erheblicher Weichteilverletzung erlitt. Nach osteosynthetischer Versorgung erfolgte im weiteren Verlauf die Defektdeckung mittels eines freien Muskellappens (Latisimus dorsi). Ein im weiteren Verlauf sich einstellender schwerer Weichteilinfekt führte zu einer Gefährdung des Transplantates.

In beiden Fällen erfolgte, ergänzend zur lokalen chirurgischen Therapie sowie des Einsatzes von Antibiotika, die hyperbare Sauerstofftherapie. In beiden Fällen erfolgte die Behandlung nach dem Marx-Schema für Problemwunden.

Ergebnisse

In beiden Fällen wurde ein positiver Effekt der HBO verzeichnet. Im ersten Fall konnte bei einem Infekt nach langstreckiger Spongiosainterposition eine Amputation verhindert werden. Die HBO wurde von dem Patienten bei Z.n. transthorakaler Aortenteiersatzes problemlos vertragen. Im zweiten Fall gelang der Erhalt des Lappentransplantates zu über 90%.

Schlußfolgerung

In Hinblick auf die geringen Risiken der HBO und der zu vermutenden therapeutischen Effizienz scheint sich die HBO als ergänzendes Verfahren bei der Osteomyelitis und schweren Weichteilinfektionen zu bewähren.

Plattenepithelcarcinoma nach chronischer Osteomyelitis mit Fistelbildung eine seltene Komplikation – drei Fallberichte

T. Niebauer (Aschaffenburg), J. Gehr, W. Friedl

Zielsetzung

Bereits 1963 berichteten Sedin und Flemming über das Auftreten von Plattenepithelkarzinomen in chronisch entzündlichen Veränderungen, insbesondere nach Kriegsverletzungen. In der Literatur gibt es nur wenige Arbeiten, die über Narben- und Fistelkarzinome berichten. Die Häufigkeitsangaben über Fistelkarzinome auf dem Boden einer chronischen Osteomyelitis schwanken zwischen 0,2 – 2,7%. Neben dem nicht standardisierten Therapiekonzept scheint es uns wichtig an diese seltene und häufig fatale traumatologische Komplikation zu erinnern.

Material und Methoden

1999 wurden insgesamt 3 Patienten zwischen 59 Jahre und 77 Jahre mit Fistelcarcinoma auf dem Boden einer chronischen Osteomyelitis in unserer Klinik behandelt. Bei 2 Patienten wurde die Diagnose bioptisch auswärtig gesichert, im anderen Fall handelte es sich um eine intraoperative Zufallsdiagnose. 2 mal handelte es sich ursächlich um Weichteilverletzungen, die der Patient während des zweiten Weltkrieges erlitt. Die Dauer des chronisch fistelnden Prozesses lag bei 15, 26, und 36 Jahren, allesamt an den unteren Extremitäten lokalisiert, mit bakterieller Mischinfektion.

Ergebnisse

Bei Patient 1 wurde eine Segmentresektion der proximalen Tibia durchgeführt mit temporärer Defektüberbrückung mittels Fixateur externe und Defektdeckung mit Gastrocnemiuslappen. Anschließend femurocruraler Venen-Bypass bei Einengung der A. poplitea. Aufgrund rezidivierender Wundheilungsstörung war letztendlich eine Oberschenkelamputation notwendig.

Bei Patient 2 wurde eine Wide excision unter Teilresektion von Fersenbein und Talus durchgeführt, anschließend freier Latissimus-dorsi-Lappen.

Patient 3 wurde aufgrund der ausgedehnten Destruktion unterschenkelamputiert.

Bei den drei Patienten handelte es sich histologisch jeweils um ein gut differenziertes Plattenepihelkarzinom, sämtliche Tumorresektionsgrenzen waren tumorfrei. Radiologisch lagen bei den Patienten die Zeichen einer Osteomyelitis vor.

Schlußfolgerung

Alter, Häufung des männlichen Geschlechts, Lokalisation, Latenz zwischen Erstverletzung und Auftreten des Narbenkarzinoms, sowie Dauer des Fistelprozesses stimmen mit den Literaturangaben überein, wobei jedoch im Einzelfall erhebliche Schwankungen auftreten können. Nach allgemeinen onkologischen Kriterien muß ein Sicherheitsabstand von mindestens 2cm eingehalten werden, der histologischen Aufarbeitung der Randzone kommt dabei eine entscheidende Bedeutung zu. Klinische Symptome wie Schmerzzunahme, progrediente Fistelsekretion und nicht abheilende Ulzerationen können für eine maligne Transformation hinweisend sein. Im Einzelfall muß zwischen einem lokal resezierenden Verfahren und einer Amputation entschieden werden. Da die Metastasierungsrate in der Literatur mit um 18% angegeben wird muß bei den Patienten anschließend unbedingt eine Metastasensuche erfolgen. Eine prophylaktische Lymphadenektomie und eine lokale Radiatio nach R_0-Resektion muß entsprechend der überwiegenden Literaturmeinung nicht erfolgen.

Experience in treating injuries caused by low-energy shotguns, specially developed for slaughtering animals, in two cases

12.09.

9.00 – 10.00

Eilen-riede-halle

L. Tóth (Gyula), J. Kovács, F. Fierpasz, G. Dósa

Purpose

Due to activities by animal right defenders, slaughtering farm animals is regulated by law in most countries. Killing animals at home has been an established practice in Hungary, a „pig-killing gun“ being used in many cases. This poster is to call attention to the importance of the careful treatment of wounds caused by this special gun.

Material

In the past 3 years, our department treated two patients injured seriously due to the use of a pig-killing gun. The gun is capable of firing a metal capsule of 8cm in lenght and 8mm in width. The patients suffered an injury in the hip and the cardiac regions, respectively. Both of them were admitted to hospital and operated on in good general condition, with no pathological changes, according to the primary X-ray.

Methods

In the operating theatre, both patients were treated under general anaesthesia. In the case of the hip injury, having explored the ballistic channel, we reached the hip joint and found an opening of 8mm in diameter in the head of the femur. At approximately 1cm deep in this opening, 3 layers of clothes, compressed in a disc-like fashion wich the patient wore at the time of the injury. Similarly, a disc-looking piece of clothes of 4 layers was found inside the pericardium on treating the other patient applying anterolateral thoracotomy.

Results

On exploring the ballastic channel thoroughly, to its deepest point, disc-looking pieces ot clothes of several layers, with a diameter of approximately 8mm, were found in both cases. The discs were „transported“ into the affected region from the clothes worn at the time of the injury by the capsule fired from the gun. Removal of the foreign body was followed by recovery without complications.

Conclusions

Treatment of wounds caused by special, low-energy shotguns, such as a pig-killing gun, requires special attention. As shown in these two cases, the mechanism of injury involves the appearance of foreign bodies in wounds, which should be removed by all means. The poster gives a detailed photo documentation of these two cases.

12.09.

9.00 – 10.00

Eilenriedehalle

Versorgung von Gesichtsverbrennungen mittels individuell angepaßter Silikon-Trägermaske

T. Radebold (Göttingen), M. Fuchs, J. Hensel, K. M. Stürmer

Zielsetzung und Problematik

Gesichtsverbrennungen stellen eine Herausforderung dar:

Im Gegensatz zu Verbrennungen an Stamm und Extemitäten ist eine deckende okklusive Behandlung, da Verbandsstoffe abschwimmen oder nicht flächendeckend aufliegen. Randständige Verbandsanteile trocknen aus und verkleben mit dem Wundgrund und führen so besonders bei Verbandswechseln zur sekundären Schädigung der Läsion. Ziel der vorliegenden Untersuchung ist es, diese Probleme durch eine speziell angepaßte Maske zu vermeiden.

Material und Methoden

Im Zeitraum von 1. Juni 1999 bis 31.12.99 wurden insgesamt sieben Patienten mit Verbrennungen der Grade 1–2b mit der beschriebenen Trägermaske versorgt. Die Herstellung der Maske beginnt mit einen Alginatabdruck des Gesichtsreliefs, der wiederum mit Mineralgips ausgegossen wird. Nach einer Trennschicht folgt die eigentliche Silikonschicht, die nach Aushärtung angepaßt und perforiert wird. Die entstandene Maske wird anschließend mit der entsprechenden Wirksubstanz bestückt (z.B. Comfeel-Paste).

Ergebnisse

Alle Patienten wurden nach der initialen Maskenbehandlung ambulant mit Panthenol-Salbe behandelt. In allen Fällen konnte eine schnelle Epithelialisierung der Wunde mit kosmetisch gutem Ergebnis erreicht werden. Die durchschnittliche Behandlungsdauer lag bei 10,3 Tagen. Der Tragekomfort wurde mit gut bis sehr gut bewertet, 2 Patienten waren während der Behandlung aufgrund anderer Verletzungen intubiert und beatmet. Alle Patienten waren bezüglich ihrer Brandverletzung nach 3 Wochen nicht mehr behandlungsbedürftig.

Schlußfolgerung

Die vorgestellte Maskenbehandlung stellt eine gute und sichere Alternative zu bisherigen Behandlungsmethoden dar und erreicht vergleichbare kosmetische Ergebnisse.

Nachteil:

- erheblicher Zeit-, Material- und Kostenaufwand bei der Maskenherstellung.

Vorteile:
- Erheblicher Zeitgewinn bei weitgehend schmerzfreien Verbandswechseln mit einfacher Reinigung der Trägermaske
- hoher Patientenkomfort
- individuelle Anpassung der Maskenbestückung an die Menge des Wundsekretes
- gute Versorgung der anatomisch problematisch geformten Gesichtsregion, dadurch optimale flächendeckende Einwirkung der verwendeten Wirksubstanz ohne Verkleben mit der Wunde.

12.09.

9.00 – 10.00

Eilenriedehalle

IL-6-Konzentrationen im Wundsekret und im Blutplasma bei offenen und geschlossenen Frakturen unter Vakuumversiegelung

M. Bischoff (Ulm), R. Grabensee, A. Schmelz, L. Kinzl

Zielsetzung

Interleukin-6 hat multiple biologische Effekte auf die Immun- und Entzündungsreaktion. Während Normwerte für das Blutplasma bereits existieren sind bisher keine Werte im Wundsekret evaluiert. Zeitabhängige Serumanstiege der Konzentration bei größeren operativen Eingriffen oder Mehrfachverletzungen sind bekannt und haben bereits den Stand für eine therapeutische Weichenstellung erlangt. Über die Kinetik oder eine Korrelation zum Ausmaß des Weichteilschadens liegen aber bisher keine Werte im Wundsekret vor, die als Verlaufsparameter leicht zu bestimmen sind.

Material und Methode

In einer kontrollierten, prospektiven, nicht-randomisierten Vergleichstudie wurden je zwölf Patienten mit offenen und geschlossenen Frakturen, die aufgrund ihres Weichteilschadens eine Vakuumversiegelung erhielten, während der ersten 5 postoperativen Tage untersucht. Das IL-6 wurde am 1., 3. und 5. postoperativen Tag jeweils im Blut und im Wundsekret, welches sich einer Stunde gebildet hatte mittels monoklonalem Antikörper (Fa. Coulter Immunotech Diagnostics Hamburg) bestimmt.

Ergebnisse

Der Median der S-IL-6-Konzentrationen lag am ersten postoperativen Tag in der Gruppe der offenen Frakturen bei 150 pg/ml und bei den geschlossenen Frakturen bei 190 pg/ml und fiel auf 21,62 pg/ml (offene Frakturen) bzw. 128 pg/ml (geschlossene Frakturen) ab.

12.09.
9.00 – 10.00
Eilenriedehalle

Bei offenen Frakturen betrug der Konzentrationsmedian im Wundsekret am ersten Tag 1250 pg/ml, am dritten 1329 pg/ml und am fünften postoperativen Tag 1244 pg/ml. Bei den geschlossenen Frakturen betrug er analog 1313 pg/ml am ersten, 1273 pg/ml am dritten und 1235 pg/ml am letzten Messtag.

Schlußfolgerung

Die IL-6 Konzentrationen im Wundsekret lagen beinahe viermal höher als im Blutserum und blieben zeitlich konstant, während die systemischen Werte die bereits bekannte schnelle Abnahme in wenigen Tagen bestätigten. Die ermittelten Wundsekretkonzentrationen waren unabhängig des bestehenden Weichteilschadens und lassen damit keine Rückschlüsse auf das Ausmaß der Schädigung zu. Sie eignen sich damit auch nicht als Verlaufsparameter in der Frühphase. Die hohen prädiktiven Erwartungen scheinen somit nicht erfüllt. Vielmehr scheint eine IL-6 Konzentration zwischen 1100 und 1400 pg/ml als Normwert im Wundsekret bei traumatischen Wunden sehr wahrscheinlich.

Überadditive Antibiotikum-Wirkung durch die „Sandwich-Technik"

F. Huber (München), M.A. Scherer, G. Metak, S. v. Gumppenberg

Zielsetzung

Infizierte Defektwunden über osteomyelitischem Knochen müssen im freien Intervall bis zur Weichteil-(Muskellappen-)Deckung vor Austrocknung und sekundärer Kontamination geschützt werden. Neben der weit verbreiteten „Vacuseal"-Technik läßt sich dies auch mit hydrokolloidalen Verbänden erreichen. In dieser prospektiven Studie soll untersucht werden, welche therapeutische Effizienz eine zusätzliche lokale Applikation von Arzneistoffträgern in einem als „Sandwich" bezeichneten Aufbau bei Defektwunden zeigt und ob es zu einem protrahierten Release des inkorporierten Gentamicin kommt.

Material und Methoden

In einer prospektiven Fall-Kontroll Studie galten ein klinisch, mikrobiologisch oder laborchemisch gesicherter Infekt, die intraoperative Applikation von Gentamicinhaltigem Kollagenvlies und ein primär nicht zu verschliessender Hautdefekt als Einschlusskriterium für die Untersuchungsgruppe U (n=8). Der Wundverschluss erfolgte in sog. „Sandwich-Technik" mit Einbringen des Kollagenschwammes in die Wundhöhle bzw. den Markraum, anschliessender Abdeckung des Hautdefektes mit hydrokolloidaler Kompresse, Einlage einer Schwerkraft-Drainage und wasserdampfdurchlässiger Versiegelung mittels Inzisionsfolie. Entsprechend dem Alter, der Diagnose und der Geschlechtsverteilung wurde bei sonst identischer chirurgischer Therapie ein Vergleichskollektiv K (n=10) ausgewählt.

Ergebnisse

In beiden Patientengruppen konnte die Keimnachweisrate in Folge der chirurgischen Sanierung mit lokaler Antibiose von 63% (U) bzw. 70% (K) auf respektive 25% und 20% im postoperativen Verlauf gesenkt werden. Die Resistenz der Erreger gegen Gentamicin lag mit 40%, die gegen systemisch verabreichten Antibiotika mit 80% dabei in Gruppe U erheblich höher als in Gruppe K mit jeweils 0%. Dennoch gelang auch die Erradikation resistenter Keime durch protrahiert hohe Gentamicin-Spiegel. Bei 5 Patienten der Gruppe U wurden am 3. postoperativen Tag noch durchschnittlich 1180mg/ml gemessen, in Gruppe K konnte nur noch bei einem Patienten Wundsekret untersucht werden (1390mg/ml, alle anderen Proben ohne Wirkstoffnachweis). Noch am 6.postoperativen Tag wurde bei einem Patienten in Gruppe U eine Wirkstoffkonzentration von 205mg/ml, ein Wert 40-fach über der MHK gemessen.

Schlußfolgerungen

Nach unserem Wissen wird hiermit erstmals die theoretisch und von Mikrobiologen in vitro postulierte überadditive Wirkung von Gentamicin auf an und für sich resistente Erreger bei supramaximalen Wirkstoffspiegeln am Patienten beschrieben. Bei schwierigen Problemwunden rechtfertigen diese Ergebnisse den Einsatz dieser lokalen Antibiose auch bei primärer Resistenzlage der Erreger.

Eine Maschine zur standardisierten torsionalen Testung von Kleintierknochen

T. Fuchs (Berlin), G. Schmidmaier, J. E. Hoffmann, M. Raschke

Zielsetzung

Die biomechanische Testung von Röhrenknochen spielt eine wichtige Rolle bei der Untersuchung von neuen Therapieverfahren. Zahlreiche Studien werden hierbei an Kleintieren durchgeführt, wobei die torsionale biomechanische Testung Rückschlüsse auf den Effekt neuer Verfahren liefern kann. Ziel dieser Studie war die Entwicklung einer torsionalen Testmaschine für Kleintierknochen (Rattentibiae) mit einer hohen Reliabilität und Präzision.

12.09.

9.00 – 10.00

Eilen-riede-halle

Material und Methoden

Nach Exartikulierung der Tibia und Entfernen der Weichteile, wird das distale und proximale Ende des Knochens in die Einbettformen (1) mit Zement (Beracryl Troller-Germany) fixiert. Der Knochen wird mit Hilfe einer Visiervorrichtung derart eingebettet, daß seine Längsachse mit der Rotationsachse zusammenfällt. Der zu testende Knochen wird mit einer axialen Vorlast von 1 N belastet (6). Über einen Hebelarm (3) wird die Translation einer Prüfmaschine in ein Torsionsmoment umgewandelt. Am freien Ende des Knochen wird das Torsionsmoment gemessen (Dehnungsmeßstreifen (DMS); HBM-Germany (5); Abb. 1). Der DMS ist über einen Meßverstärker an einen Computer angeschlossen. Während der Testung werden die Daten synchron in den Rechner eingelesen.

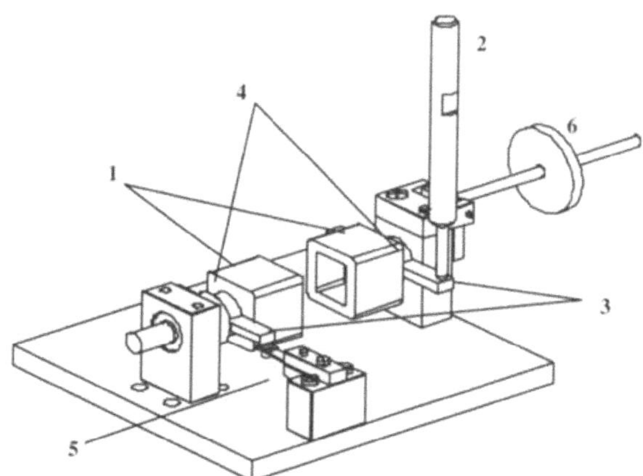

Abb. 1. Testmaschine

Anschließend werden das Torsionsmoment und die Steifigkeit ermittelt.

Um die Genauigkeit der Torsionsmaschine zu untersuchen, wurden zwei Tests durchgeführt.

I. Der erste Test untersucht die Reliabilität unter standardisierten Bedingungen. Hierfür wird ein 5,0cm langer Polyvenylchlorid (PVC) Stift mit einem Durchmesser von 3,5mm so eingebettet, daß der Abstand zwischen den Einbettformen 2cm beträgt. Der PVC-Stift wird 10 mal belastet (elastisch) und die Steifigkeit ermittelt. Diese Prozedur wird 5 mal wiederholt.
II. Im zweiten Test wird für 20 Tibiae von 5-6 Monate alten Sprague Dawley Ratten das Torsionsmoment und die Steifigkeit ermittelt.

Ergebnisse

I. Der PVC-Stift zeigt eine mittlere Steifigkeit von 36,9 ± 0,2Nmm/Grad (1%) nach 10 Testcyclen.
II. Die 20 Rattentibiae zeigen ein mittleres Torsionsmoment von 219,4 ± 9,2Nmm (8,4%) und eine mittlere Steifigkeit von 18,5 ± 0,4Nmm/Grad (4,7%).

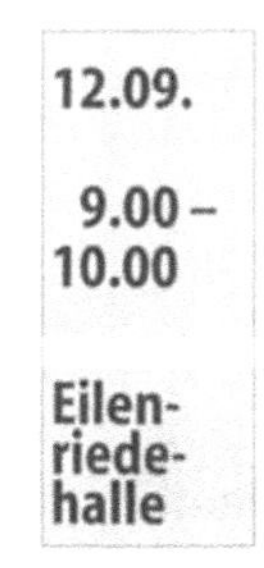

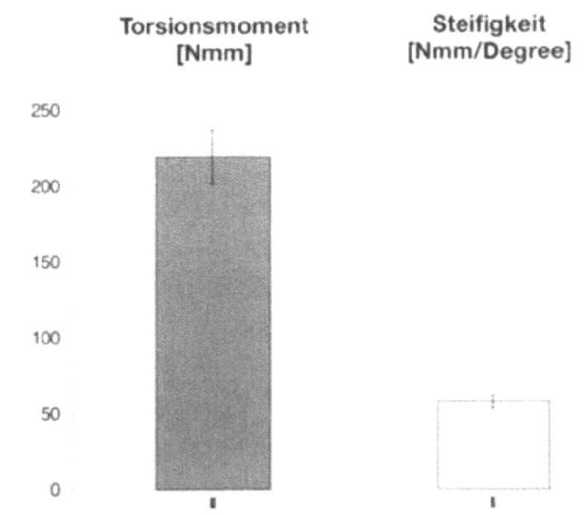

Abb. 2. Mittlere Steifigkeit und Drehmoment Rattentibiae

Schlußfolgerung

Die Testung des PVC-Stifts zeigte eine sehr geringe Standardabweichung (1%). Dies bedeutet eine hohe Präzision und Reliabilität der Testmaschine.

Trotz der höheren Standardabweichung der Knochen, die im wesentlichen auf interindividuellen Unterschieden der Anatomie (Durchmesser, Stärke der Kortikalis, asymmetrischen Form) und der damit verbundenen Schwierigkeit beim achsengerechten Einbetten beruhen, konnte dennoch eine hohe Meßgenauigkeit gezeigt werden.

Mit Hilfe dieser Testmaschine können torsionale Untersuchungen von Kleintierknochen unter standardisierten Bedingungen durchgeführt werden.

Die programmierte Ultraschallortung bei extrakorporaler Stosswellentherapie am Bewegungsapperat

A. Betthäuser (Hamburg), K. Raabe, E. Hille

Geräte mit einer integrierten Ultraschallortung nutzen den Vortel der Schnittbilddarstellung in zwei Ebenen, ist diese „inline“ installiert, blickt der Behandler entsprechend einer Spiegelreflexkamera auch unter der Therapie direkt auf die Fokuszone.

Die Ultraschall-Einstellung der zu behandelnden Struktur ist für den Ungeübten aber häufig schwierig, jedoch leicht verbesserbar, wenn systematische Fehler erkannt werden, und in der dynamischen Darstellung eine bestimmte Reihenfolge der Strukturidentifikation eingehalten wird. Für jede Indikation hat sich eine spezielle Lagerung bewährt.

Ziel der Präsentation ist es, auch dem weniger Geübten das schnelle und sichere Auffinden der Zielstruktur zu erleichtern.

12.09.
9.00 – 10.00
Eilenriedehalle

Für jede der dargestellten Standard-Indikationen der ESWT am Bewegungsapparat werden die Voraussetzungen, Kontraindikationen, die Lagerung und eine systematische Reihenfolge der Strukturidentifikation im dynamischen Ultraschallbild erst mittels Linearschallkopf zur Vorortung, anschließend mittels Sektorschallkopf in der Therapieeinheit dargestellt.

Die derzeit verwendeten Verfahren zur Stosswellengenerierung werden schematisch dargestellt.

Mit dem vorgestellten systematischen Vorgehen in der dynamischen sonographischen Fokus-Einstellung ist es leicht möglich, zielgenau und somit risikoarm die ESWT auch in der Nachbarschaft vulnerabler Strukturen durchzuführen.

Die Bedeutung dreidimensionaler rechnergestützter Rekonstruktionsaufnahmen für Diagnostik und Therapieplanung in der Unfallchirurgie

T. Bickert (Gardelegen), J. Folgmann, K. Kurten

Fragestellung

Durch moderne Computertechnik und Verwendung hochentwickelter Spiraltomographien ist es in der letzten Zeit zunehmend möglich, dreidimensionale Rekonstruktionsdarstellungen von Frakturen herzustellen. Dieses Verfahren ist jedoch rechner- und zeitaufwendig. In der vorliegenden Arbeit wurde daher geprüft, inwieweit sich diese Methodik auf die Diagnostik sowie präoperative Therapieplanung bei der Frakturbehandlung positiv auswirkt.

Material und Methode

In den letzten 1½ Jahren wurden an unserer Klinik 62 komplizierte Frakturen einer ergänzenden Diagnostik durch dreidimensionale Rekonstruktion zugeführt. Hierbei handelte es sich um 19 Tibiakopf-, 6 Femurkondylen-, 2 Radius-, 3 distale Tibia-, 11 BWK- und LWK-, 8 Calcaneus-, 5 Talus-, 4 Scapula-, 2 Fußwurzel- und 2 Beckenfrakturen.

Ergebnisse

Die Untersuchung zeigte, daß sich durch die Verwendung der dreidimensionalen Computertomographie wesentlich genauere Erkenntnisse über den Frakturverlauf und auch die räumliche Zuordnung von Knochenfragmenten (Dislokation, Knochendefekte, zentrale Impressionen, Depressionsbrüche) erhalten ließen.

12.09.

9.00 – 10.00

Eilenriedehalle

Schlußfolgerung

Das erweiterte Informationsspektrum der dreidimensionalen Computertomographie hat erhebliche Bedeutung bei der präoperativen Planung, der Auswahl des Operationsverfahrens und der verwendeten Implantate sowie die Zusammenstellung des Operationsteams. Anhand von eindrucksvollen Bildbeispielen aus der dreidimensionalen Computertomographie möchten wir im direkten Vergleich zu nativbildgebenden Verfahren die Vorteile dieser Technik demonstrieren.

Strukturierte Anmeldung unfallverletzter Patienten per Fax zur Reduktion von Informationsdefiziten

C. Kühne (Marburg), O. Klinger, L. Gotzen, M. Schnabel

Zielsetzung

Etablierung eines alternativen Kommunikationskonzeptes zur Reduktion von Übermittlungsfehlern vom Notfallort über die Leitstelle zur weiterversorgenden Klinik.

Einleitung: Der Faktor Zeit spielt bei der Versorgung Schwerverletzter eine entscheidende Rolle (golden hour in shock). Die fehlerhafte und unvollständige Weitergabe von Informationen vom Notfallort an die weiterversorgende Klinik kann die Funktionalität der Rettungskette erheblich schwächen. Zur Zusammenstellung des Schock-Teams und zur optimalen Schockraum-Vorbereitung sind zuverlässige Angaben von der Einsatzstelle zwingend erforderlich. Der übliche Weg der Informationen erfolgt über fünf und mehr Personen (Notarzt => RA => Leitstelle => Ambulanzschwester => Ambulanzarzt). Informationsverluste unter Weitergabefehler führen.

Material und Methoden

Zunächst wurde eine Analyse der Übermittlungswege vom Notfallort in die weiterversorgende Klinik vorgenommen. Anschließend wurde ein alternatives Informationsweitergabekonzept erarbeitet mit dem Ziel die Hauptprobleme Informationsverlust, unstrukturierte Informationsweitergabe und Informationsveränderungen zu reduzieren. Außerdem sollten die Informationsweitergabe möglichst schriftlich erfolgen. Auf die Weitergabe von Diagnosen sollte zu Gunsten einer schematisierten „Zustandsbeschreibungen" weitgehend verzichtet werden.

Ergebnisse

Es wurde ein strukturierter Anmeldebogen für Unfallverletzte erstellt. So erhält die Leitstelle zuverlässige und ausreichende Informationen über den Zustand des Pati-

12.09.

9.00 – 10.00

Eilenriedehalle

enten (allg. Einsatzdaten, Angaben zur Person, Zustand des Patienten, Verletzungsmuster, Besonderheiten, Hinweise zu notwendigen Vorbereitungen in der Klinik). Die Angaben werden direkt in den Leitstellencomputer eingegeben und per Fax direkt an die aufnehmende Klinik übertragen. Eine spezielle elektronische Vorrichtung stellt sicher, daß der Faxeingang auf jeden Fall registriert wird. Mit zunehmender Akzeptanz konnte eine deutliche Reduktion von Übermittlungsfehlern erzielt werden. Die Verwertbarkeit der Informationen konnte ebenfalls erheblich gesteigert werden.

Schlußfolgerungen

Mit der Faxanmeldung unfallverletzter Patienten kann die Anzahl von Personen in der Informationsübermittlungskette deutlich reduziert werden. Die strukturierte Abfrage führt zur Weitergabe der erforderlichen Angaben zur Vorbereitung der Klinik auf den Unfallverletzten. Durch die schriftliche Dokumentation können Schwachstellen und Fehlerquellen nachvollziehbar analysiert werden und zur Systemoptimierung beitragen.

Integratives Konzept zur notfallmedizinischen Ausbildung von Medizinstudenten

M. Wenski (Marburg), O. Klinger, T. von Garrel, M. Schnabel

Zielsetzung

Etablierung und Evaluierung eines an den praktischen Erfordernissen der Notfallmedizin orientierten Ausbildungskonzeptes für Medizinstudenten für Sofortmaßnahmen bei Notfällen.

Problembeschreibung: Die Ausbildung von Medizinstudenten vermittelt in der Regel zu viel passives Wissen und fachspezifische Inhalte, versetzt den angehenden Mediziner aber nur selten in die Lage das theoretische Wissen gezielt in die Praxis umsetzen zu können. Diese praxisferne Ausbildung wird von Studenten vielfach kritisiert und die schlechte Vorbereitung für den praktischen Einsatz bemängelt.

Material und Methode

In den vergangenen 8 Jahre wurde der Kurs „Akute Notfälle und 1. Hilfe" für das 2. klinische Semester in enger Zusammenarbeit mit Studenten fortlaufend umstrukturiert und durch Zusatzangebote ergänzt. Da nur ein begrenzter Zeitrahmen von 2 curricularen Semesterwochenstunden (1h Therorie und 1h praktische Übungen) zur Verfügung steht, wurde der Kernunterricht stark an den praktischen Erfordernissen ausgerichtet. Im Rahmen von Zusatzveranstaltungen (Reanimationskurs, Zusammenarbeit mit Rettungsorganisationen, RTW-Praktikum, Hospitation im Notfallbereich, Umgang mit Tod und Sterben) wurde den Studenten die Möglichkeit gegeben ihr erworbenes Wissen und praktische Erfahrungen noch weiter zu vertiefen.

12.09.

9.00 – 10.00

Eilenriedehalle

Ergebnisse

Durch die ständige Evaluation durch studentische Kritik wird heute ein Kurskonzept mit hoher Akzeptanz angeboten. Die Zusatzangebote werden von bis zu 50% der Studenten des jeweiligen Semesters freiwillig genutzt. Zusätzlich zum Kurskonzept kommt allerdings auch der Motivation und Qualifikation der Dozenten eine wesentliche Bedeutung für die Akzeptanz des Unterrichtes zu.

Schlußfolgerungen

Ausbildungs- und Prüfungsordnung für Medizinstudenten fördern die Anhäufung passiven und für die Praxis vielfach auch unnötigen Wissens, dessen Umsetzung in die Praxis für den Studenten erheblich erschwert ist. Der studentische Unterricht kann und sollte durch ein praxisorientiertes Ausbildungskonzept dieser Entwicklung entgegensteuern. Praxisbezogene Zusatzangebote werden von überdurchschnittlich vielen Studenten freiwillig genutzt.

Resterilisation von UHMWPE durch die H_2O_2-Plasmasterilisation (NTP) – Möglichkeiten und Risiken für die industrielle und klinische Anwendung

M. Förtsch (Kiel), M. Prymka, R. Zeller

Zielsetzung

Ist die NTP im Hinblick auf Materialveränderungen für die Behandlung von UHMWPE im Vergleich zu den gängigen Verfahren (Gammastrahlen) in der industriellen Fertigung und klinischen Anwendung geeignet?

Material

Untersucht wurden 50g UHMWPE-Pulver bzw. UHMWPE-Scheiben in folgenden Behandlungszuständen:

1. unbehandelt
2. 5 x NTP
3. 5 x Gamma an Luft
4. 5 x Gamma unter Stickstoff

Methode

1. Untersuchung der Materialveränderungen im Hinblick auf die Veränderung des Oxidationszustandes, der Kristalinität und des Molekulargewichtes.
2. Abriebverhalten im sog. „ring on disc"-Versuch

Ergebnisse

Materialveränderungen wie Oxidation und Molekulargewichtsabbau sind bei der Gammasterilisation in Luft besonders stark ausgeprägt. Unter der Behandlung mit Gamma-Strahlen unter Stickstoff ist die Oxidation deutlich geringer als unter Luft, ein Molekulargewichtsabbau war ebenfalls zu beobachten.

Eine Oxidation und eine Veränderung des Molekulargewichts durch die NTP bleibt aus.

Das Verschleißverhalten korreliert im wesentlichen mit dem Oxidationsgrad des Materials.

Schlußfolgerung

Die NTP verhält sich auch nach mehrfacher Anwendung auf UHMWPE „materialneutral". Der erwünschte crosslink-Effekt wie bei der Gammasterilisation bleibt aus. Die unerwünschten Prozesse von Radikalbildung und Oxidation werden durch dieses Oberflächensterilisationsverfahren nicht bewirkt. Damit eignet sich dieses Methode zur Behandlung von bereits hochvernetztem UHMWPE als „Zweiter Sterilisationsgang" bei der industriellen Fertigung. Die NTP als kostengünstige Methode zur Sterilisation von thermolabilen Instrumenten im Klinikbereich bietet somit ggf. auch eine Möglichkeit der Resterilisation von UHMWPE.

Veränderungen der Mikrozirkulation als Ursache des Ödems beim Complex Regional Pain Syndrome Typ 1 (M. Sudeck)

M. Schürmann (München), J. Zaspel, A. Wipfel, G. Gradl

Zielsetzung

Das „Complex Regional Pain Syndrome Typ 1" (CRPS 1), besser bekannt als M. Sudeck ist eine häufige Komplikation nach Traumen im Bereich der Extremitäten. Klinisch imponiert die Erkrankung u.a. mit autonomen Störungen. Hierzu zählen ein distal generalisiertes Ödem und eine veränderte Durchblutung der betroffenen Extremität. Die Ursachen hierfür wurden bislang kontrovers diskutiert. Eine bislang nicht überprüfte Hypothese gemäß der ein reflektorisch erhöhter Venolentonus an einem

Ungleichgewicht der Starling Kräfte verantwortlich ist und zu einer erhöhten peripheren Filtration und Ödembildung führt, soll im Rahmen der Studie untersucht werden.

12.09.

9.00 – 10.00

Eilenriedehalle

Material und Methode

Prospektiv wurde bei 21 posttraumatischen Patienten mit klinisch eindeutigem CRPS und generalisierter Ödembildung an der oberen Extremität eine computergestützte Venenverschlußplethysmographie durchgeführt. Dabei konnten die Mikrozirkulationsparameter P_{vi} (isovolumetrischer venöser Druck = Kapillardruck), K_f (Filtrationskoeffizient = Gefäßpermeabilität), Q_a (arterieller Blutfluss) valide bestimmt werden. Als Kontrollgruppe wurden 20 gesunde Probanden gegenübergestellt.

Ergebnisse

In der Gruppe der CRPS I Patienten fand sich ein durchschnittlicher P_{vi} von 25,1 ± 3,9 mmHg der betroffenen Seite gegenüber 15,9 ± 3,4 mmHg der nicht betroffenen Seite. Dieser Unterschied ist mit $p<0{,}001$ signifikant. Bei gesunden Probanden fand sich ein über beide Unterarme gemittelter Wert von 18,1 ± 2,4 mmHg (links 18,7, rechts 17,5 mmHg). Die kapilläre Permeabilität K_f war von erkrankter Seite zur Gegenseite signifikant ($p<0{,}001$) erhöht mit 6,02 ± 1,83 ($ml*min^{-1}*100ml^{-1}*mmHg^{-1}*10^{-3}$), zu 3,96 ± 1,03. Bei gesunden Personen fand sich ein gemittelter Wert von 3,94 ± 1,09. Ebenso konnten für den arteriellen Blutfluß deutliche Seitenunterschiede gemessen werden. In der Kontrollgruppe fand sich ein durchschnittlicher Fluß von 5,1 ± 1,4 (ml/min/100ml Gewebe) und ein Spitzenfluß von 11,5 ± 4,1. Demgegenüber zeigten die CRPS I Patienten an der betroffenen Extremität einen durchschnittlichen Fluß von 10,2 ± 6,2 und einen Spitzenfluß von 19,4 ± 8,5 (kontralateral: durchschnittlich 3,2 ± 1,1 und Spitzenfluß 8,4 ± 2,8). Die intraindividuellen als auch die interindividuellen Unterschiede waren ebenfalls statistisch signifikant ($p<0{,}01$).

Schlußfolgerung

Als Ursache für das generalisierte Ödem kann bei im Seitenvergleich deutlich vergrößerter Kapillarpermeabilität nicht eine alleinige Erhöhung des postkapillären Druckes angenommen werden. Hoher arterieller Blutfluss, hoher kapillärer Druck und ein „capillary leakage" spricht eher für ein im aktuellen Schrifttum häufiger postuliertes lokales Entzündungsgeschehen bei der Pathophysiologie des CRPS.

12.09.

9.00 – 10.00

Eilenriedehalle

Alkoholpriming aggraviert das mikrovaskuläre Perfusionsversagen der Leber nach hämorrhagischem Schock durch eine unbalanzierte Induktion von Vasokonstriktoren (Endothelin-1) und -dilatatoren (Hämoxygenase-1)

C. Herzog (Homburg), M. Bauer, M.G. Clemens, I. Marzi

Ein großer Anteil von Polytraumapatienten weist in der Anamnese akuten und oder chronischen Alkoholabusus auf, welcher nach initialer Versorgung und Stabilisierung das Outcome im weiteren klinischen Verlauf beeinträchtigen kann. Ethanolfütterung nach dem Lieber-DeCarli-Modell führt zu moderaten histopathologischen Veränderungen in der Leber, verstärkt jedoch das mikrovaskuläre Perfusionsversagen nach hämorrhagischem Schock und anschließender Volumentherapie. Bei alkoholgefütterten Tieren ist das Perfusionsversagen unter solchen Bedingungen insbesondere durch eine zunehmende Heterogenität des Perfusionsmusters charakterisiert. Dabei weisen nichtperfundierte Sinusoide geringere Durchmesser und perfundierte Sinusoide größere Durchmesser im Vergleich zu Kontrolltieren auf (Shock 4: 324-331, 1995).

Zielsetzung

Ist die nachgewiesene Heterogenität der mikrovaskulären Perfusion nach hämorrhagischem Schock durch eine unbalanzierte Überexpression von dilatierenden und konstringierenden Mediatoren auf sinusoidaler Ebene hervorgerufen?

Material und Methode

Die mRNA-Expression des stressinduzierten Dilatators Hämoxygenase-1 (HO-1), der über die Bildung von Kohlenmonoxid (CO) zur Vasodilatation führt, und des potenten sinusoidalen Konstriktors Endothelin-1 (ET-1) wurde an männlichen Sprague-Dawley Ratten (24 Tiere mit Alkoholfütterung, 22 Kontrolltiere) untersucht. Die Tiere wurden einer 45-minütigen hämorrhagischen Hypotension (40mmHg MABD) und nachfolgender Volumentherapie unterzogen. Mittels Northern Blot Analyse und rT-PCR wurde an Leberproben die mRNA-Expression untersucht.

Ergebnisse

Ethanolfütterung erhöhte die HO-1-Transkripte 2,7-fach ($p<0,05$) im Vergleich zu den Kontrolltieren, während keine Induktion von ET-1-Transkripten nachgewiesen wurde. Nach hämorrhagischem Schock kam es zu einer Induktion der ET-1-mRNA-Expression in 6 von 7 alkoholgefütterten Tieren (Kontrollen 1 von 6) in der frühen Reperfusionsphase. Simultan hierzu war auch die Expression von HO-1-Transkripten 1,4-fach gegenüber den Kontrolltieren erhöht ($p<0,05$).

Schlußfolgerung

Die vorliegenden Daten unterstützen die Hypothese einer unbalanzierten Induktion sowohl der vasodilatierenden als auch der vasokonstringierenden Mediatoren durch Alkoholpriming. Diese gesteigerte Induktion nach chronischer Alkoholexposition bedingt möglicherweise das verstärkte mikrovaskuläre Perfusionsversagen und die ausgeprägtere Organschädigung nach hämorrhagischem Schock.

Dienstag, 12. September 2000
9:00 – 10:00 Uhr
Postersession VIII

12.09.
9.00 – 10.00
Eilenriedehalle

Ergebnisse knochenspezifischer Biokompatibilitätsprüfungen verschiedener Knochenersatzstoffe

W. Lehmann (Hamburg), W. Linhart, A.F. Schilling, K. Schwarz, M. Epple, J.M. Rueger

Zielsetzung

Zur Charakterisierung von Knochenersatzmitteln werden in der Literatur unterschiedliche Methoden beschrieben. In der hier vorgestellten Studie wird an verschiedenen Knochenersatzmitteln aufgezeigt, wie durch zellbiologische Untersuchungen Biomaterialien mittels knochenspezifischer Biokompatibilitätsprüfungen weiter charakterisiert werden können.

Material

Es wurden drei Biomaterialien untersucht:
1. Bioglas
2. Glaskeramik
3. α-Tricalciumphosphat (TCP)

Methoden

An den Prüfkörpern wurden die folgenden knochenspezifischen Biokompatibilitätsuntersuchungen in vitro durchgeführt:

1. Besiedelung der Prüfkörper mit primären Osteoblasten aus Mauscalvarien
2. Beurteilung der Zellproliferation in Anwesenheit der Prüfkörper
3. Regelmäßiger Mediumwechsel und pH-Wert-Bestimmung des Mediums über 4 Wochen
4. Histochemische Beurteilung der Osteoblastenaktivität mittels Kollagennachweis (v. Gieson-Färbung und mittels Nachweis alkalischer Phosphatase (AP)
5. Histologische Beurteilung der Osteoblasten-Prüfkörper-Interaktion an v. Kossa gefärbten Schliffpräparaten
6. Rasterelektronenmikroskopische Beurteilung der Zellbesiedelung und der Produktion extrazellulärer Matrix

Ergebnisse

Die osteoblastenspezifische Biokompatibilität der drei getesteten Substanzen konnte mit den hier vorgelegten Untersuchungen nachgewiesen werden. Die pH-Werte der 3 getesteten Substanzen bleiben während des Untersuchungszeitraumes innerhalb der physiologischen Grenzen. Extreme pH-Änderungen führen zum Zelltod und in vivo zu Osteolysen. Wir beobachteten eine rasche Konfluenz der Osteoblasten in Kultur in Anwesenheit der einzelnen Prüfkörper. Die Zellen behielten in der Langzeitkultur ihre osteoblastäre Differenzierung, wie durch die Produktiбn von Kollagen und die Expression von AP dokumentiert werden konnte.

Es zeigte sich allerdings auch, daß die Affinität der Osteoblasten zu den einzelnen Substanzen sehr unterschiedlich ist. So fanden sich für das Bioglas zwar keine negativen Auswirkungen auf die Osteoblastenkultur, das Anhaften der Zellen auf dem Prüfkörper war jedoch sehr zögerlich. Das Besiedelungsverhalten der Osteoblasten auf der Glaskeramik und dem α-TCP erbrachte hingegen eindrucksvolle Ergebnisse mit mehrschichtigen Zellayern auf den Substanzen. Morphologisch (REM) und nach Expessionsanalyse osteoblastentypische Syntheseprodukte (OC, Koll., alk. Phos.) bestätigte sich, daß der osteoblastäre Phenotyp in der Langzeitkultur in Gegenwart aller untersuchten Substanzen erhalten bleibt. Auch hier zeigte sich die unterschiedliche Affinität der Osteoblasten zu den einzelnen Materialien durch erhöhte Zelldichte und Produktion extrazellulärer Matrix auf den α-TCP- und Glaskeramik-Tabletten.

Schlußfolgerungen

Durch diese Untersuchungen kann in vitro die potentielle biologische Potenz der Substanzen analysiert werden. Die gewonnenen Erkenntnisse lassen Rückschlüsse auf das in vivo-Verhalten der Materialien zu, die sonst nur in langfristigen Klein- und Großtierversuchen möglich waren.

Experimentelle Studie zum Einfluß des Insertionsloches auf die Stabilität des Humerusschaftes bei der retrograden Nagelung

12.09.

9.00 – 10.00

Eilen-riede-halle

J. Blum (Mainz), M. Högner, F. Baumgart, P.M. Rommens

Zielsetzung

Der retrograde Zugang erfoldert eine distal-dorsale Bohrung eines 2cm langen und 1cm breiten Insertionsloches. Kritiker fürchten dadurch eine deutliche Schwächung der Schaftstabilität. In dieser biomechanischen Studie soll untersucht werden, inwieweit es durch Ausfräsen eines Insertionsloches zu einer bedeutsamen Reduzierung der Stabilität des Knochens hinsichtlich Biege- und Torsionskräften kommt und ob der Knochen bei geringer Krafteinwirkung frakturiert.

Material

12 Humeruspaare menschlicher Leichen

Methoden

Randomisiert wurde jeweils im linken oder rechten Humerus an definierten Stelle analog zum operativen Vorgehen ein 2cm langes und 1cm breites Insertionsloch angelegt. Biomechanischer Vergleich von Biege- und Torsionssteifigkeit in Materialprüfungsmaschinen.

Ergebnisse

In anterior-posteriorer und in medio-lateraler Richtung unter Vier-Punkte-Biegung finden sich keine signifikanten Unterschiede der Steifigkeiten mit oder ohne Insertionsloch. Die Torsionssteifigkeiten unter Belastungen mit Torsionsmomenten von 4Nm, 6Nm, 8Nm und im linearen Bereich zeigen mit oder ohne Insertionsloch keine signifikanten Unterschiede. Wird hingegen das Torsionsmoment weiter erhöht, erträgt der unversehrte Humerus im Paarvergleich signifikant höhere Torsionsmomente bis er unter Torsion frakturiert. Damit verbunden ist die Tatsache, dass letztgenannte Humeri erst bei deutlich höheren Auslenkungswinkeln frakturieren. Unter physiologischer Belastung stellt der gelenkschonendere retrograde Zugang zum Humerusschaft mit seinem distal-dorsalen Insertionsloch somit keine wesentliche Schwächung des Humerus dar. Starke Rotationsbeanspruchungen des mit Nagel versorgten Humerus sollten allerdings erst nach Konsolidierung erfolgen.

12.09.

9.00 – 10.00

Eilenriedehalle

Statistik mittels Varianzanalyse (ANOVA) innerhalb einzelner Paare und Gruppenvergleiche; die Torsionstestung bis zum Bruch mittels verbundenem Wilcoxon-Test für paarige Stichproben

Test	Insertions-loch	Gesamtgruppen-Ergebnis	Standard-abweichung	P
a.p.-Steifigkeit 80-100% (Nm/°)	Mit	9,8	1,4	
	Ohne	9,9	1,2	n. s.
m.l.-Steifigkeit 80-100% (Nm/°)	Mit	10,4	1,3	
	Ohne	10,3	2,4	n. s.
Steifigkeit bei 4Nm (Nm/°)	Mit	2,72	1,26	
	Ohne	2,72	0,91	n. s.
Steifigkeit bei 6Nm (Nm/°)	Mit	2,77	0,81	
	Ohne	2,82	0,78	n. s.
Steifigkeit bei 8Nm (Nm/°)	Mit	2,87	0,89	
	Ohne	2,94	0,85	n. s.
Torsionssteifigkeit 75-100% (Nm/°)	Mit	3,61	0,21	
	Ohne	3,82	0,20	n. s.
Bruch bei Winkel (°) Differenz	Mit Ohne	24,5	12,9	<0,0001
Bruch bei Torsionsmoment (Nm) Differenz	Ohne Mit	9,1	5,7	<0,0001

Schlußfolgerung

Unter physiologischen Biege- und Rotationsbeanspruchungen ist von seiten des Insertionsloches nach Fixierung einer Humerusschaftfraktur mit einem retrograden Verriegelungsnagel keine wesentliche Gefahr für die Entstehung einer zweiten Fraktur mit Bezug zum Insertionsloch zu erwarten. Auch ist ein negativer Einfluß auf die Biege- und Torsionssteifigkeit und somit auch auf die Knochenheilung nicht wahrscheinlich. Dies setzt eine präzise und vorschriftsgemäße Operationstechnik voraus.

Die Effektivität der Krankengymnastik bei operativ behandelten kindlichen suprakondylären Humerusfrakturen

M. Pszolla (Ulm), P. Keppler, W. Strecker, L. Kinzl

Zielsetzung

Bestimmung der Effektivität der physiotherapeutischen Nachbehandlung bei operativ behandelten suprakondylären Humerusfrakturen im Kindesalter.

Material

Im Zeitraum von 1/93-bis 12/96 wurde in einer prospektiv randomisierten Studie die Effektivität der krankengymnastischen Übungsbehandlung nach operativ stabilisierten isolierten suprakondylären Humerusfrakturen bei Kindern überprüft. Das Durchschnittsalter der 50 Kinder betrug 7 Jahre (Spanne 5–12 Jahre). Ausschlußkriterien waren Mehrfachverletzungen, postoperative neurologische Defizite und Frakturen mit Gefäßverletzungen.

Methode

Die Frakturversorgung erfolgte durch von radial eingebrachten gekreuzten Kirschnerdrähten mit anschließender Gipsretention für 5 Wochen. Die Metallentfernung wurde nach 6 Wochen durchgeführt. Die klinische Nachuntersuchung erfolgte 6, 12 und 18 Wochen nach operativer Versorgung, sowie abschließend nach einem Jahr. Die Effektivität der Physiotherapie wurde anhand des aktiven Bewegungsumfanges bestimmt. Von der Studie mußten 7 Kinder ausgeschlossen werden, da das Studienprotokoll nicht eingehalten wurde.

Ergebnisse

Ein signifikant besserer aktiver Bewegungsumfang ($p<0{,}001$) konnte in der Gruppe mit Physiotherapie nur bis zur 12. postoperativen Woche nachgewiesen werden. Dieser Unterschied war jedoch nach der 18. Woche und nach einem Jahr nicht mehr nachweisbar.

Schlußfolgerung

Die krankengymnastische Nachbehandlung bei operativ versorgten suprakondylären Humerusfakturen verbessert den aktiven Bewegungsumfang nur bis zur 12 Woche. Langfristig können durch die Physiotherapie auch bei initialer, erheblicher, aktiver und passiver Bewegungseinschränkung keine verbesserten Ergebnisse erzielt werden.

12.09.

9.00 – 10.00

Eilenriedehalle

Frakturen und Luxationen des Midtarsus – eine Analyse von 30 Verletzten

C. Dollriess (Bochum), E. Kollig, F. Hopf, G. Muhr

Zielsetzung

Im Hinblick auf die spätere Lebensqualität, Arbeits- und Gehfähigkeit des Verletzten spielen die Folgen der Frakturen und Luxationen der Fußwurzel eine erhebliche Rolle. Anhand des eigenen Patientengutes sollen Verletzungsursache, -muster sowie die Erfahrungen des (peri-)operativen Managements und des weiteren Verlaufes bei 30 Patienten dargestellt werden.

Material

Im Zeitraum vom 01.01.1993 bis zum 30.11.1998 wurden 30 Patienten wegen Frakturen und Luxationen der Fußwurzel operativ behandelt. Bei 3 Patienten lag eine Beteiligung beider Füße vor, 2 waren polytraumatisiert, 3 mehrfachverletzt im Sinne der Mehretagenverletzung. In 13 Fällen lag eine Luxation im Chopart-Gelenk vor (43%), in 7 Fällen eine der Lisfranc' Gelenkreihe (23%). Frakturiert war 13 mal das Os naviculare, 11 mal das Os cuboideum. In je einem Fall waren das Os cuneiforme mediale und intermedium betroffen, zudem resultierten kombinierte Verletzungen.

Methoden

Zur Versorgung der Frakturen wurde vorwiegend die Schraubenosteosynthese angewandt (n=16), die Luxationen wurden nach (offener oder gedeckter) Reposition vornehmlich durch Bohrdrähte stabilisiert (n= 18). Gelenkübergreifend wurde bei 11 Verletzungen ein Fixateur externe montiert. Bei einem Patienten war eine gefäßchirurgische Rekonstruktion erforderlich. Zur definitiven Deckung von Weichteildefekten kam in 5 Fällen eine Spalthauttransplantation zur Anwendung, in einem Fall ein freier Latissimus-dorsi-Lappen. Zur Auffüllung von Knochendefekten wurde zweimal autologe Spongiosa verwandt, zweimal Hydroxylapatitkeramik. Alle Patienten erhielten nach Behandlungsabschluß eine Einlagenversorgung oder orthopädische Schuhzurichtung.

Ergebnisse

Bei 16 Patienten heilten die Verletzungen belastungsstabil mit keiner oder mäßiger Beschwerdesymptomatik aus (53%), 7 Patienten (23%) zeigen erhebliche bis gravierende Restbeschwerden u.a. mit beruflichen Konsequenzen. Bei 7 Patienten steht das Behandlungsergebnis noch aus (<3 Monate postop). 8 Patienten (27%) entwickelten ein operationspflichtiges Fußkompartmentsyndrom, vorwiegend nach Luxationsverletzungen. Bei 3 Patienten kam es jeweils postoperativ zu einem Wundinfekt, der durch lokale Revisionen beherrscht werden konnte.

Schlußfolgerung

Frakturen und Luxationen der Fußwurzel sind im Hinblick auf die funktionellen Konsequenzen bei Diagnostik und Therapie gleichrangig zu Traumata der anderen Extremitätenabschnitte zu setzen. Besonderes Augenmerk ist auf die mögliche Entwicklung eines Kompartmentsyndromes des Fußes zu richten. Bei komplexen Verletzungsmustern ist eine interdisziplinäre Versorgung erforderlich.

MEFiSTO – Ein neuer monolateraler Fixateur externe

T. Henke (Ulm), H. Gerngroß

Zielsetzung

Seit 2 Jahren steht mit dem „Monolateralen Externen Fixations-System für Trauma und Orthopädie" (MEFiSTO) ein neuer monolateraler Fixateur zur Verfügung, dessen technischen Weiterentwicklungen in der externen Fixation vorgestellt werden sollen.

Material und Methoden

Im Wesentlichen besteht dieser neue monolaterale Fixateur externe aus zwei Baugruppen. Zum einen aus dem eigentlichen Kraftträger (Central-Body), zum anderen aus der „Standard-Camp", welche die Verbindung von „Central-Body" zu den Pins herstellt.

Der „Central-Body" besteht aus einer sternförmigen Achse, über der zwei Hülsen über einen Rastmechanismus transportiert werden. Durch diesen Teleskopmechanismus ist es erstmalig möglich, den eigentlichen äußeren Kraftträger universal – Humerus, Femur, Tibia – einzusetzen. Des weiteren besteht die Möglichkeit zur Frakturspaltdistraktion/-kompression und zur Dynamisierung.

Die „Standard-Camp" wird auf zwei parallel bikortikal eingebrachte Pins montiert (Durchmesser 5-7mm). In Kombination mit den „Central-Body" verfügt die „Standard-Camp" über drei Freiheitsgrade, sodass eine Fraktur bei bereits montierten Fixateur dreidimensional reponiert werden kann – ggf. unter zu Hilfenahme von zwei Repositionshebel. Die definitive Verriegelung gelingt über zwei (!) gutzugängliche Imbusschrauben.

Ergebnisse

Obwohl die Anwendungshäufigkeit zur externen Fixation weiter abnimmt, spielt der Fixateur externe gerade bei der initialen Versorgung von Mehrfachverletzen noch

12.09.

9.00 – 10.00

Eilenriedehalle

immer eine Rolle. In den seltenen Fällen, wo es zu einer Ausbehandlung von Frakturen mit dem Fixateur externe kommt, stellt das MEFiSTO-System aus den oben aufgeführten Eigenschaften eine echte Innovation dar. Es finden sich Adaptationsmöglichkeiten zu allen anderen Fixateursystemen – einschließlich Ringfixateuren. Für Frakturen im Metaphysenbereich stehen Angulatoren zur Verfügung, die eine axiale Abweichung verhindern, des weiteren soll die Indikationsbreite um Bereich „Segmenttransport" im Laufe dieses Jahres erweitert werden. Darüber hinaus besticht dieser Fixateur in seiner technisch einfachen Handhabung. In einer retrospektiven Betrachtung (n=50) betrug die durchschnittliche Montagedauer 22 Minuten.

Schlußfolgerung

Nach unseren ersten Erfahrungen (n=50) ist MEFiSTO besonders geeignet zur externen Frakturstabilisierung bei Mehrfachverletzten. Dieses Fixationssystem vereint alle modernen Anforderungen an ein Osteosyntheseverfahren und bietet gleichzeitig ein hohes Maß an Universalität bei gleichzeitiges Simplizität in der Anwendung.

Kallusdistraktion und Knochendefektüberbrückung – Eine biomechanische Beschreibung am Tiermodell-Schaf

S. Gruber (Erfurth), J. Schmidt, K.H. Winker

Zielsetzung

Ein Schaf ist ein zur Untersuchung von Frakturheilungen und Knochenregenerierung gut geeignetes Versuchstier. Zur Zeit ist jedoch noch nicht über die systemischen Vorgänge bei der Kallusdistraktion, insbesondere beim Segmenttransport bekannt.

Nach Bestimmung der circadianen Rhythmik und des Langzeitverlaufes verschiedener Knochenauf- und -abbauparameter (N-terminale Beta-Crosslinks von Kollagen I = NTx, Osteocalcin = BGP, Gesamt- und knochenspezifische alkalische Phosphate = GAlP bzw. BsAlP, Calcium und Phosphat) soll im Rahmen einer Kallusdistraktionsstudie die Möglichkeit einer biochemischen Beschreibung der Distraktions- und Kallusreifungsvorgänge untersucht werden.

Material und Methode

In einer Null-Serie wurden zunächst bei drei Schafen Harn- und Blutproben in einem 4-Stunden- und später wöchentlichem Rhythmus entnommen. Anschließend wurden in diesen Proben NTX, BGP – immunchemisch, GAlP – kinetisch, BSAlP – kinetisch nach Lektinfällung, Calcium und Phosphat bestimmt. In zwei Versuchsserien wurden bei 12 Tieren mit offener und acht Tieren mit weichteil-gedeckter Kallusdistraktion die oben genannten Laborwerte über den gesamten Versuchsverlauf bestimmt. Eine statistische Aufarbeitung der Werte erfolgte.

Ergebnisse

In der Nullgruppe zeigten alle Parameter einen geradlinigen, um einen Nullpunkt ondulierenden Verlauf ohne wesentliche Peakbildung. In den Versuchsgruppen fiel ein sofortiger Abfall von NTx, BGP und AlP nach dem Trauma auf. Während der Distraktionsphase ist der Verlauf von NTx durch zwei Peakbildungen gekennzeichnet, nach dem Beginn des Segmenttransportes und nach dem Docking des Transportsegmentes. Osteocalcin und AlP verhalten sich in dieser Phase nach geringem Anstieg und sofortigem Abfall zu Beginn der Distraktion stetig leicht steigend. Während der Kallusreifungs-phase zeigen sich überschießende Absolutwerte bei NTx, wohingegen Osteocalcin und AlP relativ konstant bleiben. Die Knochenmineralien zeigen während der gesamten Versuchsdauer einen mehr oder weniger geradlinigen Verlauf. Die knochenspezifische AlP folgt in ihrem Verlauf dem der Gesamt-AlP, jedoch mit einem sehr hohen Anteil.

Schlußfolgerung

Während BGP und AlP als Marker der Osteoblastentätigkeit und die Knochenmineralien einen relativ geradlinigen Verlauf bieten, reagiert der Kollagen-(I)-Abbaumarker NTx deutlich auf die verschiedenen Phasen eines Segmenttransportes. Die Knochenisoenzymbestimmung der alkalischen Phosphatase mittels Lektinfällung erscheint beim Schaf nicht sinnvoll, da die sehr hohen BsAlP-Anteile suggerieren, die in diesem Fall Lektinsensitivität nicht gleich Knochenspezifität ist.

Ist die Keramikgroßkopfkugel bei der medialen Schenkelhalsfraktur eine Alternative zum Duokopf oder zur TEP?

J. Degreif (Mainz), L.P. Müller, L. Rudig, P.M. Rommens

Zielsetzung

Beim altershinfälligen Patienten mit medialer Schenkelhalsfraktur wird aufgrund der geringeren Operationsinvasivität lediglich der Hüftkopf im Sinne der Hemiendoprothese (HEP) ersetzt. Auch wenn sich bei der bipolaren Prothese der Pfannenabrieb theoretisch reduziert, wird über Pfannenprotrusionen in unterschiedlicher Häufigkeit berichtet, da ein Teil der Bewegung zwischen äußerer metallischer Schale und

Pfannenknorpel stattfindet. In der hiesigen Klinik wurden von 1985 bis 1990 für diese Indikationen monopolare Keramikköpfe verwendet, weil sie bessere Reibungseigenschaften gegenüber Knorpel versprechen. Ziel der Arbeit ist es, über die Behandlungsergebnisse mit dieser Operationsmethode zu berichten.

Material

Es wurde eine Gruppe von 417 Patienten aufgearbeitet und, sofern erreichbar, nachuntersucht.

Methode

Die Nachuntersuchung der erreichbaren Patienten erfolgte nach dem Harris-Hip-Score. Ein Teil der Nachuntersuchten wurde, sofern einverstanden, geröntgt. In der Beckenübersicht mit Zentralstrahl in Hüftkopfhöhe wurde der radiologische Gelenkspalt in der PAUWELSschen Gelenkresultierenden gemessen und nach Schaftlockerungen gefahndet.

Ergebnisse

Bei der Aufarbeitung der Akten fand sich eine Krankenhausmortalität von 2%. Luxationen waren nicht dokumentiert. Die Recherche zeigte, daß nur noch 140 Patienten erreichbar waren; die übrigen waren zwischenzeitlich verstorben. Die Nachuntersuchten hatten ein Durchschnittsalter von 86 Jahren und eine Prothesenstandzeit von durchschnittlich 56 Monaten (3-8 Jahre). Sie erreichten im Harris-Hip-Score 70 von 100 möglichen Punkten. Dabei bestand eine Gruppe von 29 Patienten mit niedrigsten Punktzahlen zwischen 30 und 45 Punkten überwiegend aus Bettlägerigen; lediglich fünf Patienten klagten gezielt über Hüftbeschwerden. 58 Patienten mit einem Durchschnittsalter von 85 Jahren und einer Standzeit von 51 Monaten stimmten einer Röntgenuntersuchung zu. Der Gelenkspalt betrug im Mittel 1,2mm. Bei acht Patienten, davon fünf symptomatisch, fand sich eine Protrusio acetabuli. In vier Fällen wurde nachträglich eine Pfanne implantiert.

Schlußfolgerung

Die HEP mit Keramikgroßkopf ist beim geriatrischen Patienten mit Schenkelhalsfraktur wegen geringerer Invasivität eine gute Alternative zur TEP. Die Rate von Protrusionen ist angesichts der Pfannenlockerungsproblematik und der häufigeren Luxationen bei der TEP vertretbar. Ein suffizienter Vergleich zum Duokopf ist derzeit noch nicht möglich, da dort die Angaben zur Häufigkeit von Protrusionen in der Literatur stark schwanken.

Validität und Reliabilität des „Upper Limb-DASH" – eines patientenorientierten Outcome-Instrumentes für funktionelle Beeinträchtigungen der oberen Extremität

12.09.

9.00 – 10.00

Eilenriedehalle

T. Westphal (Magdeburg), S. Piatek, S. Schubert, S. Winckler

Zielsetzung

Untersuchung der Anwendbarkeit einer deutschen Version des DASH bei der Beurteilung von Behandlungsergebnissen nach Verletzungen der oberen Extremität am Beispiel der distalen Radiusfraktur. Bewertung der Gütekriterien Validität und Reliabilität für das Outcome-Instrument DASH.

Material

Retrospektive Nachuntersuchung von 50 Patienten, die wegen einer distalen Radiusfraktur mit einem Fixateur externe behandelt wurden. Ausschlußkriterien: beidseitige Frakturen, frührere Frakturen der verletzten Seite, wesentliche Begleitverletzungen der gleichseitigen Extremität, Zeitpunkt zwischen Unfall und Nachuntersuchung weniger als ein Jahr.

Methoden

Klinische und radiologische Nachuntersuchung. Ergebnisbewertung nach den 5 in der Literatur am häufigsten verwendeten Scores (Gartland/Werley, Green/O´Brien, Castaing, Jakim, Lidström). Gleichzeitig erhielt jeder Patient eine deutsche Version des Fragebogens DASH. Zur Untersuchung der Validität wurden die absoluten Punktwerte aller Scores sowie des DASH mit der Korrelationsanalyse (Spearman) auf Stärke und Richtung der Zusammenhänge untersucht. Ein analoges Vorgehen wurde für die Scorebewertungen gewählt. Die Reliabilität des Fragebogens wurde durch Berechnung des Cronbach's Alpha und der Trennschärfe für alle Items und für die Items der Subskalen ermittelt.

Ergebnisse

1. Scorepunktwerte: Starke Korrelation der Punktwerte aller Scores untereinander (k=0,747-0,836), starke Korrelation des DASH mit dem Score nach Green/O´Brien (k=0,703), mittlere Korrelation mit den Scores nach Castaing, Gartland/Werley und Jakim (k=0,551-0,668).
2. Scorebewertungen: Starke Korrelation der Scorebewertungen (verbale Ergebnisse) zwischen Jakim und Castaing (k=0,756), mittlere Korrelationen Gartland/Werley und Castaing (k=0,642) und Gartland/Werley und Jakim (k=0,634). Schwache Korrelation des Lidström-Schemas mit den übrigen Scores (k=0,3-0,496).
3. Reliabilitätsanalyse: Hoher Reliabilitätskoeffizient (Cronbach's Alpha=0,95) für alle Items. Hoher Reliabilitätskoeffizient für die größte Subskala Funktion/Behinde-

12.09.

9.00 – 10.00

Eilenriedehalle

rung (Frage 1-21, Cronbach's Alpha=0,95), hoher Reliabilitätskoeffizient für die Subskala Symptome/Schmerz (Frage 24-29, Cronbach´s Alpha=0,74). Niedrige Trennschärfekoeffizienten der Fragen 21, 22, 24, 25, 26, 28, 29.

Schlußfolgerung

Die Scores und der DASH messen offensichtlich dieselben Parameter. Die Schlußfolgerungen der Scores (verbale Ergebnisse) weichen so deutlich voneinander ab, daß ein Ergebnisvergleich bei Verwendung unterschiedlicher Scores nicht möglich ist. Wird eine DASH-Punktzahl von 20 Punkten als gutes und sehr gutes Ergebnis postuliert, sind die Ergebnisse mit den Scores nach Gartland/Werley, Green/O'Brien und Lidström vergleichbar. Validität und Reliabilität (innere Konsistenz) des DASH sind ausreichend groß, um die Anwendung empfehlen zu können.

Posttraumatische Extremitätenverkürzung und Knochendefekte der unteren Extremität – Ergebnisse der Kallusdistraktion mit externer Fixierung

A. Ewert (Berlin), A. Scheller, C. Voigt, R. Rahmanzadeh

Zielsetzung

Die Beseitigung von posttraumatischen Extremitätenverkürzungen und Knochendefekten war seit vielen Jahren eine problematische Situation, gekennzeichnet durch langwierige Behandlungsstrategien und häufigen Mißerfolg. Mit Einführung der Kallusdistraktion steht heute ein, wenn auch nicht einfaches, Verfahren zur Verfügung, das eine zuverlässige und stabile Rekonstruktion von Knochendefekten sowie die Beseitigung von Extremitätenverkürzungen ermöglicht. In der vorliegenden Studie sollten retrospektiv die Ergebnisse der Kallusdistraktion am Ober- und Unterschenkel nach posttraumatischen Defekten oder Beinverkürzungen untersucht werden.

Material und Methode

Untersucht wurden 40 Patienten, die zwischen 1991 bis 1996 an unserer Klinik mit Kallusdistraktion an der unteren Extremität behandelt wurden. Die Kallusdistraktion erfolgte am Unterschenkel mit dem Ilizarov-Ringfixateur und Seilzugsysteme bzw. Teleskopstangen, am Oberschenkel teils mit dem Ringfixateur, teils mit Hybridsystemen. Mit dem Sgementtransport bzw. der Distraktion wurde 7–10 Tage nach der Korticotomie begonnen, die Transport/Distraktionsgeschwindigkeit betrug 1mm/Tag. Der Transport bzw. die Distraktion wurde vom Patienten selbst durchgeführt. Nach Beendigung des Segmenttransportes wurde dieses mit einem zusätzlichen Ring erfaßt und an den ortsständigen Knochen gepreßt. Während der gesamten Behandlungsdauer ist der Patient mit Vollbelastung mobilisert.

Ergebnisse

Behandelt wurden 8 Frauen und 32 Männer im Alter zwischen 19 und 75, (Mittel 41,3) Jahren. Bei 18 Patienten bestanden posttraumatische Beinverkürzungen zwischen 3cm und 9cm (Mittel 5,4cm), bei 22 Patienten Knochendefekte zwischen 4cm und 18cm (Mittel 9,2cm) nach komplexen Frakturen. Die Tragzeit des Fixateurs lag zwischen 7 Monaten und 3,2 Jahren, im Mittel 1,38 Jahre. Bei 36 Patienten konnte eine Ausheilung erreicht werden. 3 mal kam es zur Pseudarthrosenbildung, 1 Unterschenkelamputation mußte durchgeführt werden. Es traten 11 oberflächliche (konservative Behandlung) und 4 tiefe Pininfekte, die operativ revidiert werden mußten, auf. 8 mal wurde eine Spongiosaplastik durchgeführt. 2 Regeneratfrakturen traten auf. Eine Achsenfehlstellung mußte mit Umstellungsosteotomie korrigiert werden.

Schlußfolgerung

Mit der Kallusdistraktion steht eine Methode zur Verfügung, mit der mit großer Erfolgsaussicht Extremitätenverkürzungen korrigiert und ausgedehnte Knochendefekte, die früher zum Extremitätenverlust führten, überbrückt werden können. In Anbetracht der Schwere der Verletzungen, der Weichteilverhältnisse und der langen Tragzeit des Fixateur externe, ist die Komplikationsrate niedrig. Allerdings setzt die Methode Geduld von Patient und behandelndem Arzt sowie eine gute Compliance des Patienten voraus, um solche Ergebnisse liefern zu können.

Biomechanische Untersuchung des skapholunären Bandes und verschiedener Bandplastiken

M. Kettler (München), S. Trageiser, R. Baumgart, W. Mutschler

Zielsetzung

Analyse der axialen Versagenslast und Kraftabfall unter zyklischer Belastung des skapholunären Bandes und der Bandersatzplastiken.

Material

44 frisch gewonnene humane Handwurzelpräparate samt SL-Band (Durchschnittsalter 46 Jahre) werden mit den ossären Knochenenden in Knochenzement eingebettet und in die Klemmbacken der Materialprüfmaschiene eingespannt.

Für die Bestimmung der Maximallast werden 35 Präparate herangezogen, für die zyklische Analyse 9.

Nach Ruptur werden Bandersatzplastiken, aus direkter dorsaler transossärer Bandnaht (n=10), Ersatzplastik mit Palmaris longus Sehne nach Buck Gramcko (n=16), Viegas-Plastik mit dorsaler Bandrefixierung durch einen Mitek-Anker (n=10), sowie Bandersatzplastik mit Faden-Anker Kombination über zwei Mitek-Ankern (GII n=35, GLS n=13) angefertigt.

Zyklische Messungen erfolgten neben den SL-Bandplastiken mit Sehnendurchzugsplastiken (n=6) und Mitek-Anker (n=9).

Methoden

Die eingespannten Handwurzelpräperate werden ohne Vorkonditionierung mit einer konstanten Zuggeschwindigkeit von 6mm/min an der Materialprüfmaschine [Fa. Zwick] belastet und die registrierten Kraftwerte [N] in einem Kraft-Weg Diagramm aufgezeichnet.

In der zyklischen Messung erfolgen 50 Dehnungen mit Streckenbegrenzung auf 3mm. Hieraus Bestimmung der absoluten Kraftwerte und des gesamten Kraftabfalles

Die statistische Auswertung erfolgte mit dem Mann-Whitney U-Test.

Ergebnisse

Das originäre skapholunäre Band erreicht in allen Messungen die höchsten Kraftwerte mit einem Mittelwert von 326N bei einer mittleren Strecke von 12mm (ca. 270% bei einer durchschnittlichen Bandlänge von 7mm). Dagegen weisen sämtliche Bandersatzplastiken ein signifikant niedrigeres Kraftniveau auf.

Versagenslast (max.)	n	Mittelwert [N]	Modalwert	Weg [mm]	Versagensart
SL-Band	35	326	306	12	Band (33x)
Bandnaht (transossär)	10	82	82	11	Faden (9x)
Viegas-Plastik	10	57	58	11	Faden (7x)
Sehnendurchzug	16	144	103	20	Faden (14x)
Mitek Mini GII	35	78	80	9	Faden (32x)
Mitek Mini GLS	13	87		13	Faden (10x)

Die zyklischen Messungen zeigen einen größeren Kraftabfall für das originale Band allerdings auf signifikant höherem Niveau als Ersatzplastiken.

Versagenslast (max.)	n	Kraftabfall [N]	Kraft bei 3mm [N]
SL-Band	9	21,5	103
Sehnendurchzug	9	7,0	22
Mitek Mini GII	6	7,4	25

Schlußfolgerung

Das skapholunäre Band zeigt in allen Testungen die weit aus besten Werte und ist mit den herkömmlichen Bandersatzplastiken nicht gleichwertig zu ersetzen. Die transossäre Naht sollte bei frischen Rupturen angestrebt werden, da es im Vergleich keine nachteiligen biomechanischen Eigenschaften aufweist und die Möglichkeit einer Bandeinheilung bietet. Die Knochenverankerungstechniken mit Ankersystemen vom Mitek-Typ zeigen bei verhältnismäßig leichter Operationstechnik eine akzeptable biomechanische Eigenschaft, wobei Fadenabscherungen wie sie z.B. durch Langzeitbeanspruchungen auftreten in die Messungen nicht eingehen.

Hypotrophe und atrophe Pseudarthrosen – Grenzbereiche der Therapie mit niederenergetischem, gepulstem Ultraschall?

K.-H. Frosch (Göttingen), A. Schmid, G. Altenvoerde, K. M. Stürmer

Zielsetzung

Die Behandlung von Pseudarthrosen mit niederenergetischem, gepulstem Ultraschall gewinnt zunehmend an Bedeutung. Über Heilerfolge in bis zu 86% der Fälle wird in der Literatur berichtet. Welchen Einfluss die Art der vorliegenden Pseudarthrose auf das Behandlungsergebnis nimmt, soll in vorliegender Studie untersucht werden.

Material und Methode

Insgesamt 11 Patienten (8 männlich) mit 6 eutrophen oder hypertrophen und 5 Patienten mit hypotrophen Pseudarthrosen wurden prospektiv von Dezember 1998 bis Januar 2000 nachuntersucht. Bei den eu- und hypertrophen Pseudarthrosen waren zweimal der Oberschenkelschaft, einmal die distale Femurmetaphyse, zweimal der Unterschenkel und einmal der proximale Femur betroffen.

Bei den hypotrophen Pseudarthrosen handelte es sich ausnahmslos um „worst case"-Fälle mit multiplen Voroperationen. Zweimal waren dabei der Oberschenkel nach Defektfraktur, einmal die Andockstelle am Unterschenkel nach Segmenttransport und einmal die Andockstelle nach Segmenttransport am Oberarm betroffen, einmal handelte es sich um eine dorsale Beckenringpseudarthrose. Bei den hypotrophen Pseudarthrosen wurde intraoperativ zweimal eine avitale Pseudarthrose vorgefunden, einmal konnte Vitalität der Frakturenden am Oberarm szintigraphisch nachgewiesen werden.

Zu keinem Zeitpunkt fand sich bei den hypotrophen Pseudarthrosen radiologisch Kallusgewebe im Frakturbereich. Alle Patienten hatten bei Beginn der Ultraschalltherapie stabile Pseudarthrosen bei liegendem Osteosynthesematerial. Alle Patien-

12.09.

9.00 – 10.00

Eilenriedehalle

ten applizierten täglich 20min Ultraschall mit dem Gerät der Firma Exogen (Pulsfrequenz: 1kHz, Signallänge: 200μs, Intensität 30mW/cm2) auf den Frakturspalt.

Ergebnisse

Bei den eu- und hypertrophen Pseudarthrosen betrug das Durchschnittsalter der Patienten 30,2 Jahre, das mittlere Frakturalter war 8,4 Monate und die Konsolidierungszeit unter Ultraschallstimulation dauerte 5,8 (4–8) Monate.

Bei den hypotrophen Pseudarthrosen betrugt das mittlere Patientenalter 37,2 Jahre, das mittlere Frakturalter 15 Monate, die Ultraschallbehandlung wurde erfolglos nach durchschnittlich 9,6 (3–14) Monaten abgebrochen, um die Patienten einer weiteren chirurgischen Therapie zuzuführen.

Nebenwirkungen wie Weichteilverkalkungen, Infektexazerbationen oder überschiessende Kallusbildung wurden in keinem Fall beobachtet.

Schlußfolgerung

Es zeigte sich, daß stabile Pseudarthrosen, mit bereits geringer Kallusbildung auf die Ultraschalltherapie ansprachen und zur Ausheilung gebracht werden konnten. Hypotrophe Pseudarthrosen ohne Kallusbildung hingegen, reagierten auf die Ultraschallstimulation, auch bei szintigraphisch nachweisbarer Vitalität der Frakturenden, nicht.

Die Behandlung mit niederenergetischem, gepulstem Ultraschall stellt ein einfaches und nebenwirkungsarmes Heilverfahren dar, welches bei Pseudarthrosen, die eine Kallusbildung aufweisen und chirurgisch stabil versorgt wurden, erfolgversprechend eingesetzt werden kann.

Antibiotika-haltige Knochenzemente: In vitro Untersuchungen der Freisetzungskinetiken und antimikrobiellen Wirkung

U.R. Schiefer (Gießen)

Zielsetzung

Standardisiert hergestellte Knochenzemente auf Polymethylmethacrylat-Basis, die verschiedene Antibiotika unterschiedlicher Konzentrationen enthalten, sind bisher nicht handelsüblich. Bedarf besteht, da Protheseninfektionen mit verschiedenen, z.T. polyresistenten Bakterien den postoperativen Verlauf erheblich komplizieren und das erwartete Ergebnis zunichte machen können.

Material und Methoden

Antibiotika (Gentamicin, Clindamycin) -haltige Knochenzementplättchen (Durchmesser 15mm, Höhe 3mm, Oberfläche 500mm^2, Gewicht ca. 0,7g) mit unterschiedlichen Antibiotika-Konzentrationen wurden unter standardisierten Bedingungen hergestellt: Gentamicin 0,8, 1,0, 2,0, Clindamycin 1,0, 2,0, [jeweils g/44,6g Polymer], Refobacin Palacos R (0,5g Gentamicin).

Die Konzentrationen der durch Elution während 24 Stunden aus den Plättchen freigesetzten Antibiotika wurden im statischen System und durch kontinuierliche Elution nach Grasso gemessen (Bioassay).

Analog wurde im Grasso-Modell die antimikrobielle Hemmwirkung des Eluats durch wiederholte Zugabe von Staphylococcus epidermidis (klinisches Isolat, orthopädische Infektion; Endkonzentration 10^5 KbE/ml) bestimmt. Nach Beginn des bakteriellen Wachstums wurden die Keimzahlen im Medium und auf den Knochenzementplättchen (nach Ultraschallbehandlung) gemessen.

Die als Biofilm auf den Plättchen gewachsenen Bakterien wurden mittels Raster-Elektronenmikroskopie und mit Hilfe eines „live-dead"-Fluoreszenzfarbstoffes, der lebende und tote Bakterien differenziert, sichtbar gemacht.

Ergebnisse

Bei der kontinuierlichen Elution nach Grasso lagen die gemessenen Antibiotika-Konzentrationen (Gentamicin, Clindamycin) im Eluat, in Abhängigkeit vom Antibiotika-Gehalt der Plättchen, über mindestens 24 Stunden deutlich oberhalb der MHK für Staphylococcus epidermidis.

Im Infektionsversuch blieben die Elutionsmedien über mindestens 12 Stunden (Gentamicin in niedriger Dosis) bis ca. 7 Tage (Clindamycin in niedriger Dosis) steril.

Der auf den Plättchen gebildete Biofilm konnte mittels Raster-Elektronenmikroskopie und Fluoreszenzmikroskopie (live-dead-Farbstoff) sichtbar gemacht werden.

Eine Resistenzentwicklung von Staphylococcus epidermidis wurde während der gesamten Versuchsdauer nicht beobachtet.

Schlußfolgerung

Die untersuchten Knochenzemente, die verschiedene Antibiotika unterschiedlicher Konzentrationen enthalten, erscheinen für die klinische Anwendung, insbesondere unter dem Aspekt der postoperativen Infektionsprophylaxe, gut geeignet.

12.09.

9.00 – 10.00

Eilenriedehalle

Minimal-invasive technique for dynamic hip screw placement

J.B. Nijs (Leuven), P.L.O. Broos

Purpose

In our institution the implant of choice for treatment of stable pertrochanteric fractures of the femur, type AO 31-A1, is the Dynamic Hip Screw (DHS). Since the advantages of minimal invasive surgery are clearly defined: early rehabilitation, due to lesser surgical trauma and post-operative pain, and sound fracture healing, due to lesser soft tissue disruption and a more biological fixation, we developed a minimal invasive technique for DHS placement.

Material

In a pre-clinical cadaver study we demonstrate the feasibility and biological soundness of the technique. A prospective evaluation of this technique in the setting of a university teaching hospital is actually taking place.

Methods

In the cadaver study (N=10) we demonstrate that our technique is feasible. We also demonstrate that the minimal invasive approach results in lesser soft tissue disruption and better preservation of the blood supply to the proximal femur. The soft tissue disruption is evaluated by direct macroscopic evaluation after both techniques. The effects on the blood supply are evaluated using the technique described by Krettek et al. regarding the minimal invasive placement of the Dynamic Compression Screw. An initial clinical study (N=10) proves the feasibility of the technique in a clinical setting. The results are given and evaluated.

A randomised prospective study (N=50) comparing the minimal invasive technique to the classic technique is actually taking place. In this study all patient are evaluated on duration of the operation, intra-operative blood loss, reduction of the fracture, implant position, length of hospitalisation, peri-operative complications and rehabilitation.

Results

The technique will be described.

In the cadaver study we demonstrate that using our technique a classic DHS with four holes plate and an anti-rotation screw can be placed through a 3.5-cm incision. Using a muscle split approach to the femur only minimal soft tissue damage is induced. Better blood supply to the proximal femur is guaranteed since the perforator arteries are saved. In the initial clinical evaluation no implant related peri-operative complications have been noted. The placement of the implant could be done with the same precision as in the classic technique. No wound problems occurred. Operation duration did not differ significantly from this of the classic technique.

The randomised prospective study is actually taking place. The results will be discussed. As the preliminary results suggest, there probably will be clear advantage for the minimal invasive technique.

Conclusion

We describe a new technique for DHS placement, respecting the rules of minimal invasiveness. This results in earlier rehabilitation with better respect of the biology of fracture healing.

We believe that due to this minimal invasiveness and the ease of use it can be of use in the treatment of the endemic pertrochanteric fracture.

Stabilitätsbestimmung von 360 Spondylodesen vor und nach Fixateur interne Entfernung – eine RSA Studie

D. Pape (Homburg/Saar), E. Fritsch, A. Adam, D. Kohn

Zielsetzung

RSA Studien haben eine hohe postoperative *in vivo*-Primärstabilität nach Einbringen eines Fixateur interne zeigen können, die unverändert bis zur knöchernen Fusion der Spondylodese nachweisbar war. Im Tierversuch konnte bei posterolateralen Fusionen ein zusätzlicher stabilisierender Effekt durch einen Fixateur interne über den Zeitpunkt der knöchernen Überbauung hinaus gemessen werden. In vivo Studien über die Stabilität einer nachweisbar knöchern überbauten Karbonkäfig-Spondylodese nach Entfernung des Fixateur interne liegen nicht vor.

Material und Methoden

8 Patienten mit angeborener oder erworbener Instabilität L4-S1 wurden einzeitig dorsoventral versteift. Nach dorsaler Instrumentierung mit einem BWM-Fixateur wurden in offener retroperitonealer Technik mit autologer Spongiosa gefüllte Karbonkäfige von ventral in den Bandscheibenraum eingebracht. LWK 4 und S1 wurden mit Tantal-Markern versehen. Die RSA-Röntgenkontrolle erfolgte unmittelbar postoperativ und nach 3, 6, 12 und 18 Monaten. ∅ 11 Monate (Range: 6-18) nach Spondylodese wurde bei 4 Patienten der Fixateur wegen lokaler Beschwerdesymptomatik entfernt.

12.09.

9.00 – 10.00

Eilenriedehalle

Ergebnisse

Nach knöcherner Überbauung der Spondylodese wurden unmittelbar vor und nach der Entfernung des Fixateur interne (ME) RSA Röntgen-Kontrollen in Inklination und Neutralstellung des liegenden Patienten vorgenommen. Bei der Messung der Segmentbeweglichkeit der beiden Untersuchungszeitpunkte zeigte sich vor und nach ME nur eine geringe Differenz in den 3 Ebenen des Raumes in transversaler, vertikaler und sagittaler Richtung von 0.11, 0.22 und 0.52mm.

Schlußfolgerung

Bei knöcherner Integration der Karbonkäfige einer 360° Spondylodese zeigte sich nach Entfernung des Fixateur interne keine maßgebliche Zunahme der Segmentbeweglichkeit. Eine Metallentfernung kann ohne Stabilitätsgefährdung der Fusion erfolgen.

Langzeitresultate bei geschlossener Reposition und Kirschnerdrahtosteosynthese zur Versorgung supracondylärer Humerusfrakturen im Wachstumsalter

A. Thannheimer (Traunstein), R. Ketterl

Zielsetzung

Bei dislozierten supracondylären Humerusfrakturen im Wachstumsalter wird die operative Versorgung als Mittel der Wahl angesehen. Gegenstand kontroverser Diskussionen ergeben sich hinsichtlich einer offenen oder geschlossenen Reposition dieser Frakturen. Wir bevorzugen die geschlossene Reposition und Kirschnerdrahtosteosynthese. Die Langzeitanalyse unserer Pat. sollte das von uns favorisierte Vorgehen bewerten.

Material und Methode

Im Zeitraum 1986 bis 1997 wurden an unserer Klinik 71 Pat. (30 weibliche, 41 männliche) mit supracondylären Humerusfrakturen im Wachstumsalter operativ behandelt. Die Altersverteilung zeigt eine überwiegende Zahl von Pat. jünger als 10 Jahre (0-4 Jahre: 10, 5-9 Jahre: 46, 10-14 Jahre: 13, 15-19 Jahre: 2). Im gleichen Zeitraum erfolgte bei 108 Pat. eine konservative Therapie über unsere Ambulanz.

Klinische wie radiologische Kontrollen erfolgten bei 64 Pat. Die Nachuntersuchung war bei 7 Pat. nicht durchführbar (2 Pat. mit offener Reposition, 5 Kinder versorgt während eines Urlaubsaufenthaltes). Der Nachuntersuchungszeitraum betrug mindestens 5 Jahre. Der durchschnittliche Nachuntersuchungszeitraum betrug 8 Jahre, 4 Monate.

Ergebnisse

In 69 Fällen konnte durch eine geschlossene Reposition ein ausreichendes Repositionsergebnis erzielt werden. Lediglich in 2 Fällen mußte bei Weichteilinterposition eine offene Reposition erfolgen. Primäre neurologische Auffälligkeiten waren bei 5 (7%) Kindern vorgelegen. Zusätzlich traten bei 2 Pat. (2,8%) nach der operativen Versorgung nervale Irritationen im Bereich des Nervus ulnaris auf.

In 8 Fällen war eine ambulante Versorgung durchgeführt worden. Die durchschnittliche Krankenhausaufenthaltsdauer bei den 63 stationär behandelten Kindern betrug 2 Tage.

Die operative Versorgung erfolgte bei 67 Pat. notfallmäßig innerhalb 8 Stunden noch dem Trauma in Allgemeinanästhesie.

Bei allen Kindern lag eine knöchern konsolidierte Fraktur vor. Neurologische Störungen waren in keinem Fall mehr nachweisbar. Es zeigte sich bis auf einen Fall eine kosmetisch unauffälige Lokalsituation. Bei einem Jungen war im Bereich des Epicondylus ulnaris eine 3 x 1,5cm große, kelloidartige Narbenbildung nach Ausbildung eines Lokalinfektes nachzuweisen. Die Ergebnisse der funktionellen und radiologischen Kontrollen ergaben in über 90% eine freie Beweglichkeit in allen Gelenken und Achsfehler bis maximal 10 Grad.

Schlußfolgerung

Die geschlossene Reposition und Kirschnerdrahtosteosynthese ist bei dislozierten, supracondylären Humerusfrakturen im Wachstumsalter als adäquate Methode zu bezeichnen. Unter Berücksichtigung einer exakten und schonenden Reposition unter Vermeidiung von Rotations- und Achsfehlern kann bei frühzeitiger Versorgung derartiger Frakturen ein gutes und sehr gutes Langzeitergebnis erzielt werden.

Die dynamische Nachbehandlung von Verletzungen der Langfingerstrecksehnen in Zone 5–7

S. Brüner (Ludwigshafen), M. Wittemann, B. Karle, G. Germann

Zielsetzung

Nach der Naht von Strecksehnen in Zone 5-7 gilt die Ruhigstellung als Standard, was vielfach zu Verklebungen mit erheblichen Funktionseinschränkungen führt. Ziel der Studie war zu evaluieren, ob die seit 1992 durchgeführte dynamische Nachbehandlung der konservativen Behandlung hinsichtlich des funktionellen „Outcome", der Behandlungsdauer und der Verminderung von Folgeoperationen überlegen ist.

Material

Es wurden 45 Patienten, 4 Frauen (8%) und 41 Männer (92%) mit 71 Strecksehnenverletzungen nachuntersucht (1995-1999). Das Durchschnittsalter betrug 36,7 Jahre (12-67 Jahre). Die durchschnittliche Behandlungsdauer war 9,9 Wochen (2,9-30), der Nachuntersuchungszeitraum 20,7 Monate (6-35,6).

Methoden

An dem 2. postoperativen Tag wird eine dorsale Kunststoffschiene angelegt, die eine aktive Beugung im Grundgelenk in einem definierten Winkel gestattet und über Gummizügel eine passive Rückholung der Finger gewährleistet. Der Winkel wird in wöchentlichen Intervallen (-6.W.) bis 90° vergrößert. Untersuchungsparameter waren: Beweglichkeit in den Finger- und Handgelenken, grobe Kraftentwicklung, subjektive Beurteilung des Behandlungserfolges und verbliebene Beschwerden. Die erhobenen Meßwerte wurden nach der Geldmacher Klassifikation ausgewertet und mit den Ergebnissen einer mittels Ruhigstellung therapierten Patientengruppe aus der Literatur (Geldmacher 1991) verglichen. Die Evaluierung der Lebensqualität und des funktionellen „Outcome" erfolgte zusätzlich mit dem DASH-Score (0-keine/100 -maximale Behinderung).

Ergebnisse

Die Ergebnisse zeigen ein durchschnittliches Streckdefizit von 5°, sowie ein Beugedefizit von 11° im Grundgelenk. Die Bewegungseinschränkung im Mittel- und Endgelenk betrug durchschnittlich 6,4°, bzw. 5,4°, vorwiegend durch eine Einschränkung der Beugung von 5,1°, bzw. 4,6°. Die Handkraft betrug im Vergleich zur gesunden Hand im Durchschnitt 87%. 4,4% der Patienten gaben Ruheschmerzen an, 35,6% der Patienten klagten über Belastungsschmerzen, wobei die durchschnittliche Schmerzangabe auf einer VAS-Skala von 1-10 nur 1,3 betrug. Die subjektive Bewertung des Behandlungsergebnisses war in 78,9% sehr gut, 12,7% gut, 9,8% befriedigend und 0% schlecht. Der DASH-Score ergab mit einer durchschnittlichen Bewertung mit 9,3 Punkten eine sehr niedrige subjektive Behinderung. Komplikationen traten bei 7% der Patienten auf und erforderten 5 Tenolysen. Nach dem Geldmacher Schema hatten 70,4% der Patienten ein sehr gutes, 21,1% ein gutes, 7% ein befriedigendes und nur 1,4% ein schlechtes funktionelles Ergebnis, was im Vergleich zur konservativ behandelten Kontrollgruppe (46% sehr gut, 29,7% gut, 9,7% befriedigend, 14% schlecht) eine signifikante Verbesserung darstellte.

Schlußfolgerungen

Die dynamische Nachbehandlung von Strecksehnenverletzungen in Zone 5-7 hat sich als für den Patienten als einfach zu erlernendes Verfahren erwiesen, das ausgezeichnete funktionelle und subjektive Ergebnisse bei einer geringen Komplikationsrate liefert.

Dienstag, 12. September 2000
9:00 – 10:00 Uhr
Postersession IX

Beckenzwinge und pelvine Tamponade bei instabilen Beckenringverletzungen – Effektivität eines Managementprotokolls

A. Gänsslen (Hannover), T. Pohlemann, H.C. Pape, H. Tscherne

Zielsetzung

Das komplexe Beckentrauma weist die höchste Letalität nach Beckenverletzungen auf. Die schwere Hämorrhagie ist dabei Hauptursache für das Versterben in der Frühphase nach Trauma. Der Erfolg des Primärbehanlungskonzeptes ist aufgrund der heterogenen Verletzungsmuster im direkten Vergleich nicht zu Überprüfen. Durch Einsatz der „TRISS-Methode" lässt sich die beobachtete Letalität mit einer im Rahmen einer multizentrischen Erhebung gewonnenen „erwarteten Letalität" recht zuverlässig einordnen (Champion). Ziel der vorliegenden Untersuchung ist die Überprüfung des eigenen Primärbehandlungsalgorithmus bei Patienten in extremis nach Beckenfraktur (instabile Beckenfraktur mit Kreislaufinstabilität).

Material

Zwischen dem 01.06.89 und 30.06.98 wurden 62 Patienten nach Komplextrauma des Beckens primär eingeliefert und behandelt. Einschluß der Patienten mit primärer Notfallstabilisierung (Beckenzwinge) pelviner Tamponade (n=14).

Methoden

Bewertung primärer pathophysiologischer Parameter: Hb-Wert, Base-Exzess, Transfusionsmenge, Blutverlust, systolischer Blutdruck, Letalität (TRISS-Methode)

Ergebnisse

Zwölf Patienten waren männlich, zwei weiblich. Das Durchschnittsalter betrug 37 Jahre. Per Definition erlitten alle Patienten eine Beckenringverletzung des Typs C nach Tile. Unfallursache war in allen Fällen ein Hochrasanztrauma. Alle Patienten waren mehrfachverletzt, 11 waren polytraumatisiert(ISS im Schnitt 40,3 Punkte). Der primäre durchschnittliche Hemoglobin-Wert betrug 5,6g/dl, der Base-Exzess lag bei -12,2mmol/l. Alle Patienten waren kreislaufinstabil mit einem mittleren systolischen

Blutdruck von 70 mmHg. Der Transfusionsbedarf innerhalb der ersten 6 Stunden nach Aufnahme lag bei 38 Erythrozytenkonzentraten. Durchschnittlichliche Zeit bis zur Anlage der Beckenzwinge nach Einlieferung:19 min. Die im Anschluß immer vorgenommene pelvine Tamponade erfolgte spätestens 90 Minuten nach Aufnahme. Die erwartete Letalität nach der TRISS-Methode lag bei 78%. Die tatsächlich beobachtete Letalität lag bei 57%.

Schlußfolgerung

Das Überleben eines Komplextraumas des Beckens hängt neben der Gesamtverletzungsschwere vom Ausmaß des hämorrhagischen Schocks ab. Das angegebene Konzept der Notfallversorgung mechanisch und kreislaufinstabiler Beckenverletzungen mit Beckenzwinge und pelviner Tamponade scheint einen positiven Einfluß auf das Überleben dieser Patienten in extremis zu haben.

Scoring des Multiorganversagens nach schwerem Trauma – Goris-, Marshall- oder Moore-Score?

M. Grotz (Hannover), H.C. Pape, U. Kaufmann, H. Tscherne

Zielsetzung

Das Multiorganversagen (MOV) stellt die wesentliche Spätkomplikation nach schwerem Trauma dar. Scoringsysteme zum MOV werden zur Früherkennung, Beschreibung und Definition genutzt. Ziel dieser prospektiven klinischen Untersuchung war es, die in der Literatur am meisten verbreiteten MOV-Scoringsysteme zu vergleichen und somit Aussagen hinsichtlich ihrer Präzision zu machen.

Material und Methoden

Alle zwischen 1992 und 1996 behandelten schwerstverletzten Patienten mit einer Verletzungsschwere von mehr als 20 PTS-Punkten wurden in diese prospektive klinische Untersuchung eingeschlossen. Allgemeine Daten sowie der intensivmedizinische Verlauf wurden dokumentiert (MOV-Scores nach Goris, Moore und Marshall). Die Patienten wurden täglich von einem erfahrenen Intensivmediziner klinisch in eine Gruppe mit und eine Gruppe ohne MOV eingeteilt. Statistik: Über eine ROC-Analyse wurden der Cut-off-point, die Sensitivität und die Spezifität der einzelnen Scoringsysteme für alle Zetpunkte bzw. unter Ausschluß der ersten 48 Stunden berechnet.

Ergebnisse

Insgesamt konnten 301 Patienten in die Studie eingeschlossen werden. Das mittlere Alter betrug 36,3 + 1,0 Jahre, die mittlere Verletzungsschwere 36,2 + 0,7 PTS-Punkte. 47 Patienten (15,6%) verstarben durchschnittlich 17,7 ± 0,7 Tage nach Trauma. Die MOV-Inzidenz betrug 26,1%, die MOV-Letalität 58,4%.

Score	Cut-off-point	Sensitivität	Spezifität	Sensitivität (>48h)	Spezifität (>48h)
Goris	>4	78%	78%	77%	83%
Moore	>3	81%	87%	81%	88%
Marshall	>4	83%	75%	82%	83%

Die Analyse der falsch positiven/negativen Patienten zeigte, daß die schlechtere Spezifität des Goris-Scores auf die Beurteilung der Leberfunktion (S-GOT), die des Marshall-Scores auf die Beurteilung der Funktion des Herz-Kreislaufsystems (PAH) zurückzuführen war.

Schlußfolgerung

Zur Verlaufsbeobachtung des MOV nach Trauma ist der Moore-Score (Grenzwert: 3 Punkte) mit einer Sensitivität von 81% und einer Spezifität von 87% den anderen Scoringsystemen überlegen. Bei Ausschluß der ersten 48 Stunden kann die Spezifität noch gesteigert werden, erreicht jedoch nicht des Moore-Scores. Die höhere Präzision des Moore-Scores im Vergleich zu den anderen Scoringsystemen ist vor allem dadurch begründet, daß auf ungeeignete Parameter verzichtet wird (S-GOT, PAH).

Behandlung von ORSA Infektionen mit Bakteriophagen. Erste klinische Ergebnisse

N. Danelia (Hannover), B.W. Wippermann

Zielsetzung

Chirurgischen Wundinfektionen mit ORSA Erregern stellen ein zunehmendes Problem in der klinischen Praxis dar. Eine potentielle Behandlungsmöglichkeit solcher Infektionen besteht in der Applikation von Bakteriophagen. Bakteriophagen sind Viren, welche sich ausschließlich gegen Bakterien wenden. Sie wurden in den Ländern des ehemaligen Ostblocks sehr erfolgreich bei verschiedenen Arten von Infektionen eingesetzt. Ziel dieser Untersuchung war es die Effektivität dieser Behandlungsform bei einer Probleminfektion zu überprüfen.

12.09.

9.00 – 10.00

Eilenriedehalle

Material und Methoden

Vor Beginn der Untersuchung wurde die Genehmigung der örtlichen Ethikkommission eingeholt. Insgesamt 8 Patienten wurden bisher mit den Bakteriophagen therapiert. In der Regel handelte es sich hier um infizierte Wunden nach Behandlung von offenen Frakturen. Bei diesen Patienten wurde eine offene Wundbehandlung durchgeführt, welche für den örtlichen Einsatz von Bakteriophagen geeignet war. Die Standardtherapie bestand aus chirurgischen Debridement und feuchten Verbänden mit NaCl-Lösung 0,9% und Staphylophagenlösung. Behandlungsziel war die örtliche Infektsanierung, welche nach einer Wundreinigung einen sekundären Wundverschluß, eine Spalthautverpflanzung oder eine Lappendeckung möglich machte.

Ergebnisse

5 Patienten, die mit einer einwöchigen Phagenbehandlung therapiert wurden, ergaben mikrobiologische Verlaufskontrollen keinen Keimnachweis. Die Therapie war damit erfolgreich. Bei 3 Patienten mit systemischer ORSA Besiedlung konnte ein Teilerfolg (definiert als vorübergehende Keimfreiheit) erzielt werden.

Schlußfolgerungen

Die ersten Ergebnisse zeigten eine hohe Wirksamkeit von Phagen auf ORSA bei diesen schwierig zu behandelnden Infektionen. Das Präparat ruft keine allergischen Reaktionen, sowie Nebenwirkungen hervor und hat bisher keine Gegenanzeigen und Risiken.

Wir folgern aus diesen Ergebnissen, daß auch bei dem hiesigen multiresistenten Bakterienspektrum Bakteriophagen erfolgreich eingesetzt werden können, als Alternative oder zusätzlich zur Antibiotikatherapie.

Continuous axial rotation in prone position – a new kinetic device for patients with respiratory distress

L. Mahlke (Hannover), R. Stiletto, M. Winny, H.-C. Pape

Purpose

Both continuous axial rotation in supine position, and intermittant prone position are effective therapeutic strategies for patients with problems of oxygenation and in ARDS. Recently, a new treatment device has become available that allows to perform both treatment options. We report our first year's clinical experiences using this device (Rotoprone).

Material and Methods

12.09.

9.00 – 10.00

Eilenriede-halle

Between February 1999 and December 1999, 21 trauma- or general surgery-patients with lung contusion or respiratory distress, resistant to positioning therapy using 135° angle or to continuous axial rotation in supine position, have been treated with the Rotoprone-device. They were scheduled for continuous rotation (bilateral 60° angle proning, then 60° in supine position).

All patients had a continuous mandatory ventilation on the respirator. Ongoing monitoring of blood gas analyses, Horovitz ratio, pulmonary catheter-parameters and shunt-fraction was performed as well.

Results

A positive effect on lung function was measured in 15 out of 21 patients positioned in the device. The continuos axial rotation in prone position resulted in acute improvement of oxygenation (PaO_2/FiO_2 before positioning 110 and 4-6 hours after positioning 195), which gradually decreased during an 8 hour period.The following supine axial rotation resulted in a further improvement of oxygenation. The mean PaO_2/FiO_2 ratio increased from 120 to 290 (range 0–200 increase) within the first days of treatment. The mean shunt fraction decreased by 7% (5-10%) per 24 hours. A dramatic improvement in the PaO_2/FiO_2 ratio (increase>100) was measured especially in patients resistant to classical kinetic positioning).

After stabilisation of pulmonary function the kinetic therapy could be duiscontinued in all patients after 3-7 days without problems. 4 patients all suffering on a severe sepsis showed no acute improvement of oxygenation while positioned in the new device, 3 of them died within 4 days. 1 patient showed hemodynamic sideeffects, yielding to a single proning period.

Conclusion

Continuous axial rotation in prone position is effective in improving lung function disturbance in patuients with respiratory distress after severe trauma. This applied especially for patients in whom previous conventional proning or axial supine rotation was ineffective. These encouraging results warrant further investigation.

12.09.

9.00 – 10.00

Eilen-riede-halle

C-reactive protein as predictive parameter to detect septic complications in trauma orthopedic surgery

O. Gonschorek (Freiburg), D. Rüttinger, G.O. Hofmann, V. Bühren

Purpose

Prospective study with serial CRP-measurements in order to establish a reference in comparison to patients developing septic complications.

C-reactive protein (CRP), as acute phase reactant, is known to indicate systemic inflammation. Infection, as well as operation and trauma, result in increased CRP-concentrations. To distinguish between normal postoperative reaction and the onset of complications, it is pivotal to know normal postop kinetics of CRP-concentrations.

Material and methods

From January 1998 until April 1999 108 patients recieving one of the following operations were prospectively included in the study: subtalar arthrodesis with screws (group A, n=38), ORIF after calcaneal fractures with a time interval to the trauma of 5 days minimum (B, n=32), total knee joint replacement (C, n=31), patients developing septic complications (D, n=7). Classic inflammatory parameters were recorded and CRP-concentrations were determined. Results are presented as mean values ± standard deviations. Significant differences were accepted with $p<0.05$ (Kruskal-Wallis, Student-Newman-Keul).

Results

In the groups A, B and C, CRP-concentrations showed the same overall kinetic if no complication occured: The peak value was observed on the 2nd or 3rd day postop (A 5.7 ± 0.8mg/dl, B 5.1 ± 0.9mg/dl, C 11.3 ± 0.8mg/dl). Normal values were reached on day 6/7 (A 2.7 ± 0.5mg/dl, B 2.0 ± 0.6mg/dl, C 8.6 ± 1.3mg/dl). No significant differences were found between groups A and B. Knee joint replacement however showed the same kinetic, but resulted in significantly higher CRP-concentrations compared to groups A and B ($p<0.05$). Patients experiencing septic complications showed on the 2nd day postop significantly higher CRP-measurements (21.4 ± 1.8mg/dl, $p<0.001$). Additionally, the peak in group D was reached on day 6/7 (27.5 ± 2.5, $p<0.001$).

Conclusion

Serial CRP-measurements following trauma and reconstructive surgery revealed reproducible kinetics and indicated highly sensitive the onset of septic complications. Monitoring of CRP in sero concentration seems to be a valuable tool to detect post-operative complications prior to clinical diagnosis. However, it is inevitable to know the specific response pattern of CRP-concentrations following different surgical procedures.

Interleukin 8 is an early marker of severe trauma and survival

U.C. Liener (Ulm), U.B. Brückner, G. Steinbach, L. Kinzl, F. Gebhard

12.09.

9.00 – 10.00

Eilen-riede-halle

Purpose

Interleukin-8 (IL-8) which is produced by phagocytes and mesenchymal cells is a mediator in neutrophil priming and attraction. An increase of the IL-8 concentration has been reported in trauma, burns and sepsis and is associated with adverse clinical events like ARDS and MOF. The aim of this prospective study was to elucidate changes in the IL-8 concentration in the earliest period following trauma and to asses its relationship to trauma severity, pattern of injury and survival.

Material and Methods

Upon approval of the IRB/EC, 94 previously healthy patients with multiple injuries were enrolled. Groups were performed according to trauma severity (ISS<9: n=11/ ISS 9-18: n=29/ISS 19-31: n=38/ISS>32: n=16), pattern of injury (head, chest, extremities, multiple injuries) as well as survivors (n=76) vs. nonsurvivors (n=18). Blood samples were collected at the scene of the accident before primary resuscitation, the every hour for 24 hrs. The IL-8 level was determined by a commercial test kit.

Results

Patients with very severe injuries (ISS >32) revealed very early a marked increase of IL-8 (p<0,05 at 2 and 4 hrs.) whereas no significant increase was noted in individuals with an ISS less than 32. There were no significant differences between different patterns of injury. In sharp contrast, nonsurvivors showed a highly significant, up to six fold increase of IL-8 levels beginning immediately after admission (p<0,001 at 0,5 until 24 hrs).

Conclusion

Our results in trauma victims demonstrate for the first time, that in a previously healthy individual a very strong stimulus (trauma) is necessary to activate IL-8 regardless of the trauma pattern suggesting ubiquitous production. Since nonsurvivors showed highly significant elevated levels, IL-8 might be a useful predictor of survival as early as 30 min. after admission.

12.09.

9.00 – 10.00

Eilenriedehalle

Perkutane transiliosacrale Verschraubung (TIS) – ein minimal-invasives Verfahren zur Stabilisierung des hinteren Beckenringes

M. Rummeny (Krefeld), M. Fell, H.W. Kottkamp, A. Meißner

Zielsetzung

Bei Beckenverletzungen mit hinterer Beckenringinstabilität vom Typ C wird eine operative Stabilisierung angestrebt. Die perkutane transiliosacrale Verschraubung als minimal-invasives Verfahren zur Stabilisierung des hinteren Beckenringes wird dargestellt.

Material

In einer prospektiven Studie wurden seit 01.07.1997 neun Patienten bei posteriorer Beckeninstabilität mit percutaner transiliosacraler Schraubenosteosynthese (TIS) stabilisiert. Die Indikation wurde gestellt, wenn primär keine Dislokation vorlag oder durch geschlossene Reposition anatomiegerechte Verhältnisse am hinteren Beckenring erreicht wurden.

Methoden

Die Operationen wurden von 2 Operateuren durchgeführt. Der Eingriff erfolgt in Bauchlage nach Einstellung der radiologischen Standardprojektionen Becken a.p., Inlet, Outlet, seitlich mit 7,3mm kanülierter Stahlschrauben mit Unterlegscheiben.

Ergebnisse

4 Frauen und 5 Männer (Durchschnittsalter: 34 Jahre; 7 C1- und 2 C2-Verletzungen) wurden bei hinterer Beckeninstabilität (6 transsacral, 4 transileosacral) 6x mit perkutaner TIS isoliert, 3x kombiniert mit ventraler Stabilisierung (2x Rekonstruktionsplatte, 2x Fixateur externe) behandelt. Im Mittel lagen 6 Tage (2-10d) zwischen Aufnahme und Operation. Die mediane OP Zeit betrug 58 Min (+/-19 Min), die Durchleuchtungszeit durchschnittlich 6,7 Min. (4,8-9,2 Min.). Bisher trat weder eine Blutung auf, noch ergab der neurologische Status eine operationsbedingte Verletzung einer sacralen Wurzel oder des Plexus lumbosacralis. Bei 20 eingebrachten Schrauben (8x ein-, 1x beidseitig) wurde keine Fehllage, bisher kein Implantatversagen und keine sekundäre Dislokation des hinteren Beckenringes beobachtet. Postoperativ war freie Lagerung erlaubt. In Abhängigkeit vom sonstigen Verletzungsmuster war bei 4 Patienten 21 Tage post operationem eine Gehschulung unter Teilbelastung der verletzten Seite möglich. Die Nachuntersuchung nach Vorgaben der AG Becken der DGU/AO bei fünf Patienten ergab nur einmal die Angabe von Schmerzen im hinteren Beckenring. Alle Patienten verspüren eine nur leichte bis mittelgradige Einschränkung der körperlichen Aktivität. Der Gesundheitszustand wird mit zufrieden bis neutral angegeben. Bei 3 Materialentfernung (nach durchschnittlich 7,2 Monaten) war bei 2 Patienten ein grö-

ßerer Operationszugang als beim Primäreingriff erforderlich, da die Osteosyntheseschraubenköpfe von übergewachsenem Knochen befreit werden mußten.

12.09.

9.00 – 10.00

Eilenriedehalle

Schlußfolgerung

Die perkutane transiliosacrale Verschraubung stellt ein minimal-invasives, komplikationsarmes und somit sicheres Verfahren zur Stabilisierung des hinteren Beckenringes dar, welches eine erleichterte Intensivpflege und eine frühzeitige Mobilisierung der Schwerverletzten ermöglicht. Nachteilig bleibt die Strahlenexposition für Patienten und Operateure durch die notwendigen Durchleuchtungszeiten.

Secondary joint replacement after acetabular fracture reconstruction

M. Sarkar (Ulm), E. Billharz, M. Bischoff, L. Kinzl

Purpose

Late results after acetabular fracture are frequently compromised by osteoarthritis, osteonecrosis and heterotopic ossification. Even among young patients, total joint replacement is inevitable in cases with severely disabling pain and loss of mobility. We analyse the long-term results of endoprosthetic surgery for this indication at our institution during an 18-year period.

Material and Methods

Between 1982 and 1999 35 patients aged 20–74 years underwent total joint replacement after initial reconstructive therapy of an acetabular fracture. The interval between fracture and joint replacement was 4–207 months (average 46 mo). Most joints were severely osteoarthritic, in five patients avascular necrosis of the femoral head was apparent. Cemented prostheses were used in 11 cases, in 22 cases non-cemented prostheses of several types were used, and in two patients thrust plate prostheses were implanted. Due to the long follow-up interval only 12 patients were available for a clinical and radiological examination after 1,6–16 years (average 5,7 years). Clinical information was obtained from another five patients by a questionnaire and a telephone interview.

Results

Five patients had undergone revision surgery for aseptic loosening. According to the Merle d'Aubigné score the outcome was rated as excellent in 6, good in 2, and poor in 4 patients available for examination. Three patients had returned to their original job, three had found another position and eleven were unemployed, retired or received payments from worker's compensation funds.

Conclusion

The majority of patients who had undergone secondary total hip replacement after acetabular fracture attained excellent or good score results corresponding with adequate mobility and low levels of pain. However, the rate of aseptic loosening was high (5/17) in our study which is in accordance with other published series. The fact that only 6/17 patients re-entered the work force reflects a substantial persisting morbidity due to the initial injury and its sequelae.

Pneumonia as Complication in Trauma Patients

J. Andermahr (Köln), H.J. Helling, T. Hensler, A. Greb, E. Neugebauer, K.E. Rehm

Purpose

Pneumonia is one of the main causes of septic complication in seriously injured patients. The BMBF polytrauma study examined the time of clinical manifestation, the relation to thorax trauma, the influence of prophylactic antibiotics and the release of interleukins during a pneumonia.

Material and Methods

Serum samples were taken of 74 multiple trauma patients (ISS: 27,5 ± 8,9) (nach Baker S.P., 1974) every 6 hours during the first 24 hours, then daily for the next ten days; and after that samples were taken after weeks two, three and four. The parameters Il-6, Il-10, TNFp55 and p75 were specified. Pneumonia was defined according to the criteria of M. Aufmkolk (1997). Clinical progress was documented by using the the APACHEE II Scores and the ICU daily data sets.

Results

35% of patients developed pneumonia during the first fortnight. Most pneumonias presented on the first five days after trauma. 50% (n=19) of the 38 patients presenting with thorax trauma (ISS 34 ± 10) suffered from posttraumatic pneumonia. Of the 36 (ISS 20 ± 7,5) patients presenting without chest injury only 19% (n=7) developed postraumatic pneumonia. This is significantly less ($\chi 2$-Test: $\alpha < 0{,}05$). 25 of 38 patients with thorax trauma were prophylacticly given antibiotics. The remaining 13 did not receive antibiotics. Despite prophylaxis 56% developed pneumonia. In patients without antibiotic prophylaxis only 38% presented with pulmonary infection. There was an increase in Il-6, -10, TNFp55 und p75 receptors during the period of clinical presence of pneumonia. Interleukin-6 and -10 showed a peak on the first day of infection, the TNF receptors on the second day.

Conclusion

Pneumonia in multiple trauma patients mostly develops during the first five days following trauma. Trauma of the thorax sigificantly increases the risk of pneumonia as septic complication. Antibiotic prophylaxis in severely injured patients with thorax trauma did not prevent pneumonia in over 50% of cases. Parameters Il-6, Il-10, TNFp55 and p75 cannot fully be of use in predicting impending pneumonia as they reach a peak only shortly after clinical manifestation.

*gefördert durch AO/ASIF Research Commission und BMBF (FKZ 01 KO 9517)

Welche Achsenfehlstellung führt nach diaphysären Unterarmfrakturen im Kindesalter zu Einschränkungen? – Analyse von 581 Fällen

A.-M. Weinberg (Hannover), H.-C. Pape, R. Hawi, M. Jablonski, H. Hofmann, H. Reilmann

Zielsetzung

Welche Achsenfehlstellung vor allem wenn es sich um kombinierte Fehlstellungen in mehreren Ebenen handelt, führt am Unterarm zu Einschränkungen der Umwendbewegung, wird nach wie vor unzureichend in der Literatur beantwortet. Zwar kann sich im Kindesalter in gewissen Grenzen eine Fehlstellung korrigieren, dennoch nimmt die Anzahl der operativ versorgten Unterarmfrakturen zu. Dies wird unter anderem damit begründet, daß eine Einschränkung der Umwendbewegung in der heutigen technisierten Umwelt sicher vermieden werden muß. Es stellt sich die Frage, inwieweit eine Qualitätssteigerung durch einen ungezielten Aufwand nämlich die operative Versorgung aller Frakturen gerechtfertigt ist, oder ob die Fehlstellungen die zu Einschränkungen führen, nicht besser definiert werden können.

Material und Methode

Insgesamt konnten 581 Fälle aus den Jahren 1986 bis 1996 in diese retrospektive Studie aus drei Kliniken aufgenommen werden. 420 Frakturen (72%) konnten mit einem

NUZ von mindestens 2 Jahren nachkontrolliert werden. Die Dokumentation schloß eine getrennte Beurteilung des Radius und der Ulna in den Standardebenen ein. Die statistische Analyse erfolgte neben den klassischen Methoden für die isolierte Fehlstellung in einer Ebene, mit dem Klassifikationsprogramm CART (Classification and Regression Trees). Es wurde die Fehlstellung zum Zeitpunkt der Konsolidation in Relation zur Nachuntersuchung gesetzt.

Ergebnisse

Es trat in 86% eine erfolgreiche Behandlung ein. Die Mißerfolgsrate lag bei überwiegend konservativer Therapie bei 14%. Für die isolierten Fehlstellungen wurde für die ulnare Fehlstellung des Radius, die die volare Fehlstellung des Radius, eine signifikant schlechterer Behandlungserfolg ermittelt (Chi-Quadrat<0,05). Die Vorhersage (Wahrscheinlichkeit) für einen Erfolg oder Mißerfolg für die Kombination von Fehlstellungen wurde durch die Erstellung eines kreuzvalidierten Baumes möglich. Dieser wies 7 Cluster auf und damit 7 Kombinationen, die jeweils eine Mißerfolgsrate zwischen 6 und 38% aufzeigten.

Schlußfolgerung

Es kann zusammenfassend festgestellt werden, isolierte Fehlstellungen sind selten und führen bei Abflachung des Radius oder Einengung des interossären Raumes entsprechend der Literatur zu schlechteren Behandlungsergebnissen. Allerdings ist der Erfolg der Behandlung von der Beurteilung der vier möglichen Deviationen beider Knochen im Raum abhängig und die Kombination der verschiedenen Fehlstellungen haben einen unterschiedlichen prädiktiven Wert für das Auftreten von Einschränkungen der Umwendbewegung, der zur Indikationsstellung für ein operatives Verfahren herangezogen werden kann.

Dienstag, 12. September 2000
9:00 – 10:00 Uhr
Postersession X

Lagebestimmung von 199 transpedikulären Schrauben bei Brustwirbelsäulenverletzungen

M. Zdichavsky (Hannover), L. Bastian, C. Knop, U. Lange, J. Lotz, M. Blauth

Zielsetzung

Die transpedikuläre Instrumentation bei Brustwirbelsäulenfrakturen ist umstritten wegen häufiger Schraubenfehllagen und möglicher Komplikationen. Das Ziel dieser retrospektiven Studie ist die Lagebestimmung der transpedikulären Schrauben zur Objektivierung der Komplikationsrate dieses Verfahrens.

Material

Von 1995 bis 1999 wurden 30 Patienten (M:23, W:7) im Alter von 10 bis 64 Jahren mit BWS-Verletzungen (T1-T10) behandelt. Konventionelle Röntgen- und CT Bilder dienten der Frakturklassifizierung und post-operativen Lagebestimmung der Pedikelschrauben.

Methoden

Die Pedikelschraubenlage wurde von drei unabhängigen Untersuchern bestimmt. Dabei wurden die Segmenthöhe der Fraktur, die Anzahl der verletzten Segmente, die Anzahl der verwendeten Pedikelschrauben sowie deren Lage (genau oder mindestens 2mm medial bzw. lateral der medialen Pedikelkortikalis) ausgewertet. Die Schraubenlagen wurde je nach Operateur, Anzahl der vom Operateur eingesetzten Schrauben, der Segmenthöhe sowie der Pedikelweite (PDW) pro Segmenthöhe aufgeschlüsselt.

Ergebnisse

Im BWS-Bereich ist am häufigsten das T7 Segment (15/30) von Frakturen betroffen, gefolgt von dem Segment T6 (11/30) und T8 (8/30). Am häufigsten ist nur ein Segment betroffen (14/30), zwei Segmente sind in 9/30 und drei Segmente in 5/30 Fällen betroffen. Nach der Magerl-Klassifikation wurden bei 26/30 Patienten C-Verletzungen, und bei jeweils 2/30 Patienten A- oder B-Verletzungen klassifiziert. Von den 199 Pedikelschrauben wurden 137 Schrauben (68.8%) als genau plaziert und 55 Schrau-

12.09.

9.00 – 10.00

Eilenriedehalle

ben (27.6%) als nicht optimal plaziert bewertet. Sieben Schrauben (3.5%) konnten wegen Artefakte im CT nicht beurteilt werden. Von den 55 nicht optimal plazierten Schrauben lagen 12 medial (21.8%) und 43 lateral (78.2%) der medialen (mindestens 2 mm) Pedikelkortikalis. Dabei waren 65.5% der nicht optimal plazierten Schrauben auf der linken und 34.5% auf der rechten Thoraxseite (Operateurseite links). Tabelle 1 zeigt die prozentuale Anzahl der nicht optimal plazierten Schrauben in Bezug auf die PDW im BWS-Bereich.

Tabelle 1

Segment	T1	T2	T3	T4	T5	T6	T7	T8	T9	T10
PDW [mm] [a]	8.2	8.4	7.0	5.5	6.2	6.0	6.5	6.7	7.6	8.3
% *	33.3	33.3	14.9	8.8	43.3	20.0	27.3	35.5	20.8	25.0

([a] AA White III and MM Panjabi (1990) Clinical Biomechanics of the Spine. JB Lippincott Company)

Insgesamt waren vier operative Revisionen notwendig. Es wurden 4 Schrauben revidiert, die rechts medial lagen und 3 Schrauben, die links lateral disloziert waren. Neurologische Komplikationen wurden bei keinem Patienten beobachtet.

Schlußfolgerungen

Die Pedikel der mittleren BWS müssen am häufigsten mit Schrauben besetzt werden. Die PDW ist im mittleren BWS-Segment am geringsten und führt am häufigsten zu lateralen Pedikelschraubenlagen. Trotz der relativ hohen Anzahl der nicht optimal plazierten Schrauben waren nur wenige Revisionen nötig. Dennoch könnte ein computerunterstütztes System im BWS-Bereich zur Verbesserung der Pedikelschraubenlage führen.

Removal of intramedullary hardware after femoral shaft fractures in adults – intra and postoperative complications

O. Grün (Hannover), T. Gössling, A. Müller-Heine, P. Schandelmaier

Purpose

Removal of hardware is a very common procedure, in most cases a routine indication. With the following study we wanted to analyze the intraoperative comlications in order to see whether the indications should be more specified.

Material and Methods

In a retrospective non-randomized study we analyzed 155 cases in which removal of hardware after femur fractures has been performed. The procedures were done between the years 1990 and 1998. All patients have been initially treated for femoral shaft fractures with an intramedullary device. The fracture stabilization has been performed between 1989 and 1996. The intramedullary devices included were the Unreamed Femoral Nail-73 cases, AO Universal Nail-56 cases, the Retrograde Femoral Nail-4 cases and the Claw Nail-19 cases.

Results

Average age of the patients was 28 years (17 to 18). Mean period of time between implantation and removal was 29 months (9 to 83). The average duration of the surgery was 105 min. 39 (25%) cases were below 60 minutes, 58 (37%) cases above 120 minutes. There was no difference in the average operating time between the group of men and women. In 93 cases there were 3 or 4 locking screws at the time of implant removal. In 4 cases a proximal distal screw was broken. Intraoperative problems which remarkably prolonged the operating time where removing broken locking screws and finding the insertion point of the implant. In these cases operating time was longer than 170 minutes. In one case the procedure caused a major blood loss, the patient needed blood transfusion and postoperative a short stay on the ICU. Average hospital stay of the patients was 10 days with a minimum of 4 and a maximum of 34 days in one case whith bilateral removal of intramedullary devices of the femur.

Conclusion

Considering the long operation time and hospital stay we suggest removal of intramedullary devices after femur fractures in adults not as a routine indication. We recommend removing hardware only in patients with complaints caused by the implant.

Arthroscopic ACL replacement in press-fit technique

A. Halder (Birkenwerder), S. Drischmann, S. Ludwig, R. Kreusch-Brinker

Purpose

Rupture of the anterior cruciate ligament (ACL) is one of the most common knee injuries in athletes. For ACL reconstruction the bone-patellar tendon-bone (BPTB)

autograft remains the standard choice for patients qualified for BPTB harvesting. BPTB graft fixation in arthroscopic ACL replacement is commonly accomplished with interference screws. However, improper insertion of the screws may reduce primary stability, injure the posterior cortex of the femoral tunnel or displace the hardware into the joint.

Material and Methods

Therefore, an alternative arthroscopic ACL reconstruction technique was developed which achieves BPTB autograft fixation without supplemental internal fixation. Both the tibial and femoral bone blocks were secured by press-fit fixation. Forty patients were examined clinically, radiographically and by KT-1000 after 29 (range 24-40) months.

Results

The mean difference in side-to-side laxity was 1.3 (standard deviation 2.2) millimeters and the results according to the IKDC score were as follows: 7 A, 28 B, 5 C, 0 D. The mean result acording to the OAK score was 92.2 (standard deviation 6.4 points).

Conclusions

Double press-fit technique is the only arthroscopic ACL reconstruction without any internal fixation device. Thus it avoids all problems and complications related to the use of interference screws. Concurrently, it achieves a stable fixation of the BPTB autograft and allows early functional rehabilitation. However, the arthroscopic procedure is demanding and fixation strength depends on bone quality. Our short term results are encouraging, but need to be validated by the long-term follow-up.

Tibiotalocalcaneal arthrodesis for the treatment of posttraumatic arthrosis and osteonecrosis of the talus using a new antegrade intramedullary osteosynthesis technique

A. Karl (Murnau), O. Gonschorek, G.O. Hofmann, V. Bühren

Purpose

Prospective study to evaluate the results of arthrodesis that had been performed for arthrosis of the ankle and osteonecrosis of the talus using a new antegrade intramedullary osteosynthesis technique.

Several treatment options are available for patients suffering from pain and disability with arthrosis of the ankle and osteonecrosis of the body of the talus. These options include resection of the talar body with tibiocalcaneal arthrodesis and conventional resection of the joint with tibiotalocalcaneal arthrodesis. Different osteosynthesis techniques including retrograde nailing are reported. However, there are no results on antegrade nailing techniques found in the literature.

Material and methods

From April 1993 until January 1998 34 patients (30 male, 4 female, mean age 48 ± 11 years) recieving tibiotalocalcaneal arthrodesis using antegrade nailing technique were prospectively recorded. Indication was posttraumatic arthrosis and osteonecrosis of the talus, respectively, 6.2 ± 1.8 years after the initial trauma. Patients were followed up routinely in 6-week-intervals until fusion occured. They were reviewed between 24 and 60 months after the operation using the score of Olerud to obtain objective results.

The standardized operation technique included resection of the lateral malleolus and the joint surfaces. The nailing procedure was started by placing a guide rod centrally in the calcaneal bone followed by reaming and antegrade introduction of the nail. After distal interlocking with two screws and proximal placement of one screw in a longitudinal slot, interfragmentary compression may be obtained using an internal compression device. Initial weight bearing in axial direction is allowed, no cast is required.

Results

All patients showed complete fusion of the arthrodesis within 6 months. 2 cases of secondary compression and dynamization were observed. The patients showed very good and good results in 81% of the cases (Olerud-score).

Conclusion

Antegrade nailing techique as presented here represents a highly successive procedure to obtain tibiotalocalcaneal arthrodesis. A special nail with the option of interfragmentary compression and far distal interlocking is required.

12.09.

9.00 – 10.00

Eilenriedehalle

Ist das Sprunggelenkstrauma eine Voraussetzung für die Entstehung einer Osteochondrosis dissecans tali?

M. Stumpf (Regensburg), F. Jonas, C. Neumann, M. Nerlich

Zielsetzung

Seit 1953 beschreiben 18 Publikationen, daß bei insgesamt 706 Patienten mit Osteochondrosis dissecans tali (ODT) in 75,8% ein vorausgegangenes Sprunggelenkstrauma vorlag ohne zwischen medialer und lateraler Lokalisation zu unterscheiden. In der vorliegenden Arbeit soll geklärt werden, inwieweit ein Zusammenhang zwischen der Lokalisation einer ODT und einem Spunggelenkstrauma steht.

Material

Im Rahmen einer retrospektiven Studie wurden 32 Patienten mit ODT (Erstdiagnose 1996 bis 99) untersucht.

Methoden

Nach der Lokalisation der ODT wurde in eine Gruppe mit medialer ODT (n=17) und eine Gruppe mit lateraler ODT (n=15) eingeteilt. Als vorangegangenes Trauma wurden OSG-Frakturen, nachgewiesene Bandrupturen und schwere Distorsionen mit dokumentiertem Hämatom akzeptiert. Zum Zeitpunkt des Traumas durften keine Hinweise auf eine ODT bestehen. Die Signifikanz wurde mit den Chi-Quadrat-Tests geprüft.

Ergebnisse

Die Patienten, Durchschnittsalter 28 Jahre, klagten vor der Diagnose der ODT im Mittel bereits 22 Monate über Sprunggelenksbeschwerden. Bei Vorlage eines Traumas lag dieses im Mittel 44 Monate zurück.

Zurückliegendes Trauma bei medialer und lateraler ODT

	Trauma	Kein Trauma
ODT medialis	3	14
ODT lateralis	13	2

Mit einem $p<0{,}01$ geht die laterale ODT signifikant häufiger mit einem vorausgegangenen Trauma einher als die mediale ODT.

Schlußfolgerung

Das signifikant gehäufte Vorliegen eines stattgehabten Traumas bei der ODT lateralis legt die Vermutung eines ursächlichen Zusammenhanges nahe. Ein solcher Zusammenhang ist insbesondere unter Berücksichtigung gutachterlicher Gesichtspunkte bei dem langen beschwerdefreien Intervall zwischen Trauma und ODT lateralis von Bedeutung. Das häufige Fehlen eines vorausgegangenen Traumas bei der ODT medialis läßt andere Ursachen als ein Trauma vermuten.

Treatment of persistent posterior dislocation of the shoulder

J. Ohnsorge (Aachen), D.-C. Wirtz, K. Birnbaum, K.-D. Heller

Purpose

Posterior dislocation of the shoulder is rare, and this is reflected by publications with low case numbers in international literature, aim of this study was to determine the most appropriate management for the persistent posterior dislocation and to establish an algorithm for therapy.

Material and methods

Three-hundred and twenty-nine cases of posterior dislocation of the shoulder documented in 300 articles published in the international literature were reviewed. One hundred and thirty cases, in whom the duration of the dislocation was greater than 6 weeks, could be classified as persistent primary dislocations. The results of 109 open and 24 closed treated dislocations of this type, published in the international literature, were reviewed.

Results

This group is the second largest group following the acute primary dislocation. The mechanism of injury may be due to direct or indirect forces. Trauma, convulsions or electrocution are usually responsible for this type of dislocation. Posterior dislocation of the shoulder is commonly misdiagnosed on plain antero-posterior radiographs, and in over 50% of cases the diagnosis was missed on first examination. The typical signs of primary traumatic posterior dislocation of the shoulder are described. In 83% of cases of convulsive origin there was a recurrence, wheras 43% of the traumatic group redislocated. In the group of 109 operative treated shoulders, isolated soft-tissue procedures have not been shown to produce good long term results. In case of a small anterior Hill-Sachs lesion, the operation of a posterior bone block combined with an anterior capsulotomy and stripping of the Subscapularis muscle gave good results. When a defect of the humeral head of between 15%–25% is present, Subscapularis-transposition is indicated (good or excellent results in 63% , mean follow-up time of 42 months). 89% of the cases treated with the transposition of the lesser tuberosity as described by Neer were successful. Alternative treatment options in this group include the use of an autogenous corticocancellous bone graft to fill the defect, combined with a rotational osteotomy of the humerus if neccessary. A hemi- or total arthroplasty is indicated where these surgical treatments have been unsuccessful.

Conclusions

Management of persistent traumatic posterior dislocation of the shoulder depends on the size of the anterior Hill-Sachs-lesion, the precipitating mechanism and the duration of dislocation. A closed reduction is indicated in carefully selected cases with an anterior Hill-Sachs lesion under 15% of the size of humeral head (measured in the CT-scan or the axillary view), which has been dislocated for less than two months. In cases due to a convulsion there is usually a distinct anterior Hill-Sachs lesion which leads to a recurrence.

Die frühfunktionelle, primär belastbare Nachbehandlung operativ versorgter Achillessehnenrupturen

T. Frebel (Münster), A. Joist, M. Langer, U. Joosten

Zielsetzung

In einer prospektiven klinischen Studie wurden alle Patienten nach operativ versorgter Achillessehnenruptur mit einer dynamischen Schiene frühfunktionell nachbehandelt. Ziel der Untersuchung war die Verbesserung der funktionellen Langzeitergebnisse durch eine limitierte, protektionierte Bewegung der Sehne im frühen postoperativen Stadium, wie sie bereits in der Beugesehnenchirurgie der Hand standardisiert ist.

Material und Methode

In einem 5-Jahres-Zeitraum (1993-1997) wurden alle Patienten, die wegen einer frischen Achillessehnenruptur in unserer Klinik operativ versorgt wurden, konsekutiv in die Studie aufgenommen. Insgesamt wurden 76 Patienten in die Studie aufgenommen.

Alle Patienten wurden am 4.-6. postraumatischen Tag in der Technik nach Bunnell operiert. Ab dem 5. postoperativen Tag wurde mit einer dynamischen Nachbehandlung in einer speziell konzipierten Schiene unter Vollbelastung begonnen. Die gesamte Behandlungsdauer in der Schiene betrug 6 Wochen.

Nach 1 und nach 2 Jahren wurden alle Patienten nachuntersucht. Der „drop out" betrug 3.9% (n=3), so daß 73 Patienten im Langzeitverlauf dokumentiert wurden. Die Langzeitergebnisse wurden nach dem Bewertungsschema nach *Thermann* klassifiziert.

12.09.

9.00 – 10.00

Eilenriedehalle

Ergebnisse

Die durchschnittliche Zeit der Arbeitsunfähigkeit betrug in unserem Zeitraum 8,7 ± 3,4 Wochen. Das funktionelle Langzeitergebnis dokumentiert sich in der Bewertungsskala nach *Thermann* mit 72,6% (n=53) sehr guten, 20,5% (n=15) guten, 5,5% (n=4) befriedigenden und 1,4% (n=1) schlechten Ergebnissen. 3 Patienten (3,9%) konnten nicht im gesammten follow-up erfaßt werden. Rerupturen wurden im Beobachtungszeitraum nicht registriert.

Signifikante Unterschiede zwischen den einjährigen und der zweijährigen Nachbehandlungszeit ergaben sich nicht (t-Test für verbundene Stichproben). Nachteilig wurden von vielen Patienten (45,2%) der geringe Tragekomfort der Schiene angegeben.

Schlußfolgerung

Die dynamische Nachbehandlung von frischen, operativ versorgten Achillessehnenrupturen mit einer speziellen dafür konzipierten Schiene hat sich in unserem Krankengut als sehr effektiv erwiesen. Das funktionelle Langzeitergebnis wies ebenfalls in einem hohen Prozentsatz sehr gute und gute Resultate aus.

Durch die limitierte, die Sehnennaht schützende Bewegung der Sehne in ihrem Gleitlager, wird eine postoperative Adhäsion weitgehend vermieden. Zudem ist eine Vollbelastung in der Schiene möglich. Nachteilig erwies sich bei unserer Schiene der geringe Tragekomfort, der einer frühzeitigen Wiedereingliederung in den Arbeitsprozeß entgegenstand.

Outcome Analyse nach isoliertem VKB-Ersatz – Ergebnisse einer arthroskopisch kontrollierten prospektiven Studie

E. Ziring (Giessen), B. Ishaque, J. Petermann, L. Gotzen

Zielsetzung

Anhand von Korrelationsanalysen zwischen den arthroskopischen, klinischen und radiologischen Zwei-Jahresergebnissen nach isoliertem, TETRA-L3 augmentierten VKB-Ersatz, sollen Antworten zur Frage nach Ursachen für Veränderungen am Transplantat und deren klinische Relevanz gegeben werden.

Material und Methode

Wir untersuchten 106 Patienten (65 Männer, 41 Frauen) durchschnittlich 29 Monate (24-36) nach isoliertem VKB-Ersatz (TETRA-L3 augmentierte, autologe BTB-Plastik) klinisch, radiologisch und arthroskopisch. Neben einer Stabilitätsprüfung mit dem KT-1000 Arthrometer erfolgte die Evaluierung des klinischen Befundes nach den strengen IKDC-Richtlinien. Weiterhin führten wir eine radiologische Impingementdiagnostik nach den Kriterien von Howell&Taylor durch. Vor der anstehenden Metall- und Augmentationsbandentfernung arthroskopierten wir das Kniegelenk mit Einverständnis der Patienten und klassifizierten die Transplantate hierbei nach unserem hauseigenem Transplantatscore, der vier verschiedene Transplantate unterscheidet: Typ I: kreuzbandartig mit Synovialüberzug, Typ II: festes, bündelartiges Transplantat, Typ III: laxes, ungeordnetes Transplantat, Typ IV: das rudimentäre Transplantat.

Ergebnisse

Die klinische Evaluierung entsprechend des IKDC Formblattes ergab bei 46 Patienten einen „Normalen-", bei 46 Patienten einen „Fast Normalen-", bei 13 Patienten einen „Abnormalen-" und bei einem Patienten einen „Stark Abnormalen" Kniebefund. Wir sahen bei 53 Patienten eine maximale manuelle vordere Translation von 0-1mm, bei 40 Patienten von 2-3mm, bei 13 Patienten zwischen 4-5mm. In der seitlichen Überstreckaufnahme wiesen 48 Patienten kein-, 55 Patienten ein moderates- und drei Patienten ein schweres Notchimpingement auf. Wir sahen 59 mal ein Typ I Transplantat, 33 mal ein Typ II, 13 mal ein Typ III und einmal ein Typ IV Transplantat. Die Korrelationsanalysen ergaben folgende Ergebnisse:

	Korrelationskoeff. nach Pearson	Signifikanz
Impingementgrad & IKDC-Score	r=0,28	p<0,005
Impingementgrad & KT-1000	r=0,44	p<0,005
Impingementgrad & Arthroskopie-Score	r=0,45	p<0,005
Arthroskopie-Score & IKDC-Score	r=0,65	p<0,005
Arthroskopie-Score & KT-1000	r=0,61	p<0,005

Schlußfolgerungen

Von herausragender Bedeutung für das Outcome Ergebnis nach VKB-Ersatz ist die Positionierung des tibialen Bohrkanals. Bei impingementfreier Positionierung erzielen wir klinisch und arthroskopisch sehr gute Ergebnisse. Liegt ein moderates Impingement vor, so entstehen makroskopisch gut sichtbare, je nach Ausprägungsgrad, unterschiedlich starke Veränderungen am Transplantat, die sich klinisch jedoch z.T. nicht auswirken. Im Falle des schweren Notchimpingements kommt es klinisch und arthroskopisch zu einem komplettem Funktionsverlust der VKB-Ersatzplastik.

An "ideal flap" for soft tissue reconstruction of the lower leg, ankle and foot

Z. Szabo (Miskolc), I. Barany

12.09.

9.00 – 10.00

Eilenriedehalle

Background

Soft tissue reconstruction of the lower leg, ankle, calcaneal region and the foot has always been one of the major problems of trauma and ortopaedic surgeons.In the last decade the generally accepted substitutional method was the microsurgical free flap transfer usually performed by a plastic surgeon or microsurgeon. A relatively new reverse axial island flap based on the sural nerve's satellite artery / the reverse sural flap / seems to provide major advantages over free tissue transfers.

Purpose

Our purpose was to compare advantages and disadvantages of these methods, the free tissue transfer and the reverse island sural flap.

Material and methods

In our 120 bed trauma center over the last two and a half year period we performed 35 sural flaps on patients with soft tissue defects. 10 of these were performed in the first 24 hours after injury, 15 were delayed substitutions in the first 10 days, 7 were late substitutions and 3 cases were used in reconstruction after tumor excisions. Reverse sural flaps were performed according to the method described by Masquelet / 1992 / and Hyakusoku / 1994. Small / 5 x 5cm / to large / 10 x 20cm / defects were substituted by this method. During this period free flap transfers were significantly reduced/only 3 cases. From the 35 cases no total failure was registered, in one case 1/3 of the flap and in 2 cases margins of the flap showed signs of necrosis. In 3 cases we registered successful replacement after previously failed free tissue transfer. Due to insufficient number of own cases results of the last five years international publications on free flap transfers were used in comparison.

Results

Our study showed a significantly higher rate of success of the sural flap with shorter operation time and recovery, no need for microsurgical techniques and devices, and a lower morbidity rate.

Conclusion

In conclusion the reverse sural flap may not be the "ideal" flap, but in most of the cases is the simplest and best method with a lower risk for both patient and surgeon, and its more frequent use is recommended.

12.09.

9.00 – 10.00

Eilenriedehalle

Meniscal repair with an absorbable (Clearfix) screw

M.E. Chantes (Heidelberg), D. Mastrokalos, C.O. Tibesku, H.H. Pässler

Purpose

The aim of this prospective study was to investigate the effectiveness of a new method for arthroscopic all-inside meniscus repair using a biodegradable cannulated screw (Clearfix meniscal screw, Innovasive Devices Inc.) in a short-term follow-up.

Material and Methods

The Clearfix meniscal screw system consists of delivery cannulae, screw implants and a screw driver. After tear debridement a screw is located on the driver and passed through the cannula to the insertion site holding the two sides of the tear together under linear compression. Seventeen patients (mean age 35 years) were included in the study. Ligament stabilizing procedures were done in 11 (65%) patients who had ACL deficient knees. Only longitudinal lesions in the red/red zone or red/white areas were repaired. Eleven (65%) injuries were considered chronic (injury to repair more than 4 weeks) and 6 (35%) injuries were considered acute. Follow-up averaged 8 months with a range from 7 to 11 months. Patients evaluated using clinical examination, the „Orthopaedische Arbeitsgemeinschaft Knie" (1) knee evaluation scheme and magnetic resonance imaging. Criteria for clinical success included absence of joint line tenderness, swelling and a negative McMurray test.

Results

Two of 17 repaired menisci (11,8%) were considered as failures according to the above mentioned criteria. The average time for the procedure was 8 minutes. Postoperatively there were no complications directly associated with the device. Magnetic resonance imaging however showed a persisting grade 3 or 4 lesion in (48%) patients.

Conclusions

The short-term results with the Clearfix meniscal screw system seem promising and the system offers two main advantages: reducing of both the risk of serious neurovascular complications and operative time. However further studies are needed to confirm these results in a long term follow-up.

Internal impingement in overhead athletes

D. Jung (Berlin), V. Matussek, P. Habermeyer

Introduction

The internal impingement is described as a injury mechanism for rotator cuff lesions and labrum lesions in patients with unstable and stable shoulder joint. The aim of this survey was to show if the internal impingement is a result of a instability of the shoulder joint.

Materials and methods

During 20 month we have done an arthroscopy of the shoulder in 23 overhead athletes (4 f, 19 m) which had pain during late cocking. The kind of sports is tennis in 15 patients, handball in 3, volleyball in 4 and baseball in 1 case. The mean age of the patients were 30.1 years. 10 patients had an anterior instability of the shoulder joint.

Results

Table 1. arthroscopic findings

	Patients
internal impingement between rotator cuff and glenoid	23
posterior superior labrum lesion	23
rotator cuff tear	16
SLAP-lesion type I	8

Table 2. comparison instability vs. partial rotator cuff tear

	rotator cuff tear	no rotator cuff tear
Instability	4	6
no instability	12	1

Conclusions

The internal impingement can exist in patients with stable and unstable shoulder joint. We did not find any significant correlation between instability and the internal impingement. The aim of the treatment must be the reconstruction of the physiological situation of the shoulder joint (e.g. rotator cuff repair, joint stabilisation), an analysis of the joint motion and a rehabilitation programm for the rotator cuff and the periscapular muscles.

12.09.

9.00 – 10.00

Eilenriedehalle

Talar fractures in infants

R. Meier (Bad Neustadt a.d. Saale), H. Thermann, H.E. Schratt, M. van Griensven, H.C. Pape, J. van Schoonhoven, H. Tscherne

Purpose

Talar fractures in infants are very rare. Therefore only few publications usually case reports or short term follow ups, are available. However, considering the age and the resulting high life expectancy of these patients, appropriate data and controlled therapy patterns are necessary.

Material

In this follow up study we examined the mechanism of trauma, the treatment and the long-term course for 15 children (10 male, 5 female) with an average age of 10 (4-16) years. They had been treated at the Trauma Department, Hannover Medical School during a period of 21 years (1976-1997) after talar neck or – body fracture, (10 on the right, 5 left).

Methods

Fracture type, mechanism of injury, treatment pattern and long-term results were analyzed. The examination results were classified in a clinical rating system developed by Kitaoka and the Hannover function score for feet. 12 patients (80%) were assessed clinically and 8 of them although radiologically after an average time of 11 (1-22) years. There were 9 talar body and 3 talar neck fractures. We found a combined injury in three cases. Seven Hawkins 1, seven Hawkins 2 and one Hawkins 4 fractures were classified. 2 injuries were compound and 13 closed. 7 children fell from large height, 6 were involved in road traffic accidents. Seven talar fractures were combined with other lesions of the foot or ankle. 2 patients moved out of reach.

Results

5 patients with Hawkins 1 fracture were treated conservatively. In 4 cases k-wires were used to maintain the reduction, 5 were treated with screw fixation and in 2 patients external fixation was applied. In one case biodegradable pins were used. In 5 cases combined fixation was supplied. In 2 cases fragments were removed and in one case autogenic bone graft was necessary. 3 children had to undergo an arthrodesis of the upper and lower ankle joints (Hawkins 1,2 and 4). Wound infection occurred in two cases after compound fractures. In Kitaoka's score an average result of 85 points was reached. In our evaluation system, including results of conventional radiographs (8 patients), an averaged point value of 90 (reachable 100) was seen. Radiographs showed clear signs for arthrosis in two cases with Hawkins 1 and one patient with Hawkins 4 fracture. Talar necrosis occurred after one Hawkins 1 injury.

Conclusion

Talar fractures in infants are severe injuries. However considering fracture type and age intreatment pattern excellent results can be reached.

Die Olecranonfraktur – eine banale Verletzung?

T. Djalal (Minden), R. Freitag, D. Klüppel, B. Hillrichs, V. Echtermeyer

Zielsetzung

Qualitätskontrolle anhand der Langzeitergebnisse. Sind die Resultate nach dieser „einfachen" Fraktur wirklich so gut wie der Chirurg glaubt?

Material

Im Zeitraum 1993–1999 wurden 68 Patienten mit einer Olecranonfraktur operativ behandelt, 34 Frauen und 34 Männer im Alter von 5–96 Jahren (Durchschnittsalter 56 Jahre).

Die Einteilung der Frakturen erfolgte nach der AO-Klassifikation. Es fanden sich 3 A-, 60 B- und 5 C-Frakturen. 46 Patienten konnten nachuntersucht werden. Die Nachuntersuchung erfolgte 12-60 Monate nach der primären Versorgung.

Methoden

Der überwiegende Anteil der Patienten wurde mit einer klassischen Zuggurtungsosteosynthese versorgt, in 24 Fällen kam eine Materialkombination zur Anwendung. Alle Patienten wurden funktionell nachbehandelt.

Ergebnisse

Als Bewertungsgrundlage der klinischen und radiologischen Nachuntersuchung diente der Score nach Cassebaum. Die Auswertung ergab in der überwiegenden Anzahl der Fälle gute und excellente Ergebnisse. Ausreichend und schlechte Ergebnisse fanden sich lediglich bei 4 Patienten.

Schlußfolgerung

Nach den vorliegenden Ergebnissen führt die frühzeitige operative Versorgung und funktionelle Nachbehandlung überwiegend zu langfristig sehr guten Ergebnissen. Diese rechtfertigen eine großzügige Indikationsstellung zur primären operativen Versorgung.

12.09.

9.00 – 10.00

Eilenriedehalle

Die Tetanusimmunität und Tetanusprävention bei traumatologischen Patienten zur Jahrtausendwende

S. Marlovits (Wien), R. Stocker, V. Vécsei

Zielsetzung

Die Einführung der Immunisierung gegen den Wundstarrkrampf kann als Meilenstein in der chirurgischen Prophylaxe betrachtet werden. Zur Jahrtausendwende gilt, die Effektivität dieser Maßnahme durch serologische Untersuchungen zu überprüfen. Ziel der vorliegenden Untersuchung ist die prä- und postvakzinale Erhebung des Tetanusimmunstatus bei Patienten in einer traumatologischen Ambulanz, bei denen im Rahmen der Wundbehandlung die Indikation zur Durchführung einer Tetanusauffrischungsimpfung besteht.

Material

Nach Genehmigung durch die Ethikkommission wurde bei 563 Patienten im Alter von 18 bis 70 Jahren, die eine traumatologische Ambulanz zur Versorgung einer äußeren offenen Verletzung aufsuchten und die eine Indikation zur Tetanusauffrischungsimpfung, definiert durch eine mehr als 5 Jahre zurückliegende Auffrischungsimpfung bei bestehender kompletter Grundimmunisierung aufwiesen, vor und nach der Immunisierung mit einem kombinierten Tetanus-Diphtherie-Impfstoff für Erwachsene die Tetanusimmunität evaluiert.

Methoden

Die Bestimmung der Tetanus-Antikörper erfolgte mittels eines Standard-ELISA-Systems zur Determinierung von anti-Toxin-Antikörpern. Als Antigene dienten Tetanus-Toxoide aus der finalen Impfstoffproduktion (Endkonzentration: Tetanus-Toxoid von 1,5 Lf pro ml). Die Angabe der erhobenen anti-Toxin-Antikörper erfolgt in IE pro ml Patientenserum. Die Bewertung der Antikörperkonzentrationen erfolgt nach den von der WHO angegebenen Grenzwerten: kein Schutz: <0,01 IE/ml; fraglicher Schutz: 0,01-01 IE/ml und sicherer Schutz: >0,1 IE/ml.

Ergebnisse

Diese serologische Untersuchung des prävakzinalen Immunstatus zeigt bereits eine hervorragende Immunisierung des untersuchten Bevölkerungskollektivs gegen Tetanus mit sicherer Schutzwirkung bei 95% der untersuchten Seren. Nur 5 Patienten (0,9%) weisen keinen Schutz auf. Sämtliche ungeschützten Personen finden sich in der höheren Altersgruppe, der über 50jährigen. Nach der Auffrischungsimpfung zeigen alle untersuchten Patienten eine Verbesserung ihrer Tetanus-Immunität und einen ausreichenden humoralen Schutz gegen Tetanus.

Schlußfolgerung

Die im Rahmen der chirurgischen Wundversorgung durchgeführte Tetanusimmunisierung stellt eines der größten Erfolge der chirurgischen Prophylaxe dar und hat in den industrialisierten Ländern zu einem fast vollständigen Verschwinden des Wundstarrkrampfes geführt. Die Einführung von Impfprogrammen in der Kindheit hat aber die immunologischen Voraussetzungen für die Durchführung der Tetanus-Immunisierung bei Verletzungen verändert. Die heute verwendeten Impfschemata für die Tetanus-Immunisierung tragen diesen Veränderungen nicht Rechnung und erfordern eine neue Evaluierung. Die Berücksichtigung des Patientenalters und eine Reduktion der passiven Immunisierungen (Tetanus-immunglobulin) scheinen dabei von entscheidender Bedeutung.

12.09.

9.00 – 10.00

Eilenriedehalle

Die biologische Osteosynthese mittels Platten mit Minimalkontakt

R.S. Schabus (Wien), N.L. Ankin, L.N. Ankin

Zielsetzung

In Ausnahmefällen der Knochenbruchbehandlung ist die Verwendung von Platten mit Minimalkontakt eine Alternative als biologische Osteosynthese.

Material

Die Entwicklung von Platten mit Minimalkontakt werden stets vorangetrieben und bewähren sich in der klinischen Anwendung. Die technische Fertigung und die biologische Anwendbarkeit wurden in tierexperimentellen Untersuchungen verbessert und die dadurch erreichte Knochenvaskularität im Bereich der Plattenosteosynthese mit Minimalkontakt nachgewiesen.

Methoden

Es wurde in den Jahren 1988-1996 bei 1693 Knochenbrüchen (1435 geschlossene und 258 offene Frakturen) die stabile funktionelle extrakortikale Osteosynthese durchgeführt. Die klinischen Ergebnisse dieser Behandlungsmethode wurde bei 734 Frakturen 12-24 Monate nach der Osteosynthese evaluiert.

Ergebnisse

Die sehr guten und guten Ergebnisse wurden in 93,5%, die befriedigenden in 5,2% und die schlechten in 1,3% erreicht. Die Zahl der Komplikationen konnte von 9,3% in

12.09.

9.00 – 10.00

Eilen-riede-halle

den Jahren 1988-1991 auf 2% 1992-1996 verringert werden. Die Ursache der höheren Komplikationsrate war durchwegs operationstechnisch und indikatorisch bedingt. Die größte Problematik ist in diesem Krankenhaus, daß nur Röntgenbilder intraoperativ äußerst sparsam angefertigt wurden und die Anwendung einer Röntgendurchleuchtung nicht vorhanden ist. Die Mehrzahl der operationstechnischen Fehler war das Versagen der Osteosynthese wegen fehlender Primärstabilität, die durch die funktionelle Therapie überfordert wurde und dann auch zu septischen Komplikationen führte.

Schlußfolgerungen

Die Verwendung der Plattenosteosynthesen mit Minimalkontakt haben auch in Krankenhäusern, wo keine ausreichende intraoperative Kontrolle der Implatatlage möglich ist, ihre Berechtigung. Die instabile Plattenosteosynthese ist aber auch bei guter Indikation überfordert und führt meist zu einem klinisch nicht tolerablen Zustand, der mitunter in einer schwerwiegenden Komplikation endet.

Vergleich der Frakturheilung mit einem Fixateur intern und gedeckter Marknagelung: Ergebnisse einer tierexperimentellen Untersuchung an der Schafstibia

A. Schmeling (Berlin), M. Kääb, R. Wieling, K. Ito, M. Schütz

Zielsetzung

Die Stabilisierung von Schaftfrakturen der langen Röhrenknochen wird vorzugsweise mittels der gedeckten Marknagelung durchgeführt. In bestimmten Situationen (z.B. Femurfrakturen bei Polytraumatisierten) ist das Verfahren aber mit Risiken behaftet. Eine Alternative ist die Plattenosteosynthese, die jedoch systembedingte Nachteile aufweist. Die Entwicklung von perkutan applizierbaren Fixateur-intern-Systemen bildet einen neuen Ansatz in diesem Indikationsbereich. Das Ziel der Arbeit ist der Vergleich der Frakturheilung nach Stabilisierung mit der unaufgebohrten Marknagelung und nach perkutan appliziertem Fixateur intern an der Schafstibia.

Material und Methoden

Bei 12 Schafen wurde an beiden Hinterläufen im Sinne eines gepaarten Vergleiches in randomisierter Ordnung eine standardisierte Tibiafraktur mit definiertem Weichteilschaden[1] entweder mit einem perkutan applizierten Fixateur intern (PC-Fix II, Synthes) oder mit der gedeckten unaufgebohrten Marknagelung (UHN, Synthes) stabilisiert. Die Frakturreposition erfolgte indirekt. Neben radiologischen Verlaufskontrollen wurde eine Fluorochrom-Sequenzmarkierung durchgeführt. Eine Belastungsmessung der operierten Beine erfolgte mittels kapazitiver Druckmeßsohlen. Je

6 Tiere wurden nach 6 und nach 12 Wochen getötet. Nach Implantatentfernung wurden die Tibiae biomechanisch und histologisch (in Arbeit) gemessen und statistisch ausgewertet (t-Test für abhängige Stichproben, Signifikanzniveau $p<0.05$).

12.09.

9.00 – 10.00

Eilenriedehalle

Ergebnisse

Die mittlere OP-Dauer für den Fixateur intern (50 ± 6min) betrug 2/3 der OP-Dauer der mit dem Marknagel (79 ± 14min) versorgten Frakturen ($p<0.001$). Die Tiere belasteten in der 3. und 4. postop. Woche die mit dem Fixateur interne stabilisierten Frakturen signifikant stärker als die mit dem Marknagel stabilisierten Frakturen (47 ± 12%, $p<0.005$ und 36 ± 13%, $p<0.03$). Über die gesamte postoperative Periode belasteten 3 Tiere kontinuierlich die Fixateur interne stabilisierte Seite mehr. In der biomechanischen Testung wurde kein statistisch signifikanter Unterschied zwischen den beiden Stabilisierungsverfahren nachgewiesen (Tabelle 1).

Tabelle 1. Biomechanische Parameter der Fixateur intern bzw. Marknagel stabilisierten Tibiae

	6 Wochen (Fix – Nagel) /Nagel MW ± S.F. [%]	p-Wert	12 Wochen (Fix – Nagel) /Nagel MW ± S.F. [%]	p-Wert
Tors.Steif. [Nm/°]	3.1 ± 12.1	0.93	10.5 ± 6.6	0.15
Bieg.Steif. [Nm/°]	21.2 ± 12.7	0.18	-2.6 ± 6.1	0.63
Bieg.Festigkeit [Nm]	6.3 ± 8.1	0.64	-0.3 ± 5.1	0.89

Schlußfolgerung

Gegenüber der Marknagelung war der Fixateur intern signifikant schneller zu applizieren und frühpostoperativ wurde die Fixateur intern stabilisierte Fraktur hinsichtlich der Belastung bevorzugt. Die biomechanischen Untersuchungen des Heilungsverlaufes nach 6 und 12 Wochen zeigten keine Unterschiede zwischen beiden Verfahren in dem angewandten Fraktur-/Weichteilmodell. Der Fixateur intern ist eine sinnvolle Alternative zur Marknagelung in der Behandlung von Schaftfrakturen.

Expression of neuropeptides in fresh human osteoblasts

O.A. Trentz (Zürich), G.K. Uhlschmid

Purpose

Recently, it has become apparent that at least some of the neural influences on bone may be mediated by neuropeptides released from the sensory nerve fibers and from

12.09.

9.00 – 10.00

Eilenriede-halle

the postganglionic autonomic nerve fibers. The presence of the neuropeptide calcitonin generelated peptide (CGRP) was detected at nerve endings in the periosteum, suggesting that calcitonin (CT) or CGRP are released locally in bone and thereby may affect bone cells. Although the major action of CT is to inhibit bone resorption through direct action on osteoclasts, also an osteogenic stimulating effect of CGRP and CT has been reported. Aim of our study was to investigate the expression of calcitonin gene-related peptide and its receptor CGRP-R in fresh cultured human osteoblast from different sites.

Material and Methods

Fresh human osteoblasts were harvested from human iliac crests, articular fractures and heterotopic ossifications (HO). RNA was isolated from the confluent cells by a single step with 14,5M beta-mercaptoethanol and lysis buffer from BIBCO-BRL with a Rneasy MiniKit. RNA samples were diluted 1:10 with Rnase free water and concentration and purity were measured by spectrophotometry at 260nm and 280nm with the GeneQuant II, a RNA/DANN calculator. RT-PCR is carried on with MuLVReverse Transcriptase using the GeneAmp-R RNA PCR kit (Perkin-Elmer). PCR fragments were analyzed on 1,5% agarose gel electrophoresis and visualized by ethidiumbromide staining.

Results

CGRP and CGRP-receptor were detected on osteoblasts of all donor sites. Their expression was significantly higher in osteoblasts from heterotopic ossifications and articular fractures compared to cells cultured from iliac crests.

Conclusions

These data demonstrate that neuropeptides are also generated locally by osteoblast-target cells. The intensity of expression seems to correlate with the osteogenic stimulation of osteoblasts. The monitoring of CGRP and CGRP-R might be a means indicative for the efficacy of prophylactic measurements.

Möglichkeiten der Oberflächen EMG für die Schulterrehabilitation

12.09.

9.00 – 10.00

Eilenriedehalle

S. Weber (Marburg), T. von Garrel, C. Graser, M. Schnabel

Zielsetzung

Ziel der Studie war es festzustellen, ob mit der Oberflächen-EMG die Aktivitäten einzelner Schultermuskeln reproduzierbar abgeleitet werden können, ob sich für Einzel- und Komplexbewegungen typische EMG-Muster nachweisen lassen und ob sich bei Patienten mit Schulterbeschwerden veränderte Befunde ergeben. Problembeschreibung: Muskuläre Dysbalancen werden zunehmend für Schulterbeschwerden verantwortlich gemacht. Die Analyse der muskulären Fehlsteuerung könnte helfen die Ursachen der Schulterbeschwerden besser zu verstehen und gleichzeitig Hinweise zur Planung einer optimierten Physiotherapie geben.

Material und Methode

Für definierte Einzelbewegungen wurde ermittelt welche Muskeln sich wie und wo nach entsprechender Hautvorbereitung mit der Oberflächen-EMG ableiten lassen. Für die nachfolgenden Untersuchungen wurden die gut darstellbaren Muskelaktivitäten des M. deltoideus (claviculärer, acromialer und spinaler Anteil), des M. supraspinatus, des M. infraspinatus, des M. trapezius, des M. biceps brachii und des M. pectoralis bipolar mit Oberflächenelektroden für definierte Einzel- und Komplexbewegungen abgeleitet. Untersucht wurden in einer prospektiven Studie 20 schultergesunde Probanden, 5 Bodybuilder und 8 Patienten mit Schulterbeschwerden. Die Untersuchung wurde mit einem 8-Kanal-EMG durchgeführt. Die Daten wurden mit kommerziell erhältlichen Computerprogrammen rectifiziert, geglättet und ausgewertet.

Ergebnisse

Mit dem Oberflächen-EMG können für definierte Einzelbewegungen die Aktivitäten der meisten Schultermuskeln selektiv abgeleitet werden, einzig der M. subscapularis entzieht sich der Oberflächen-EMG. Die Muskelaktivitäten können für Einzel- und Komplexbewegungen reproduzierbar dargestellt werden. Für komplexe Bewegungen lassen sich im interindividuellen Vergleich spezifische Muster, die das Zusamenspiel der Schultermuskeln in Form von prozentualen Anteilen einzelner Muskeln an der Gesamtbewegung, erkennen. Bei den schultergesunden Probanden lagen die ermittelten Werte zu 95% innerhalb der 2fachen Standardabweichung. Bodybuilder die ein unausgewogenes Muskeltraining durchführten wiesen erhebliche Abweichungen auf, die eine enge Korrelation zum durchgeführten Training zeigten. Schmerzen während der Schulterbewegung induzieren unkoordinierte pathologische EMG-Muster. Diese treten interessanterweise bereits vor dem Erreichen der Schmerzgrenze auf.

12.09.

9.00 –
10.00

Eilen-
riede-
halle

Schlußfolgerungen

Die Oberflächen-EMG bietet die Möglichkeit muskuläre Fehlsteuerungen, sei es durch falschen Muskelaufbau oder chronische Fehlbelastungen, differenziert zu identifizieren. Die Erkenntisse fließen in die Planung der Physiotherapie ein. Im Sinne des Biofeedback kann der Patienten lernen den Aktivitätszustand seiner Muskulatur auch bei Bewegungen richtig einzuschätzen.

Neue Arthrodesetechnik am OSG mit antegrader Marknagelung

O. Gonschorek (Freiburg), A. Karl, G.O Hofmann, V. Bühren

Zielsetzung

Prospektive Studie zur Überprüfung der operativen Ergebnisse bei Einsatz einer neuen antegraden Marknageltechnik zur Arthrodese des oberen Sprunggelenkes. Optimierung des distalen Nageldesigns zur sicheren Verriegelung im Talus.

Zur Beherrschung starker Schmerzzustände bei posttraumatischer Arthrose der Sprunggelenksregion stellt die Arthrodese ein gängiges chirurgisches Konzept dar. Mindestens 30 verschiedene Methoden stehen zur Verfügung. Zumeist wird eine Kompressionsarthrodese (mit Fixateur externe, Einzelschrauben oder Platten) durchgeführt. Intramedulläre Osteosynthesen kamen bislang lediglich bei Versteifungen des oberen und unteren Sprunggelenkes in retrograder Technik zum Einsatz, während Ergebnisse über antegrade Marknagelungen am OSG fehlen.

Material und Methode

Von Oktober 1993 bis Januar 1998 wurden 74 Patienten (49m, 25w, Alter zwischen 18 und 82, im Mittel 48 ± 19 Jahre), bei denen eine intramedulläre Osteosynthese in antegrader Technik zur Arthrodese des oberen Sprunggelenkes eingesetzt wurde, prospektiv erfaßt. Die Indikation war grundsätzlich eine posttraumatische Arthrose, wobei das primäre Trauma durchschnittlich 5,7 Jahre zurücklag. In 37% waren ein bis sieben vorangegangene Arthrodesen fehlgeschlagen, in 34% war gleichzeitig eine Achskorrektur erforderlich. Die Patienten wurden bis zum gesicherten Durchbau regelmäßig klinisch und radiologisch kontrolliert, eine abschließende Nachuntersuchung erfolgte zwischen 24 und 60 Monate postoperativ, es kam der Score nach Olerud/Molander zur Anwendung.

Ergebnisse

81% der Fälle zeigten einen vollständigen Durchbau innerhalb von 4 Monaten ohne weitere Maßnahme. Weitere 7% konnten durch Nachkompression und 6% durch sekundäre Spongiosaplastik zur Ausheilung gebracht werden. In 6% wurde sekundär auf einen Fixateur externe umgestiegen. Im ersten Teil der Serie wurden 6 septische Fälle als Wiederauftreten eines vorbestehenden Infekts beobachtet. Unter Verwendung von modifizierten Standardnägeln (n=40) kam es zu 2 distalen Implantatlockerungen. Nach Einsatz des neu entwickelten Arthrodesenagels (n=34) wurde diese Komplikation nicht mehr beobachtet.

Schlußfolgerung

Die intramedulläre Osteosynthese in antegrader Technik stellt eine sichere Alternative der Sprunggelenksarthrodese zu bislang eingesetzten Verfahren zur Verfügung. Voraussetzung ist ein Implantat, mit dem interfragmentäre Kompression ausgeübt und das sicher im Talus verriegelt werden kann. Gipsfreie Nachbehandlung, frühe axiale Vollbelastung, geringe Pseudarthroseraten und hohe Stabilität auch bei Achskorrekturen stellen dann wesentliche Vorteile dieser Technik dar. Vorbestehende Infekte erwiesen sich als Kontraindikation für das intramedulläre Verfahren.

Molekularbiologische Untersuchungen zur Osteoblastenproliferation und Differenzierung

I. Fichtel (Marburg), M. Schnabel, J. Schlegel

Zielsetzung

Untersuchung der in-vitro Osteogenese mit molekularbiologischen Verfahren.

Kurzfassung

Mit der vorliegenden Arbeit wurde der Prozess der Knochendifferenzierung mit zwei Knochenzellkultursystemen, die jeweils spezifisch stimuliert wurden, untersucht und einem molekularbiologischem Screening unterzogen.

Voraussetzungen

Die Osteogenese ist ein komplexes Geschehen, das aus der Rekrutieung von Vorläuferzellen, der Proliferation von Knochenvorläuferzellen, der Differenzierung von Prä-Osteoblasten zu reifen Osteoblasten und der Bildung von Knochenmatrix besteht. Wie die einzelnen Schritte miteinander verküpft sind und gesteuert werden, wirft viele Fragen auf.

12.09.

9.00 – 10.00

Eilenriedehalle

Problembeschreibung

Der Ablauf der Osteogenese wird von einer Vielzahl systemischer und lokaler Faktoren, über die zum Teil nur wenig bekannt ist, kontrolliert und reguliert. Mit den Fortschritten in der Zell- und Molekularbiologie ist es möglich geworden, tiefere Einblicke in die unterschiedlichen Schritte der Knochenentstehung zu gewinnen.

Material und Methoden

Humane Osteoblasten und humane osteoblastenähnliche Osteosarkomzellen (SaOS2) wurden unter Standardbedingungen kultiviert. Ein Teil der Zellen wurde jeweils mit Glycerophoshat und Vitamin C, 10-7M Dexamethason oder 10-7M Vitamin D3 stimuliert, um die Differenzierung zu induzieren bzw. zu verzögern. RNA wurde zu verschiedenen Zeitpunkten mit einem kommerziellen Kit isoliert und sowohl RNA-Fingerprinting mit arbiträren Oligonucleotidprimern, als auch RT-PCR mit spezifischen Oligonukleotidprimern durchgeführt. Die PCR-Ergebnisse wurden in einer Polyacrylamid-Gelelektrophorese dargestellt.

Ergebnisse

Es ist uns gelungen, ein Expressionsprofil von phänotypischen Kochendifferenzierungsmarkern zu identifizieren. Dexamethason, Vitamin D3, Vitamin C und Glycerophosphat kontrollieren die in-vitro Osteogenese in ihrem sequentiellem Ablauf von Zellproliferation und Differenzierung.

Schlußfolgerung

Die Untersuchungen gewähren neue Einblicke in den Mechanismus der Osteogenese. Mit der Fortsetzung von Experimenten mit genetisch defekten humanen Osteoblasten sollen weitere Zielgene und ihre Funktionen identifiziert werden.

Acetabulumfrakturen im hohen Lebensalter: Therapiekonzept und Ergebnisse

M.H. Hessmann (Mainz), F. Geiger, C. Wendler, P.M. Rommens

Zielsetzung

Anhand einer prospektiven Studie sollen Ergebnisse in der Behandelung von Acetabulumfrakturen bei Patienten im höheren Lebensalter analysiert werden.

Material

In einem 4-Jahreszeitraum wurden 24 Patienten über 65 Jahren, welche wegen einer Acetabulumfraktur in unserer Klinik behandelt wurden, prospektiv erfaßt. Durchschnittsalter der Patienten war 72,5 Jahre (65–86 Jahre). Die Acetabulumfraktur war bei 15 Patienten eine isolierte Verletzung, 7 Patienten wiesen Begleitverletzungen auf, 2 Patienten waren polytraumatisiert. Nach der Klassifikation von Letournel handelte es sich um 11 einfache und 13 kombinierte Frakturen, welche beide Pfeiler betrafen. In 2 Fällen handelte es sich um eine pathologische Fraktur. Bei 2 Patienten lag eine ipsilaterale mediale Schenkelhalsfraktur vor.

Methoden

Alle Patienten wurden prospektiv in die Studie eingeschlossen. Begleitverletungen, Nebenerkrankungen und Komplikationen wurden erfaßt. Zum Zeitpunkt der Nachuntersuchung wurden Beschwerden, Mobilitätsgrad, funktionelles Resultat und radiologisches Ausheilungsergebnis analysiert.

Ergebnisse

Achtzehn Frakturen wurden operativ mittels Plattenosteosynthese versorgt. Dies erfolgte 15 mal über einen ilioinguinalen Zugang, bei 3 Patienten wurde ein Kocher-Langenbeck Zugang gewählt. Als Implantate kamen im wesentlichen Kleinfragmentrekonstruktionsplatten zur Anwendung. Bei 4 Patienten wurde das Hüftgelenk primär totalendoprothetisch ersetzt. Bei zwei dieser Patienten erfolgte der Hüftgelenksersatz nachdem die Acetabulumfraktur zuvor osteosynthetisch stabilisiert worden war, um eine gute Abstützung der Prothesenpfanne im Acetabulum zu ermöglichen. Desweiteren wurden zwei gering verschobene Frakturen, welche außerhalb der Hauptbelastungszone lokalisiert waren, konservativ behandelt. Zwei Patienten sind in der frühen postoperativen Phase im Multi-Organversagen verstorben. Im weiteren Verlauf wurde bei 3 Patienten ein sekundär endoprothetischer Hüftgelenksersatz erforderlich. Zum Zeitpunkt der Nachuntersuchung, durchschnittlich 22 Monate nach Unfall waren insgesamt 6 Patienten verstorben. Bei den Überlebenden konnten 6 von 10 osteosynthetisch und 4 von 6 endoprothetisch versorgten Patienten untersucht werden. Dabei fand sich 7 mal ein gutes oder sehr gutes und 3 mal ein mäßiges funktionelles Ausheilungsergebnis.

Schlußfolgerung

Auch im höherem und hohem Lebensalter ist die operative Therapie von dislozierten Acetabulumfrakturen eine adäquate Behandlungsmethode. Wie auch bei den hüftgelenksnahen Femurfrakturen ermöglicht die chirurgische Versorgung eine frühzeitige Mobilisierung, wodurch die bekannten Probleme der Bettlägerigkeit weitgehend vermieden werden können. Die adäquate Versorgung stellt jedoch hohe Ansprüche an den behandelnden Chirurgen. Für jeden Patienten sollte, unter Berück-

12.09.

9.00 – 10.00

Eilenriedehalle

sichtigung von Frakturform, Knochenqüalität, Begleitverletzungen und Nebenerkrankungen die Therapie individuell gestaltet werden.

Beeinflusst die Osteoporose das Ergebnis bei der operativen Stabilisierung proximaler Femurfrakturen mittels Gamma-Nagel?

H. Forkl (München), H.J. Andress, R. Brüning, M. Grubwinkler, G. Lob

Zielsetzung

Pertrochantäre Femurfrakturen sind häufig mit osteoporotischen Knochenveränderungen kombiniert. Der Grad der Osteoporose könnte die Stabilität einer Osteosynthese, die Frakturheilung und das klinische Ergebnis beeinflussen. Mit Hilfe einer prospektiven Studie soll dieser Einfluß bei Patienten, die mittels Gamma-Nagel (GN) stabilisiert worden sind, untersucht werden.

Material und Methoden

Im Zeitraum vom 1.1.1997 bis zum 1.9.1998 wurden 78 Patienten mit pertrochantären Femurfrakturen durch einen Gamma-Nagel operativ stabilisiert. Bei allen Patienten wurden quantitative computertomographische Messungen (QCT) der Lendenwirbelkörper durchgeführt, um den Grad der Osteoporose zu ermitteln.

Die Nachuntersuchung erfolgte nach 23,9 (+/- 5,5) Monaten. Dokumentiert wurde das klinische Ergebnis mittels Harris-Hip Score. Radiologisch wurde insbesondere die Frakturdurchbauung und die Stellung der Schenkelhalsschraube des GN analysiert. Zusätzlich wurden anhand einer Varianz-Analyse mögliche Zusammenhänge zwischen dem Grad der Osteoporose einerseits und dem klinischen Ergebnis, dem Patientenalter sowie der Frakturstabilität andererseits ermittelt.

Ergebnisse

Im Nachuntersuchungszeitraum konnte bei allen Patienten, unabhängig vom Osteoporosegrad, eine komplette Frakturkonsolidierung ohne wesentliche Änderung der Implantatlage verzeichnet werden. Auch die mittels Harris-Hip Score ermittelten klinischen Parameter zeigten keine signifikante Abhängigkeit vom Grad der Osteoporose. Jüngere Patienten (<70 Jahre) zeigten aber im Vergleich zu älteren Patienten signifikant bessere postoperative klinische Ergebnisse.

Schlußfolgerungen

Die Ergebnisse zeigen, dass bei allgemein geringer Komplikationsrate selbst instabile Frakturen bei Patienten mit hohem Osteoporosegrad bei der Frakturversorgung durch den Gamma-Nagel keine schlechteren postoperativen Ergebnisse zeigen als Frakturen bei Patienten mit hoher Knochendichte. Als wichtigster Faktor, der signifikanten Einfluss auf das postoperative klinische und radiologische Outcome nimmt, zeigte sich das Alter der Patienten.

Die differenzierte Therapie der distalen Radiusfraktur: eine Bilanz von 300 prospektiv erfaßten Fällen

C. Weißer (Würzburg), R. Wagner, A. Weckbach

Zielsetzung

Die Behandlung der distalen Radiusfraktur wird auch unter den Voraussetzungen moderner Osteosynthesetechniken kontrovers diskutiert. Besonders zur Operationsindikation sowie zur Verfahrenswahl finden sich in der Literatur unterschiedliche Angaben: so finden sich immer wieder Autoren, die ausschließlich einer bestimmten Osteosyntheseform den Vorzug zu geben scheinen.

Material und Methode

Wir haben deshalb ein Therapiekonzept entwickelt, das alle Formen der distalen Radiusfraktur mit klarer Indikation zur konservativen und operativen Therapie sowie adäquater Behandlungsform einschließt. Im Rahmen einer prospektiven Studie wird das Konzept validiert. Die Operationsindikation wird in Abhängigkeit von der Stabilität der Fraktur gestellt, die in Anlehnung an die Stabilitätskriterien von Poigenfürst (1980) beurteilt wird. Als Kriterien für eine instabile Fraktur gelten demnach:

1. Abkippung der normalen Radiusbasiswinkel ≥ 15°,
2. Abriß des Proc. styloideus ulnae,
3. Beteiligung der Gelenkflächen.

Die operative Stabilisierung erfolgt je nach Frakturform mit Kirschnerdrähten, Fixateur externe, Schrauben- oder Plattenosteosynthese allein oder in Kombination.

Ergebnisse

Von Dezember 1993 bis Dezember 1996 wurden 300 Frakturen bei 291 Patienten (Alter 17–92 J., durchschnittlich 54,5 J.) behandelt, davon 130 (43,3%) konservativ und 170

12.09.

9.00 – 10.00

Eilenriedehalle

(56,7%) operativ. 255 Frakturen (85%) – 120 kons., 135 op. – konnten mit einer Nachbeobachtungszeit von durchschnittlich 13,7 (6–30) Monaten ausgewertet werden, davon 229 Extensionsfrakturen (COLLES-Fraktur). Stabile *(instabile)* Frakturen wiesen eine durchschnittliche dorsale Abkippung von 8,9 (22,5)° auf, die durch die Reposition um 4 (20)° korrigiert werden konnte, während ein sekundärer Korrekturverlust von 2,3 (0,8)° zu beobachten war. Die primäre Radiusverkürzung gegenüber der Ulna von 0,4 (2,3) mm war auf 0,2 (0,2) mm zu korrigieren und wies einen sekundären Verlust von 0,3 (0,4) mm auf. Sehr gute und gute Ergebnisse ließen sich bei 108 (90,0%) der konservativ und bei 113 (84%) der operativ behandelten Frakturen erzielen. *Komplikationen:* 10 Pininfekte (5,9%); 3 EPL-Rupturen postop. (1,8%); 9 Algodystrophien (8 postop.=4,7%), alle zurückgebildet; 3 Refrakturen (2 postop.=1,2%); 10 Radialisläsionen postop. (5,9%), davon 2 (1,2%) persistierend; 3 Kirschnerdrahtperforationen (1,8%).

Schlußfolgerung

Bei wesentlich geringerer Abkippung der Radiusbasis nach dorsal bei stabilen und damit konservativ zu behandelnden Extensionsfrakturen ist das primäre Repositionsergebnis zwar vergleichbar mit demjenigen der operativen Behandlung; ein sekundärer Korrekturverlust kann jedoch im Gegensatz zur konservativen Behandlung nur durch die operative Stabilisierung vermieden werden. Auch die Radiusverkürzung ist durch die operative Stabilisierung besser auszugleichen. Unser differenziertes Therapieregime hat sich somit bewährt; auf eine Spongiosaplastik glauben wir verzichten zu können.

Häufigkeit dorsaler Verletzungen bei vorderen Beckenringfrakturen

M. Schädel-Höpfner (Marburg), R. Stiletto, K. Giannadakis, J. Fröhlich, L. Gotzen

Zielsetzung

Bestimmung der Häufigkeit von computertomographisch nachweisbaren Läsionen des hinteren Beckenringes bei konventionell radiologisch diagnostizierten isolierten vorderen Beckenringfrakturen.

Material und Methode

In eine prospektive Studie wurden 50 Patienten im Zeitraum vom 1.1.1994 bis 31.12.1999 eingeschlossen, bei denen anhand einer konventionellen Röntgenuntersuchung die Diagnose einer isolierten vorderen Beckenringfraktur gestellt worden war. Es handelte sich um 33 Frauen und 17 Männer mit einem mittleren Alter von 64 Jahren (17-92). Unfallursachen waren überwiegend Stürze zu ebener Erde, seltener Verkehrsunfälle oder Stürze aus der Höhe.

Die konventionelle Röntgenuntersuchung beinhaltete jeweils eine Beckenübersichtsaufnahme im a.p.-Strahlengang. Die Computertomographie des knöchernen Beckens erfolgte in Spiraltechnik mit einer Schichtdicke von 5mm, wobei die Rekonstruktion mit einem den Hochkontrast betonenden Algorithmus vorgenommen wurde.

Ergebnisse

Durch die konventionelle Röntgenuntersuchung wurden in drei Fällen beidseitige, bei den übrigen Patienten einseitige Frakturen des oberen Schambeinastes und/oder unteren Schambeinastes bzw. Sitzbeines festgestellt. Eine Übereinstimmung zwischen Röntgenuntersuchung und Computertomographie fand sich bei 22 Patienten.

In 56% der Fälle wich der CT-Befund vom Röntgenbefund ab. Die häufigste durch die CT nachgewiesene Läsion war eine Sakrumfraktur, die sich bei 24 Patienten fand. Dabei überwogen einseitige Längsfrakturen (20 Fälle, davon 3 transforaminal) gegenüber beidseitigen Längsfrakturen (3 Fälle). In einem Fall lag eine kombinierte Längs- und Querfraktur vor. Bei 2 Patienten konnten partielle Sprengungen der ISG-Fuge nachgewiesen werden. In 2 Fällen strahlte die Beckenringfraktur in das Acetabulum ein. Nebenbefundlich fanden sich bei 2 Patienten in der CT Frakturen der Querfortsätze bzw. des Bogens des 5. Lendenwirbels. In einem Fall war die Fraktur des unteren Sitzbeinastes durch die CT nicht darstellbar.

Schlußfolgerung

Dorsale Läsionen des Beckenringes bleiben bei konventionell radiologisch diagnostizierten vorderen Beckenfrakturen häufig unerkannt. Durch die Computertomographie kann eine unerwartet hohe Zahl von dorsalen Frakturen, vor allem von Längsbrüchen des Kreuzbeines, nachgewiesen werden. Diese erklären protrahierte Rehabilitationsverläufe der überwiegend älteren Patienten und erfordern eine individuelle Adaptation der konservativen Therapie.

Funktionelle Therapie nicht oder gering dislozierter Weber-B-Frakturen

A. Dietrich (Leipzig) H. Lill, T. Engel, C. Josten

Zielsetzung

Die Standardtherapie bei Weber-B-Frakturen ist die Plattenosteosynthese, in Ausnahmen die konservative Therapie im Unterschenkelgips.

In einer prospektiven Studie sollte die Möglichkeit der rein funktionellen Therapie untersucht werden.

12.09.

9.00 – 10.00

Eilenriedehalle

Material und Methode

In einer prospektiven Studie ab 7/97 begannen wir mit der rein funktionellen Therapie in der Air-cast-Schiene für 6 Wochen bei schmerzabhängiger Vollbelastung.

Kriterien für die funktionelle Therapie sind: Isolierte Weber-B-Fraktur ohne bzw. mit einer maximalen Dislokation von 1mm; kooperativer Patient, klinische und röntgenologische Kontrolle innerhalb von sieben Tagen und nach 3 Wochen.

Insgesamt wurden 69 Patienten erfaßt, die zwischen 1/96 und 7/99 mit einer isolierten Weber-B-Fraktur behandelt wurden. Seit 7/97 begannen wir in 38 Fällen eine rein funktionelle Therapie. Diese wurden prospektiv untersucht.

23 Patienten wurden operativ nach AO mit einer 1/3Rohr-Plattenosteosynthese versorgt, 8 wurden konservativ im US-Gips behandelt. Diese Patienten wurden retrospektiv als Kontrollgruppe untersucht.

Ergebnisse

34 (der 38) wurden funktionell ausbehandelt. Sie zeigen allesamt sehr gute klinische und röntgenologische Ergebnisse. Vier mußten wegen einer sekundären Dislokation operiert werden

In den Spätergebnissen (Score nach Olerud u. Molander nach 1 bis 2 Jahren) zeigen sich nach funktioneller Therapie ausschließlich gute und sehr gute Ergebnisse.

Die Arbeitsunfähigkeit betrug bei funktioneller Therapie durchschnittlich 5,4 Wochen, bei operativer Behandlung 10 Wochen (konservativ 10,7).

Schlußfolgerungen

Resultierend aus diesen sehr guten Ergebnissen bevorzugen wir bei der Weber-B-Fraktur die funktionelle Therapie mit der Air-cast-Schiene, in ca. 90% der Fälle kann so eine Operation vermieden werden.

In ca. 10% der Fälle war nach einer sekundären Dislokalisation eine Operation nötig. Wir empfehlen ggf. Streßaufnahmen im BV, um Therapieversager eher zu erkennen.

Die Kosten der funktionellen Therapie sind deutlich geringer. Zusätzlich zeigte sich eine um die Hälfte kürzere Dauer der Arbeitsunfähigkeit bei den funktionell behandelten im Vergleich zu den operierten.

Korrigierende Osteotomien nach hüftnahen Frakturen

K. Richter (Leipzig), K. Richter, P. Verheyden, H. Lill, C. Josten

12.09.

9.00 – 10.00

Eilen-riede-halle

Zielsetzung

Zu den häufigsten Komplikationen nach kopferhaltender Therapie gelenknaher Femurfrakturen zählen Pseudarthrosen und Femurkopfnekrosen. Die Behandlung erfolgt rekonstruktiv oder prothetisch. Wegen zu erwartender Sekundärlockerungen nach posttraumatischer Endoprothesenversorgung ist bei jüngeren Patienten eine korrigierende Osteotomie indiziert. Ergebnisse nach 11 Umstellungsosteotomien am proximalen Femur werden dargestellt.

Material und Methode

Von 10/1994 bis 10/1999 wurden bei 12 Patienten (6 Frauen und 6 Männer) 11 valgisierende Umstellungsosteotomien mit einer Winkelplatte und eine Derotation durchgeführt. Der Altersmedian betrug 56,3 Jahre (30-82). Primäre Verletzungen waren Schenkelhals-, pertrochantere Femurfrakturen und eine operativ behandelte Hüftdysplasie. Die primären Osteosynthesen erfolgten mittels Gammanagel, PFN, Verschraubung, DHS, Laschennagel und eine primäre Umstellungsosteotomie. Als Komplikationen nach der Erstbehandlung ergaben sich 6 Pseudarthrosen, 4 Implantatausbrüche, 1 Rotationsfehler und eine Femurkopfnekrose. Zwischen der primären Versorgung der Fraktur und der Umstellungsosteotomie lag ein Zeitraum von median 3,9 Monaten (1,0-17,2). Ein röntgenologisches und klinisches Follow up konnte bei 12 Patienten nach median 17 Monaten (3-56) postoperativ erhoben werden. Der Zustand wurde nach dem Score von Merle de' Aubigné, nach Beinlängendifferenzen und Gangbild bewertet.

Ergebnisse

Intraoperative Komplikationen ergaben sich nicht. Postoperativ mußte eine Patientin wegen eines oberflächlichen Seroms revidiert werden. Der erste Belastungsversuch fand median am 3. Tag nach der Operation statt. 9 Patienten belasteten das betroffene Bein mit 20kg für insgesamt 6 Wochen, 1 Patient für 8 Wochen postoperativ und 2 Patienten belastete schmerzorientiert ab dem 1. postoperativen Tag. 12 Tage postoperativ ergab die Prüfung der Hüftgelenksbeweglichkeit bei allen 11 Patienten eine Beugung von mindestens 90° und Abduktion von mindestens 20°. Postoperative Komplikationen wurden nicht festgestellt. Bei den Nachuntersuchungen liefen 10 Patienten ohne Hilfsmittel. 2 Patientinnen benötigten schon vor dem Frakturereignis Unterarmgehstützen. 4 Patienten zeigten ein flüssiges, 8 ein leicht hinkendes Gangbild. Die Bestimmung der Beinlängendifferenzen ergab bei 10 Patienten, daß das operierte Bein median 2cm (1-2,5) kürzer war. 2 Patienten wiesen eine Beinverlängerung von 1,5 bzw. 1cm auf. Nach dem Score von Merle de'Aubigné wurden 8x gute und 4x sehr gute Ergebnisse ermittelt. Röntgenologisch waren alle Frakturen und Osteotomien knöchern konsolidiert.

12.09.

9.00 – 10.00

Eilenriedehalle

Schlußfolgerung

Die korrigierende Osteotomie nach kopferhaltender Therapie hüftnaher Femurfrakturen ist ein planerisch und operativ schwieriger Eingriff, der jedoch bei korrekter Indikation und Technik zu sehr guten Langzeitresultaten führt.

Humanized antibody to L-selectin (BNP 001) in healthy human volunteers

U. Martin (Martinsried), M. Beckert

The purpose of the study was to determine safety, tolerability, pharmacokinetics and pharmacodynamics of ascending single i.v. doses of BNP 001 in healthy subjects.

BNP 001 is a recombinant humanized monoclonal antibody to L-selectin which interrupts leukocyte-endothelium adhesion, thereby, reducing in vivo tissue damage and organ failure. A total of 32 male subjects were randomly assigned to BNP 001, placebo or saline. Single i.v. doses of 0.5, 1, 2 or 4mg/kg BNP 001 or placebo or saline were administered over 15 min. Blood samples were taken to assess haematology, pharmacokinetics, immune reaction, receptor saturation and inflammatory markers.

BNP 001 was well tolerated at all four doses. No serious adverse events occurred. A marked decrease of WBC was observed which was not dose-related but reversible. No anti-drug antibodies were found up to 36 days post-dose. Elimination half-life values were between 6 and 10 days. Granulocyte receptor saturation with BNP 001 remained>90% at all doses up to 48 hours. There were no dose-related effects on inflammatory markers (neopterin, complement 3, TAT, C-reactive protein, and sE-selectin).

BNP 001 was considered to be safe. The reasons for the decrease of WBC remain to be elucidated. A dose range of 0.5 to 2mg/kg BNP is currently being investigated in patients with severe polytrauma for prevention of multi organ failure.